Klinische Chemie
systematisch

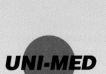

UNI-MED Verlag AG

CIP-Titelaufnahme der Deutschen Bibliothek
Keil, Ehrhart:
Klinische Chemie systematisch/Ehrhart Keil; Heinz Fiedler.-
Bremen: UNI-MED Verl., 2000
ISBN 3-89599-128-7

© 2000   by UNI-MED Verlag AG, D-28323 Bremen,
           Bundesrepublik Deutschland
           International Medical Publishers

Gesamtherstellung in der Bundesrepublik Deutschland

Das Werk ist urheberrechtlich geschützt. Alle dadurch begründeten Rechte, insbesondere des Nachdrucks, der Entnahme von Abbildungen, der Übersetzung sowie der Wiedergabe auf photomechanischem oder ähnlichem Weg bleiben, auch bei nur auszugsweiser Verwertung, vorbehalten.

Die Erkenntnisse der Medizin unterliegen einem ständigen Wandel durch Forschung und klinische Erfahrungen. Die Autoren dieses Werkes haben große Sorgfalt darauf verwendet, daß die gemachten Angaben dem derzeitigen Wissensstand entsprechen. Das entbindet den Benutzer aber nicht von der Verpflichtung, seine Diagnostik und Therapie in eigener Verantwortung zu bestimmen.

Geschützte Warennamen (Warenzeichen) werden nicht besonders kenntlich gemacht. Aus dem Fehlen eines solchen Hinweises kann also nicht geschlossen werden, daß es sich um einen freien Warennamen handele.

UNI-MED. Die beste Medizin.

Die Klinische Lehrbuchreihe des UNI-MED Verlags ist die Lehrbuchreihe zur neuen Approbationsordnung. Die Stoffgebiete werden fächerübergreifend und gegenstandsbezogen in ihrer gesamten medizinischen Breite dargestellt. Klare Systematik und enger Praxisbezug sind die wichtigsten Charakteristika unseres didaktischen Konzepts. Durch die komprimierte Darstellung sind alle Zusammenhänge in Kürze erfaßbar. Zahlreiche Abbildungen, Schemata und Tabellen sorgen für größtmögliche Übersichtlichkeit. Die Lehrbuchreihe besticht durch ein ebenso ansprechendes wie didaktisch ausgefeiltes Layout.

Die Lehrbücher vermitteln dem Medizinstudenten ärztliche Urteilsbildung und examensgerechte Information, denn sie sind Lehrbücher und Lernbücher zugleich. Auf der Station und in der Ambulanz geben sie dem Kliniker den notwendigen Rückhalt. Aktuelle Standards in Diagnostik und Therapie machen die Bücher für niedergelassene Ärzte zu idealen Nachschlagewerken.

Der Verlag dankt den Firmen Andreas Hettich GmbH & Co. KG, Bayer Vital GmbH & Co. KG Geschäftsbereich Diagnostics, Beckmann Coulter GmbH, BRAHMS Diagnostica GmbH, DiaSys Diagnostic Systems GmbH & Co. KG, ISOMED Analysen- und Vertriebsgesellschaft mbH, Nycomed Arzneimittel GmbH, Rolf Greiner BioChemica Vertriebsgesellschaft für biochemische und chemische Erzeugnisse mbH, RUWAmed Diagnostics, ScheBoTech GmbH und SYSMEX GmbH Deutschland, ohne deren Unterstützung die hochwertige Ausstattung der "Klinische Chemie systematisch" nicht zu diesem günstigen Preis möglich gewesen wäre. Wir verweisen auf die entsprechenden Seiten des Buches.

Wir danken den Lektoren unseres Studentischen und unseres Ärztlichen Beirats für die engagierte Mitarbeit an diesem Lehrbuch: David Groneberg, Frauke Hager, Dr. Andreas Henco, Dr. Harald Kaul, Dr. Ralph M. Loreth, Manuela März, Dr. Georg Mößmer, Christine Riediger, Jan Stefan Scheld, Dr. Maria Stember, Dr. Anette-Charlotte Schwerin, Dr. Thomas Träg.

Vorwort und Danksagung

Die Klinische Chemie hat sich in den letzten Jahrzehnten zu einem wichtigen und unentbehrlichen medizinischen Fachgebiet entwickelt, was auch in der Weiterbildungsordnung der Bundesärztekammer zum Ausdruck kommt. Den Untersuchungsergebnissen der Laboratoriumsdiagnostik kommt im Rahmen der Diagnostik, Verlaufs- und Therapiekontrolle von Erkrankungen eine nicht unerhebliche, oft entscheidende Bedeutung zu.

In dem vorliegenden Buch werden neben den Grundlagen und wichtigsten Analysemethoden der Klinischen Chemie die Vorbereitung des Patienten, die Gewinnung und Behandlung des Untersuchungsgutes, Einflußgrößen und Störfaktoren, die Qualitätskontrolle sowie die medizinische Beurteilung und Validität klinisch-chemischer Untersuchungsergebnissse behandelt.

Die Besprechung der einzelnen Untersuchungsparameter und Funktionsprüfungen erfolgt organ- bzw. krankheitsbezogen, wobei besonders auf die Indikation, das Prinzip der Untersuchungsmethode und die klinische Wertigkeit des Parameters eingegangen wird.

Referenzbereiche sind methodenabhängig. Die angegebenen Referenzbereiche können nicht verallgemeinert werden, wodurch die Notwendigkeit zu einer engen Konsultation zwischen Arzt und Labormitarbeiter unterstrichen wird. Bei den Maßeinheiten wurde den SI-Einheiten der Vorzug gegeben, die konventionellen Einheiten wurden in Klammern angefügt.

Das Buch folgt in seiner Systematik dem aktuellen Stand des Gegenstandskatalogs für Klinische Chemie und soll damit den Medizinstudenten helfen, sich rationell auf die Prüfung in Klinischer Chemie im Rahmen der 1. Ärztlichen Prüfung vorzubereiten.

Das Buch will Ärzten in der Aus- und Weiterbildung, in der Klinik und Praxis sowie den auf dem Gebiet der Klinischen Chemie tätigen Naturwissenschaftlern als Leitfaden und Ratgeber dienen, die Laboratoriumsdiagnostik sinnvoll dem neuesten Erkenntnisstand entsprechend sowie ökonomisch vertretbar anzuwenden.

Die Autoren danken allen, die zum Gelingen des Buches beigetragen haben, besonders:

- den klinischen Fachkollegen Prof. Dr. H. Bosseckert, Priv.-Doz. Dr. J. Fricke, Prof. Dr. R. Fünfstück, Prof. Dr. G. Stein am Klinikum der Friedrich-Schiller-Universität Jena für ihre ergänzenden und kritischen Hinweise
- Frau Schieke und Frau Dipl.-Chem. Fiedler für die umfangreichen Schreibarbeiten sowie Frau Wanie und unseren Ehefrauen für das Korrekturlesen
- dem UNI-MED Verlag, der unseren Wünschen hinsichtlich Umfang und Gestaltung des Buches entgegengekommen ist

Für Anregungen, Kritik und Hinweise auf Fehler sind wir dankbar.

Jena/Suhl, im Januar 2000

E. Keil
H. Fiedler

Mehr als Diagnostika und Geräte.

Rolf Greiner BioChemica ist die Nr. 1 bei Flüssigreagenzien

Mehr als 100 gebrauchsfertige Flüssigreagenzien für mehr Stabilität, mehr Wirtschaftlichkeit, mehr Umweltfreundlichkeit und mehr Sicherheit in Ihrem Labor.

Kompetenter Support durch umfangreiches Knowhow „rund um das Produkt" ist bei Rolf Greiner BioChemica eine Selbstverständlichkeit.

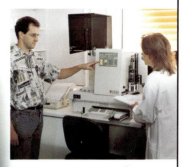

Stark auch bei Geräten und beim Service

Analysegeräte führender und innovativer Hersteller werden von Rolf Greiner BioChemica exklusiv in Deutschland angeboten: zum Beispiel Helena, Human, Diesse, Alcyon und Medonic.

Selbstverständlich gehört auch der fachgerechte und schnelle Service zu den Leistungen.

NEU: Alleinvertretung Helena-Laboratories mit mehr als 1000 Produkten aus den Bereichen Immun-Diagnostik und Elektrophorese

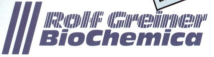

Rolf Greiner BioChemica
Vertriebsgesellschaft für biochemische und chemische Erzeugnisse mbH
65 558 Flacht / Germany Bahnhofstraße · Telefon 0 64 32 - 9 51 20 · Telefax - 95 12 99

Autoren

Herausgeber:

Prof. Dr. rer. nat. habil. Ehrhart Keil
ehem. Direktor des Institutes für Klinische Chemie und Laboratoriumsdiagnostik
Klinikum der Friedrich-Schiller-Universität Jena
Thomas-Mann-Str. 11
07743 Jena

Prof. Dr. med. habil. Dr. rer. nat. Heinz Fiedler
ehem. Leiter des Institutes für Klinische Chemie und Laboratoriumsdiagnostik am Klinikum Suhl
Hofleitengasse 33
98527 Suhl

unter Mitarbeit von:

Priv.-Doz. Dr. rer. nat. habil. Ulrich Demme
Institut für Rechtsmedizin
Leiter des Toxikologisch-Chemischen Labors
Klinikum der Friedrich-Schiller-Universität Jena
Fürstengraben 23
07740 Jena

Kap. 24.

Prof. Dr. rer. nat. Harald Kluge
Leiter des Funktionsbereiches Neurobiochemie mit klinikumzentralem Liquorlabor
Klinik für Neurologie der Hans-Berger-Kliniken
Klinikum der Friedrich-Schiller-Universität Jena
Philosophenweg 3
07743 Jena

Kap. 21.

INHALTSVERZEICHNIS

1. Einleitung 18

2. Allgemeine klinische Chemie 19
2.1. Klinisch-chemische Kenngrößen (Meßgrößen, Parameter) 19
2.2. Wahl des Untersuchungsverfahrens 19
    2.2.1. Allgemeine Kriterien zur analytischen Beurteilung einer Untersuchungsmethode 20
2.3. Vorbereitung des Patienten 21
2.4. Gewinnung des Untersuchungsmaterials (Spezimen) 21
    2.4.1. Blut 21
        2.4.1.1. Arterienblut 21
        2.4.1.2. Venenblut 21
        2.4.1.3. Kapillarblut 21
        2.4.1.4. Fetales Blut 22
        2.4.1.5. Gewinnung von Plasma 22
        2.4.1.6. Gewinnung von Serum 22
    2.4.2. Urin 22
    2.4.3. Liquor cerebrospinalis 24
    2.4.4. Magensaft 24
    2.4.5. Duodenalsekret 24
    2.4.6. Schweiß 24
    2.4.7. Faezes 24
2.5. Belegwesen 24
2.6. Transport und Verwahrung des Untersuchungsmaterials 24
    2.6.1. Transport des Untersuchungsmaterials 24
    2.6.2. Verwahrung des Untersuchungsmaterials 25
2.7. Einflußgrößen und Störfaktoren 25
    2.7.1. Einflußgrößen 25
    2.7.2. Störfaktoren 29
        2.7.2.1. Unsachgemäße Gewinnung des Untersuchungsmaterials, Probentransport und -lagerung 29
        2.7.2.2. Hämolyse 29
        2.7.2.3. Einfluß von Antikoagulantien 29
        2.7.2.4. Kontamination 30
        2.7.2.5. Lichteinwirkung 30
        2.7.2.6. Medikamente 30
        2.7.2.7. Körpereigene Störfaktoren 30
2.8. Referenzintervalle (Referenzbereiche) 30

3. Klinisch-chemische Analytik 32
3.1. Untersuchungsmaterial (Spezimen) und Probe (Sample) 32
3.2. Trennverfahren 32
    3.2.1. Enteiweißung/Proteinfällung 32
    3.2.2. Proteinelektrophorese 32
3.3. Analysenverfahren 33
    3.3.1. Molekülspektrometrie 33
        3.3.1.1. Absorptionsspektrometrie (Absorptionsphotometrie) 33
        3.3.1.2. Lumineszenzspektrometrie (Fluorometrie) 35
        3.3.1.3. Nephelometrie und Turbidimetrie 35
        3.3.1.4. Reflexionsphotometrie (Reflektometrie) 36

  3.3.2. Atomspektrometrie 36
    3.3.2.1. Flammenemissionsspektrometrie (FES) 36
    3.3.2.2. Atomabsorptionsspektrometrie (AAS) 36
  3.3.3. Elektrochemische Verfahren 37
    3.3.3.1. Potentiometrie 37
    3.3.3.2. Amperometrie 38
    3.3.3.3. Coulometrie 38
  3.3.4. Methoden mit trägergebundenen Reagenzien ("trockenchemische Methoden") 38
  3.3.5. Osmometrie (Kryoskopie) 39
  3.3.6. Kompetitive Proteinbindungsanalyse 39
  3.3.7. Blotting-Techniken 40
  3.3.8. Polymerase-Kettenreaktion (Polymerase chain reaction, PCR) 40
  3.3.9. Zellzählung 40
    3.3.9.1. Mikroskopische Zellzählung mit einer Zählkammer 40
    3.3.9.2. Zellzählung mit automatisierten elektronischen Geräten 42
  3.3.10. Hämostaseologische Bestimmungsmethoden 42
    3.3.10.1. Messung der Gerinnungszeit 42
    3.3.10.2. Bestimmung von Einzelfaktoren mit chromogenen Substraten ... 43
  3.3.11. Standards und Kontrollproben, Matrix 43
  3.3.12. Maßeinheiten 43
  3.3.13. Fehlerarten, Fehlerursachen, Fehlerberechnung 45
  3.3.14. Qualitätskontrolle 46
    3.3.14.1. Interne Qualitätskontrolle 46
    3.3.14.2. Externe Qualitätskontrolle 48

4. Medizinische Beurteilung und Validität klinisch-chemischer Analysenergebnisse 49

4.1. Plausibilitätskontrolle 49
4.2. Longitudinalbeurteilung 49
4.3. Transversalbeurteilung 50
4.4. Validität eines Testes (diagnostische Leistungsfähigkeit) 50
4.5. Diagnostische Spezifität 50
4.6. Diagnostische Sensitivität (Empfindlichkeit) 50
4.7. Prävalenz 51
4.8. Inzidenz 51
4.9. Prädiktive Werte 51
4.10. Diagnostische Effizienz 51

5. Nukleinsäuren, Nukleotide und Metabolite 53

5.1. Nukleinsäuren 53
  5.1.1. Hybridisierungstechniken 53
  5.1.2. Polymerase-Kettenreaktion (PCR) 53
5.2. Harnsäure 55

6. Aminosäuren und Proteine 57

6.1. Aminosäuren 57
  6.1.1. Allgemeines 57
  6.1.2. Analytik 57
    6.1.2.1. Qualitativ chemische Untersuchungsmethoden im Urin 57
    6.1.2.2. Mikrobiologischer Hemmtest nach Guthrie 57
    6.1.2.3. Chromatographische Verfahren 57

- 6.1.2.4. Ionenaustauschchromatographie ... 57
- 6.1.2.5. Hochleistungsflüssigkeitschromatographie (HPLC) ... 58
- 6.1.3. Phenylketonurie ... 58
- 6.1.4. Alkaptonurie ... 58
- 6.1.5. Ahornsirup-Krankheit (Leuzinose) ... 59
- 6.1.6. Homocystinurie ... 59
- 6.2. Proteine ... 59
  - 6.2.1. Proteine im Plasma ... 59
  - 6.2.2. Gesamtprotein ... 60
  - 6.2.3. Serum-Proteinelektrophorese ... 61
  - 6.2.4. Einzelproteine ... 62
    - 6.2.4.1. Albumin ... 62
    - 6.2.4.2. Präalbumin (Transthyretin) ... 63
    - 6.2.4.3. Retinolbindendes Protein ... 63
    - 6.2.4.4. Coeruloplasmin (Cp) ... 63
    - 6.2.4.5. Haptoglobin/Hämopexin (Hp/Hpx) ... 64
    - 6.2.4.6. C-reaktives Protein (CRP) ... 64
    - 6.2.4.7. α-Antitrypsin (α_1-Proteinaseinhibitor) ... 65
    - 6.2.4.8. Transferrin (Tf) ... 65
    - 6.2.4.9. β_2-Mikroglobulin (β_2-M) ... 65
    - 6.2.4.10. α_2-Makroglobulin (α_2-M) ... 66
    - 6.2.4.11. Saures α_1- Glykoprotein (Orosomukoid) ... 66
    - 6.2.4.12. Immunglobuline (Ig) ... 66
  - 6.2.5. Monoklonale Gammopathien ... 68

7. Enzyme/Enzymdiagnostik ... 70

- 7.1. Grundlagen ... 70
- 7.2. Enzyme, Einzeldarstellung ... 73
  - 7.2.1. Alanin-Aminotransferase (ALAT, ALT) ... 73
  - 7.2.2. Aspartat-Aminotransferase (ASAT, AST) ... 74
  - 7.2.3. Alkalische Phosphatase (AP) ... 74
  - 7.2.4. Saure Phosphatase (SP) ... 76
  - 7.2.5. α-Amylase ... 76
  - 7.2.6. Angiotensin-I-Converting-Enzym (ACE) ... 77
  - 7.2.7. Cholinesterase ... 77
  - 7.2.8. Chymotrypsin ... 78
  - 7.2.9. Trypsin ... 79
  - 7.2.10. Kreatin-Kinase (CK) ... 79
  - 7.2.11. Fruktose-1,6-bisphosphat-Aldolase (Aldolase) ... 80
  - 7.2.12. Gamma-Glutamyltransferase (γ-GT) ... 81
  - 7.2.13. Glukose-6-Phosphat-Dehydrogenase (G-6-P-DH) ... 82
  - 7.2.14. Glutamat-Dehydrogenase (GLDH) ... 82
  - 7.2.15. Laktat-Dehydrogenase (LDH) ... 82
  - 7.2.16. α-Hydroxybutyrat-Dehydrogenase (α-HBDH) ... 84
  - 7.2.17. Leuzin-Arylamidase (LAP) ... 84
  - 7.2.18. Lipase ... 86
  - 7.2.19. Pyruvat-Kinase (PK) ... 86
  - 7.2.20. Renin ... 86

8. Kohlenhydrate ... 87

- 8.1. Allgemeines ... 87

8.1.1.	Diabetes mellitus	87
8.1.2.	Glykierung	88
8.2.	Glukose	89
8.2.1.	Blutglukose	89
8.2.2.	Glukosetoleranztest	91
8.2.3.	Glukose im Urin	92
8.2.4.	Glukose im Liquor cerebrospinalis	93
8.3.	Glykierte Proteine	93
8.3.1.	Glykierte Hämoglobine	93
8.3.2.	Glykierte Serumproteine (Fruktosamintest)	94
8.3.3.	Weitere Meßgrößen für Diagnostik, Verlaufs- und Therapiekontrolle des Diabetes mellitus	95
8.4.	Genetische Störungen des Kohlenhydratstoffwechsels	95
8.4.1.	Galaktosämie	95
8.4.2.	Hereditäre Fruktose-Intoleranz	95
8.4.3.	Glykogenosen	95
8.4.4.	Melliturien	95

9. Lipide und Lipoproteine 97

9.1.	Allgemeines	97
9.2.	Triglyzeride	98
9.3.	Cholesterin	99
9.3.1.	HDL-Cholesterin	100
9.3.2.	LDL-Cholesterin	101
9.4.	Apolipoproteine	101
9.5.	Lipoprotein (a)	102
9.6.	Lipoproteinämien	103

10. Wasser- und Elektrolythaushalt 105

10.1.	Allgemeines	105
10.2.	Osmolalität	106
10.3.	Natrium	107
10.4.	Kalium	108
10.5.	Chlorid	109
10.6.	Anionenlücke	110

11. Säure-Basen-Haushalt und Blutgase 111

11.1.	Allgemeines	111
11.2.	Kenngrößen	112
11.2.1.	Meßgrößen	112
11.2.2.	Abgeleitete Kenngrößen	113
11.2.3.	Klinische Bewertung der Säure-Basen-Störungen	116
11.3.	L-Laktat	117
11.4.	Ketonkörper	118

12. Blut und blutbildende Organe 119

12.1.	Erythrozyten	119
12.1.1.	Erythrozytenzahl	119
12.1.2.	Erythrozyten-Indizes (MCV, MCH, MCHC) und Erythrozyten-Verteilungsbreite (RDW)	120
12.2.	Hämatokrit (Hk), PCV (Packed cell volume)	121

12.3. Hämoglobin (Hb) 122
    12.3.1. Bestimmung des Hämoglobins im Blut 122
    12.3.2. Hämiglobin 124
    12.3.3. Carboxyhämoglobin (CO-Hb) 124
    12.3.4. Glykierte Hämoglobine 125
12.4. Osmotische Resistenz der Erythrozyten 125
12.5. Erythrozyten-Enzyme 125
    12.5.1. Glukose-6-Phosphat-Dehydrogenase (G-6-P-DH) 125
    12.5.2. Pyruvat-Kinase (PK) 126
12.6. Retikulozyten 126
12.7. Hämoglobinsynthese 128
    12.7.1. Eisen, Transferrin, Ferritin 128
        12.7.1.1. Eisen 128
        12.7.1.2. Transferrin und Eisenbindungskapazität 129
        12.7.1.3. Ferritin 129
    12.7.2. Porphyrinsynthese und deren Störungen 130
        12.7.2.1. δ-Aminolävulinsäure (δ-ALS) 130
        12.7.2.2. Porphobilinogen (PBG) 132
        12.7.2.3. Gesamtporphyrine im Harn (Koproporphyrine, Uroporphyrine, Protoporphyrine) 132
    12.7.3. Hämoglobinopathien 133
12.8. Leukozyten und morphologische Beurteilung des Blutausstriches 133
    12.8.1. Leukozytenzahl 133
    12.8.2. Morphologische Beurteilung des Blutausstriches 134
12.9. Thrombozyten 140

13. Hämostase- und Fibrinolysesystem 141

13.1. Grundlagen 141
    13.1.1. Vaskuläre Blutstillung 141
    13.1.2. Zelluläre (thrombozytäre) Blutstillung 141
    13.1.3. Plasmatische Gerinnung 141
    13.1.4. Fibrinolyse 142
    13.1.5. Inhibitoren der Gerinnung und Fibrinolyse 143
        13.1.5.1. Inhibitoren der Gerinnung 143
        13.1.5.2. Inhibitoren der Fibrinolyse 144
13.2. Diagnostik 144
    13.2.1. Vaskuläres System 144
        13.2.1.1. Rumpel-Leede-Test 144
    13.2.2. Thrombozytäres System (Thrombozytenzahl und Thrombozytenfunktion) 144
        13.2.2.1. Blutungszeit 144
        13.2.2.2. Thrombozytenzahl 145
        13.2.2.3. Thrombelastographie nach Hartert 146
        13.2.2.4. Thrombozytenfunktion 146
    13.2.3. Plasmatisches Gerinnungssystem 147
        13.2.3.1. Globaltests 147
            13.2.3.1.1. Thrombelastographie 147
            13.2.3.1.2. Vollblutgerinnungszeit nach Lee-White 147
        13.2.3.2. Gruppen- oder Phasentests 147
            13.2.3.2.1. Thromboplastinzeit (TPZ, Quick-Test), Prothrombinzeit (PT) 147
            13.2.3.2.2. Partielle Thromboplastinzeit (PTT), aktivierte partielle Thromboplastinzeit (aPTT) 149
            13.2.3.2.3. Thrombinzeit (TZ), Plasmathrombinzeit (PTZ) 150
            13.2.3.2.4. Reptilasezeit (Batroxobinzeit) 150

13.2.3.3. Einzelfaktoren 150
    13.2.3.3.1. Fibrinogen 150
    13.2.3.3.2. Faktoren II bis XII 151
    13.2.3.3.3. Von-Willebrand-Faktor (vWF) 152
    13.2.3.3.4. Faktor XIII 153
13.2.4. Fibrinolyse 153
  13.2.4.1. Plasminogen 153
  13.2.4.2. Euglobulin-Lyse-Zeit 154
  13.2.4.3. Fibrinogen-/Fibrinspaltprodukte (FSP, FDP, D-Dimere) 154
  13.2.4.4. Fibrinmonomere 155
13.2.5. Inhibitoren der Gerinnung 155
  13.2.5.1. Antithrombin III (AT III) 155
  13.2.5.2. Protein C 156
  13.2.5.3. Protein S 157
13.2.6. Disseminierte intravasale Gerinnung (DIC) 157
13.2.7. Thrombophilie 158

14. Gastrointestinaltrakt 160

14.1. Magen 160
  14.1.1. Magensekretionsanalyse 160
  14.1.2. Gastrin 160
  14.1.3. ^{13}C-Harnstoff-Atemtest 162
  14.1.4. ^{15}N$_2$-Harnstoff-Urin-Test 164
  14.1.5. ^{13}C-Azetat- und ^{13}C-Oktanoat-Atemtest 164
14.2. Darm 164
  14.2.1. D-Xylose-Absorptionstest 164
  14.2.2. Vitamin B$_{12}$-Resorptionstest (Schilling-Test) 165
  14.2.3. Laktosetoleranz-Test (LTT) 166
  14.2.4. H$_2$-Atemtest 166
14.3. Exokrines Pankreas und Pankreasfunktion 167
  14.3.1. Enzyme 167
    14.3.1.1. α-Amylase 167
    14.3.1.2. Lipase 168
    14.3.1.3. Pankreatische Elastase 1 im Serum 168
    14.3.1.4. Trypsin im Serum 168
    14.3.1.5. Phospholipase A$_2$ im Serum 168
  14.3.2. Untersuchungen zur Prüfung der exokrinen Pankreasfunktion 168
    14.3.2.1. Sekretin-Pankreozymin-Test 168
    14.3.2.2. NBT-PABA-Test 170
    14.3.2.3. Fluoreszeindilaurat-Test (Pankreolauryl-Test) 171
    14.3.2.4. ^{13}C-Pankreasfunktions-Atemtest 171
  14.3.3. Stuhluntersuchungen 172
    14.3.3.1. Stuhlgewicht und Stuhlvisite 172
    14.3.3.2. Pankreatische Elastase 1 im Stuhl 172
    14.3.3.3. Chymotrypsin im Stuhl 172
    14.3.3.4. Stuhlfettausscheidung 172
  14.3.4. Nachweis einer zystischen Pankreasfibrose (Mukoviszidose) 173
    14.3.4.1. Albumin im Mekonium (BM-Test) 173
    14.3.4.2. Pankreatische Elastase 1 im Stuhl 173
    14.3.4.3. Schweißtest 174
    14.3.4.4. Gentechnologische Untersuchungen 174
  14.3.5. Tumormarker 174
14.4. (Okkultes) Blut im Stuhl 174

15. Leber und Gallenwege 176

- 15.1. Allgemeines 176
- 15.2. Laboruntersuchungen 176
  - 15.2.1. Bestimmung von Enzymaktivitäten im Serum 176
  - 15.2.2. Gallenfarbstoffe im Serum und Urin 177
    - 15.2.2.1. Bilirubin 177
      - 15.2.2.1.1. Bestimmung von Bilirubin im Serum 177
      - 15.2.2.1.2. Nachweis von Bilirubin im Urin 179
      - 15.2.2.1.3. Nachweis von Urobilinogen im Urin 179
  - 15.2.3. Plasma-/Serumproteine 179
    - 15.2.3.1. Proteinelektrophorese, Einzelproteine 180
    - 15.2.3.2. Immunglobuline (IgA, IgG, IgM) 180
  - 15.2.4. Funktionstests 180
    - 15.2.4.1. Bromsulphthalein-Test 180
    - 15.2.4.2. Indocyaningrün-Test (ICG-Test) 180
    - 15.2.4.3. Oraler Galaktosebelastungstest 180
    - 15.2.4.4. ^{13}C-Atemtests 181
  - 15.2.5. α_1-Fetoprotein (AFP) 181
  - 15.2.6. Ammonium/Ammoniak 181
  - 15.2.7. Virushepatitiden 182

16. Herz 185

- 16.1. Kreatin-Kinase (CK) 185
- 16.2. Kreatin-Kinase-MB (CK-MB) 186
  - 16.2.1. CK-MB (Aktivität) 186
  - 16.2.2. CK-MB (Masse) 186
- 16.3. Aspartat-Aminotransferase (ASAT) 186
- 16.4. Laktat-Dehydrogenase (LDH) 186
- 16.5. α-Hydroxybutyrat-Dehydrogenase (α-HBDH) 186
- 16.6. Myoglobin 186
- 16.7. Myosin 187
- 16.8. Kardiale Troponine 188
  - 16.8.1. Kardiales Troponin T 188
  - 16.8.2. Kardiales Troponin I 188

17. Niere 189

- 17.1. Allgemeine Untersuchungen des Urins 189
  - 17.1.1. Geruch 189
  - 17.1.2. Farbe 189
  - 17.1.3. Trübungen 189
  - 17.1.4. Reaktion (pH-Wert) 189
  - 17.1.5. Relative Dichte (spezifisches Gewicht) 189
  - 17.1.6. Osmolalität 190
  - 17.1.7. Konzentrationsversuch 190
- 17.2. Mikroskopische Untersuchung des Urins 190
  - 17.2.1. Sediment 190
  - 17.2.2. Beschreibung von Sedimentbestandteilen 191
  - 17.2.3. Zählung der Erythrozyten und Leukozyten im Urin mittels Zählkammer 193
  - 17.2.4. Bewertung des Sediments und der Zellausscheidung 193

17.3. Hämaturie und Hämoglobinurie 194
    17.3.1. Makrohämaturie 194
    17.3.2. Mikrohämaturie 194
    17.3.3. Hämoglobinurie 194
    17.3.4. Nachweise einer Hämaturie und Hämoglobinurie 194
    17.3.5. Dreigläserprobe 194
    17.3.6. Ursache von Hämaturien und Hämoglobinurien 194
17.4. Proteine im Serum und Urin 195
    17.4.1. Nachweis mit Teststreifen 195
    17.4.2. Quantitative Untersuchungen 195
    17.4.3. Differenzierung einer Proteinurie (Proteinausscheidungsmuster) 195
    17.4.4. Nachweis von Bence-Jones-Protein 196
    17.4.5. Albumin "Mikroalbuminurie" 196
    17.4.6. Sodiumdodecylsulfat-Polyacrylamidgel-Gradienten- Elektrophorese (SDS-PAGE) 196
    17.4.7. Formen der Proteinurie 197
17.5. Serumuntersuchungen zur Einschätzung der Nierenfunktion 197
    17.5.1. Kreatinin 197
    17.5.2. Harnstoff 198
17.6. Clearance-Verfahren 200
    17.6.1. Endogene Kreatinin-Clearance 201
    17.6.2. Exogene Clearance 202
17.7. Konkrementanalyse 202
17.8. Prostata 204
    17.8.1. Saure Phosphatase (SP) 204
    17.8.2. Prostataspezifisches Antigen (PSA) 204

18. Binde- und Stützgewebe 205

18.1. Kalzium 205
    18.1.1. Kalzium im Serum 205
    18.1.2. Kalziumausscheidung im Urin 207
18.2. Anorganisches Phosphat 208
    18.2.1. Anorganisches Phosphat im Serum 208
    18.2.2. Anorganisches Phosphat im Urin 209
    18.2.3. Phosphat-Clearance 209
        18.2.3.1. Prozentuale tubuläre Phosphatrückresorption (TRP %) 209
18.3. Magnesium 209
18.4. Osteocalcin 210
18.5. Knochenspezifische alkalische Phosphatase 210
18.6. Hydroxyprolin 211
18.7. Pyridinolin und Desoxypyridinolin/Crosslinks 211
18.8. Osteoporose-Diagnostik 212

19. Skelettmuskel 213

19.1. Kreatin-Kinase (CK) und Isoenzym (CK-MB) 213
19.2. Laktat-Dehydrogenase (LDH) 213
19.3. Aldolase 213
19.4. Myoglobin 213
19.5. Autoantikörper und antinukleäre Antikörper (ANA) 214

20. Endokrinologie 215

- 20.1. Allgemeines 215
- 20.2. Hypothalamisch-hypophysäres System 216
  - 20.2.1. Globaler Hypophysenstimulationstest 216
  - 20.2.2. Hypophysenvorderlappen-Hormone 216
    - 20.2.2.1. Wachstumshormon (GH), Somatotropes Hormon (STH) 216
    - 20.2.2.2. Prolaktin 218
  - 20.2.3. Hypophysenhinterlappen (HHL)-Hormone 219
    - 20.2.3.1. Vasopressin, Adiuretin (ADH) 219
- 20.3. Schilddrüsenhormone und übergeordnete Hormone 219
  - 20.3.1. Allgemeines 219
  - 20.3.2. Thyreotropes Hormon und TRH-Test 220
  - 20.3.3. Gesamt-T4 und Freies T4 (FT4) 221
  - 20.3.4. Gesamt-T3 und Freies T3 (FT3) 222
  - 20.3.5. Thyroxinbindendes Globulin (TBG) 223
  - 20.3.6. Schilddrüsen-Autoantikörper 223
    - 20.3.6.1. Mikrosomale Antikörper (MAK bzw. TPO-AK), Thyreoglobulin-Antikörper (TAK bzw.TG-AK) 223
    - 20.3.6.2. TSH-Rezeptor-Antikörper (TRAK bzw. TSH-R-AK) 223
    - 20.3.6.3. Autoantikörper gegen T4 und/oder T3 224
  - 20.3.7. Thyreoglobulin (TG) 224
- 20.4. Hypophysen-Nebennierenrinden-System 224
  - 20.4.1. Adrenokortikotropes Hormon (ACTH) 224
  - 20.4.2. Kortisol 225
    - 20.4.2.1. ACTH-Stimulationstest 226
    - 20.4.2.2. Dexamethason-Hemmteste 226
    - 20.4.2.3. Metopiron-Test 227
  - 20.4.3. Dehydroepiandrosteron (DHEA) und Dehydroepiandrosteron-Sulfat (DHEA-S) 227
  - 20.4.4. 17α-Hydroxyprogesteron 228
  - 20.4.5. 17-Ketosteroide im Urin 229
- 20.5. Renin-Angiotensin-Aldosteron-System (RAAS) 229
  - 20.5.1. Aldosteron 229
  - 20.5.2. Renin 230
- 20.6. Gonadenfunktion 231
  - 20.6.1. Hypothalamisch-hypophysärer Regelkreis der Gonadenfunktion 231
    - 20.6.1.1. Gonadotropine 231
  - 20.6.2. Endokrine Ovarfunktion 232
    - 20.6.2.1. Estradiol (E2) 232
    - 20.6.2.2. Progesteron 233
  - 20.6.3. Endokrine Hodenfunktion 234
    - 20.6.3.1. Testosteron 234
  - 20.6.4. Plazentare Hormone 235
    - 20.6.4.1. Humanes Choriongonadotropin (HCG) 235
    - 20.6.4.2. Humanes Plazenta-Laktogen (HPL) 236
    - 20.6.4.3. Estriol (E3), Gesamt-Estrogene 236
- 20.7. Katecholamine und biogene Amine 237
  - 20.7.1. Vanillinmandelsäure, Metanephrin, Normetanephrin, Homovanillinsäure 238
  - 20.7.2. Adrenalin, Noradrenalin 238
  - 20.7.3. Serotonin, 5-Hydroxyindolessigsäure 239
- 20.8. Parathormon, D-Hormone und Calcitonin 239
  - 20.8.1. Parathormon (Parathyrin) 239
  - 20.8.2. 25-Hydroxy-Vitamin D_3 (25-(OH)D_3, Calcidiol) 240

20.8.3. 1,25-Dihydroxy-Vitamin D_3 (1,25-$(OH)_2D_3$, Calcitriol) 241
20.8.4. Calcitonin (CT) 241
20.9. Pankreashormone 241
20.9.1. Insulin 241
20.9.2. C-Peptid 242
20.9.3. Anti-Insulin-Antikörper 243
20.9.4. Glukagon 243
20.10. Gastrointestinale Hormone 243

21. Nervensystem und Sinnesorgane 245

21.1. Indikationen zur Liquoruntersuchung 245
21.2. Gewinnung, Verwahrung und Transport des Liquors 245
21.3. Untersuchungsprogramm 246
21.3.1. Qualitative Beurteilung 246
21.3.2. Zellzählung von Leukozyten 247
21.3.3. Zelldifferenzierung 248
21.3.4. Proteine 250
21.3.4.1. Gesamtprotein (Nephelometrie) 250
21.3.4.2. Albumin 251
21.3.4.3. IgG, IgA, IgM 252
21.3.4.4. Oligoklonale IgG-Banden 255
21.3.4.5. Erregerspezifische Antikörper 255
21.3.5. Glukose und Laktat 256
21.3.6. Polymerase-Kettenreaktion (Polymerase chain reaction, PCR) 256
21.3.7. Ausgewählte Spezialuntersuchungen mit klinischer Relevanz 256
21.4. Berechnungsformeln nach Reiber und Felgenhauer für die lokale Immunglobulin-Synthese im ZNS 257

22. Entzündung 258

22.1. Blutkörperchensenkungsgeschwindigkeit (BSG) 258
22.2. C-reaktives Protein (CRP) 260
22.3. PMN-Elastase 261
22.4. Procalcitonin (PCT) 262
22.5. Komplement-System 262
22.5.1. Globaltest (CH_{50}) 264
22.5.2. Einzeltests 264
22.5.2.1. Funktionelle Tests 264
22.5.2.2. Bestimmung der Proteinkonzentration 264
22.5.2.3. Komplementrezeptoren 264
22.6. Immunglobuline 264
22.7. Kryoglobuline 265
22.8. Zirkulierende Immunkomplexe 265
22.9. Autoantikörper 266
22.9.1. Antinukleäre Antikörper (ANA) - Antinukleäre Antikörper gegen definierte Zellkernbestandteile 266
22.9.2. Anti-Phospholipid-Antikörper, Anti-Cardiolipin-Antikörper, Lupus-Antikoagulans 267
22.9.3. Antimitochondriale Antikörper (AMA) 267
22.9.4. Autoantikörper gegen Azetylcholin-Rezeptoren 267
22.9.5. Autoantikörper gegen Parietalzellen des Magens und gegen den Intrinsic-Faktor 267

22.9.6. Autoantikörper gegen Hormon-produzierende Zellen bzw. gegen Hormone 267
22.9.7. Rheumafaktoren (RF) 268
22.10. Antikörper gegen Streptokokken-Exotoxine 268
22.11. Erythrozytäre Autoantikörper 269

23. Malignes Wachstum - Tumormarker 270

23.1. Serum-Tumormarker 270
 23.1.1. Carcinoembryonales Antigen (CEA) 272
 23.1.2. Cancer (Carbohydrate) Antigen 15-3 (CA 15-3) 272
 23.1.3. Carbohydrate Antigen 19-9 (CA 19-9) 273
 23.1.4. Cancer (Carbohydrate) Antigen 125 (CA 125) 273
 23.1.5. Cancer Antigen 72-4 (CA 72-4) 274
 23.1.6. CYFRA 21-1 274
 23.1.7. Squamous cell carcinoma antigen (SCC) 274
 23.1.8. α_1-Fetoprotein (AFP) 275
 23.1.9. Humanes Choriongonadotropin (HCG) 276
 23.1.10. Neuronen-spezifische Enolase (NSE) 276
 23.1.11. Prostata-spezifisches Antigen (PSA) 277
 23.1.12. Prostata-spezifische saure Phosphatase (PAP) 277
 23.1.13. Thyreoglobulin (TG) 277
 23.1.14. Calcitonin (CT) 277
 23.1.15. Tumormarker des Gastrointestinaltrakts 278
 23.1.16. Tumoraktivitätsmarker 278
 23.1.17. Monoklonale Immunglobuline, Bence-Jones-Proteine 278
23.2. Steroidhormonrezeptoren 278

24. Bestimmung von Pharmakakonzentrationen im Blut und klinisch-toxikologische Analytik 280

24.1. Indikationen für eine Analyse körperfremder Substanzen 280
 24.1.1. Drug monitoring 280
 24.1.2. Klinisch-toxikologische Untersuchungen 281
 24.1.3. Gerichtete und ungerichtete toxikologisch-chemische Analyse 282
24.2. Untersuchungsmaterial 282
 24.2.1. Art des Untersuchungsmaterials 282
 24.2.2. Entnahme und Asservierung des Untersuchungsmaterials 283
  24.2.2.1. Drug monitoring 283
  24.2.2.2. Klinisch-toxikologische Analytik 283
24.3. Nachweis- und Bestimmungsmethoden 284
 24.3.1. Allgemeines 284
 24.3.2. Vorproben und Schnelltests 284
 24.3.3. Immunchemische Verfahren 284
 24.3.4. Spektrometrische Verfahren 285
 24.3.5. Chromatographische Verfahren 285
24.4. Interpretation der Analysenresultate: der toxikologisch-chemische Befund 286

Anhang 288

Index 294

1. Einleitung

Labordiagnostische Untersuchungen sind ein wichtiger Bestandteil ärztlichen Handelns, obwohl im zeitlichen Ablauf die Labordiagnostik nicht an erster Stelle steht.

Auch in der modernen hochtechnisierten Medizin beginnt die ärztliche Tätigkeit mit der Begegnung zwischen Arzt und Patient. Nach sorgfältiger Anamnese und Krankenuntersuchung ergeben sich geplante und zweckgerichtete Fragen an die paraklinischen Fachgebiete

- Bildgebende Diagnostik und Nuklearmedizin
- Physikalische Funktionsdiagnostik (EKG)
- Laboratoriumsdiagnostik
- Mikrobiologie
- Histologie, Zytologie

Die labordiagnostischen Untersuchungen nutzt der Arzt für Diagnose und Prognose des Erkrankten, für Entscheidungen und Kontrolle von therapeutischen Maßnahmen und für die biologische Charakterisierung des Individuums.

Nutzung von Labortests	
Diagnose	• Suche nach Risikofaktoren • Früherkennung von Vorstadien • Nachweis/Ausschluß von Krankheiten • Klassifikation/Differentialdiagnose • Ermittlung der Ursache • Einschätzung des Krankheitszustandes des Patienten
Prognose bezüglich	• Endergebnis (outcome) • Verlauf • Risiko der Therapie/Nichttherapie • Begleit- und/oder Folgekrankheit
Therapiekontrolle	• Arzneimittelspiegel • Effektivitätskontrolle
Individualcharakteristik	• Blutgruppenbestimmung • HLA-Charakterisierung

Ungezielte labordiagnostische Untersuchungen haben eine geringe Aussagekraft auf Grund der geringeren prädiktiven Werte bei niedriger Prävalenz und führen oft zu kostenaufwendigen Folge- und Bestätigungsuntersuchungen (☞ Kap. 4.).

Die Laborergebnisse werden bereits im Labor überprüft auf

- analytische (Qualitätssicherung)
- medizinische Zuverlässigkeit (Plausibilitätskontrolle)

Dieser labordiagnostische Befund wird vom Arzt im Hinblick auf Diagnose, Therapieentscheidung oder Prognose interpretiert. In diesem komplizierten Denkprozeß ist der labordiagnostische Befund nur einer von mehreren Bausteinen (Symptome, Kennzeichen, Ergebnis, Merkmal).

Wenn der Laborbefund keine sichere Antwort geben kann, ist die intensive Kommunikation zwischen Arzt und Labormediziner gefordert. Nach Diskussion der pathophysiologischen und pathobiochemischen Zusammenhänge bieten sich oft neuartige sensitivere oder spezifischere Untersuchungen oder Funktionsprüfungen an oder die Zeitabhängigkeit des Krankheitsverlaufes erfordert Folgeuntersuchungen. Wenn trotzdem ein nicht ins klinische Bild passendes Laborergebnis resultiert, sollten gemeinsam alle Schritte überprüft werden

- falsche Indikationsstellung
- Probenverwechslung, Analyse aus Rückstellmuster
- erneute Abnahme von Untersuchungsmaterial
- Ausschaltung bzw. Berücksichtigung von Störfaktoren und Einflußgrößen

Die Effektivität der Labordiagnostik wird bestimmt von

- klarer Fragestellung: Auswahl der Kenngrößen durch den *Arzt*
- präanalytischen Faktoren: *Arzt und Labor*
- Zuverlässigkeit der Analyse: *Labor*
- Plausibilitätskontrolle: *Labor ↔ Arzt*
- Kommunikation: *Labor ↔ Arzt*

2. Allgemeine klinische Chemie

2.1. Klinisch-chemische Kenngrößen (Meßgrößen, Parameter)

Die klinisch-chemische Kenngröße basiert auf dem Resultat einer qualitativen oder quantitativen Analyse und trägt zur Beurteilung des Gesundheitszustandes eines Patienten bei. Sie umfaßt folgende Angaben:

- **System**
  (Untersuchungsmaterial) u.a. Blut, Serum, Urin
- **Analyt**
  (Systemkomponente) u.a. chem. Element, Stoff, Parameter
- **quantitatives Merkmal**
  Angaben des Ergebnisses in Zahlenform (bei einer qualitativen Analyse dagegen, Aussage: nachweisbar/nicht nachweisbar bzw. positiv/negativ)
- **Meßgrößeneinheit**
  Einheit, in der das Ergebnis angegeben wird (u.a. Stoffmengenkonzentration in mmol/l, Stoffmassenkonzentration in g/l, Zellzahl in Zahl/l)

Die Bestimmung der klinisch-chemischen Kenngröße soll, basierend auf einem definierten Untersuchungsmaterial nach einer exakt definierten (standardisierten) Methode und die Beurteilung des Ergebnisses nach genau festgelegten Kriterien erfolgen.

Die Auswahl der klinisch-chemischen Kenngröße basiert auf:

- dem pathobiochemischen und klinischen Wissensstand
- den Erfahrungen des Arztes
- dem klinischen Zustand des Patienten (Notfall)
- der klinischen Fragestellung (Diagnostik, Verlaufs-, Therapiekontrolle, Vorsorgeuntersuchung, Screening)
- den technischen und personellen Möglichkeiten unter Berücksichtigung ökonomischer Kriterien

Empfohlene Parameterkombinationen (Stufenprogramme, Expertensysteme) sollen dem behandelnden Arzt die Auswahl der klinisch-chemischen Kenngröße der klinischen Fragestellung entsprechend erleichtern und zu einer sinnvollen Anwendung der Laboratoriumsdiagnostik beitragen. In den einzelnen Kapiteln des Buches wird näher darauf eingegangen.

2.2. Wahl des Untersuchungsverfahrens

Der enorme Erkenntniszuwachs auf dem Gebiet der Pathobiochemie und der Klinischen Chemie in den letzten Jahrzehnten ist nicht zuletzt auf die stürmische Entwicklung neuer Analysentechniken und Methoden zurückzuführen. Bei dem großen Angebot oft auch nahezu gleichwertiger Verfahren ist die Auswahl nicht leicht. Bestimmend für die Wahl des Verfahrens zu einem Nachweis oder der Bestimmung der jeweiligen klinisch-chemischen Kenngröße ist, daß gemäß den klinischen Erfordernissen (u.a. Fragestellung, Gesundheitszustand des Patienten, Zeitfaktor und den personellen und technischen Möglichkeiten des Laboratoriums) das Untersuchungsergebnis qualitäts- und termingerecht zur Verfügung steht. Zum besseren Vergleich der Ergebnisse und zur Vermeidung von Doppelanalytik sollten die Untersuchungen nach standardisierten Methoden durchgeführt werden.

■ **Unterteilung der Untersuchungsverfahren**

- *qualitative Verfahren*
  In Abhängigkeit von der unteren Nachweisgrenze des angewandten Verfahrens wird geprüft, ob der Analyt oder eine bestimmte Gruppe von Analyten in dem Untersuchungsmaterial vorhanden ist. Angabe der Ergebnisse in positiv (nachweisbar) und negativ (nicht nachweisbar). Anwendung finden Teststreifen, Testtabletten, einfache klinisch-chemische Untersuchungen u.a. im Rahmen der Urindiagnostik und in der Serologie
- *semiquantitative Verfahren*
  Sie ermöglichen eine grobe Abschätzung von Konzentrationsbereichen des Analyts, u.a. Teststreifen zur Ermittlung des Konzentrationsbereiches der Glukose im Blut und Urin

- *quantitative Verfahren*
  Verfahren zur Bestimmung der Konzentration, der Aktivität eines Analyts, der Zahl von Teilchen in einem bestimmten Volumen. Angaben in den weiteren Kapiteln
- *Funktionsteste*
  Untersuchungen, mit denen gezielt eine bestimmte Funktion eines Organs geprüft wird. Hinweise in dem jeweiligen Abschnitt der Organdiagnostik

■ **Technische Durchführung**

Hinsichtlich der **technischen Durchführung** von Untersuchungsverfahren wird unterschieden:

- *klassisch manuelle Analyse*
  Selbständige Herstellung der Reagenzien, Probenvorbereitung und Abmessung von Proben und Reagenzien, Messung, Berechnung und analytische Bewertung
- *Teilmechanisierung*
  Einsatz von Dispensoren, Dilutoren, Digitalphotometern (Messung und Berechnung der Ergebnisse)
- *Vollmechanisierung*
  Selbständige Durchführung aller Arbeitsschritte von der Aufnahme der Probe bis zum Ausdruck der Ergebnisse von einem Analysengerät
- *Analysenautomaten*
  Geräte, die zusätzlich kalibrieren und den Funktionsablauf kontrollieren

2.2.1. Allgemeine Kriterien zur analytischen Beurteilung einer Untersuchungsmethode

Folgende Kriterien bestimmen entscheidend die Zuverlässigkeit von Analysenmethoden:

- *Spezifität (analytische), Selektivität*
  gibt an, inwieweit die ausgewählte klinisch-chemische Kenngröße mit dem Analysenverfahren selektiv in Gegenwart noch anderer im Untersuchungsgut vorhandener Substanzen nachgewiesen oder bestimmt werden kann
- *Sensitivität (analytische), Empfindlichkeit*
  gibt die kleinste Meßwertdifferenz an, die mit dem Analyseverfahren sicher erfaßt werden kann
- *Präzision, Streuung*
  Qualitative Bezeichnung für das Ausmaß der Übereinstimmung der Ergebnisse wiederholter Bestimmungen einer Kenngröße unter Verwendung des gleichen Untersuchungsgutes. Die quantitative Angabe, d.h. die Abweichungen der Ergebnisse bei wiederholten Messungen um einen Zahlenwert, wird als **Unpräzision** bezeichnet. (Berechnung ☞ Kap. 3.3.14.1.)
- *Richtigkeit*
  Qualitative Bezeichnung für das Ausmaß der Übereinstimmung zwischen dem "wahren Wert" einer klinisch-chemischen Kenngröße und dem gemessenen Wert. Die quantitative Angabe, d.h. die Abweichungen der Werte bei wiederholten Messungen von dem "wahren Wert" wird als **Unrichtigkeit** bezeichnet. (Berechnung ☞ Kap. 3.3.14.1.)
- *untere Nachweisgrenze*
  Von dem Untergrund (Analysenleerwert) noch sicher unterscheidbares Meßergebnis. Berechnung aus dem Mittelwert und der 3-fachen Standardabweichung von 10-15 Meßwerten des Analysenleerwertes
- *obere Meßwertgrenze*
  Liegt dort, wo die lineare Beziehung zwischen Meßwertsignal und Konzentration der Kenngröße nicht mehr gegeben ist

Übersicht über Nachweisgrenzen verschiedener Meßverfahren (☞ Abb. 2.1).

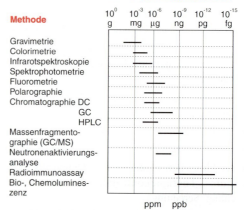

Abb. 2.1: Nachweisgrenzen (bezogen auf 1g (ml) Probenmaterial) verschiedener Meßverfahren (modifiziert nach STRECKER und ECKERT, 1978). ppm bedeutet parts per million und ppb parts per billion (aus: Greiling/Gressner, Lehrbuch der Klinischen Chemie und Pathobiochemie, F.K. Schattauer Verlagsgesellschaft mbH, Stuttgart, 3. Aufl. 1995).

- *ökonomische Kriterien*
  technischer-, Personal-, Zeitaufwand, Materialkosten

> Arzt und Labormitarbeiter müssen gemeinsam entscheiden, welchem Kriterium in Abhängigkeit der jeweiligen klinischen Situation der Vorrang gegeben werden muß.

2.3. Vorbereitung des Patienten

Die Vorbereitung des Patienten ist abhängig von der Art des zu gewinnenden Untersuchungsmaterials, von den jeweils durchzuführenden Untersuchungen sowie den zu bestimmenden bzw. nachzuweisenden Kenngrößen.

Es wird empfohlen, vor der Blutentnahme eine 12-stündige Nahrungskarenz (Alkoholkarenz!) einzuhalten. Auf die Einhaltung spezieller Bedingungen vor der Durchführung bestimmter Untersuchungen wird bei den entsprechenden Kenngrößen und Funktionstesten hingewiesen. Im Rahmen der Notfalldiagnostik ist dies nur bedingt möglich und muß bei der klinischen Bewertung der Analysenergebnisse berücksichtigt werden.

2.4. Gewinnung des Untersuchungsmaterials (Spezimen)

Untersuchungsmaterial (Spezimen) ist das ursprünglich entnommene bzw. gewonnene biologische Material. Daraus entsteht durch Aufbereitung (z.B. Abtrennung der zellulären Bestandteile des Blutes) das **Prüfmaterial** (Sample). Das Untersuchungsmaterial kann auch in Abhängigkeit von dem zu bestimmenden Analyten direkt zur Untersuchung eingesetzt werden.

2.4.1. Blut

Unterschieden wird:
- Arterienblut
- Venenblut
- Kapillarblut
- fetales Blut

2.4.1.1. Arterienblut

Gewinnung durch Punktion der Arteria femoralis, Arteria radialis oder Arteria brachialis. Zur Prüfung des Säuren-Basen-Gleichgewichtes kommerziell vertriebene Entnahmesysteme mit Antikoagulanz verwenden. Bei der Benutzung von Glasspritzen Blut langsam und luftblasenfrei entnehmen!

2.4.1.2. Venenblut

Gewinnung durch Punktion in der Ellenbeuge (Vena mediana cubiti), im Handbereich (Vena cephalica), im Halsbereich (Vena jugularis, Vena subclavia), bei Kindern oberflächlicher Hals- und Kopfvenen, bei Neugeborenen der Nabelvene (Vena umbilicalis).

Zu beachten ist:

- Der Patient sollte vor (ca. 15 min) und während der Blutentnahme liegen oder sitzen. Bei einem stehenden Patienten kommt es infolge des erhöhten hydrostatischen Drucks in den Kapillaren zu einem Austritt von intravasalem Wasser und niedermolekularen Substanzen (Elekrolyte, Glukose, Harnstoff etc.) in den interstitiellen Raum. Verbunden damit ist ein Konzentrationsanstieg von Substanzen, die nicht durch die Kapillarmembran diffundieren können wie makromolekulare Substanzen (Proteine, an Proteine gebundene Ionen, Lipide etc.) sowie zelluläre Bestandteile (Erythrozyten, Leukozyten, Thrombozyten)
- Vor der Punktion soll die Haut mit 70-80 %igem Ethanol desinfiziert werden
- Die Stauung soll nicht länger als 30 s betragen, sonst Anstieg des hydrostatischen Drucks (s.o.)
- Blutgewinnung durch Abfließen in Kunststoffzentrifugenröhrchen, durch Vakuumröhrchen oder Sicherheitsmonovetten mit Vakuum- oder Saugkolbenentnahme

2.4.1.3. Kapillarblut

Das Kapillarblut enthält in Abhängigkeit von der Entnahmestelle und Abnahmetechnik Blut aus Arteriolen, Venolen, Kapillaren sowie Intestinal- und intrazelluläre Flüssigkeit.

- Als Entnahmestelle dient besonders für hämatologische Untersuchungen der seitliche Bereich der Fingerbeere des 2.-4. Fingers, das Ohrläppchen, bei Neugeborenen und Säuglingen die flache Außen- oder Innenkante der Ferse

- Die Entnahmestelle sollte vor dem Einstich durch thermische (warmes Wasser), mechanische (Massage)Verfahren oder Einreiben mit entsprechenden Salben (Finalgon) hyperämisiert werden. Danach Haut desinfizieren
- Blutgewinnung durch Einstich mit steriler Lanzette oder kommerziell vertriebenen Entnahmesystemen (Schnepper)
- die ersten 2-3 Tropfen mit einem trocknen Tupfer abwischen
- Aufnahme des Blutes mit den entsprechenden Pipetten
- Während der Blutentnahme darf die Hautstelle nicht gedrückt oder gepreßt werden, da sonst die Gefahr der Hämolyse oder eine verstärkte Mischung des Blutes mit Gewebsflüssigkeit besteht

2.4.1.4. Fetales Blut

Gewinnung durch Fetoskopie aus Nabelschnurgefäßen zwischen der 18. und 20. Schwangerschaftswoche unter Ultraschallsicht.

2.4.1.5. Gewinnung von Plasma

Durch Zusatz eines Antikoagulanzes zum Nativblut wird die Gerinnung des Blutes verhindert. Nach ca. 10 min können die korpuskulären Bestandteile durch 10minütiges Zentrifugieren bei 800-1500 g vom Plasma getrennt werden.

Als Antikoagulanzien werden in Abhängigkeit von der durchzuführenden Untersuchung angewendet:

- *Ethylendiamintetraazetat (EDTA):* Bindung von Kalziumionen, 1,5 mg EDTA/ml Blut, durch vorsichtiges Schwenken mischen. Verwendet werden Monovetten, die EDTA bereits enthalten. Anwendung: hämatologische Untersuchungen, Lipidanalytik
- *Zitrat:* Bindung von Kalziumionen, ein Teil Natriumzitratlösung (38 g/l) und 9 Teile Blut. Anwendung: Gerinnungsdiagnostik, Blutsenkungsgeschwindigkeit (1 Teil Natriumzitratlösung und 4 Teile Blut)
- *Heparin* (als Natrium-, Kalium-, Amonium-Lithiumsalz): Anwendung heparinisierter Kapillarröhrchen für Blutgasanalyse und Bestimmung des Hämatokrits, klinisch-chemische Untersuchungen

2.4.1.6. Gewinnung von Serum

Venenblut ohne Zusatz gerinnungshemmender Substanzen in einem Zentrifugenglas oder einer Monovette bis zur vollständigen Gerinnung ca. 30 min bei 15-25 °C aufbewahren, anschließend ca. 10 min bei 800-1500 g zentrifugieren und das Serum dekantieren. Die Trennung von Serum und Blut sollte nach 1 Stunde erfolgt sein, um eine Diffusion von Analyten (bes. Enzyme, Kalium, Phosphat) aus den Erythrozyten in das Serum zu verhindern. Zur besseren Abtrennung können mit Kaolin beschichtete Polystyrolkügelchen verwendet werden.

Die Serum- und Plasmakonzentration der meisten klinisch-chemischen Parameter sind gleich.

- Im Plasma niedriger sind: Kalium, Phosphat, saure Phosphatasen, Laktatdehydrogenasen, Cholesterol, Glukose
- höher: Gesamtprotein (Fibrinogen)

2.4.2. Urin

Unterschieden wird:

- *Spontanurin*
  möglichst frischer Morgenurin für qualitative Untersuchungen und Beurteilung des Urinsedimentes
- *Mittelstrahlurin*
  möglichst steril gewonnene mittlere Portion (1. und letzte Portion wird verworfen) beim Entleeren der Blase für die Durchführung bakteriologischer Untersuchungen
- *3-Gläser-Probe*
  zur Differenzierung einer Hämaturie (☞ Kap. 7.3.5.)
- *Sammelurin*
  Eine 24-Stunden Sammelperiode beginnt morgens nach Entleeren der Blase (dieser Urin wird verworfen) und wird genau nach 24 h mit Entleeren der Blase beendet (dieser Urin gehört dazu). Wird nur ein Teil des Sammelurins verwendet, muß vorher gut durchmischt werden. Gesamtmenge dem Labor mitteilen. Anwendung: Bei quantitativen Untersuchungen und Cleerance-Verfahren. Als universelles bakteriostatisches Konservierungsmittel dient 10 %ige Lösung von Thymol in Isopropanol (10 ml/l Urin). Das quantitative Sammeln des Urins ist schwierig. Bei quantitativen Untersu-

Sie können machen, was Sie wollen ...

passendes Zentrifugier-Equipment gibt es bei Hettich!

z.B. die Modelle ROTINA 35/35 R:

Mit 8 Rotoren und einem umfangreichen Zubehör-Programm lassen sich so gut wie alle gängigen Zentrifugier-Aufgaben lösen.

Die Eckdaten:
10 x 50 ml Falcon-Röhrchen,
6 x 50 ml, 42 x 15 ml,
30 x 1,5/2,2 ml, 24 x 15 ml -
hygienedicht, 4 x Mikrotiter-/
Kulturplatten

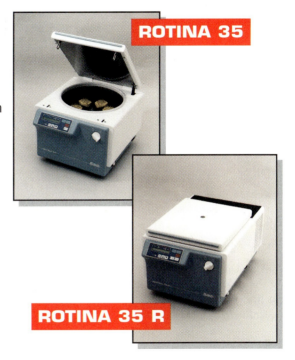

ROTINA 35

ROTINA 35 R

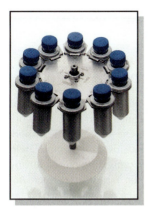

Auch den Forderungen und Wünschen der Anwender an Sicherheit und leichte Handhabung ist Rechnung getragen.

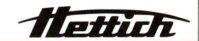

ZENTRIFUGEN

Andreas Hettich GmbH & Co. KG
Gartenstraße 100 · D-78532 Tuttlingen · Tel. (07461) 705-0 · Fax (07461) 705-125
Internet http://www.Hettich-Zentrifugen.de · E-mail: Info@Hettich-Zentrifugen.de

chungen wird daher häufig auf die Kreatininkonzentration bezogen.
- *Katheterurin*
Dieses Verfahren sollte wegen der Infektionsgefahr nur im begrenzten Umfang angewendet werden
- *Blasenpunktionsurin*
Anwendung des Verfahrens bei unklaren Ergebnissen mit Mittelstrahlurin; jede Bakteriurie gilt als pathologisch

2.4.3. Liquor cerebrospinalis

☞ Kap. 21.2.

2.4.4. Magensaft

☞ Kap. 14.1.1.

2.4.5. Duodenalsekret

☞ Kap. 14.3.2.1.

2.4.6. Schweiß

☞ Kap. 14.3.4.3.

2.4.7. Faezes

☞ Kap. 7.2.8.

Weitere Untersuchungsmaterialien sind: Synovialflüssigkeit, Exsudat, Transudat, Speichel, Fruchtwasser, Ejakulat, Sputum, Galle, Aszites, Zystenflüssigkeit, Nasensekret.

2.5. Belegwesen

Die Anforderung von Laboruntersuchungen ist eine ärztliche Maßnahme mit diagnostischen und therapeutischen Konsequenzen. Sie bedarf grundsätzlich der schriftlichen Form (Überweisung) und der Unterschrift des anfordernden Arztes. Die Anforderung von Laboruntersuchungen erfolgt vorwiegend mit kommerziell hergestellten Belegen, deren Gestaltung sich nach der Art und Struktur der jeweils anfordernden Einrichtung (Klinik, Krankenhaus, Poliklinik, Niederlassung), der Struktur und Leistungsfähigkeit des Laboratoriums sowie der vorhandenen EDV richtet. Es ist üblich, getrennte Belege, u.a. für die Notfall-, Basisdiagnostik und für spezielle Untersuchungen zu verwenden.

Für eine ordnungsgemäße Bearbeitung der Anforderung und die Ergebnisübermittlung sind folgende Angaben erforderlich:
- Name, Vorname und Alter des Patienten, Aufnahmenummer
- Datum und Uhrzeit der Materialgewinnung
- genaue Anschrift des Anforderers (Klinik, Station, Telefonnummer)
- eindeutige Zuordnung des Untersuchungsmaterials
- im ambulanten Bereich und bei Privatabrechnung genaue Anschrift des Patienten
- Kostenträger
- wenn erforderlich, ergänzende Angaben wie Sammelzeit und Volumen beim Urin, Körpergewicht und Größe des Patienten, Einflußgrößen und Störfaktoren, Medikation
- Verdachtsdiagnose, diagnostische Fragestellung

Die angeforderten Kenngrößen müssen einzeln angekreuzt bzw. eingetragen werden.

> Der Laboranforderungsbeleg ist ein Dokument mit juristischen Konsequenzen!

2.6. Transport und Verwahrung des Untersuchungsmaterials

Es muß gewährleistet sein, daß sich das Untersuchungsmaterial weder durch Transport noch durch Lagerung quantitativ und qualitativ verändert.

2.6.1. Transport des Untersuchungsmaterials

Bei kurzen Wegen sollte das Untersuchungsmaterial innerhalb einer Stunde in das Laboratorium transportiert werden. Die jeweiligen Transportgefäße müssen fest verschlossen sein, um Verunreinigungen und Konzentrationsveränderungen durch Verdunstung von Wasser zu vermeiden.

Der Postversand von medizinischem und biologischem Material ist gesetzlich geregelt, ebenso die zu verwendenden Probengefäße. Sendungen mit infektiösem Untersuchungsmaterial müssen unter Wertangabe (Wertbrief oder Wertpaket) versandt werden mit der Aufschrift:

Medizinisches Untersuchungsgut - Vorsicht infektiös! oder bei Verwendung eines Bildzeichens der **DIN-Norm** 55515 Teil 1 mit der Aufschrift: **Vorsicht infektiös**

Zum Transport unter bestimmten Temperaturen eignen sich Thermogefäße, Kühlboxen, Schaumpolystyrol-Behälter mit Trockeneis.

2.6.2. Verwahrung des Untersuchungsmaterials

Die Aufbewahrungszeiten sind abhängig vom Untersuchungsmaterial, den zu bestimmenden Kenngrößen sowie den Aufbewahrungsbedingungen.

Die Stabilität von normalen und pathologischen Proben kann unterschiedlich sein. Die in der Literatur gemachten Angaben über die Haltbarkeit der einzelnen Kenngrößen sind z.T. unterschiedlich. Die in der Tab. 2.1 gemachten Angaben können als Richtzeiten angesehen werden.

Die Aufbewahrung von Proben sollte in fest verschlossenen Gefäßen erfolgen (s.o.). Blut darf nicht eingefroren werden (Hämolyse), gilt nicht für molekularbiologische Untersuchungen. Serum sollte im Regelfall nur einmal eingefroren werden, langsam aufgetaut und danach gut durchgemischt werden (Verhinderung von Konzentrationsgradienten).

Zusätzliche Hinweise (u.a. Zusatz von Stabilisatoren zum Untersuchungsmaterial ☞ bei der Bestimmung der jeweiligen Kenngrößen).

Zitratplasma (für Gerinnung) möglichst schockgefrieren und bei -70 °C aufbewahren.

Transport und Aufbewahrung von Liquor (☞ Kap. 21.2.).

2.7. Einflußgrößen und Störfaktoren

Voraussetzung für die Erzielung zuverlässiger Analysenergebnisse sowie deren richtige Interpretation ist die Kenntnis von Einflußgrößen und Störfaktoren, durch die klinisch chemische Kenngrößen z.T. erheblich beeinträchtigt werden.

2.7.1. Einflußgrößen

Zu den Einflußgrößen zählen exogen- und endogen-individuelle Faktoren, die zu In-vivo-Veränderungen der zu bestimmenden Kenngröße führen

(☞ Tab. 2.2). Ihr Einfluß ist unabhängig von den Meßverfahren. Über den Einfluß von Krankheiten auf die Kenngrößen wird in den einzelnen Kapiteln des Buches hingewiesen.

Endogen-individuelle Faktoren (unveränderliche, unbeeinflußbare Faktoren)	Exogen-individuelle Faktoren (veränderliche, beeinflußbare Faktoren)
• Alter • Erbfaktoren • Geschlecht • Population	• Biorhythmen • Ernährung • Klima, Höhe • Gravidität und Menstruationszyklus • physische Belastung • Streß Iatrogene Faktoren • ionisierende Strahlen • Medikamente • operativer Eingriff

Tab. 2.2: Übersicht über unbeeinflußbare und beeinflußbare Einflußgrößen.

■ **Endogen-individuelle Faktoren**

▶ *Alter*

Viele klinisch-chemische (u.a. Enzyme, Hormone, Substrate) und hämatologische (u.a. Hämoglobin, Leukozyten, Erythrozyten) Kenngrößen zeigen eine mehr oder weniger ausgeprägte Altersabhängigkeit. Dies gilt bereits für die ersten Tage nach der Geburt, so daß zwischen Neugeborenen und Säuglingen differenziert werden muß; analoges gilt beim Übergang vom Kleinkind zum Kind und weiter bis zur Pubertät. Die Zäsur der Geschlechtsreife führt erneut zu erheblichen Veränderungen (u.a. Hormone); gleiches gilt für das weibliche Klimakterium.

▶ *Erbfaktoren*

In Abhängigkeit von der Art und vom Umfang des genetischen Defektes kommt es von Veränderungen bis zum Fehlen von Kenngrößen (u.a. Gerinnungsfaktoren, Hämoglobinvarianten, atypische Cholinesterase).

▶ *Geschlecht*

In der präpubertiven Phase bestehen zwischen Mädchen und Jungen hinsichtlich der klinisch-chemischen und hämatologischen Kenngrößen

Parameter	Prüfmaterial	20-25 °C	4-8 °C	-20 °C	Bemerkungen
Alaninaminotransferase	Serum	3 d	7 d	7 d	
Albumin	Serum	3 m	3 m	3 m	
Albumin	Urin	7 d	1 m	6 m	
Aldosteron	Plasma	4 d	4 d	4 d	EDTA/Stabilisator
Alkalische Phosphatase	Serum	7 d	7 d	2 m	
Ammonium-Ionen	EDTA-Plasma	15 min	2 h	3 w	
Alpha-Amylase	Sammelurin	2 d	10 d	3 w	
Alpha-Amylase	Serum	7 d	7 d	1 a	
Aspartataminotransferase	Serum	4 d	7 d	4 w	
Bilirubin	Serum	1 d	7 d	6 m	dunkel aufbewahren
Kalzium	Urin	2 d	4 d	3 w	pH < 2
Kalzium	Serum	7 d	3 w	8 m	
Chlorid	Serum	7 d	7 d	>1 a	
Cholesterol-gesamt	Serum	7 d	7 d	3 m	
Cholinesterase	Serum	1 a	1 a	1 a	
Cortisol	Serum	7 d	7 d	3 m	
C-reaktives Protein	Serum	3 d	8 d	3 a	
Creatinin	Serum	7 d	7 d	3 m	
Creatinkinase	Serum	2 d	7 d	4 w	
Eisen	Serum	7 d	3 w	> 1 a	
Estrogene	Serum	1 d	2 d	1 a	
Fibrinogen	Zitratplasma	7 d	7 d	1 m	
Glutamat-Dehydrogenase	Serum	1 d	7 d	4 w	
Gamma-Glutamyltransferase	Serum	7 d	7 d	> 1 a	
Harnsäure	Serum	3 d	7 d	6 m	
Harnstoff	Serum	7 d	7 d	1 a	
Hepato-Quick	Zitratplasma	6 h	2 d	4 w	
Immunglobulin A	Serum	3 m	3 m	6 m	
Immunglobulin G	Serum	3 m	3 m	6 m	
Immunglobulin M	Serum	7 d	3 m	6 m	
Kalium	Sammelurin	45 d	2 m	1 a	
Kalium	Serum	1 w	1 w	1 a	
Lipase	Serum	7 d	7 d	1 a	
Natrium	Serum	2 w	2 w	1 a	
Phosphat, anorg.	Serum	8 h	3 d	20 d	
Protein-gesamt	Serum	6 d	4 w	> 1 a	
Saure Phosphatase	Serum	8 d	8 d	4 m	Stabilisierung 5 mg $NaHSO_4$/ml Serum

Tab. 2.1: Aufbewahrungszeiten für Untersuchungsmaterial, ausgewählte Parameter bei verschiedenen Temperaturen (Zeiten ab Untersuchungsmaterialentnahme). h = Stunde, d = Tag, w = Woche, m = Monat, a = Jahr. (Auszug aus: Zawta, B., Probenstabilität 1996).

praktisch keine Unterschiede. Bei Männern und Frauen zeigt die Mehrzahl der Parameter in Abhängigkeit vom Alter und anderen Einflußgrößen eine mehr oder weniger deutliche Geschlechtsabhängigkeit. Neben Unterschieden im Hormonstatus und beim roten Blutbild weisen Männer im Durchschnitt gegenüber Frauen bei einer Reihe von Enzym-Aktivitäten (Aldolase, Aspartataminotransferase, γ-Glutamyltransferase, Kreatininkinase, saure Phosphatase) sowie bei Substratkonzentrationen (Harnsäure, Harnstoff, Kreatinin) höhere Werte auf.

▶ *Population*

Eine ethnische Differenzierung mit Hilfe klinisch-chemischer und hämatologischer Kenngrößen ist nicht möglich. Evolutionsfaktoren können dagegen bei bestimmten Populationen zu verschiedenen Häufigkeiten und Ausprägungsformen von Merkmalen und Kenngrößen geführt haben, z.B. geographische Häufigkeitsunterschiede für Hämogobin S (Teile Afrikas, vorderer und mittlerer Orient), G-6-PH-Mangel.

■ **Exogen-individuelle Faktoren**

▶ *Biorhythmen*

Unterschieden werden muß zwischen den individuellen nichtregelhaften Schwankungen der Kenngrößen im Verlauf eines Tages und dem zirkadianen Rhythmus, der nach Stamm (Circadian Rhytms in Clinical Chemistry 1. Europ. Kongr. Klin. Chem. Biochem. Analytik, 1974, München) definiert ist als ein mit einer Periodizität von ca. 24 Stunden wiederkehrender Wechsel eines Phänomens. Diese möglicherweise auch endogen bedingten tagesrhythmischen Schwankungen können von anderen Einflußgrößen (u.a. Ernährung, physische Belastung) überlagert sein.

Jahreszeitliche Schwankungen sind möglicherweise auf jahreszeitlich unterschiedliche Ernährungsweisen zurückzuführen.

Kenngröße	Maximum (Uhrzeit)	Minimum (Uhrzeit)	Schwingungsbreite (% des Gleichwertes)
Cortisol	5-8	0-4	150-200
Testosteron	2-4	20-24	30-50
T$_3$	8-12	23-8	< 10
Adrenalin	9-12	2-5	30-50
Eisen	14-18	2-4	50-70
Kalium	14-16	23-1	5-10
Hämoglobin (Hämatokrit)	6-18	22-24	8-15
Eosinophile	4-6	18-20	30-40

Tab. 2.3: Klinisch-chemische und hämatologische Kenngrößen mit zirkadianem Rhythmus (nach: Wisser, H.; Knoll, E.: Ärztl. Lab. 28: 99-108, 1982).

▶ *Ernährung*

Postprandial, in Abhängigkeit von der Zusammensetzung und Quantität einer Mahlzeit, kommt es kurzfristig zum Konzentrationsanstieg u.a. von Fettsäuren, Glukose, Harnsäure, Kalium, Lipiden, Phosphat, Protein. Langfristige Veränderungen beruhen vorwiegend auf Eßgewohnheiten (rein vegetarisch, fett-, proteinreich). Fasten (Null-Diät) führt in Abhängigkeit von der Dauer der Nahrungskarenz zu einem Abfall u.a. des Gesamtproteins und der Harnstoffkonzentration sowie zu einem Anstieg des Harnsäurespiegels, der Azetessigsäure, β-Hydroxybuttersäure und des Azetons (Ketonämie) sowie der Transferaseaktivitäten (später Abfall).

Alkoholismus bewirkt einen Anstieg u.a. der γ-Glutamyltransferase, der Aspartatamino- und Alaninaminotransferaseaktivität sowie der Triglyzeridkonzentration.

Mit zunehmendem Körpergewicht steigen die Konzentrationen u.a. des Cholesterols, der Harnsäure und der Glukose (postprandial) an. Adipöse Männer haben höhere Spiegel des Kreatinins, des Gesamteiweißes sowie der Aspartataminotransferase-Aktivität als magere; adipöse Frauen besitzen einen niedrigeren Kalziumwert.

▶ *Klima, Höhe*

Anstieg des Hämoglobins, Hämatokrits mit der Höhe (Höhentraining für Sportler).

▶ *Gravidität und Menstruationszyklus*

In Abhängigkeit von der Schwangerschaftswoche ist neben einer deutlichen Veränderung des Hormonstatus ein Konzentrationsabfall bei verschiedenen Kenngrößen (u.a. Albumin, Gesamtprotein, Kreatinin, Magnesium) zu erwarten. Ein Anstieg des Plasmavolumens führt zwangsläufig zu einem Absinken des Hämatokrits, des Erythrozyten- und Hämoglobinspiegels. Ein Konzentrationsanstieg zeigt sich u.a. beim Cholesterol und Kupfer sowie bei der Aktivität der alkalischen Phosphatase (Synthese und Freisetzung eines Isoenzyms aus der Plazenta).

In der Abhängigkeit von der Zyklusphase kommt es neben charakteristischen Hormonschwankungen (u.a. Aldosteron, Corticosteron, Estradiol, Progesteron, Gonadotropine) zu Konzentrationsänderungen, u.a. bei Cholesterol, Kreatinin, Eisen, Phosphat und der Harnsäure.

▶ *Physische Belastung*

In Abhängigkeit vom Trainingszustand und der Belastungsstruktur (Belastungsart, -dauer, -intensität, Reizabfolge) kann körperliche Leistung zu teilweise erheblichen Konzentrations- bzw. Aktivitätsverschiebungen bei klinisch-chemischen sowie hämatologischen Kenngrößen führen. Zu erwarten sind Anstiege bei Substraten (Harnsäure, Harnstoff, Kreatinin, Laktat) und Elektrolyten (Natrium, Kalium, Kalzium), bei Enzymaktivitäten (Aldolase, Aspartataminotransferase, Kreatinkinase), bei Hormonen (Androgene, Cortison, Katecholamine, Wachstumshormone), bei Leukozyten und Lymphozyten. Als Folge von Flüssigkeitsverschiebungen aus dem intravasalen in den interstitiellen Raum (Hämokonzentration) kommt es zwangsläufig zu Anstiegen des Hämatokrits, des Hämoglobins und der Erythrozyten sowie makromolekularer Bestandteile (Proteine, Lipide). Die Dauer der Veränderungen kann einige Stunden (Laktat, Blut-pH) bis mehrere Tage (Enzymaktivitäten, C-reaktives Protein) betragen.

▶ *Streß*

Erwartungsangst u.a. vor Operationen, Prüfungen, sportlichen Wettkämpfen. Mit einem Konzentrationsanstieg bestimmter Kenngrößen (u.a. Aldosteron, Cortisol, Katecholamine, Renin) ist zu rechnen.

■ **Iatrogene Faktoren**

▶ *Ionisierende Strahlen*

Bei der Behandlung mit ionisierenden Strahlen kommt es, bedingt durch die Einschmelzung von Tumorgewebe, zu einem Anstieg der Harnsäurekonzentration sowie zu einem Abfall der Thrombozyten und Leukozyten.

▶ *Medikamente*

Pharmaka, deren Metabolite sowie Adjuvantien können biochemische Stoffwechselvorgänge bzw. Organfunktionen beeinflussen und dadurch Konzentrationen bzw. Aktivitäten klinisch-chemischer Kenngrößen im Blut verändern.

Bei dem Umfang dieses Gebietes ist es im Rahmen dieses Buches nur möglich einige Beispiele aufzuführen.

Parameter im Blut	Arneimittel und ihre Wirkung
α-Amylase	Morphin, Morphinderivate ↑
Glukose	Prednisolon ↑
Harnsäure	Zytostatika ↑, Allopurinol ↓
Hämoglobin	Chloramphenicol ↓
Retikulozyten	Chloramphenicol ↓
Neutrophile Granulozyten	Analgetika und Antiphlogistika (u.a. Indometacin, Phenacetin, Phenylbutatzon) ↓, Antibiotika (Penicilline, Streptomycin, Sulfonamide) ↓, Antidepressiva ↓
Thrombozyten	Zytostatika ↓, Cortison ↑, Adrenalin ↑
γ-Glutamyl-Transferase	Phenobarbital ↑, anabole Steroide ↑, Phenothiazine ↑, orale Kontrazeptiva ↑

Tab. 2.4: Einfluß von Pharmaka auf die Konzentration bzw. Aktivität klinisch-chemischer Kenngrößen im Blut (erhöhend ↑, erniedrigend ↓).

Über die dem Patienten applizierten Medikamente, deren Dosis sowie Zeitpunkt und Art der Applikation sollte das Laboratorium informiert werden.

▶ *Operativer Eingriff*

In Abhängigkeit von der Grundkrankheit sowie der Art und dem Umfang des Eingriffes sind Konzentrationsanstiege (u.a. Leukozyten, akute Phase-Proteine, Bilirubin), ein Abfall des Hämatokrits und des Hämoglobinspiegels sowie eine erhöhte Aktivität der Kreatinkinase zu erwarten.

2.7.2. Störfaktoren

Unter Störfaktoren werden Faktoren verstanden, die **bei oder nach der Entnahme** des Untersuchungsgutes das Analysenergebnis sowohl abhängig als auch unabhängig von der Prüfmethode beeinflussen (in vitro Veränderung).

Zu den Störfaktoren zählen:

2.7.2.1. Unsachgemäße Gewinnung des Untersuchungsmaterials, Probentransport und -lagerung

(☞ Kap. 2.4., 2.6.)

2.7.2.2. Hämolyse

Eine Hämolyse der Blutprobe kann in zweifacher Hinsicht stören:

- Erhöhung von Konzentrationen (Aktivitäten) im Plasma, Serum bei Kenngrößen, die in höheren Konzentrationen (Aktivitäten) in den Erythrozyten vorkommen als im Plasma (☞ Abb. 2 .2.). Eine Verfälschung von Ergebnissen beim Vorliegen eines umgekehrten Verhältnisses ist praktisch bedeutungslos

- Störung photometrischer Bestimmung infolge Eigenabsorption des Hämoglobins

Eine Hämolyse kann eintreten durch:

- zu lange Venenstauung vor der Blutentnahme
- starkes und schnelles Entleeren der Spritze
- Stoßen bzw. Schütteln des Blutgefäßes (Postversand, Rohrpost)
- zu langes Stehen der Blutprobe
- Einfrieren der Blutprobe

2.7.2.3. Einfluß von Antikoagulantien

Die Bestimmung nachfolgender Kenngrößen im Plasma wird in Abhängigkeit vom jeweilig angewandten Antikoagulanz gestört:

- Heparinat (0,75 µg/ml)
  Gamma-GT, Kupfer, saure Phosphatase

- EDTA (1mg/ml)
  Alpha-Amylase, alkal. Phosphatase, Kalzium (photometr.), Eisen, Harnsäure (Urikase-Methode), Kupfer, Magnesium (photometr.), saure Phosphatase

- Zitrat (5 mg/ml)
  Alpha-Amylase, alkal. Phosphatase, Kalzium (photometr.), CK-NAC-aktiviert, Glukose (GOD/Peroxidase-Methode), Gamma-GT, Harnsäure (Urikase), Kupfer, Triglyzeride

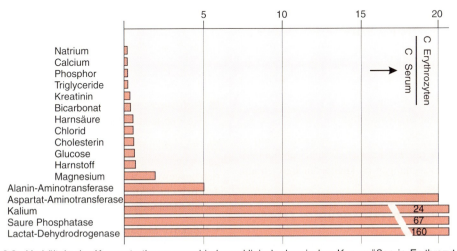

Abb. 2.2: Verhältnis der Konzentrationen verschiedener klinisch-chemischer Kenngrößen in Erythrozyten zu Serum (Bermes u. Forman, 1976; Geigy-Tabellen, 1977).

2.7.2.4. Kontamination

- durch Infusionslösung bei der Blutentnahme aus dem Infusionsschlauch bzw. aus der Vene kurz oberhalb der Infusionsstelle, in Abhängigkeit von der jeweiligen Zusammensetzung der Infusionslösung (Elektrolyte, Glukose)
- durch Bakterien (Abbau von Stoffwechselprodukten im Urin)
- exogene Kontamination bei der Blutentnahme durch Kosmetika (Kupfer, Zink), durch Talkum von OP-Handschuhen (Zink), durch Verschluß von Gefäßen mit Gummistopfen. Durch Verwendung von Einmalartikeln (Spritzen, Reaktionsgefäßen) können Störungen infolge verunreinigter Glasgefäße (Eisen, Phosphat, Detergentien) weitgehend ausgeschaltet werden

2.7.2.5. Lichteinwirkung

Lichtempfindlich (UV- bzw. sichtbares Licht) sind besonders Bilirubin, Urobilinogen, Porphyrin.

2.7.2.6. Medikamente

Störung der analytischen Verfahren durch Arzneimittel und deren Metabolite sind vielfältig. In den jeweiligen Abschnitten über die Bestimmung von Kenngrößen wird darauf hingewiesen. Durch die Entwicklung spezifischer Analysenmethoden konnten derartige Störungen deutlich reduziert werden.

Dies gilt nicht für den in-vivo-Einfluß von Arzneimitteln (☞ Einflußgrößen Kap. 2.7.1.).

2.7.2.7. Körpereigene Störfaktoren

Körpereigene Störfaktoren sind u.a.
- Hyperlipämie
- Hyperbilirubinämie
- Hyperimmunglobulinämie
- Paraproteine

Die Störungen treten vorwiegend bei photometrischen Bestimmungen im sichtbaren Bereich auf. Absorption ↑.

2.8. Referenzintervalle (Referenzbereiche)

In der ärztlichen Praxis beruht die Beurteilung von Untersuchungsergebnissen vorwiegend auf deren Vergleich mit entsprechenden Bezugswerten, sog. Referenzwerten (☞ auch Kap. 4.2., Longitudinalbeurteilung).

Die Begriffe Normalwerte und Normalbereiche sollten nicht mehr angewandt werden, da sie unterschiedlich definiert werden und zu Mißverständnissen führen können.

Die Gewinnung von Referenzwerten sowie die Auswahl der Referenzindividuen und der Referenzpopulation erfolgt nach einem Referenzwert-Konzept, das von einer Expertengruppe in Abstimmung mit verschiedenen internationalen Gremien entwickelt wurde ("Expert Panel on the Theory of Reference Values" 1979).

Hierarchische Struktur des Referenzwertkonzepts (☞ Tab. 2.5).

Referenz-Individuen
bilden eine
Referenz-Population
aus der gezogen wird eine
Referenz-Stichprobe
bei der bestimmt werden
Referenz-Werte
bei denen beobachtet wird eine
Referenz-Verteilung
aus der ermittelt werden
Referenz-Grenzen
durch die definiert werden
Referenz-Intervalle

Tab. 2.5: Konzept der Referenzwerte.

■ Referenzindividuum/Referenzpopulation

Ein Referenzindividuum ist eine Person, die nach genau definierten Einschluß- und Ausschlußkriterien ausgewählt wurde. Die Auswahl von gesunden bzw. nichtkranken Referenzindividuen kann nach 2 Methoden erfolgen:

- Induktive Methode (prospektive Ermittlung) Ausgewählte Personen (Blutspender, Krankenhauspersonal, Studenten, Rekruten), bei denen folgende Ausschlußkriterien zutreffen:

2.8. Referenzintervalle (Referenzbereiche)

- keine Erkrankungen von Niere, Herz, Lunge und Leber (entsprechende Listen von Ausschlußkriterien sind publiziert)
- Arzneimittel: es muß gewährleistet sein, daß keine Arzneimittel eingenommen wurden, durch die mit einer Veränderung der Konzentration (Aktivität) der entsprechenden Kenngrößen zu rechnen ist
- exogene Einflußgrößen: ☞ Kap. 2.7.1.

• Deduktive Methode (retrospektive Ermittlung)
Ausgehend von einem großen Personenkreis (Patienten) werden diejenigen Personen eliminiert, bei denen eine Erkrankung festgestellt wurde, die abnorme Meßwerte bei der zu bestimmenden Kenngröße verursacht, z.B. Ermittlung von Referenzbereichen von Kenngrößen des Liquors

Die Referenzpopulation wird gebildet von den Referenzindividuen. Bei der Mehrzahl der Kenngrößen ist es erforderlich, die Referenzbereiche möglichst homogener Subpopulationen (Untergruppen) zu ermitteln, die sich hinsichtlich der Einflußgrößen wie Alter (Kindesalter, Pubertät, Senium), Geschlecht, besondere Lebensgewohnheiten (Vegetarier) unterscheiden, um besser zutreffende Bezugswerte beim Vergleich mit den Patienten zu erhalten.

■ Referenz-Stichprobe

Die Referenzstichprobe ist eine adäquate Anzahl von Referenzindividuen, um die Referenzpopulation zu verkörpern.

■ Referenz-Werte

Ein Referenzwert ist das Ergebnis einer Beobachtung oder Messung einer bestimmten Kenngröße (type of quantity) bei einem Referenzindividuum (aus der Referenzstichprobe stammend). Es ist erforderlich, die präanalytischen Kriterien, u.a. Technik und Art der Probengewinnung, des Probentransports, der Präparation, der Lagerung sowie die analytische Methode, die zur Ermittlung des Referenzwertes genutzt wurde, exakt anzugeben. Die von mehreren Laboratorien ermittelten Referenzwerte müssen nach identischen Bedingungen ermittelt werden.

■ Referenz-Verteilung

Eine Referenzverteilung stellt die Verteilung aller vorliegenden Referenzwerte für die jeweilige Kenngröße dar. Mit angemessenen statistischen Methoden kann die Art der Verteilung definiert werden. Es wird unterschieden zwischen Testverfahren, die eine bestimmte Verteilung, z.B. Normalveteilung voraussetzen (parametrische Tests) und verteilungsfreien, sog. nichtparametrischen Tests.

■ Referenz-Grenzen

Die Referenzgrenzen werden aus der Referenzverteilung gewonnen und üblicherweise so definiert, daß ein festgelegter Bruchteil der Referenzwerte mit einer vorgegebenen Wahrscheinlichkeit unterhalb oder oberhalb der Grenzen liegt. Unterschieden werden muß zwischen Referenzgrenzen und den Entscheidungsgrenzen, die für die Beurteilung benutzt werden.

■ Referenz-Intervall

Ein Referenzintervall ist das Intervall zwischen zwei Referenzgrenzen mit Einschluß der Grenzen. Nach den Richtlinien der **I**nternational **F**ederation of **C**linical **S**ociety (IFCS) ist das Referenzintervall (Referenzbereich) so gewählt, daß es 95 % der Analysenergebnisse der Referenzindividuen der Referenzstichprobe erfaßt. Im Regelfall liegen 2,5 % der Ergebnisse oberhalb und 2,5 % unterhalb des Referenzintervalls.

Bei der Normalverteilung entspricht dies in etwa dem $x \pm 2s$ Bereich der Gauß-Kurve (Gauß-Verteilung, ☞ Abb. 2.3). Bei der Bewertung wird häufig das Intervall zwischen der $\pm 2s$ Grenze und der $\pm 3s$ Grenze als "Grenzbereich" und Werte jenseits der $\pm 3s$ Grenze als "pathologisch" angesehen.

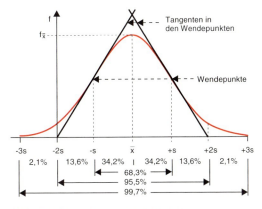

Abb. 2.3: Normal- oder Gauß-Verteilung.

3. Klinisch-chemische Analytik

3.1. Untersuchungsmaterial (Spezimen) und Probe (Sample)

Das in das Laboratorium eingesandte, vorwiegend native Untersuchungsgut (z.B. Blut, Urin, Liquor) muß hinsichtlich seiner Verwendbarkeit inspiziert und ggf. verworfen und neu angefordert werden (☞ Kap. 2.6. und 2.7.2.).

In Abhängigkeit von dem jeweiligen Analyseverfahren ist es häufig erforderlich, das native Untersuchungsgut mit entsprechenden technischen Verfahren (Zentrifugation, Extraktion, Veraschung) aufzubereiten, um die für die Analytik geeignete Probe zu gewinnen.

3.2. Trennverfahren

Das für die Analyse vorgesehene Untersuchungsgut wird einem Trennverfahren unterzogen, wenn es neben dem gesuchten Analyt weitere, den Nachweis oder die Bestimmung störende Komponenten enthält.

Wichtige klinisch-chemische Trennverfahren sind in der Tab. 3.1 zusammengestellt.

3.2.1. Enteiweißung/Proteinfällung

Bestimmte klinisch-chemische Analysenverfahren erfordern eine Enteiweißung des Untersuchungsmaterials (Serum, Harn), um die Bestimmung störende Makromoleküle abzutrennen oder um die an das Eiweiß gebundenen Substanzen freizusetzen.

Enteiweißung erfolgt durch:

- Säuren, z. B. Trichloressigsäure, Phosphorwolframsäure
- Schwermetalle, z.B. Zinksulfat
- Ultrafiltration (Dialyse)

> Nach der Enteiweißung ist die Konzentration der verbleibenden Substanzen ca. 5-6 % höher als im Ausgangsmaterial (**Volumenverdrängungseffekt von Eiweiß**).

3.2.2. Proteinelektrophorese

Unter Elektrophorese wird die Wanderung von geladenen Kolloiden in Lösung (freie Elektrophorese) oder auf einem Träger (Träger-Elektrophorese) in einem elektrischen Feld verstanden. Das Verfahren wird genutzt zur Trennung von Stoffgemischen in Komponenten mit unterschiedlicher Wanderungsgeschwindigkeit und Richtung. Die Beweglichkeit (Richtung und Geschwindigkeit) der Moleküle ist abhängig von ihrer Ladung (negativ oder positiv), der Molekülgröße sowie den Versuchsbedingungen, wie pH-Wert der Lösung und Ionenstärke, der Feldstärke (Feldstärke = Spannung/Elektrodenabstand), Temperatur, Art des Trägermaterials. In der Klinischen Chemie wird vorrangig die Träger-Elektrophorese zur Auftrennung von Serum-, Harn- und Liquorproteinen und Isoenzymen angewandt.

Die Fraktionierung der Serumproteine erfolgt auf Zelluloseazetatstreifen; bei einem pH-Wert von 8,6 und einer Spannung von 200-250 Volt werden normalerweise 5 Fraktionen (☞ Abb. 3.1) erhalten. Nach dem Trennvorgang von ca. 20 min werden die Proteinfraktionen mit einem Farbstoff (Amidoschwarz 10B oder Ponceau-S-Rot) angefärbt; unspezifisch an die Folie adsorbierter Farbstoff wird in Entfärbebädern ausgewaschen. Das gefärbte sog. Elektropherogramm kann visuell beurteilt oder nach Transparentmachen (1,4-Dioxan/Isobutanol) der Folie photometrisch mit einem Auswertegerät ausgewertet werden.

Als Ergebnis wird erhalten:

- eine Extinktions-Ortskurve gemäß der optischen Dichte der einzelnen Proteinfraktionen
- der Anteil der einzelnen Proteinfraktionen an der optischen Dichte des gesamten Elektropherogramms
- mit Hilfe der Massenkonzentration des Gesamteiweißes die Konzentration der einzelnen Proteinfraktionen g/l

Die Ergebnisse sind methodenabhängig. Es muß daher streng nach einem Standardverfahren gearbeitet werden.

3. Klinisch-chemische Analytik

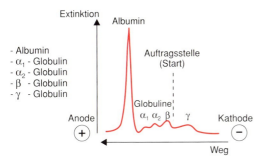

Abb. 3.1: Serumproteinelektropherogramm.

Trennverfahren	Anwendung
Filtration	Trennung von Feststoffen und Flüssigkeiten
Ultrafiltration, Dialyse	Trennung von molekular- und kolloiddispersen Teilchen
Zentrifugation, Ultrazentrifugation	Trennung grobdisperser Teilchen von einer Flüssigkeit, Trennung von Makromolekülen unterschiedlicher Dichte
Elektrophorese	Trennung von Stoffgemischen aufgrund unterschiedlicher Wanderungsgeschwindigkeit und Richtung der Komponenten im elektrischen Feld
Extraktion, Verteilungschromatographie	Trennung von Komponenten mit unterschiedlicher Löslichkeit im Lösungsmittel
Dünnschichtchromatographie (TLC, DC), Gaschromatographie (GC), Hochleistungschromatographie (HPLC)	Trennung von Komponenten mit unterschiedlicher Adsorbierbarkeit an einem Adsorbens

Tab. 3.1: Übersicht über wichtige klinisch-chemische Trennverfahren.

3.3. Analysenverfahren

3.3.1. Molekülspektrometrie

3.3.1.1. Absorptionsspektrometrie (Absorptionsphotometrie)

Unter **Spektrometrie (Photometrie)** im weitesten Sinne wird die Messung elektromagnetischer Strahlung (Licht) verstanden, unter Absorptionsspektrometrie (Absorptionsphotometrie) die Messung der durch ein absorbierendes Medium verursachten Schwächung einer Strahlung.

Das Verfahren ist eine beliebte und häufig angewandte Methode in der Klinischen Chemie, um Substratkonzentrationen und Enzymaktivitäten zu bestimmen.

■ **Lichtabsorption und Meßbereich**

Atome und Moleküle haben die Eigenschaft, elektromagnetische Strahlung in verschiedenen Spektralbereichen selektiv zu absorbieren. Die Frequenzen der absorbierten Strahlung entsprechen dabei den Eigenfrequenzen der absorbierenden Atome und Moleküle. Dadurch entstehen unterschiedliche, für bestimmte Atome und Moleküle charakteristische Absorptionsspektren, deren Lage den Wellenbereich festlegt, in dem photometrische Bestimmungen möglich sind. Routinemäßige Absorptionsmessungen werden aus technischen Gründen im nahen Ultraviolett, sichtbarem Bereich (380 - 780 nm) und im nahen Infrarot durchgeführt.

■ **Gesetz nach Lambert-Beer**

Ein Lichtstrom wird beim Durchgang durch ein absorbierendes Medium infolge Absorption, Reflexion und Streuung geschwächt. Der durch Reflexion des Lichtstromes an den Phasengrenzflächen (z.B. Küvettenwand) bedingte Energieverlust kann durch eine vergleichende Messung (Leerwert) weitgehend ausgeschaltet werden. Die Lichtstreuung ist bei allen echten Lösungen gering und kann vernachlässigt werden.

Ableitung des Gesetzes

Der Quotient aus dem durch Absorption geschwächten austretenden Lichtstrom I und dem in das absorbierende Medium eindringenden Lichtstrom Io wird als Durchlässigkeit (Transmissionsgrad) τ

$$\tau = \frac{I}{I_0}$$

der dekadische Logarithmus der reziproken Durchlässigkeit mit Extinktion E bezeichnet:

$$E = \log \frac{1}{\tau}$$

Zwischen der Durchlässigkeit und der Schichtdicke des absorbierenden Mediums besteht nach Bougner und Lambert folgende exponentielle Beziehung:

$$\tau = 10^{-md} \quad \text{bzw.} \quad I = I_0 \cdot 10^{-md} \quad (I)$$

d = Schichtdicke
m = dekadische Extinktionskonstante

Bei Lösungen eines absorbierenden Stoffes in einem nichtabsorbierenden Lösungsmittel ist die Extinktionskonstante von der Konzentration des Stoffes abhängig. Nach Beer gilt:

$$m = c \cdot \varepsilon \quad (II)$$

c = Konzentration des absorbierenden Stoffes (mol/l)
ε = molarer dekadischer Extinktionskoeffizient

I und II ergeben das **Bougner-Lambert-Beersche Gesetz**

$$I = I_0 \cdot 10^{-cd\varepsilon} \quad \text{bzw.} \quad E = c \cdot d \cdot \varepsilon$$

E = Extinktion (dimensionslos)
c = Konzentration (mol/l)
d = Schichtdicke (cm)
ε = molarer Extinktionskoeffizient (mol/l · cm)

Das Gesetz gilt nur bei der Verwendung monochromatischen Lichtes und für Konzentrationsbereiche, in denen sich der gelöste Stoff nicht verändert (Dissoziation, Assoziation, Wechselwirkung mit dem Lösungsmittel).

■ **Photometer**

Die eigentliche Meßgröße in der Absorptions-Photometrie ist die Extinktion (E) als Maß für die durch einen absorbierenden Stoff verursachte Lichtschwächung. Ihre Messung erfolgt mit Photometern, deren Grundaufbau schematisch in Abb. 3.2 dargestellt ist.

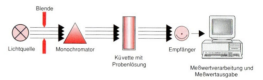

Abb. 3.2: Schematischer Aufbau eines Photometers (Spektrometers).

Die von einer Lichtquelle emittierte Strahlung wird durch eine Blende eingeengt, von einem Monochromator in monochromatisches bzw. Licht mit möglichst engem Wellenbereich zerlegt und nach Wanderung durch die in einer Küvette sich befindlichen Lösung von einem Strahlungsempfänger aufgenommen. Dieser wandelt die Strahlung in elektrische Energie um, die über einen Verstärker zum Anzeigegerät gelangt. Zum Photometer gehören:

- Lichtquelle: kontinuierliche Strahler (Wasserstofflampe, Jod-Quarz-Lampe), Linienstrahler (Quecksilberlampe)
- Monochromator: Absorptions-, Interferenzfilter, Prismen, Gitter
- Küvette: Glas-Küvette, Quarz-Küvette (für UV-Bereich)
- Empfänger: Photozelle, Photoelement

■ **Bestimmung von Substratkonzentrationen**

Für die photometrische Bestimmung eines Stoffes ist es nicht erforderlich, daß dieser selbst im spektralen Meßbereich des Photometers selektiv absorbiert. Bei vielen Substanzen ist es möglich, durch ein oder mehrstufige chemische Reaktionen meßbare Verbindungen herzustellen. Voraussetzung ist, daß ein stöchiometrischer Zusammenhang zwischen der Ausgangssubstanz und der neu gebildeten Verbindung besteht.

Ist der molare Extinktionskoeffizient (ε) für eine bestimmte Wellenlänge bekannt, kann bei dieser die Konzentrationsbestimmung vorgenommen werden.

Es gilt:

$$c = \frac{E}{d \cdot \varepsilon}$$

Voraussetzung ist die Verwendung: geeichter Pipetten, planparalleler Küvetten, monochromatischen Lichtes, absolut messender Photometer.

Da diese Bedingungen im Routinebetrieb vielfach nicht erfüllt sind, wird mit einem Standard bzw. einer Eichkurve gearbeitet.

Hier gilt:

$$c_x = \frac{E_x}{E_s} \cdot c_s$$

c_x = unbekannte Konzentration (g/l, mol/l)
c_s = Standardkonzentration (g/l, mol/l)
E_x = gemessene Extinktion
E_s = Extinktion des Standards

■ **Bestimmung von katalytischen Konzentrationen**

(☞ Kap. 7.1.)

3.3.1.2. Lumineszenzspektrometrie (Fluorometrie)

Verfahren zur Bestimmung von Substanzen, die fluoreszieren oder durch geeignete stöchiometrische Reaktionen in fluoreszierende Verbindungen überführt werden können, u.a. Katecholamine, Steroidhormone, Porphyrine, Vitamine.

Bestimmte Moleküle, Ionen und Atome haben, nachdem sie durch Energiezufuhr (Primärstrahlung) angeregt wurden, die Eigenschaft, Licht zu emittieren (Sekundärstrahlung), dessen Intensität mit einem Lumineszenzspektrometer bestimmt wird (☞ Abb. 3.3).

Die Sekundärstrahlung ist energieärmer (längere Wellenlänge) als die Primärstrahlung. Die Lumineszenz wird unterteilt in Fluoreszenz, Phosphoreszenz und Chemilumineszenz.

Die Nachweisgrenzen liegen bei diesen Verfahren deutlich niedriger als bei der Absorptionsphotometrie; der analytische und meßtechnische Aufwand ist dagegen größer.

3.3.1.3. Nephelometrie und Turbidimetrie

Beide Verfahren dienen zur Erfassung des Trübungsgrades von Lösungen.

Anwendung u.a. bei der Bestimmung:

- *Trübungszunahme*
  von Einzelproteinen als Antigen-Antikörper-Komplex (Bildung von Immunpräzipitaten)

- *Trübungsabnahme*
  der katalytischen Aktivität der Serumlipase (Verwendung einer Trioleinemulsion als Substrat)

Bei der **Nephelometrie** wird das Streulicht gemessen, das beim Auftreffen eines Licht- oder Laserstrahles auf die dispersen Teilchen einer trüben Lösung entsteht (Tyndall-Effekt s.u.).

Die Intensität des Streulichtes ist abhängig u.a. von der Zahl, Größe und Form der Teilchen, der eingestrahlten Wellenlänge, der Differenz der Brechzahlen, der Partikel und des Mediums.

Bei der **Turbidimetrie** (Trübungsmessung) wird nicht das Streulicht, sondern die durch die Streuung verursachte Schwächung des hindurchtretenden Lichtes bestimmt (☞ Abb. 3.4).

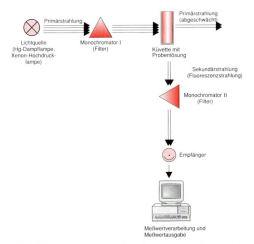

Abb. 3.3: Aufbau eines Lumineszenzspektrometers (Fluorometer).

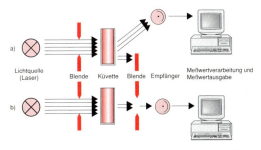

Abb. 3.4: Schematische Darstellung des Strahlenganges bei nephelometrischen (a) und turbidimetrischen (b) Messungen.

■ Tyndall-Effekt

ist ein nach seinem Entdecker benanntes Phänomen, daß ein Lichtstrahl beim Durchdringen einer kolloidalen Lösung bei seitlicher Betrachtung durch ein Aufleuchten der Lösung zu erkennen ist.

Der Effekt entsteht durch Streuung des Strahles an den Partikeln, die kleiner als die Wellenlänge des einfallenden Lichtes sind.

3.3.1.4. Reflexionsphotometrie (Reflektometrie)

Die Reflektometrie hat durch die Entwicklung der Analytik mit trägergebundenen Reagenzien (☞ Kap. 3.3.4.) zunehmend an Bedeutung gewonnen.

Liegt die farbige Probe nicht als transparente Lösung, sondern z.B. als Farbfleck (Dünnschichtchromatographie, Analytik mit trägergebundenen Reagenzien) vor, so wird ein Teil eines auf die Oberfläche fallenden Strahlenbündels diffus reflektiert.

Aus der Differenz zwischen dem reflektierten Licht an einer unbelegten Stelle und an einer mit der Probe belegten Stelle kann die Konzentration berechnet werden. Die Kalibrierung und die Auswertung wird von dem Reflektometer durchgeführt.

Bei der Reflektometrie gilt nicht das Lambert-Beersche Gesetz, sondern die Funktion nach Kubelka-Munk:

$$C = \frac{\varepsilon}{S}/R_{abs}$$

C = Konzentration
ε = molarer Absorptionskoeffizient
S = Streuungskoeffizient
R_{abs} = absoluter Remissionsgrad

3.3.2. Atomspektrometrie

3.3.2.1. Flammenemissionsspektrometrie (FES)

In der Klinischen Chemie wird das Verfahren vorwiegend für die Bestimmung von Na, K und Li (eingeschränkt auch Ca) eingesetzt.

Im Gegensatz zur Absorptionsspektrometrie wird nicht die durch einen Stoff verursachte Schwächung eines Lichtstrahles, sondern die von angeregten Atomen ausgehende Strahlung (Emissionsstrahlung) gemessen. Die Anregung der Atome und die Messung des ausgestrahlten Lichtes erfolgt mit einem Flammenemissionsspektrometer (Flammenphotometer) (☞ Abb. 3.5).

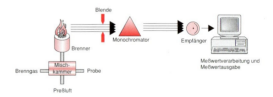

Abb. 3.5: Aufbau eines Flammenphotometers.

Die Probenflüssigkeit wird von einem Luftstrom angesaugt, in einer Kammer bis zur Nebelbildung zerstäubt und das Aerosol mit dem Brenngas (Azetylen, Propan) der Flamme zugeführt. Durch Verdampfen des Aerosols und thermische Dissoziation der Moleküle bilden sich Atome, bei denen durch Energieabsorption, nach dem Atommodell von *Rutherford und Bohr*, die Außenelektronen auf ein höheres Energieniveau gehoben werden. Nach einer Verweilzeit von ca. 10^{-8} s springen diese Elektronen evtl. stufenweise auf das Grundniveau zurück. Die dabei freiwerdende Energie wird in Form von Licht abgegeben, dessen Spektrum bzw. die Lage der Spektrallinien für jedes Element charakteristisch ist. Aus dem Spektrum wird dann die für die Messung geeignete Wellenlänge (z.B. Na-Linie 589 nm, K-Linie 768 nm) weitgehend selektiert (Metallinteferenzfilter, Monochromator) und die Intensität der emittierten Strahlung photometrisch gemessen. Die Intensität ist vorwiegend von der Atomkonzentration in der Flamme und deren Temperatur abhängig.

Die Ermittlung der Konzentration erfolgt mit Hilfe von Eichlösungen, die in ihrer Zusammensetzung den Probeflüssigkeiten gleichen soll, um Störungen durch Fremdionen auszuschalten.

Die äußeren Bedingungen, u.a. Flammentemperatur, Gasdruck müssen streng konstant gehalten werden.

3.3.2.2. Atomabsorptionsspektrometrie (AAS)

In der Klinischen Chemie wird das Verfahren vorrangig zur Bestimmung von Spurenelementen, u.a. Aluminium, Blei, Eisen, Kupfer, Magnesium, Zink im Serum und Urin sowie Gewebe eingesetzt. Referenzmethode für die Bestimmung von Kalzium.

Der Aufbau eines Flammen-Atomabsorptionsspektralphotometers ist in Abb. 3.6 dargestellt.

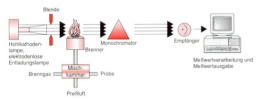

Abb. 3.6: Aufbau eines Flammen-Atomabsorptionsspektralphotometers.

Die zu untersuchende Probe wird in einer heißen Flamme (Azetylen/Luft, Azetylen/Stickstoffoxid) oder in einer elektrisch geheizten Küvette in einen atomaren Zustand überführt. Dabei muß die Temperatur so gewählt werden, daß die Atome im Grundzustand verbleiben, um eine Lichtemission angeregter Atome (☞ Flammenspektrometrie) zu vermeiden. Die "Atomwolke" wird vom Licht einer Hohlkatodenlampe durchstrahlt, dessen Spektrum dem des zu bestimmenden Elements entspricht. Dabei wird von den sich im Grundzustand befindlichen Atomen elektromagnetische Strahlung charakteristischer Wellenlänge (Resonanzlinien) absorbiert. Die Intensitätsänderung des eingestrahlten Lichtes ist ein Maß für die Konzentration der absorbierenden Atome in der Probe. Die Methode hat eine hohe Selektivität und Spezifität und ist beträchtlich empfindlicher als die Flammenemissionsspektrometrie. Nachteilig wirkt sich aus, daß für jedes Element ein spezieller Strahler erforderlich ist.

Für die Atomabsorptionsspektrometrie gilt das Gesetz nach Lambert-Beer.

3.3.3. Elektrochemische Verfahren

3.3.3.1. Potentiometrie

Bestimmung von Konzentrationen durch Messung von Elektrodenpotentialen.

■ **Untersuchungen mit Ionenselektiven Elektroden (ISE)**

Ionenselektive Elektroden sind elektrochemische Sensoren, die eine Potentialdifferenz an der Grenzfläche zwischen Elektrode und Elektrolytlösung (Probe) gemäß der **Nernstschen Gleichung** ausbilden. Dieses Potential wird gegen eine Referenz- oder Bezugselektrode gemessen und ist proportional der vorhandenen Aktivität des zu bestimmenden Elektrolyts (☞ Abb. 3.7 und Kap. 10.3. und 10.4.)

Nernstsche Gleichung

$$E = E_0 + \frac{RT}{nF} \ln \frac{c_1}{c_2}$$

Die Ableitung ergibt:

$$E = E_0 + \frac{2{,}303 RT}{z_i F} \lg \sum a_i$$

E = gemessene Potentialdifferenz
E_0 = Standardpotential
R = Gaskonstante
T = absolute Temperatur
z_i = Ladung des Meßions i
F = Faraday-Konstante
($9{,}64846 \times 10^4$ coulomb $\times$ mol^{-1})
a_i = Ionenaktivität des Meßions i

Als Meßelektroden kommen folgende Arten zum Einsatz:

- Glaselektroden (H^+- und Natriumionenaktivität)

- Ionenaustauschelektroden (K-, Cl- und Ca-Ionenaktivität)

- Festkörpermembranelektroden (F- und Chloridionenaktivität)

Kalomel- bzw. Ag/AgCl-Elektroden dienen als Referenz- oder Bezugselektroden.

Man unterscheidet vom Meßprinzip her **direkte** und **indirekte potentiometrische Messungen**.

Direkte Messungen werden in unverdünnten Proben, also unmittelbar im Blut, Serum bzw. Plasma durchgeführt. Sie spiegeln die in vivo vorliegenden Konzentrationen der Ionenaktivität korrekt wider. Bei der indirekten Methode wird die Probe vor der Messung verdünnt. Die Ergebnisse liegen im Vergleich zu denen der direkten Potentiometrie, besonders bei erhöhten Proteinen- und Lipidkonzentrationen, niedriger, stimmen aber mit denen der Flammenphotometrie überein.

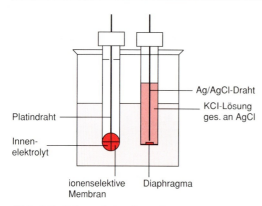

Abb. 3.7: Schematische Darstellung einer ionenselektiven Meßanordnung.

3.3.3.2. Amperometrie

Eine von der Polarographie abgeleitete Analysenmethode. Im Gegensatz zur Polarographie bleibt bei der Amperometrie die angelegte Spannung konstant. Ein Verfahren, das bei der Bestimmung des pO_2 mit der *Clark-Elektrode* angewandt wird (☞ Abb. 3.8).

Das Verfahren beruht auf der elektrochemischen Reaktion von Sauerstoff:

$$O_2 + 2\,H_2O + 4\,e^- \rightarrow 4\,OH^-$$

$$(4\,OH^- + 4\,H^+ \rightarrow 4\,H_2O)$$

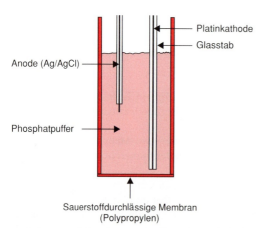

Abb. 3.8: Aufbau der Clark-Elektrode zur pO_2-Messung.

Über den Sauerstoffverbrauch bei enzymatischen Reaktionen können auch andere Substrate bestimmt werden, u.a. Glukose, Harnsäure, Cholesterol.

3.3.3.3. Coulometrie

Das Verfahren dient zur Bestimmung von Chloridionen in Körperflüssigkeiten.

Bei der **coulometrischen Titration** mit einem Coulometer (Chloridmeter) werden zwei *Generatorelektroden* (Silber/Platin) und *zwei Indikatorelektroden* benötigt. Beim Anlegen einer konstanten Spannung von 1,5 V zwischen den beiden Generatorelektroden werden aus der Silberkathode infolge anodischer Oxidation kontinuierlich Silberionen freigesetzt, die mit den Chloridionen in der Untersuchungsflüssigkeit unlösliches Silberchlorid bilden. Das Ende der Reaktion - Auftreten von Silberionen - wird durch die zwei Indikatorelektroden durch Anstieg der Leitfähigkeit der Meßlösung erfaßt. Die Fließzeit des Generatorstromes während der Titration ist ein Maß für die Chloridkonzentration. In der Praxis erfolgt eine Kalibration des Coulometers mit einer primären Chlorid-Standardlösung.

3.3.4. Methoden mit trägergebundenen Reagenzien ("trockenchemische Methoden")

Nachweise sowie semiquantitative Bestimmungen von Analyten, besonders im Rahmen der Harnanalytik (u.a. Nitrit, Eiweiß, pH, Ketonkörper, Glukose, Urobilinogen, Bilirubin), vereinzelt auch im Blut (u.a. Glukose) mit Teststreifen, werden schon seit längerer Zeit in der Vorfeld- und Notfalldiagnostik angewandt. Die einzelnen Teststreifenfelder enthalten alle für die entsprechenden Nachweisreaktionen erforderlichen Reagenzien (Puffer, Substrate, Cosubstrate und ggf. Enzyme als Hilfsreagenzien) in trockener, stabilisierter Form (**trägergebundene Reagenzien**). Da die Nachweise vorwiegend auf Farbreaktionen beruhen, kann aus der Farbintensität visuell, ggf. mit einer Farbskala, grob auf die Konzentration des Analyts geschlossen werden. Derartige Untersuchungen haben den Vorteil, daß sie ohne großen zeitlichen und technischen Aufwand patientennah oder vom Patienten selbst durchgeführt werden können. Der Ausdruck Trockenchemie ist nicht ganz korrekt, da die Reaktion in der Flüssigkeit des Untersuchungsgutes ablaufen. Die Verfahren mit trägergebundenen Reagenzien konnten erheblich erweitert und verbessert werden durch die Entwicklung von **Reflektometern**, die unabhängig von dem Farbempfinden des Untersuchers korrekt die Farbintensität reflektometrisch messen.

Der Einsatz **mehrschichtiger Reagenzträger** führte zu einer deutlichen Stabilitätsverbesserung der Reagenzien. Aufeinanderfolgende Reaktionsschritte können durch Diffusion von Probe und Reagenzprodukten durch die jeweiligen Schichten getrennt stattfinden. Die Abtrennung der Erythrozyten durch eine Glasfasermatrix ermöglicht den Einsatz von Vollblut (☞ Abb. 3.9).

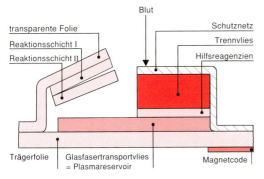

Abb. 3.9: Teststreifen für Glukosebestimmung aus Vollblut.
(Reflotron, Boehringer, W. Werner. Aufbau und Chemismus von Reagenzträgern in der Reflometrie; Abdruck mit freundlicher Genehmigung der Fa. Boehringer, Mannheim).

■ Informationsgehalt des Magnetcodes

- Art des Testes
- Dauer der Vorinkubations- und Reaktionsphase
- Messwellenlänge
- Zahl der Messpunkte und Zeitintervalle zwischen den Messungen
- Vorschrift zur Ergebnisberechnung aus der Reflexionsmessung
- Faktoren für Umrechnung von SI- in konventionelle Einheiten und umgekehrt

3.3.5. Osmometrie (Kryoskopie)

Bestimmung der **Osmolalität** im Serum und Urin im Rahmen der Untersuchung des Wasser- und Elektrolythaushaltes (☞ auch Kap. 10.2.).

In Abhängigkeit von der Konzentration aller osmotisch wirkenden Teilchen liegt der Gefrierpunkt der Lösung (Urin, Serum) niedriger als der von reinem Wasser.

Bei der Bestimmung der Gefrierpunkterniedrigung mit einem **Osmometer** wird die Probenlösung unter ihren Gefrierpunkt abgekühlt. Durch einen fibrierenden Metalldraht wird die Kristallbildung (Eisbildung) ausgelöst.

Durch die dabei freiwerdende Wärme steigt die Temperatur der Flüssigkeit bis auf den für sie charakteristischen Gefrierpunkt an und verbleibt einige Zeit auf diesem Niveau (☞ Abb. 3.10.).

Aus der Gefrierpunkterniedrigung der Flüssigkeit gegenüber reinem Wasser wird vom Osmometer die **Osmolalität** berechnet und in **mmol/kg** (mosmol/kg) angezeigt.

Eine Kalibrierung des Gerätes wird mit einer definierten Natriumchloridlösung und reinem Wasser durchgeführt.

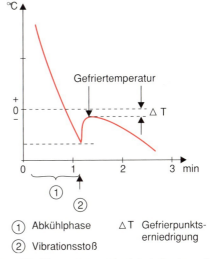

① Abkühlphase   ΔT Gefrierpunktserniedrigung
② Vibrationsstoß

Abb. 3.10: Temperaturverlauf bei der kryoskopischen Bestimmung der Osmolalität.

Im Gegensatz zur Osmolalität (mosmol/kg Lösungsmittel) wird bei der Osmolarität nicht auf die Gewichtseinheit, sondern auf die Volumeneinheit (mosmol/l) bezogen. Letztere ist temperaturabhängig.

3.3.6. Kompetitive Proteinbindungsanalyse

Kompetitive Proteinbindungsanalysen (Ligandenbindungsassays) werden für die Bestimmung kleinster Mengen (pg- und ng-Bereich) u.a. von Hormonen, Proteinen, Medikamenten und Vitaminen (Liganden) verwendet. Das Prinzip der kompetitiven Proteinbindungsanalyse besteht darin, daß der dem zu bestimmenden Liganden entsprechende, kommerziell hergestellte, markierte Ligand zunächst an ein spezifisches Bindungsprotein (Antikörper, Rezeptor) gebunden wird, wobei das Bindungsprotein im Unterschuß vorliegen muß. Nach Zusatz des zu bestimmenden Liganden kommt es zu einer Kompetition zwischen markierten und nichtmarkierten Liganden um das Bindungsprotein. Nach Einstellung eines Gleichgewichtes sind im Reaktionsansatz gebundene Liganden in markierter und nichtmarkierter Form vorhanden. Nach der BF-Trennung (Bound-Free) kann die Messung des markierten Ligandenkomplexes erfolgen. Die Auswertung erfolgt mit einer unter gleichen Bedingungen erstellten Eichkurve.

■ **Binder**

- Antikörper
  - markiertes Antigen: RIA, EIA, LIA, FIA
  - markierter Antikörper: IRMA, IEMA, ILMA, IFMA
- Rezeptoren
  - markierter Analyt: RRA, ERA
- Bindungsprotein
  - markierter Analyt: RA, EA, LA, FA

(RIA: Radioimmunoassay, EIA: Enzymimmunoassay, FIA: Fluoreszenzimmunoassay, LIA: Lumineszenzimmunoassay, IRMA: Immunoradiometrischer Assay, IEMA: Immunoenzymatischer Assay, IFMA: Immunofluorimetrischer Assay, ILMA: Immunoluminometrischer Assay, RRA: Radiorezeptorassay, ERA: Enzymrezeptorassay, RA: Radioassay, EA: Enzymassay, FA: Fluoreszenzassay, LA: Lumineszenzassay)

■ **Tracer (Signalträger)**

- Radionuklide (R), u.a. ^{3}H, ^{125}J, ^{57}Co, ^{14}C
- Enzyme (E), u.a. Peroxidasen, alk. Phosphatase, Dehydrogenasen
- luminogene Substanzen (L), u.a. Luminal, Acridiniumester, Luciferase
- fluorogene Substanzen (F), u.a. Fluoreszein, Umbelliferon

■ **Reaktion und Trennung**

Nach Einstellung des Gleichgewichtes der Proteinbindungsreaktion erfolgt die Trennung von gebundenem und freiem Antigen mit spezifischen Methoden (2. Antikörper) und nicht-spezifischen Methoden (Polymere, Salze, Alkohole, Holzkohle).

■ **Signalmessung und Datenerfassung**

- Radioaktive Markierung - β-Counter (^{3}H), γ-Counter (^{125}J)
- Enzymmarkierung - klassische Photometrie der Farbreaktion
- Lumineszenzmarkierung und Biolumineszenzmessung
- Fluoreszenzmarkierung - Fluoreszenzmessung

3.3.7. Blotting-Techniken

Nach elektrophoretischer Auftrennung von Proteinen oder DNA-Fragmenten in einem Gel erfolgt eine Übertragung (Transfer) der Muster auf eine Nitrozellulosemembran (engl. blotting).

Auf dieser Kopie können Proteine bzw. DNA-Fragmente mit unterschiedlichen Nachweisreaktionen (besser als im Gel) identifiziert werden.

Beim Elektro-Blotting erfolgt vor dem Transfer eine zusätzliche vertikale Elektrophorese zur Anreicherung der Stoffe in den jeweiligen Fraktionen und die Sichtbarmachung durch Antigen-Antikörper-Reaktionen (Western Blotting).

3.3.8. Polymerase-Kettenreaktion (Polymerase chain reaction, PCR)

Das in der Gentechnik angewandte Verfahren dient der In-vitro-Amplifikation (Vermehrung) von DNA- und RNA-Sequenzen (☞ Kap. 5.1.2.).

3.3.9. Zellzählung

Die Bestimmung der Zellzahl in Körperflüssigkeiten (Blut, Harn, Liquor, Synovia) kann durch **mikroskopische Zählung** mit verschiedenen **Zählkammern** (z.B. nach Bürker, Neubauer, Thoma, Türk) oder rationeller mit elektronischen **Zählgeräten** erfolgen.

3.3.9.1. Mikroskopische Zellzählung mit einer Zählkammer

Anwendung vorwiegend bei niedrigem Probenanfall sowie niedriger Zellkonzentration (Harn, Liquor, Synovia, ggf. Blut). Zählkammern sind rechteckige Glastafeln (30 x 75 x 4 mm), in deren Mittelteil eine kleine Kammer mit exakt angegebenem Volumen und graduierter Unterteilung der Bodenfläche (Zählnetz) eingeritzt ist (Abb. 3.11 und Abb. 3.12).

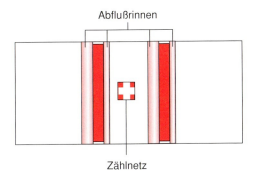

Abb. 3.11: Zählkammer nach Neubauer.

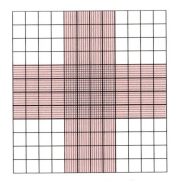

Abb. 3.12: Zählnetz der Neubauerkammer.

Größenangaben				
	Seiten-länge (mm)	Flächen-inhalt (mm^2)	Tiefe (mm)	Raum-inhalt (µl, mm^3)
kleinstes Quadrat	1/20	1/400	0,1	1/4000
Guppen-quadrat	1/5	1/25	0,1	1/250
großes Quadrat	1	1	0,1	0,1
gesamtes Netz	3	9	0,1	0,9

Beispiel: Mikroskopische Zählung der Leukozyten im Blut mit einer Neubauer-Kammer.

■ **Arbeitsschema**

- Aufziehen von Blut mit einer Leukozyten-mischpipette bis zur Marke 0,5

- Aufziehen von 3 %iger Essigsäure bis zur Marke 11 (Verdünnung 1:20) zwecks Hämolyse der Erythrozyten
- Mischen des Inhaltes der Pipette - auch vor Füllung der Zählkammer - durch Schwenken mit der Hand oder mit einem Schüttelgerät
- die reine Verdünnungslösung im Kapillarteil der Pipette wird verworfen und die Zählkammer blasenfrei gefüllt
- Auflegen eines Deckglases und nach Sedimentieren der Zellen (ca. 1 min) mikroskopische Zählung der Leukozyten bei 140 - 200facher Vergrößerung in den vier großen Eckquadraten des Zählfeldes

Um eine Doppelzählung der Leukozyten zu vermeiden, werden die auf dem linken oder unteren Randstrich der kleinen Quadrate liegenden Zellen nicht gezählt (☞ Abb. 3.12.)!

Berechnung: Mit den 4 großen Eckquadraten der Neubauerkammer hat man 0,4 µl der Gesamtprobe ausgezählt.

$$\text{Leukozyten} / \mu l \text{ Blut} = \frac{L \cdot \text{Verdünnung}}{V} = \frac{L \cdot 20}{0,4} = L \cdot 50$$

L = Anzahl der ausgezählten Leukozyten
V = ausgezähltes Volumen

Umrechnung in SI-Einheiten:

$\text{Leukozyten}/\mu l \cdot 10^6 =$

$\text{Leukozyten} \cdot 10^9/l = Gpt/l$

G = Giga
pt = Partikel

Zählung der Erythrozyten und Thrombozyten (☞ Abb. 3.11 und 3.12 sowie Kap. 12.1. und 13.2.2.1.2.)

■ **Fehlermöglichkeiten**

- falsche Pipetten und Reagenzien
- Verdünnungsfehler durch falsches Aufziehen des Blutes und der Reagenzlösung sowie ungenügendes Mischen
- ungleichmäßige Kammerfüllung (Luftblasen, Verschmutzung)
- falsche Auszählung und Berechnung

Die Zählkammermethode ist sehr unpräzis, der VK ist > 10 %.

3.3.9.2. Zellzählung mit automatisierten elektronischen Geräten

Die Verfahren basieren auf der Messung von elektrischen Widerstandsveränderungen (Impedanzmessung) durch Zellen oder der Messung des von Zellen verursachten Streulichtes.

■ **Impedanzmessung ("Coulter Meßprinzip")**

Das Verfahren wird mit der Abb. 3.13 erläutert.

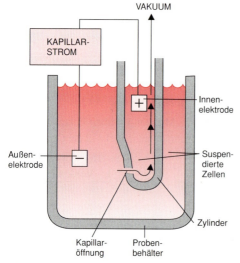

Abb. 3.13: Schematischer Aufbau eines Zählgerätes mit Impedanzmessung.

In ein Gefäß mit isotoner Salzlösung tauchen zwei Platinelektroden ein, eine äußere und eine innere, die sich in einem mit der isotonen Salzlösung gefüllten Glaszylinder befindet. Eine kapillare Öffnung am Zylinder verengt das elektrische Feld zwischen den beiden Elektroden. Zum Zählen werden die Zellen in der Salzlösung des Gefäßes suspendiert. Während des Meßvorganges werden die Zellen der Suspension durch Anlegen eines Vakuums an den Zylinder durch dessen Kapillaröffnung gesaugt. Die Öffnung ist so bemessen, daß die Zellen überwiegend einzeln hindurchtreten. Da die Zellen eine geringere Leitfähigkeit besitzen als die sie umgebende Salzlösung, führt jeder Durchtritt einer Zelle durch die Öffnung zu einer Veränderung der Leitfähigkeit bzw. des Widerstandes (Impedanz), die dem Zellvolumen proportional ist. Die Spannungsimpulse werden elektronisch verstärkt, nach ihrer Größe sortiert und gezählt.

Durch die Zuordnung von Impulshöhenbereichen für bestimmte Zellgrößen ist eine Zelldifferenzierung und damit die Zählung der Thrombozyten, Erythrozyten und Leukozyten in einem Arbeitsgang möglich.

Der Variationskoeffizient liegt bei diesem Zählverfahren bei ca. 5 %.

Da die Zellen nach ihrer Größe differenziert werden, entstehen Fehler bei unterschiedlichen Zellen gleicher Größe, auch wenn mehrere Zellen gleichzeitig das elektrische Feld passieren und als große Zellen gemessen werden. Letzteres wird als Koinzidenz bezeichnet und als statistische Funktion der Zellkonzentration korrigiert.

■ **Zellzählung durch Streulichtmessung im kontinuierlichen Durchfluß**

Die Zellsuspension wird hydrodynamisch fokussiert, so daß die Zellen einzeln einen Strahl monochromatischen Lichtes oder einen Laserstrahl (Helium-Neon) passieren können. Das dabei erzeugte Streulicht wird von einer Photomultiplier-Zelle registriert und die Anzahl der Impulse während des Durchflusses der Zellen elektronisch erfaßt. Mit dem Verfahren kann die Zahl und Größe der Zellen erfaßt werden.

3.3.10. Hämostaseologische Bestimmungsmethoden

3.3.10.1. Messung der Gerinnungszeit

Die Messung der Gerinnungszeit ist die Grundlage der Bestimmung der Thromboplastinzeit, der aktivierten partiellen Thromboplastinzeit, der Thrombinzeit, des Fibrinogens, der Reptilasezeit, von Einzelfaktoren u.a. (☞ Kap. 13.2.3.).

Es wird die Zeit vom Reaktionsbeginn (Reagenzienzusatz) bis zur Ausbildung eines Fibringerinnsels gemessen.

■ **Manuelle Häkchenmethode**

Zitratplasma und Reagenz werden im Wasserbad bei 37 °C vorgewärmt. Die Bildung von Fibrin wird durch Zugabe des Startreagenz ausgelöst. Ein sauberer Platinhaken wird in regelmäßigen Abständen durch den Gerinnungsansatz bewegt. Mit einer Stoppuhr wird die Zeit von der Zugabe des Startreagenz bis zum Auftreten eines Gerinnsels am Platinhaken gemessen. Die Methode wird in der Routine kaum noch durchgeführt, gilt aber in der Hand eines erfahrenen Untersuchers als durchaus brauchbar.

■ Mechanisierte Häkchenmethode

Eine als Häkchen geformte, unter Spannung stehende Elektrode wird durch das Reaktionsgemisch gezogen. Eine zweite, keinen Strom führende Elektrode befindet sich im Reaktionsansatz. Bildet sich ein Fibrinfaden, so bleibt er am bewegten Häkchen hängen. Der Stromkreis wird geschlossen und der Meßvorgang abgestoppt.

Das Verfahren liefert gut reproduzierbare Ergebnisse.

■ Koagulometer

Der Gerinnungsansatz befindet sich in einem schräg gelagerten Röhrchen, das sich langsam um die Längsachse dreht. Eine Kugel läuft im Gerinnungsansatz vor dem Eintritt der Gerinnung durch ihre Schwerkraft exakt an vorgegebener Stelle. Beim Einsetzen der Gerinnung wird die Kugel durch die sich bildende Fibrinfaser mitgenommen. Ihre Lageänderung löst in einem magnetischen Sensor einen Impuls aus, der zur Anzeige der Gerinnungszeit verwendet wird.

■ Photometrische Trübungsmessung

Die im Gerinnungsansatz bei der Fibrinbildung auftretende Trübung wird photometrisch gemessen.

3.3.10.2. Bestimmung von Einzelfaktoren mit chromogenen Substraten

☞ Kap. 13.2.3.3.2.

3.3.11. Standards und Kontrollproben, Matrix

■ Standards (Kalibriermaterial) und Standardlösungen (Kalibrierlösungen)

Sie werden in der Klinischen Chemie eingesetzt, wenn keine absolut messenden Verfahren zur Verfügung stehen, d.h. die Bestimmung einer Analytkonzentration in einer Patientenprobe erfolgt durch Vergleich ihres Meßwertes (z.B. Extinktion) mit dem einer Standardlösung bekannter Konzentration.

Es wird zwischen primären und sekundären Standards bzw. Standardlösungen unterschieden.

Primärer Standard (Standardlösungen)

Das Standardmaterial, das dem zu bestimmenden Analyten entspricht, wird in höchster Reinheit (Synonym: Urtitersubstanz) eingewogen und in einem geeigneten reinen Lösungsmittel aufgelöst. Die Konzentrationen sollen den möglichen Analytkonzentrationen in den Patientenproben entsprechen.

In einigen Fällen ist es nicht möglich, reines Lösungsmittel zu verwenden. Bei der Herstellung der Bilirubin-Standardlösung wird z.B. Albuminlösung verwendet.

Sekundärer Standard (Standardlösung)

Die Konzentration des Analyten wird nicht durch Einwaage festgelegt, sondern mit einer zuverlässigen klinisch-chemischen Methode bestimmt. Unter einer **Standard-Probe** wird eine sekundäre Standardlösung verstanden, die neben dem Analyten die gleichen Komponenten wie die Patientenprobe enthält.

■ Kontrollproben

Sie sollen den Patientenproben in Zusammensetzung und Konzentration an Haupt- und Nebenbestandteilen weitgehend ähnlich sein. Sie dienen **nicht** wie die Standardlösungen zur Berechnung von Analysenergebnissen, sondern werden in der Qualitätskontrolle zur Beurteilung der analytischen Präzision und Richtigkeit eingesetzt.

■ Matrix

Unter Matrix (biolog. Mutterboden) wird die Summe aller Komponenten und Strukturen einer Probe verstanden, in die der zu bestimmende Analyt eingebettet ist. Die Analytik kann durch die Matrix erheblich beeinträchtigt werden. Auf den Einfluß, die Ausschaltung bzw. Reduzierung dieser sog. Matrixeffekte wird in den einzelnen Kapiteln hingewiesen.

3.3.12. Maßeinheiten

Das in der Bundesrepublik Deutschland auf gesetzlicher Grundlage anzuwendende Internationale Einheitensystem (Système International d'Unités, SI-Einheiten) geht von 7 voneinander unabhängigen Basiseinheiten (☞ Tab. 3.2) aus, von denen sich weitere physikalische und chemische Einheiten ableiten lassen.

Um unhandlich große Zahlenwerte zu vermeiden, werden die dezimalen Vielfache und Teile einer Einheit mit besonderen Vorsilben vor dem Namen der Einheit verwendet (☞ Tab. 3.3).

Bedauerlicherweise wird das Internationale Einheitensystem und die gesetzliche Grundlage hierfür unterschiedlich ausgelegt, was in der Praxis zur Anwendung unterschiedlicher Einheiten führt.

Basisgröße	Basiseinheit	Einheitenzeichen
Länge	Meter	m
Masse	Kilogramm	kg
Zeit	Sekunde	s
elektrische Stromstärke	Ampere	A
thermodynamische Temperatur	Kelvin	K
Lichtstärke	Candela	cd
Stoffmenge	Mol	mol

Tab. 3.2: Basisgrößen und Basiseinheiten des Internationalen Einheitensystems (DIN 1301).

Bis auf weiteres dürfen folgende vom Internationalen System abweichende Einheiten benutzt werden:

Minute (min), Stunde (h), Tag (d), Grad Celsius (°C).

Abgeleitete Einheiten

■ Volumen

Die von der Basiseinheit Meter abgeleitete Volumeneinheit ist der **Kubikmeter (m^3)**.

Zugelassen ist für die Bezeichnung Kubikdezimeter (dm^3) als Synonym der **Liter (l)**. Nach neuer Definition (1964) ist $1 l = 1 dm^3 = 0,001 m^3$.

Für Teile des Liters sind die in Tab. 3.3 aufgeführten Präfixe zu verwenden.

Bei Konzentrationsangaben sollten keine Untereinheiten des Liters wie dl, ml, μl, benutzt werden

■ Dichte

Als Dichte eines Stoffes (Systems) wird der Quotient aus seiner Masse und seinem Volumen bezeichnet. Die Einheit der Dichte ist **Kilogramm pro Liter (kg/l)**.

Ebenso gelten auch alle anderen Quotienten, die aus einer gesetzlichen Massen- und Volumeneinheit gebildet werden (☞ auch Volumen).

Die *relative Dichte* ist das Verhältnis der Dichte eines Stoffes zu der Dichte eines Bezugstoffes

Vorsilbe	Kurzzeichen	Bedeutung			
Exa	E	Trillionenfach	=	10^{18}	=	1 000 000 000 000 000 000
Peta	P	Billiardenfach	=	10^{15}	=	1 000 000 000 000 000
Tera	T	Billionenfach	=	10^{12}	=	1 000 000 000 000
Giga	G	Milliardenfach	=	10^{9}	=	1 000 000 000
Mega	M	Millionenfach	=	10^{6}	=	1 000 000
Kilo	k	Tausendfach	=	10^{3}	=	1 000
Hekto	h	Hundertfach	=	10^{2}	=	100
Deka	da	Zehnfach	=	10^{1}	=	10
Dezi	d	Zehntel	=	10^{-1}	=	0,1
Zenti	c	Hundertstel	=	10^{-2}	=	0,01
Milli	m	Tausendstel	=	10^{-3}	=	0,001
Mikro	μ	Millionstel	=	10^{-6}	=	0,000 001
Nano	n	Milliardstel	=	10^{-9}	=	0,000 000 001
Piko	p	Billionstel	=	10^{-12}	=	0,000 000 000 001
Femto	f	Billiardstel	=	10^{-15}	=	0,000 000 000 000 001
Atto	a	Trillionstel	=	10^{-18}	=	0,000 000 000 000 000 001

Tab. 3.3: Vorsilben für dezimale Vielfache und Teile von Einheiten (DIN 1301).

(Wasser) unter Bedingungen, die für beide Stoffe anzugeben sind. Die relative Dichte ist eine dimensionslose Größe.

Die Dichte ist abhängig vom Druck und der Temperatur des Systems.

■ Druck

Die Einheit des Druckes ist das **Pascal**. **1 Pascal (Pa)** ist gleich dem auf eine Fläche gleichmäßig wirkenden Druck, bei dem senkrecht auf die Fläche 1 m² die Kraft von 1 Newton ausgeübt wird:

$1 \text{ Pa} = 1 \text{ Nm}^{-2}$

■ Stoffmengenkonzentration

(Substratkonzentration)

Bei Stoffen, deren relative Molekülmasse exakt bekannt ist, soll die Konzentrationsangabe in Mol pro Liter Lösungsmittel des Systems erfolgen, **mol/l** bzw. mmol/l, µmol/l etc. (Die eigentliche SI-Einheit mol/m³ ist nicht gebräuchlich).

> Die frühere Bezeichnung der Stoffmengenkonzentration als Molarität sollte nicht mehr verwendet werden.

■ Massenkonzentration

(Masse pro Bezugsvolumen)

Diese Konzentrationsangabe sollte benutzt werden, wenn die relative Molekülmasse nicht bekannt ist.

Die Ausgangseinheit ist **kg/l**. Davon leiten sich ab g/l, mg/l, µg/l etc.

■ Anzahlkonzentration

Diese Meßgrößenart gibt Auskunft über die in einem Volumensystem gezählten Teilchen, z.B. Zellzahl pro Liter Blut oder Urin.

■ Molalität

Als Molalität wird der Quotient aus der Menge einer gelösten Stoffmenge in Mol und der Masse der Lösung bezeichnet.

Einheiten: mol/kg, mmol/kg etc.

■ Enzymaktivität und -konzentration

Die internationale Enzymeinheit I.E. oder U (Unit) ist diejenige Enzymmenge, die den Umsatz von einem Mikromol Substrat pro Minute unter Standardbedingungen bei 25 °C katalysiert. Die entsprechende Konzentration der Enzymaktivität ist U/l.

Nach neueren Empfehlungen (IFCC) soll die Enzymeinheit U durch katal (kat) ersetzt werden.

Ein Katal ist die katalytische Aktivität, durch die ein Mol Substrat pro Sekunde unter Standardbedingungen umgesetzt wird:

Katal = kat = mol/s

Danach ist die katalytische Konzentration die Einheit **kat/l** ; das entspricht **mol/s · l**. In der Praxis wird mit Nanokatal (nkat) gearbeitet.

Umrechnung:

U x 16,67 = nkat;   nkat : 0,06 = U

Hinsichtlich der Standardbedingungen gibt es noch keine Einigung.

Nicht zu verwechseln ist die katalytische Konzentration mit der Enzymkonzentration, die als Masse pro Volumen angegeben wird.

3.3.13. Fehlerarten, Fehlerursachen, Fehlerberechnung

In der präanalytischen, analytischen und postanalytischen Phase können drei Arten von Fehlern auftreten:

- grobe Fehler
- zufällige Fehler
- systematische Fehler

deren Ursachen im Fehlverhalten von Patienten, medizinischen- und Laborpersonal sowie im methodischen und technischen Bereich zu suchen sind.

■ Grobe Fehler

> Mögliche Ursachen:
> - Pipettier-Verdünnungsfehler
> - falsche Zuordnung von Proben und Ergebnis zum Patienten
> - Nichteinhaltung der geforderten präanalytischen Kriterien (Materialgewinnung und Behandlung)
> - Verwechslung von Reagenzien, Meßgeräten (Pipetten)
> - Rechen- und Übermittlungsfehler

Grobe Fehler erkennt man am besten mit Hilfe der Plausibilitätskontrolle sowie durch Vergleich des Ergebnisses mit früher gewonnenen Daten von demselben Individuum (Longitudinalbeurteilung).

Grobe Fehler können weitgehend vermieden werden durch verbesserte Arbeitsorganisation und ausreichende Information aller Beteiligten.

■ **Zufällige Fehler**

Mögliche Ursachen:
- technische Mängel
  Photometerschwankung, Volumenschwankung bei Dosierern, Temperaturschwankungen bei Thermostaten
- personalbedingt
  ungenaues Pipettieren, Ablesefehler
- probenbedingt
  Inhomogenität des Analysenmaterials

Zufällige Fehler führen zu mehr oder weniger großen Streuungen der Meßergebnisse um einen Mittelwert bei wiederholt mit aliquoten Teilen derselben Probe durchgeführten Analysen (**Impräzision**).

Zufällige Fehler sind unvermeidbar, lediglich ihre Größe ist in Abhängigkeit von der Untersuchung bis zu einem bestimmten Wert reduzierbar.

Kenngröße der zufälligen Fehler ist die Präzision (☞ **Qualitätskontrolle**).

■ **Systematische Fehler**

Mögliche Ursachen:
- technisch bedingt
  photometrische Messung mit falscher Wellenlänge; falsch kalibrierte Dosiergeräte; konstant falsch eingestellte Inkubationstemperatur
- personalbedingt
  Ausblasen von Pipetten bei Ablaufpipetten, falsche Berechnung des Ergebnisses
- reagenzienbedingt
  unsaubere Reagenzien, falsche Zusammensetzung der Pufferlösung, falsche Standardlösungen
- methodenbedingt
  Unspezifität des Analysenverfahrens

Durch systematische Fehler weichen die Analysenergebnisse vom wahren Wert (Sollwert) einseitig nach oben oder nach unten ab. Es ist vorrangige Aufgabe des Laborpersonals, systematische Fehler zu erkennen und zu beseitigen.

Das Maß für die systematischen Fehler ist die Richtigkeit (☞ **Qualitätskontrolle**).

3.3.14. Qualitätskontrolle

Nach den Richtlinien der Bundesärztekammer zur Qualitätssicherung in medizinischen Laboratorien (RiLiBÄK) vom 16.1.87 und 16.10.87 sind die Leiter von Laboratorien, in denen Laboratoriumsuntersuchungen durchgeführt werden, deren Ergebnisse zu Schlußfolgerungen in der Heilkunde führen, verpflichtet, Maßnahmen zur Qualitätssicherung durchzuführen. Diese umfassen:

- laborinterne Qualitätskontrolle
  - Präzisionskontrolle (Vor- und Kontrollperiode)
  - Richtigkeitskontrolle
- externe Qualitätskontrolle
  - Ringversuche

Die Einhaltung obiger Richtlinien wird vom Landeseichamt kontrolliert.

3.3.14.1. Interne Qualitätskontrolle

■ **Präzisionskontrolle**

(☞ auch Kap. 2.2.1.)

■ **Vorperiode (VP)**

Sie dient dem Ziel, die laboreigene Streuung der Untersuchungsergebnisse bei dem jeweiligen Parameter festzustellen.

Dazu wird in einer Präzisionskontrollprobe (eine Charge) - bei diesen Kontrollproben muß der Zielwert (Konzentration, Aktivität) nicht bekannt sein - an 20 aufeinanderfolgenden Arbeitstagen die Konzentration des zu kontrollierenden Analyten bestimmt.

Aus den Ergebnissen werden der Mittelwert ($\bar{x}$), die Standardabweichung (s) und der Variationskoeffizient (VK) berechnet.

Mittelwert

$$\bar{x} = \frac{\sum x_i}{n} = \frac{\text{Summe aller Einzelwerte}}{\text{Anzahl der durchgeführten Untersuchungen}}$$

Standardabweichung

$$s = \pm\sqrt{\frac{(x_i - \bar{x})^2}{n-1}} =$$

$$\pm\sqrt{\frac{\text{Summe der quadratischen Abweichungen vom Mittelwert}}{\text{Anzahl der durchgeführten Untersuchungen} - 1}}$$

Variationskoeffizient

$$VK = \frac{s \cdot 100}{\bar{x}} \%$$

Von diesen statistischen Kenngrößen wird eine Kontrollkarte (☞ Abb. 3.14) angelegt. Auf der Ordinate werden die Konzentrationen für den jeweiligen Analyten, auf der Abszisse die Kontrolltage (an denen die Kontrollen erfolgen) aufgetragen. Parallel zur Abszisse werden die Linien des Mittelwertes und der ± 1 s-, 2 s- und 3 s-Werte (oder nur die ± 3 s-Werte) eingetragen.

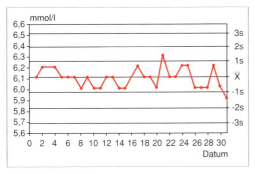

Abb. 3.14: Kontrollkarte (Präzisionskontrolle) für Kalium im Serum $\bar{x}$ = 6,1 mmol/l; s = 0,14 mmol/l; VK = 2,29 % (erstellt in der Vorperiode).

Vorgeschrieben ist, daß bei Untersuchungen von Patientenseren innerhalb jeder Analysenserie (bei einem stabilen mechanisierten Analysensystem innerhalb einer Arbeitsschicht) eine Probe vom obigen Kontrollserum mitgeführt und das Ergebnis auf die Kontrollkarte eingetragen wird.

Die Untersuchungsmethode ist außer Kontrolle, wenn:

- 7 aufeinanderfolgende Werte ober- oder unterhalb der Mittelwertslinie liegen
- 1 Meßwert außerhalb der ± 3 s Grenze liegt
- 7 aufeinanderfolgende Werte steigende oder fallende Tendenz zeigen

In diesem Fall muß sofort eine Überprüfung des Analysenverfahrens erfolgen (Reagenzien, Meßgeräte)

Die Unpräzision von Tag zu Tag ist für die einzelnen Meßgrößen verschieden. Die maximal zulässige relativ zufällige Meßabweichung (VK max.) ist für die einzelnen Meßgrößen in den RiLiBÄK festgelegt.

< 5 %	Natrium (2), Chlorid (2), Kalium (2,7), Gesamteiweiß (3), Kalzium (3,3)
5-10 %	Glukose (5), Kupfer (5), Phosphor (5) Harnsäure (6), Kreatinin (6), Immunglobulin G (6), Cholesterin (6) Triglyzeride (7), Glutamatdehydrogenase (7), Eisen (7), Gamma-Glutamyl-Transferase (7), Cholinesterase (7) Thyroxin (8), Kreatin-Phosphokinase (8) Aldosteron (10)
> 10 %	Immunglobulin A (11), Progesteron (11), Cortisol (11), Testosteron (15)

Tab. 3.4: Maximal zulässige relative zufällige Meßabweichung (%) (Auszug aus RiLiBÄK).

■ Richtigkeitskontrolle

Sie dient dem Ziel, laboreigene systematische Fehler in der analytischen Phase zu erfassen (☞ auch Kap. 3.3.13. und 2.2.1.).

Verwendet werden Kontrollseren mit von Referenzinstitutionen bestimmten Zielwerten (Lageparametern).

Nach den RiLiBÄK muß in jeder 4. Analysenserie (Arbeitsschicht) die Richtigkeitskontrolle durchgeführt werden.

Berechnung der Richtigkeit:

$$\text{Richtigkeit (\%)} = \frac{\text{Lageparameter} - \text{gemessener Wert}}{\text{Lageparameter}} \cdot 100$$

Die maximal zulässige relative Meßabweichung der Einzelergebnisse einer Richtigkeitskontrolle darf nach RiLiBÄK nicht größer sein als die dreifache maximal zulässige relative zufällige Meßabweichung (☞ Tab. 3.4).

Z.B. Natrium

- maximale zulässige relative zufällige Meßabweichung = 2 %
- maximale zulässige relative Meßabweichung vom Lageparameter = 6 %

Die Zielwerte (Lageparameter), die nicht mit Referenzmethoden ermittelt wurden (Referenzmethodenwerte), sind methodenabhängig.

Die Ermittlung derartiger Sollwerte erfolgt durch Sollwert-Laboratorien, die von der Bundesärztekammer ausgewählt werden.

Es wird empfohlen, im Rahmen der Richtigkeitskontrolle jeweils zwei Richtigkeits-Kontrollseren mit unterschiedlichen klinisch relevanten Zielwerten anzuwenden.

Die Dokumentation der Richtigkeitskontrolle erfolgt anhand von Richtigkeitskontrollbögen bzw. entsprechend gestalteten EDV-Ausdrucken.

Ist die Richtigkeit nicht mehr gegeben, muß sofort die Ursache ermittelt und die Serie wiederholt werden.

3.3.14.2. Externe Qualitätskontrolle

■ **Ringversuche**

Die externe Qualitätssicherung ist vom Prinzip her eine Richtigkeitskontrolle, bei der von der Bundesärztekammer benannte Ringversuchsleiter in Zusammenarbeit mit Referenzinstitutionen an Laboratorien Richtigkeitskontrollseren verschicken, deren Zielwerte jedoch den Laboratorien nicht bekannt sind (Ringversuche).

Bei der zentralen Auswertung werden die von den Laboratorien ermittelten Ergebnisse mit dem Zielwert verglichen. Dabei gelten die gleichen Bewertungsgrenzen wie bei der internen Richtigkeitskontrolle. Für die erfolgreiche Teilnahme erhält das Labor ein gültiges Zertifikat.

Jedes Labor ist verpflichtet, mit allen in den RiLi-BÄK genannten Meßgrößen an mindestens 2 Ringversuchen pro Jahr teilzunehmen.

> Mit der statistischen Kontrolle von Richtigkeit und Präzision im Labor werden ausschließlich analytische Fehler erfaßt, aber nicht die Fehler der prä- und postanalytischen Phase!

4. Medizinische Beurteilung und Validität klinisch-chemischer Analysenergebnisse

Bei der medizinischen Beurteilung wird das aktuelle Analysenergebnis unter Einbeziehung aller patientenbezogenen Daten (biologische Daten, Anamnese, klinische Befunde, weitere Untersuchungsergebnisse, Einflußgrößen) aus klinischer Sicht interpretiert.

Folgende Teilschritte können unterschieden werden:

4.1. Plausibilitätskontrolle

Während bei der internen und externen Qualitätskontrolle (☞ Kap. 3.3.14.) lediglich das analytische Verfahren kontrolliert wird, wird mit der Plausibilitätskontrolle die Glaubwürdigkeit des aktuellen Analysenergebnisses überprüft. Sie dient vor allem der Aufdeckung grober Fehler im Bereich der Prä- und Postanalytik, wie bei der Patientenvorbereitung, der Probenentnahme, Probenverwechslung, dem Probentransport, der Aufbewahrung und Zuordnung, der Übermittlung von Ergebnissen.

Die Plausibilitätskontrolle beinhaltet:

■ Extremwertkontrolle

Es wird das Analysenergebnis mit empirischen Grenzwerten verglichen.

- Grenzen, außerhalb derer das Ergebnis nicht mit dem Leben, Alter, Geschlecht und dem Untersuchungsmaterial vereinbar ist
- Warngrenzen (Alarmgrenzen), außerhalb derer Lebensgefahr besteht
- Plausibilitätsgrenzen, innerhalb derer 99 % der bei allen Patienten über einen bestimmten Zeitraum ermittelten Werte liegen. 1 % der Ergebnisse würde dadurch primär als nicht plausibel gelten

Es muß dann entschieden werden, ob eine erneute Analyse mit dem gleichen oder neuem Material durchgeführt werden soll.

■ Konstellationskontrolle

Es wird geprüft, ob und inwieweit sich Analysenergebnisse verschiedener Kenngrößen widersprechen, für die eine gemeinsame mathematische Grundlage existiert, (z.B. die Henderson-Hasselbalch'sche Gleichung) oder ob eine biologische Gesetzmäßigkeit ein gleichsinniges Verhalten erwarten läßt.

■ Trendkontrolle

Es wird geprüft, ob beim Vergleich des aktuellen Analysenergebnisses mit den Vorwerten biologisch unwahrscheinliche Änderungen vorliegen. Zwischenzeitlich durchgeführte therapeutische Maßnahmen, wie Medikamenteneinnahme, Transfusionen und Operationen müssen berücksichtigt werden.

Beim Vorliegen eines den ärztlichen Vorstellungen nicht entsprechenden (implausiblen), aber durchaus möglichen Ergebnisses, sollte dieses nicht ohne weiteres als "Ausreißer" abgetan, sondern mit weiteren Untersuchungen gegebenenfalls eine bisher nicht vermutete Erkrankung erfaßt werden.

4.2. Longitudinalbeurteilung

Bei der Longitudinalbeurteilung wird das aktuelle Analysenergebnis mit den früher gewonnen Daten von demselben Patienten verglichen (☞ auch individuelle Referenzbereiche, Kap. 2.8.).

Voraussetzung zur Longitudinalbeurteilung sind:

- das analytische System darf während der zu beurteilenden Zeitspanne nicht verändert worden sein
- kontinuierliche Qualitätskontrolle mit Einhaltung der vorgeschriebenen Qualitätsmerkmale
- Berücksichtigung von Einflußgrößen
- normierte Bedingungen für die Präanalytik
- die Ergebnisse sollten aus demselben Laboratorium stammen, da die Streuung der Ergebnisse aus verschiedenen Laboratorien auch bei analoger Analytik größer ist als die Streuung von Tag zu Tag eines Laboratoriums

4.3. Transversalbeurteilung

Bei der Transversalbeurteilung wird das Analysenergebnis mit dem entsprechenden Referenzbereich verglichen (☞ Kap. 2.8.).

Dabei sollte vermieden werden, einem einzelnen Laborwert außerhalb des Referenzbereiches ohne weiteres eine pathognomonische Bedeutung beizumessen, bzw. diesen Laborwert ohne weitere Plausibilitätskontrolle als "Ausreißer" zu werten (s.o.).

4.4. Validität eines Testes (diagnostische Leistungsfähigkeit)

Die Validität eines Testes gibt Auskunft über das Maß der Übereinstimmung zwischen dem Testergebnis und dem, was zu messen war (Büttner). Entscheidend dabei ist der Bezug auf die Beantwortung einer ärztlichen Frage. Vorrangig ist zu klären inwieweit mit dem Testergebnis eine vermutliche Erkrankung bestätigt werden kann. Die Validität eines Testes wäre optimal, wenn alle an dieser Krankheit erkrankten Patienten erfaßt werden bzw. bei allen Gesunden der Test negativ ausfällt. Einen derartigen Test gibt es nicht, vielmehr muß damit gerechnet werden, daß ein Teil der Kranken nicht als solche erkannt und ein Teil der Gesunden als krank bewertet wird.

Die Zusammenhänge können mit einer Vierfeldertafel dargestellt werden.

	Kranke	Gesunde
Test positiv	r p richtig positiv	f p falsch positiv
Test negativ	f n falsch negativ	r n richtig negativ

r p = absolute Häufigkeit der richtig positiven Ergebnisse, d.h. der Kranken mit positivem (= pathologischem) Testergebnis
f n = absolute Häufigkeit der falsch negativen Ergebnisse, d.h. der Kranken mit negativem Testergebnis
r n = absolute Häufigkeit der richtig negativen (= unauffälligen) Ergebnisse, d.h. der Gesunden mit negativem Ergebnis
f p = absolute Häufigkeit der falsch positiven Ergebnisse, d.h. der Gesunden mit positivem Testergebnis

Für die Nutzung der Vierfelder-Tafel ist es unerheblich, ob bei einem qualitativen Test zwischen positiv und negativ bzw. ja - nein unterschieden wird oder bei einem quantitativen Test mit kontinuierlichen Variablen zur Trennung von "Vorliegen" oder "Nicht-Vorliegen" einer Krankheit vorher ein Diskriminationswert (Entscheidungskriterium, cut-off-Wert) festgelegt wurde.

4.5. Diagnostische Spezifität

Unter **diagnostischer Spezifität** wird das Verhältnis der Anzahl Gesunder (Nichtkranker) mit negativem Test zur Gesamtzahl der getesteten Gesunden verstanden, d.h. die Wahrscheinlichkeit, Nichtkranke richtig auszuschließen.

$$\text{Spezifität (\%)} = \frac{rn}{rn + fp} \cdot 100$$

Unspezifität

Unspezifität ist die Wahrscheinlichkeit für das Vorkommen falsch positiver Testergebnisse bei Gesunden, d.h. daß Gesunde durch den Test nicht ausgeschlossen werden.

$$\text{Unspezifität (\%)} = \frac{fp}{rn + fp} \cdot 100$$

Spezifität und Unspezifität ergänzen einander zu 1,0 bzw. 100 %.

4.6. Diagnostische Sensitivität (Empfindlichkeit)

Unter **diagnostischer Sensitivität** wird das Verhältnis der Anzahl Kranker mit positivem Test (Ergebnis außerhalb des Referenzbereiches) zur Gesamtzahl der getesteten Kranken (Summe von richtig positiven und falsch negativen Ergebnissen) verstanden, d.h. die Wahrscheinlichkeit für das Auftreten richtig positiver Testergebnisse beim Vorliegen der gesuchten Erkrankung.

$$\text{Sensitivität (\%)} = \frac{rp}{rp + fn} \cdot 100$$

Unsensitivität (Unempfindlichkeit)

Unsensitivität ist die Wahrscheinlichkeit für das Auftreten falsch negativer Ergebnisse bei Kranken, d.h. daß Kranke durch den Test nicht erfaßt werden.

$$\text{Unsensitivität (\%)} = \frac{fn}{rp + fn} \cdot 100$$

Sensitivität und Unsensitivität ergänzen einander zu 1,0 bzw. 100 %.

Die diagnostische Sensitivität und Spezifität einer quantitativen Laboruntersuchung sind abhängig von dem festgelegten Laborwert, der als Grenze (Schwellenwert, Entscheidungskriterium) zwischen Kranken und Nichtkranken (Gesunden) angesehen wird. (☞ Abb. 4.1).

Die Lage des Schwellenwertes ist von der klinischen Zielstellung und Bedeutung abhängig (☞ auch Kap. 4.10. Diagnostische Effizienz).

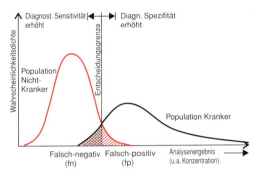

Abb. 4.1: Abhängigkeit der Anzahl falsch negativer und falsch positiver Ergebnisse von der Lage der Entscheidungsgrenze (Entscheidungskriterium, Schwellenwert, cut-off point), modifiziert nach Büttner.
Bei einer Verschiebung der Entscheidungsgrenze in Richtung der Population Nichtkranker wird die diagnostische Sensibilität eines Labortestes in Bezug auf die Erfassung einer Erkrankung erhöht (= weniger falsch negative Ergebnisse), umgekehrt führt eine Verschiebung der Entscheidungsgrenze in Richtung der Population Kranker zu einer Erhöhung der diagnostischen Spezifität bei gleichzeitiger Abnahme der diagnostischen Sensitivität (= weniger falsch positive Ergebnisse), ☞ auch Kap. 4.6. und 4.10.

4.7. Prävalenz

Unter Prävalenz einer Krankheit wird der **Anteil der an dieser Krankheit Erkrankten an der Gesamtpopulation** (Summe von Kranken und Gesunden) zu einem definierten Zeitpunkt verstanden. Die Prävalenz wird hinsichtlich des Testes auch als a priori-Wahrscheinlichkeit bezeichnet.

$$\text{Prävalenz der Krankheit} = \frac{\text{Kranke}}{\text{Kranke} + \text{Gesunde}}$$

4.8. Inzidenz

Unter Inzidenz wird die **Häufigkeit des Neuauftretens einer bestimmten Krankheit** in einer Zeitperiode (meistens 1 Jahr) verstanden.

4.9. Prädiktive Werte

Die prädiktiven Werte PW (engl. predictive value = Vorhersagewert) geben an, wie groß die Wahrscheinlichkeit für das Vorliegen einer bestimmten Krankheit bei positivem Testergebnis (PW pos.) bzw. wie groß die Wahrscheinlichkeit des Ausschlusses einer bestimmten Krankheit bei negativem Testausfall ist (PW neg.). Die prädiktiven Werte werden auch als a posteri-Wahrscheinlichkeit bezeichnet.

$$PW\text{pos.} = \frac{\text{Kranke mit positivem Test}}{\text{Gesamtzahl mit pos. Test (richtig + falsch pos.)}} = \frac{rp}{rp+fp}$$

$$PW\text{neg.} = \frac{\text{Gesunde mit neg. Test}}{\text{Gesamtzahl mit neg. Test (richtig + falsch neg.)}} = \frac{rn}{rn+fn}$$

Die prädiktiven Werte werden entscheidend von der Prävalenz und der diagnostischen Spezifität und Sensitivität beeinflußt.

$$PW\text{pos.} = \frac{\text{Sensitivität} \cdot \text{Prävalenz}}{\text{Sensitivität} \cdot \text{Prävalenz} + (1-\text{Spezifität}) \cdot (1-\text{Prävalenz})}$$

$$PW\text{neg.} = \frac{\text{Spezifität} \cdot (1-\text{Prävalenz})}{\text{Spezifität} (1-\text{Prävalenz}) + \text{Prävalenz} (1-\text{Sensitivität})}$$

Daraus kann abgeleitet werden, daß bei kleiner Prävalenz, selbst bei hoher diagnostischer Spezifität und Sensitivität, niedrige PW erhalten werden.

Die Prävalenz kann durch ärztliche Präselektion (Anamnese, Einbeziehung klinischer Befunde, Auswahl von Risikopatienten) der zu untersuchenden Patienten erhöht werden. Damit ist bei gleichbleibender diagnostischer Sensitivität und Spezifität eine Erhöhung des prädiktiven Wertes verbunden. Screeninguntersuchung nicht bei niedriger Prävalenz durchführen.

4.10. Diagnostische Effizienz

Unter diagnostischer Effizienz wird das Verhältnis aller richtig positiven und richtig negativen Testergebnisse zur Gesamtheit aller Ergebnisse verstanden.

$$\text{Effizienz (\%)} = \frac{rp + rn}{\text{Gesamtzahl der Ergebnisse}}$$

Die diagnostische Effizienz ist abhängig von der diagnostischen Spezifität und diagnostischen Sensitivität sowie der Krankheitsprävalenz.

Effizienz = Prävalenz x Sensitivität + (1-Prävalenz) x Spezifität

Eine hohe diagnostische Effizienz ist erforderlich, wenn falsch positive sowie falsch negative Ergebnisse für den Patienten schwere körperliche und psychische Folgen nach sich ziehen (z.B. nicht erkannter Diabetes mellitus, Fehldiagnose Myokardinfarkt).

Zur Optimierung der diagnostischen Sensitivität und Spezifität und optimalen Trennung überlappender Wahrscheinlichkeitsdichtekurven existieren Verfahren wie die **ROC-Analyse (R**eceiver **O**perating **C**haracteristic) und die Berechnung der **Likelihood-Quotienten**.

5. Nukleinsäuren, Nukleotide und Metabolite

5.1. Nukleinsäuren

Nukleinsäuren sind Makromoleküle, die aus 4 verschiedenen Nukleotiden strangartig angeordnet sind, wobei entweder ein Einzelstrang (ssDNA, RNA) oder ein Doppelstrang (dsDNA) vorliegt. Zwei komplementäre Einzelstränge lagern sich aufgrund der Basenpaarung (A-T bzw. G-C) zu helikalen DNA- oder DNA-RNA-Ketten zusammen. Dieser Prozeß der Hybridisierung (Rekombination) wird zum Nachweis und zur Aufklärung ausgewählter Sequenzen eines unbekannten DNA-Bruchstückes verwendet.

5.1.1. Hybridisierungstechniken

Der Nachweis von nativen oder veränderten Nukleinsäuren hat in den letzten Jahrzehnten sprunghafte Fortschritte gemacht. Viele Methoden werden bereits in Routinelaboratorien angewendet.

Indikationen

- Diagnose von Erbkrankheiten
- Intragenische Mutationen
- Restriktionsfragmentlängen-Polymorphismen (RFLP)
- Diagnose von Tumoren durch Nachweis qualitativ oder quantitativ veränderter Onkogene
- Diagnose von Infektionskrankheiten
- Vaterschaftsdiagnostik, DNA-Fingerprinting und HLA-Typisierung

> *Beispiele pränataler Diagnostik:*
> - Hämoglobinopathien, Thalassämien, Sichelzellanämie
> - Lesch-Nyhan-Syndrom
> - α_1-Proteinaseinhibitor-Defizienz
> - Duchenne-Typ der Muskeldystrophie
> - Phenylketonurie
> - Hämophilie A und B

Methoden

Die aus Zellkernen extrahierte DNA wird mit Restriktions-Endonukleasen spezifisch gespalten. Die entstandenen DNA-Fragmente werden der Molekülgröße nach in einer Agarosegel-Elektrophorese getrennt. Nach Denaturierung in Einzelstrang-Fragmente werden diese durch Kapillardruck oder Anlegen einer Spannung auf ein Nitrozellulose- oder Nylonfilter überführt (*blotting*) und dort durch Hitze fixiert. Aus der Vielzahl der Banden werden die gesuchten Fragmente mit radioaktiv oder anderweitig markierten DNA-Bruchstücken (*Gen-Sonden*, probes) hybridisiert und dadurch sichtbar gemacht.

In der pränatalen Diagnostik werden mit der Hybridisierungstechnik auch Gene untersucht, die kein spezifisches Genprodukt (Protein, Enzym) synthetisieren.

Einteilung der **Blotting-Techniken**:

- *Southern-Blotting* (nach E. Southern, 1975)
  Hybridisierung von DNA-Bruchstücken
  - Restriktionsfragmentlängen-Polymorphismus beruht auf durch Mutationen veränderten Schnittstellen für Restriktionsenzyme
    Die untersuchten Fragmente liegen häufig in unmittelbarer oder weiterer Umgebung von Krankheitsgenen, so daß beispielsweise innerhalb von Familien die Träger veränderter Gene erkannt werden können
  - direkte Erkennung von homozygoten und heterozygoten Merkmalsträgern von Mutationen mit synthetischen Gen-Sonden, die entweder nur mit dem mutierten oder dem nichtmutierten DNA-Abschnitt hybridisieren

- *Northern-Blotting*
  dient zum direkten Nachweis von einzelsträngiger mRNA

- *Dot-blot-Methode*
  Aus der Probe extrahierte und denaturierte DNA wird an Membranfilter gebunden und mit einer markierten Sonde hybridisiert

5.1.2. Polymerase-Kettenreaktion (PCR)

Das Auffinden oder die nähere Untersuchung von wenigen DNA-Molekülen erfordert die vorhergehende Vermehrung (Amplifikation) der DNA. Zunächst wurde dafür die Klonierung und Vermehrung der genomischen oder copy-DNA (aus mRNA mittels der reversen Transkriptase hergestellt) in E. coli-, Hefe- oder Säugerzellen eingesetzt. Die 1985 von Saiki beschriebene Polymerase chain reaction (PCR) beruht darauf, daß man den natürlichen Vermehrungsmechanismus (Reduplikation) in vitro nachahmt. Von der zu vervielfältigenden DNA-Sequenz müssen zumindest die Randbereiche bekannt sein, damit zwei komplementäre Oligonukleotide (15-30 Nukleotide) als Startermoleküle (*Primer*) für die DNA-Synthese synthetisiert werden können.

Zunächst wird die doppelsträngige DNA bei hohen Temperaturen (85-94 °C) in zwei Einzelstränge als Matrizen getrennt. Nach schneller Abkühlung (37-55 °C) *hybridisieren* (Annealing) die im Überschuß vorliegenden Primer an den Enden der Zielsequenzen der DNA-Einzelstränge. Mit einer hitzestabilen Polymerase (Taq-Polymerase aus B. thermus aquaticus) und den vier Desoxynukleotiden (dATP, dGTP, dCTP und dTTP) werden bei 70 °C zwei komplette neue DNA-Doppelstränge synthetisiert. Dieser Prozeß wird n-mal zyklisch wiederholt, so daß der theoretische Amplifikationsfaktor 2^n beträgt. Theoretisch genügt also die Anwesenheit **einer Kopie** eines spezifischen DNA-/RNA-Bereiches aus dem Genom eines Mikroorganismus oder einer Körperzelle, um mit der PCR innerhalb weniger Stunden einen positiven Nachweis eines Erregers oder einer Genmutation zu führen.

Zur Messung wird entweder die Sonde oder das Amplifikat über Biotin-Streptavidin an die Oberfläche von Mikrotiterplatten gekoppelt. Die Sonde wird mit Enzymen, Dioxigenin, Fluoreszein oder radioaktiv markiert. Zur Detektion können auch monoklonale Antikörper eingesetzt werden.

Die PCR-Technik wurde mehrfach abgeändert:

- **Reverse-Transkriptase-PCR:** Vor der Amplifizierung wird aus der RNA eine cDNA hergestellt (Nachweis von RNA-Viren, Messung der Genexpression)
- **Multiplex-PCR**: Verwendung mehrerer Primer für unterschiedliche Genloci in einem Ansatz (Suche nach verschiedenen Mutationen in einem Gen)
- **Nested PCR**: Ein PCR-Fragment wird in einer zweiten PCR mit weiter intern gelegenen Primern amplifiziert, wodurch die Spezifität des Verfahrens bei großer Sensitivität gewährleistet wird
- **Ligase chain reaction (LCR):** Verwendung von 4 synthetischen Primern. An der Nahtstelle zwischen 2 benachbarten Primern muß eine perfekte Komplementarität mit dem Zielstrang vorhanden sein, weil sonst die Ligation der Primer behindert wird. Es wird nur eine einzelne Basenposition geprüft. Vorteil ist die Automatisierbarkeit des Verfahrens

Beispiele für mikrobiologische Nachweise unter Nutzung der PCR-Technik	
HIV-1/2	• Abklärung bei Kindern infizierter Mütter • Infektiosität von Blutprodukten
Hepatitis B	• Infektiosität von Blutprodukten • Therapiekontrolle
Hepatitis C	• Überprüfung der Virusaktivität • Infektiosität von Blut und Blutprodukten • Infektionsstatus von Neugeborenen
Zytomegalie-Virus	• Überwachung von Immunsupprimierten
Epstein-Barr-Virus	• Liquoruntersuchung bei Polyradiculitis
Borrelia burgdorferi	• Liquoruntersuchung bei Neuroborreliose
Chlamydia pneumoniae	• Bronchiallavage bei unspezifischer Pneumonie
Mykobakterien	• Nachweis aus Liquor, Pleuraflüssigkeit und Biopsien

Störungen der PCR-Technik, besonders durch Kontamination mit der DNA des Untersuchers oder mit PCR-Produkten vorausgegangener Assays (Aerosolbildung), müssen durch räumliche Trennung der einzelnen Arbeitsschritte, Aerosolfreie Pipettiergeräte, Einsatz von Dekontaminierungstechniken und das Mitführen von Negativkontrollen weitestgehend ausgeschlossen werden. Die nachgewiesenen Strukturveränderungen der DNA können funktionell bedeutungslos sein. Umgekehrt bedeutet der Nachweis von DNA- oder RNA-Fragmenten von Bakterien oder Viren nicht in jedem Fall, daß infektionsfähige Organismen vorhanden sind. Aufgrund der hohen Empfindlichkeit der PCR sind Strategien zum Aufdecken falsch-positiver und falsch-negativer Ergebnisse besonders wichtig.

5.2. Harnsäure

Harnsäure ist das Endprodukt des menschlichen Purinstoffwechsels, da es in der Phylogenese des Menschen zum Verlust der Urikase gekommen ist. Im Serum liegt Harnsäure vorwiegend als Mononatriumurat vor, dessen Löslichkeit auf 420 µmol/l (6,8 mg/dl) begrenzt ist. Die Ausscheidung erfolgt über Niere und Darm. Nach glomerulärer Filtration wird die Harnsäure zu 90 % in den Tubuli rückresorbiert.

Indikationen

- Diagnose oder Ausschluß einer Gicht
- Kontrolle der Gichtbehandlung
- Erfassung der Hyperurikämie als Risikofaktor bzw. als Begleitsymptom des metabolischen Syndroms (Adipositas, Hypertonie, Dyslipoproteinämie, Glukosetoleranzstörung, Atherosklerose) (☞ Kap. 8.1.1., 9.1. und 9.6.)
- Nierensteine und Uratnephropathie
- zytostatische Therapie und Röntgenbestrahlung
- Hämoblastosen
- Hungerzustände, Fastenkuren
- Verdacht auf Schwangerschaftsgestosen

Da die *Harnsäureausscheidung im Urin* eine wichtige Regelgröße für die Harnsäurekonzentration im Serum ist und andererseits die Nierenfunktion durch eine Hyperurikämie ungünstig (Nephrolithiasis, Gichtniere) beeinflußt werden kann, sollten Bestimmungen der Harnsäureausscheidung bzw. -clearance *stärker* genutzt werden.

Präanalytik

Drei Tage vor der Untersuchung werden eine purinarme Kost verabreicht und Medikamente (Urikosurika, Urikostatika) abgesetzt. Die Blutentnahme sollte möglichst morgens nüchtern (24stündige Alkoholabstinenz) erfolgen. Vorherige Muskelarbeit oder intensive Sonnenbestrahlung können zu Konzentrationserhöhungen führen. Antikoagulantien wie EDTA, Zitrat und Natriumfluorid sowie Hämolyse hemmen die zur Bestimmung verwendete Urikase. Die Harnsäure ist im Serum 3 Tage bei Raumtemperatur stabil.

Für die Harnsäurebestimmung im Urin gilt ebenfalls die obige Patientenvorbereitung. Der Urin wird 24 Stunden unter Lichtabschluß gesammelt und die Gesamtmenge ins Labor gebracht. Präzipitate (Harnsäure und Urate) werden durch Erwärmen und Alkalisieren in Lösung gebracht.

Bestimmungsmethoden

Alle Methoden verwenden die oxidative Spaltung der Harnsäure mittels Urikase zu Allantoin und Wasserstoffperoxid.

$$\text{Harnsäure} + 2\,H_2O + O_2 \xrightarrow{\text{Urikase}} \text{Allantoin} + CO_2 + H_2O_2$$

Zur Messung können genutzt werden:

- Verschwinden des Harnsäure-Absorptionsmaximums bei 293 nm, die Extinktionsänderung ist der Harnsäurekonzentration proportional
- Bestimmung des H_2O_2 mittels einer chromogenen Peroxidase- oder Katalasereaktion

Referenzbereiche

- *Serum*
  - Männer: 200-420 µmol/l (3,4-7,0 mg/dl)
  - Frauen vor Menopause: 140-340 µmol/l (2,4-5,7 mg/dl)

  nach Menopause Angleichung an die Werte der Männer
- *Urin*
  - Männer: 1,80-4,75 mmol/d (300-800 mg/24h)
  - Frauen: 1,45-4,50 mmol/d (250-750 mg/24h)

unter purinreicher Kost bis 11,9 mmol/d (2g/24h)

- *Harnsäure-Clearance:* > 7ml/min (> 0,12 ml/s)
- *Synovial-Punktat:* < 420 µmol/l (< 7,0 mg/dl)

Bewertung

Die Harnsäurekonzentrationen von Gesunden und **Gichtkranken** überlappen stark. Bei einem Grenzwert von 416 µmol/l Harnsäure hatten 9 %

der Gichtkranken niedrigere Werte, während in einer Bevölkerungsstudie 7,4 % der Männer (0,5 % mit Gicht) und 2,4 % der Frauen (0,3 % mit Gicht) über dem Grenzwert lagen. Je früher die Hyperurikämie auftritt, umso größer ist das Risiko einer Gichtmanifestation.

Beweisend für Gicht sind:
- typische Anamnese und/oder plötzlich einsetzende Arthritis
- Auftreten von Tophi
- Nachweis von Harnsäurekristallen in Gelenkpunktaten oder Tophi
- wiederholter Nachweis erhöhter Harnsäurekonzentrationen

Die *primäre* (familiäre) *Hyperurikämie* ist zu 95-99 % durch renale Harnsäureausscheidungsstörungen und zu 1-2 % durch vermehrte endogene Harnsäurebildung (z.B. Lesch-Nyhan-Syndrom) bedingt.

Sekundäre Hyperurikämien werden durch Erkrankungen außerhalb des Purinstoffwechsels verursacht:
- renale Ausscheidungsstörungen
  - Niereninsuffizienz: im Serum werden 600 µmol/l selten überschritten, d.h. es gibt keine lineare Korrelation zur Kreatininkonzentration
  - kompetitive Hemmung der tubulären Harnsäureausscheidung durch Laktaterhöhung (bei Alkoholismus)
  - Ketoazidosen, Hungerzustände
  - Schwangerschaftsgestosen, Eklampsie
  - Saluretika, Salizylsäure, Tuberkulostatika
- gesteigerter Abbau von Nukleinsäuren bei Gewebezerstörungen und erhöhtem Turnover
  - maligne Tumoren, Leukosen (bis 1200 µmol/l, 20,2 mg/dl)
  - Chemo- und Strahlentherapie (bis 3000 µmol/l, 50,4 mg/dl)
- Infusionen von Zuckeraustauschstoffen wie Fruktose und Sorbit
- vermehrte Zufuhr von Nahrungspurinen

Ausgehend von der häufigen Kombination Hyperurikämie, Adipositas mit Hypertriglyzeridämie und Typ II-Diabetes wird heute die Hyperurikämie (Gicht) in den Komplex des *metabolischen Syndroms* eingeordnet und damit auch das hohe Risiko für kardio- und zerebrovaskuläre Erkrankungen erklärt.

Hypourikämien (< 120 µmol/l, < 2 mg/dl) werden verursacht durch:
- Urikostatika (Allopurinol)
- Urikosurika (Benzbromaron, Probenecid)
- Leberinsuffizienz, tubuläre Defekte
- den seltenen Xanthinoxidase-Defekt. Die Harnsäurevorstufen Xanthin und Hypoxanthin reichern sich im Serum an und werden im Urin ausgeschieden (Xanthinurie, Xanthinsteine)

Neben der quantitativen Harnsäurebestimmung hat der *Nachweis* von *Harnsäure-* und *Uratkristallen* pathognomonische Bedeutung:
- Kristalle in Synovialpunktaten (Gichtarthritis)
- Uratgranulome in Gichttophi der Weichteile und Knorpel

Das Auftreten von Harnsäure- oder Uratkristallen im Urinsediment unterliegt oft zufälligen Einflüssen (Urinkonzentrierung, pH-Wert). Wichtig ist der Nachweis von Harnsäure, Ammonium- und Natriumurat in Harnsteinen (☞ Kap.17.6. und Tab. 17.2).

6. Aminosäuren und Proteine

6.1. Aminosäuren

6.1.1. Allgemeines

Aminosäuren werden vorrangig zum Aufbau von Peptiden und Proteinen benötigt - ca. 90 % der Aminosäuren des Körpers sind in Proteinen und Peptiden fixiert - darüber hinaus dienen sie der Synthese von Pyrimidinen, Purinen, Porphyrinen, Katecholaminen, Schilddrüsenhormonen, Kreatin.

Freie Aminosäuren sind vorwiegend im Intrazellulärraum lokalisiert und nur zu 10 % im Extrazellulärraum, u.a. Plasma, Tränenflüssigkeit, Schweiß, Synovialflüssigkeit. Die Aminosäurenkonzentration im Serum liegt bei 3 mmol/l, die der einzelnen Aminosäuren jeweils zwischen 10 und 750 µmol/l.

Die Bestimmung von Aminosäuren in Körperflüssigkeiten dient hauptsächlich zur Diagnose und Therapiekontrolle von angeborenen Aminosäurestoffwechsel-Erkrankungen.

Hier werden unterschieden:

- *Erkrankungen des Intermediärstoffwechsels*
  Phenylketonurie, Ahornsirup-Krankheit (Valin, Isoleucin, Leucin), Citrullinämie, Tyrosinämie, Homocystinurie, Hyperprolinämie
- *Erkrankungen, die auf einem gestörten Membrantransport beruhen*
  Cystinurie, Hartnup-Syndrom (Leucin, Isoleucin, Valin, Alanin, Thyreonin, Serin, Asparagin, Glutamin, Phenylalanin, Tyrosin, Tryptophan), Iminoglycinurie (Glycin, Hydroxyprolin, Prolin), Lysinurische-Protein-Intoleranz (Lysin, Ornithin, Arginin)

6.1.2. Analytik

Die Bestimmung der Aminosäuren erfolgt vorwiegend in Serum/Plasma, Urin und Liquor cerebrospinalis.

6.1.2.1. Qualitativ chemische Untersuchungsmethoden im Urin

Eisen(III)-chlorid-Test mit Teststreifen (Phenystix) zum Nachweis einer Phenylketonurie: positive Reaktion auch bei anderen Aminoazidopathien mit erhöhter Ausscheidung von Oxosäuren sowie bestimmter Medikamente (u.a. Salizylate).

6.1.2.2. Mikrobiologischer Hemmtest nach Guthrie

Bei diesem Test wird das Wachstum von Sporensuspensionen bestimmter Bakterien in Agar-Agar und Nährmedien durch entsprechende Antimetaboliten der zu bestimmenden Aminosäuren gehemmt. Durch Zusatz der Aminosäuren wird die Wachstumshemmung wieder aufgehoben.

Bei der Durchführung des Testes wird ein blutgetränktes Filterpapierblättchen auf die Oberfläche des Testmediums gebracht. Nach Inkubation bei 37 °C zeigt sich bei Anwesenheit der gesuchten Aminosäure ein Wachstumshof, dessen Durchmesser ein Maß für die Aminosäurenkonzentration ist. Dieses Verfahren wird vorwiegend als Neugeborenenscreening eingesetzt und dient der semiquantitativen Bestimmung von: Phenylalanin, Leucin, Prolin, Methionin, Tyrosin, Histidin, Ornithin, Arginin, Valin, Lysin, Homocystein und Citrullin.

6.1.2.3. Chromatographische Verfahren

Im Gegensatz zum obigen Guthrie-Susi-Test können mit Hilfe der ein- und zweidimensionalen Dünnschicht- und Papierchromatographie Veränderungen des Aminosäurespektrums mit nur einer Untersuchung erfaßt werden. Zur Sichtbarmachung der Aminosäuren wird vorwiegend die Reaktion mit Ninhydrin verwendet.

6.1.2.4. Ionenaustauschchromatographie

Die Trennung der Aminosäuren erfolgt an Kationenaustauschersäulen und die Eliminierung mit Zitratpuffern unterschiedlicher pH-Werte und Ionenstärke. Mit Hilfe moderner vollmechanisierter Geräte ist es möglich, eine komplette Analyse der Aminosäuren in physiologischen Flüssigkeiten, u.a. Serum/Plasma, Urin, Liquor, Fruchtwasser innerhalb weniger Stunden zu erstellen (Stoffwechselscreening). Bei der Gewinnung, Aufarbeitung und Aufbewahrung des Untersuchungsgutes müssen entsprechende Vorsichtsmaßnahmen beachtet werden. Man informiere sich in dem zuständigen Laboratorium oder der einschlägigen Literatur.

Bei der Bewertung der Ergebnisse muß der Einfluß bestimmter exogener und endogener Faktoren, wie Alter und Geschlecht, berücksichtigt werden.

6.1.2.5. Hochleistungsflüssigkeitschromatographie (HPLC)

Die Hochleistungsflüssigkeitschromatographie (**H**igh **P**erformance **L**iquid Chromatographie = HPLC) ist besonders für den gezielten und hochsensitiven Nachweis bestimmter einzelner Aminosäuren, z.B. Phenylalanin zum Therapiemonitoring bei Phenylketonurie, Gamma-Aminobuttersäure und Glutamat im Liquor, Homocystein und weniger für die Erstellung komplexer Aminosäuremuster in biologischen Flüssigkeiten mit dem Ziel des Stoffwechselscreenings geeignet.

Zur Trennung der Aminosäuren wird die Reversed-Phase-Chromatographie angewendet, mit unpolarer stationärer Phase und polarer mobiler Phase. Vor der eigentlichen Trennung der Aminosäuren müssen diese mit o-Phtalaldehyd umgesetzt werden. Der Nachweis erfolgt mit Fluoreszenz-Detektoren.

6.1.3. Phenylketonurie

Bei dieser autosomal-rezessiv vererbbaren Krankheit mit einer Häufigkeit zwischen 1 : 4500 und 1 : 23000 liegt eine Störung des Phenylalaninstoffwechsels zugrunde. Durch das Fehlen der Phenylalanin-hydroxylase (Phenylalanin-4'monooxygenase) ist der Umbau zu Tyrosin gestört.

Die daraus resultierende Hyperphenylalaninämie führt zu vermehrter Ausscheidung von Phenylalanin, Phenylbrenztraubensäure, Phenylessigsäure, Phenylmilchsäure, Phenylazetylglutamin.

Indikation

Früherkennung permanenter Phenylalanin-Stoffwechselstörung; routinemäßig bei Neugeborenen am 5. Lebenstag.

Bestimmungsmethode

- Teststreifen (☞ Kap. 6.1.2.1.), spricht erst nach 3 Wochen an
- mikrobiologischer Hemmtest nach Guthrie und Susi

Untersuchungsmaterial

Vollblut, meist kapilläre Abnahme an der Ferse, aufgetropft auf ein Filterpapier oder Filterpapierkarte (zum Versand).

Referenzbereich

- Säuglinge und Kinder: ≤ 20 mg/l

Bewertung

Erhöhte Werte bei
- Phenylketonurie
- benigner persistierender Hyperphenylalaninämie
- transitorischer Hyperphenylalaninämie
- Störung im Stoffwechsel des Kofaktors der Phenylalanin-Hydroxylase, des Tetrahydrobiopterins
- Tyrosinämie
- Hyperphenylalaninämie der Mutter
- hoher Eiweißzufuhr, Aminosäuren-Infusionen
- Leberstörung, Niereninsuffizienz

Störungen

Falsch negative Ergebnisse bei
- Blutabnahme vor dem 5. Lebenstag
- Erbrechen an den ersten Lebenstagen (mangelnde Aufnahme von Phenylalanin)

Falsch positive Ergebnisse bei
- mehreren Blutstropfen auf eine Stelle des Filterpapiers

6.1.4. Alkaptonurie

Bei dieser autosomal-rezessiv vererbbaren Erkrankung ist der Abbau des Tyrosins gestört. Wegen Fehlens der Homogentisat-1,2 Dioxygenase kann das Zwischenprodukt Homogentisinsäure nicht weiter zu Maleylazetoazetat abgebaut werden und wird im Harn ausgeschieden. Im alkalischen Harn kommt es zur Oxidation der Homogentisinsäure zu einem chinoiden Farbstoff, der den Urin schwarzbraun färbt (Alkaptonurie). Auch im Körper kommt es zu braun-schwarzen Pigmentablagerungen (Ochronose) und sekundären entzündlichen Veränderungen der mesenchymalen Gewebe (Gelenke, Knorpel, Intima).

Homogentisinsäure-haltiger Harn reduziert Cu(II)-Komplexverbindungen zu rotem Cu(I)-Oxid.

6.1.5. Ahornsirup-Krankheit (Leuzinose)

Bei dieser vererbbaren Krankheit ist der Abbau der verzweigten Aminosäuren Valin, Isoleuzin und Leucin gestört. Die nach Transaminierung aus den Aminosäuren gebildeten 2- Oxokarbonsäuren werden infolge Störung der oxidativen Decarboxylierung (Enzymdefekt) nicht weiter abgebaut und mit dem Harn ausgeschieden. Gleichzeitig kommt es zu einem Anstieg der neurotoxisch wirkenden 2-Oxokarbonsäuren und verzweigten Aminosäuren im Blut.

Der charakteristische Geruch des Urins nach Ahornsirup und Maggi, der möglicherweise durch Kondensationsprodukte der 3-Hydroxybuttersäure bedingt ist, tritt erst am 6. Lebenstag auf. Es wird empfohlen, bei Verdacht auf eine Ahornsirup-Erkrankung säulenchromatographische Untersuchungen bzw. einen mikrobiologischen Hemmtest durchzuführen.

6.1.6. Homocystinurie

Bei dieser autosomal-rezessiv vererbbaren Erkrankung ist der Methionin-Homocystin-Stoffwechsel gestört. Infolge eines Mangels an Cystathionin-β-Synthase kommt es zu einem Anstieg von Methionin und Homocystin sowie zu einer Ausscheidung von Methionin und Homocystin (Homocystinurie).

Bestimmung von Methionin und Homocystin im Blut durch Austauschchromatographie und Hochleistungsflüssigkeitschromatographie sowie mit dem mikrobiologischen Hemmtest nach Guthrie und Susi im Urin.

Pränataldiagnostik durch Bestimmung der Cystathionin-β-Synthase-Aktivität in Zellkulturen.

6.2. Proteine

6.2.1. Proteine im Plasma

Im menschlichen Plasma kommen mehrere hundert Proteine mit unterschiedlicher Struktur und Funktion vor, von denen etwa 100 biochemisch charakterisiert sind. Die Konzentration der Einzelproteine im Plasma differiert von ca. 40 g/l für Albumin bis ca. 50 µg/l für IgE.

Zu den wichtigsten Funktionen der Plasmaproteine zählen:

- Transportfunktion (☞ Tab. 6.1)
- katalytische Funktion (☞ Kap. 7.1.)
- Aufrechterhaltung des onkotischen Drucks und der Wasserstoffionenkonzentration in der extrazellulären Flüssigkeit
- Inhibition der Proteasen
- Beteiligung am Gerinnungs- und Fibrinolysesystem (☞ Kap. 13.)
- Teil des Immunabwehrsystems (☞ Kap. 6.2.4.13.)
- regulierende Funktion (☞ Kap. 20.)

Als "passenger proteins" gelten Proteine, die von Zellen abgegeben werden und das Blut als Transportsystem benutzen (u.a. Hormone, Enzyme, Gewebeproteine).

Die Proteindiagnostik umfaßt Methoden zur Bestimmung des Gesamtproteins, bestimmter Proteinklassen sowie von Einzelproteinen im Plasma bzw. Serum (Serum = Plasma ohne Fibrinogen).

Proteine	Transportierter Stoff
Präalbumin (Transthyretin)	Thyroxin, retinolbindendes Protein
Albumin	Wasser, Ionen, Bilirubin, Hormone, Pharmaka
Coeruloplasmin	Kupfer
Transferrin	Eisen
Haptoglobin	Hämoglobin
Hämopexin	Häm
Transcobalamin	Vitamin B_{12}
Transcortin	Cortisol
Thyroxin-bindendes Protein	Thyroxin, Trijodthyronin
Retinol-bindendes Protein	Vitamin A
Gc-Globulin	Vitamin D_3
α_2-Makroglobulin	Ionen, Insulin, Wachstumshormon
Sexualhormon-bindendes Globulin	Sexualhormone

Tab. 6.1: Transportproteine.

6.2.2. Gesamtprotein

Indikationen

Bei Verdacht auf erniedrigte Gesamtproteinkonzentration bedingt durch:

- verminderte Proteinsynthese
- vermehrte Proteinverluste (u.a. bei großer Proteinurie, chronischen Durchfällen, chronischen Lebererkrankungen, Verbrennungen, Unterernährung)

Bei Verdacht auf erhöhte Proteinkonzentration bedingt durch:

- stark gesteigerte Synthese von Immunglobulinen und Paraproteinen
- Exsikkose (Pseudohyperproteinämie)

Untersuchungsmaterial

- Serum, Plasma

Bestimmungsmethoden

- *Biuret-Methode*

Prinzip: Kupfer(II)-Ionen bilden im alkalischen Bereich mit Proteinen sowie Peptiden, die mind. 2 Peptidbindungen enthalten, rotviolette Komplexe, deren Farbintensität bei 546 nm photometrisch bestimmt wird. Das verwendete *Biuret-Reagenz* enthält $CuSO_4$, NaOH und Kalium-Natrium-Tartrat, das die Kupferionen im alkalischen Milieu als Komplex in Lösung hält, sowie Kaliumjodid, um eine Autoreduktion von Cu^{2+} zu verhindern.

Die Farbintensität ist der Zahl der Peptidbindungen und damit der Proteinkonzentration proportional. Die Konzentration wird mit Hilfe eines Standards ermittelt.

Referenzbereiche

- *Serum*
    - Erwachsene: 66-87 g/l
    - Säuglinge (bis 4 Wochen): 46-68 g/l
    - Säuglinge (1-12 Monate):   48-76 g/l
    - Kinder (1-16 Jahre):   60-80 g/l

Bei der Verwendung von Plasma liegen die Bereiche geringfügig höher (Fibrinogen).

Bewertung

Hyperproteinämie bei

- Paraproteinämien (Plasmozytom, Makroglobulinämie Waldenström)
- Pseudoproteinämie (durch Dehydratation) Verminderung des Plasmavolumens bei gleichbleibendem Proteingehalt u.a. bei Durchfällen, Erbrechen, Dursten, Diabetes insipidus, polyurischer Phase des akuten Nierenversagens, hohen physischen Leistungen
- geringfügigen Anstiegen durch Erhöhung der Gamma-Globuline

Hypoproteinämien bei

- Synthesestörung (chronische aktive Hepatitis, Leberzirrhose, Antikörpermangelsyndrom)
- enteraler Absorptionsstörung (einheimische und tropische Sprue, Zöliakie, Nahrungsmittelallergien, Disaccharidasemangel, Mukoviszidose, selektiver IgA-Mangel)
- Proteinverlustsyndrom (nephrotisches Syndrom unterschiedlicher Genese)
- exsudativer Enteropathie (Colitis ulcerosa, Morbus Crohn, Ménétrier-Syndrom, Polyposis und Divertikulose des Kolons)
- Eiweißmangelernährung (u.a. Hungerzustände, Anorexia nervosa, gastrointestinale Tumoren)
- gesteigertem Abbau (Hypothyreose)
- Hauterkrankungen (massive Verbrennungen, nässende Ekzeme, bullöse Dermatosen)
- Aszitesbildung, Pleuraexsudation
- Pseudohypoproteinämien (massive Blutungen, Infusionstherapie, Schwangerschaft)

Einflußgrößen und Störfaktoren

Die Probenentnahme soll am liegenden nüchternen Patienten erfolgen, bei aufrechter Körperlage kann infolge des orthostatischen Druckes die Proteinkonzentration (gilt auch für andere hochmolekulare Verbindungen) um 10-20 % höher liegen; analoges gilt für Stauung der Extremität zur Probenentnahme über 5 min.

Infusionstherapie mit Dextranen, Lipiden, Mannit, Sorbit, Fruktose sowie Röntgenkontrastmittel führen zu falsch erhöhten Werten.

Probenleerwerte müssen mitgeführt werden bei: Lipämie, Hyperbilirubinämien, Hämolysen.

6.2.3. Serum-Proteinelektrophorese

Durchführung der Proteinelektrophorese ☞ Kap. 3.2.2.

Normalerweise werden bei der elektrophoretischen Auftrennung der Serumproteine auf Zelluloseazetatstreifen *5 Fraktionen* erhalten: Albumin/Präalbumin, α_1-, α_2-, β-, γ-Globulin (☞ Tab 6.2).

Fraktion	Bestandteil
Albumin	• Albumin, Präalbumin (Präalbumin zeichnet sich gelegentlich als eigene Fraktion vor der Albuminfraktion ab)
α_1-Globuline	• α_1-Antitrypsin • saures α_1-Glykoprotein • α-Lipoproteine (HDL)
α_2-Globuline	• α_2-Makroglobulin • prä-β-Lipoproteine (VLDL) • Haptoglobin
β-Globuline	• β-Lipoproteine (LDL) • Komplement C3 • Transferrin
γ-Globuline	• Immunglobuline (IgA, IgM, IgG)

Tab. 6.2: Die wichtigsten Bestandteile der mit der Zelluloseazetatfolien-Elektrophorese erhaltenen Proteinfraktionen.

Indikationen

- Abklärung erhöhter oder erniedrigter Gesamteiweiß-Konzentrationen im Serum
- Diagnostik und Verlaufskontrolle von akuten und chronischen Entzündungen
- Leber- und Nierenerkrankungen
- maligne Gammopathien (multiples Myelom, monoklonale Gammopathien)
- Verdacht auf Antikörpermangel

Referenzbereiche

Die mit der Proteinelektrophorese erhaltenen Ergebnisse sind methodenabhängig. Die Laboratorien müssen sich strikt an ein Verfahren halten.

Aus dem Referenzbereich der Gesamtproteinkonzentration (65-85 g/l) und dem prozentualen Anteil der einzelnen Fraktionen kann deren Konzentration berechnet werden (☞ Tab. 6.3).

Fraktion	Anteil %	Bruchteil des als 1 gesetzten Gesamteiweiß (SI)	Konzentration in g/l
Albumin	60,6-68,6	0,61-0,69	39,39-58,31
α_1-Globuline	1,4-3,9	0,014-0,039	0,91-3,31
α_2-Globuline	4,2-7,8	0,042-0,076	2,73-6,46
β-Globuline	7,0-10,4	0,070-0,104	4,55-8,84
γ-Globuline	12,1-17,7	0,121-0,177	7,87-15,05

Tab. 6.3: Serum-Proteinelektrophorese, Referenzbereiche für Erwachsene. Die angegebenen Werte gelten als Richtwerte für die Auftrennung der Serumproteine auf Zelluloseazetatfolie und die Anfärbung der Fraktion mit Amidoschwarz (modifiziert nach Thomas, Labor und Diagnose, Medizinische Verlagsgesellschaft Marburg, 4. Auflage, 1995). Die Konzentration der Fraktionen wurde aus deren prozentualem Anteil am Gesamteiweiß und dem Referenzbereich des Gesamteiweißes (s. o.) berechnet.

Bewertung

Mit der Proteinelektrophorese können stärkere Dysproteinämien (qualitative und/oder quantitative Veränderungen gegenüber der Norm) im Proteinspektrum sowie das Auftreten von Extragradienten erkannt werden.

Eine Diagnosestellung mit Hilfe der Elektrophorese ist nicht möglich; Ausnahme Plasmozytome. Zuordnung von Erkrankungen und Krankheitsgruppen zu bestimmten Beispielen (☞ Abb. 6.1-6.5).

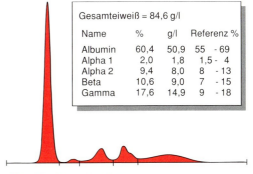

Abb. 6.1: Normales Elektropherogramm.

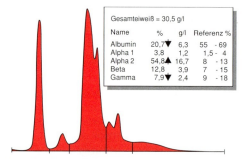

Abb. 6.2: Nephrotisches Syndrom. Gesamteiweiß, IgG, κ-Leichtketten deutlich erniedrigt.

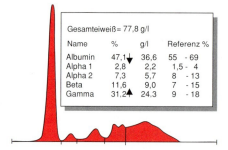

Abb. 6.3: Alkohol-toxische Leberzirrhose. IgA, IgG deutlich erhöht.

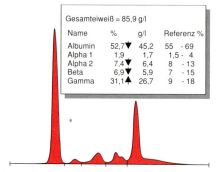

Abb. 6.4: Morbus Waldenström. Monoklonale Bande (IgM). IgM, κ-Leichtketten deutlich erhöht.

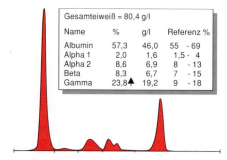

Abb. 6.5: Plasmozytom (IgG). IgG, κ-Leichtketten deutlich eröht.

6.2.4. Einzelproteine

6.2.4.1. Albumin

Albumin ist mit einer Konzentration von 35-52 g/l das quantitativ bedeutsamste Plasmaprotein. Es wird in den Leberparenchymzellen über verschiedene Vorstufen in einer Menge von 14 g/Tag gebildet und gilt als das "klassische Sekretprotein". Die Plasmahalbwertszeit beträgt ca. 20 Tage. Die beiden wichtigsten Funktionen des Albumins sind:

- Aufrechterhaltung des kolloidosmotischen Druckes (im Plasma zu ca. 80 % durch Albumin bedingt)
- Transportfunktion, wichtigstes Transportprotein für Substanzen mit geringer Wasserlöslichkeit, u.a. freie Fettsäuren, Bilirubin, ca. 1/3 des Plasmakalziums, Spurenelemente (Kupfer, Zink), Magnesium

■ **Indikationen**

- verminderter Anteil in der Proteinelektrophorese
- Leber- und Nierenerkrankungen
- Ödembildung

■ **Untersuchungsmaterial**

- Serum

■ **Bestimmungsmethoden**

- Immun-Nephelometrie bzw. Turbidimetrie
- photometrische Bestimmung mit Bromkresolgrün
  Bei der Bindung an Albumin verschiebt sich das Absorptionsmaximum des gebundenen gegenüber dem des ungebundenen Farbstoffes
- Proteinelektrophorese (Die Ergebnisse sind methodenabhängig und besitzen nur orientierenden Charakter, die Albuminfraktion enthält häufig Präalbumin)

■ **Bewertung**

Erhöhte Werte bei
- Dehydrationszuständen (Exsikkose)

Erniedrigte Werte bei
- Hyperhydration (Infusionstherapie)
- kongenitaler Analbuminämie
- Nieren- und Lebererkrankungen

- Entzündungen (negatives Akute-Phase-Protein)
- Karzinomen
- Mangelernährung
- Resorptionsstörungen
- Verlusten in den interstitiellen Raum (Aszites) oder über Niere und Darm

Referenzbereich

- *Serum:* 35-52 g/l

6.2.4.2. Präalbumin (Transthyretin)

Das Protein wird in der Leber synthetisiert; die Halbwertszeit beträgt ca. 2 Tage. Die Funktionen sind:

- Bindung und Transport des Thyroxins (T_4)
- Bindung und Transport des Retinol-bindenden Proteins

Untersuchungsmaterial

- Serum, Liquor

Bestimmungsmethode

- Immun-Nephelometrie- bzw. -Turbidimetrie

Referenzbereich (Serum)

- 0,2-0,4 g/l

Bewertung

Erhöhte Werte bei
- nephrotischem Syndrom

Erniedrigte Werte bei
- Leberschädigung
- Mangelernährung
- Entzündungen (negatives Akute-Phase-Protein)

6.2.4.3. Retinolbindendes Protein

Das in den Hepatozyten gebildete Protein (Molmasse 21000 D) dient zum Transport von Retinol. Retinolfreies Protein wird nicht an Präalbumin gebunden und dadurch glomerulär filtriert, danach tubulär reabsorbiert und katabolisiert; die Halbwertszeit im Serum beträgt ca. 11 Stunden.

Das Protein gilt als empfindlicher Syntheseparameter der Leber (vergleichbar mit Präalbumin).

Indikation

- Leberzellinsuffizienz
- Proteinmangelernährung

Untersuchungsmaterial

- Serum

Bestimmungsmethode

Die Bestimmung erfolgt immun-nephelometrisch bzw. turbidimetrisch.

Referenzbereich

- 30-60 mg/l

6.2.4.4. Coeruloplasmin (Cp)

Coeruloplasmin (Molmasse 120 000 D) wird in der Leber synthetisiert und enthält in fester Bindung 8 Kupferatome.

Wichtigste Funktionen sind:

- Transport von Kupfer
- katalytische Funktion bei der Oxidation von Polyaminen, Katecholaminen, Polyphenolen sowie von Fe^{2+} zu Fe^{3+} (Ferrooxidase)

Indikation

- Verdacht auf Störungen des Kupferstoffwechsels

Untersuchungsmaterial

- Serum, Plasma

Bestimmungsmethode

- Immun-Nephelometrie, radiale Immundiffusion

Referenzbereiche

- Erwachsene: 0,3-0,6 g/l
- Bei Säuglingen und älteren Kindern liegen die Ergebnisse niedriger

Bewertung

Erhöhte Werte bei:

- akuten und chronischen Entzündungen (Akute-Phase-Protein; ☞ auch Kap. 22.)
- hormonellen Antikonzeptiva, Schwangerschaft
- Cholestase

- Neoplasmen

Erniedrigte Werte bei

- Kupferstoffwechselstörungen (Morbus Wilson, Menkes Syndrom)
- Leberzirrhose, nephrotischem Syndrom
- exudativer Gastroenteropathie
- Mangel- und Fehlernährung

6.2.4.5. Haptoglobin/Hämopexin (Hp/Hpx)

Haptoglobin

Haptoglobin wird in den Hepatozyten synthetisiert und besteht aus vier Polypeptidketten, zwei α- und zwei β-Ketten. Für die α-Ketten besteht genetischer Polymorphismus, der zu drei Hauptphänotypen Hp1-1 (vorherrschend in Afrika, Süd- und Zentralamerika), Hp2-1 (vorherrschend in Mitteleuropa) und Hp2-2 (vorherrschend bei Asiaten) führt. Haptoglobin ist ein Akute-Phase-Protein (☞ Kap. 22.) und Transportprotein für freies Hämoglobin.

Durch den Transport des Hämoglobins in das retikuloendotheliale System und Verhinderung der glomerulären Filtration aufgrund des hohen Molekulargewichtes wird ein größerer Eisenverlust des Körpers verhindert.

Indikation

- Diagnostik und Verlaufsbeobachtung hämolytischer Erkrankungen

Untersuchungsmaterial

- Serum

Bestimmungsmethode

- Immunnephelometrie, -turbidimetrie, radiale Immundiffusion

Referenzbereiche (typenabhängig)

- Typen-unabhängig: 0,30-2,00 g/l
- Typ 1-1:   0,30-2,00 g/l
- Typ 2-1:   0,40-2,00 g/l
- Typ 2-2:   0,30-2,00 g/l

Bewertung

Erhöhte Werte bei:

- akuten und chronisch aktiven Entzündungen akuten Gewebsnekrosen, malignen Tumoren (Akute-Phase-Protein, ☞ auch Kap. 22.)
- Cholestase, Morbus Hodgkin, nephrotischem Syndrom
- Eisenmangel-Anämie
- Neosynthese unbekannter Ursache, Plasmozytom

Erniedrigte Werte bei:

- intravaskulärer Hämolyse (mechanisch, medikamentös, infektiös bedingt) und hämolytischen Anämien
- akuten und chronischen Lebererkrankungen
- Malabsorptions-Syndrom
- Säuglingen und Kleinkindern

Normale Haptoglobinkonzentrationen können bei Hämolyse gefunden werden, wenn gleichzeitig eine Entzündung vorliegt (Abklärung durch Bestimmung des C-reaktiven-Proteins).

Die Phänotypisierung des Haptoglobins hat für die Vaterschaftsbegutachtung große Bedeutung.

Hämopexin

Das Protein bindet freies Häm und Hämoproteine (u.a. Hämoglobin, Myoglobin).

Durch Abbau dieser Komplexe in den Hepatozyten werden Eisenverluste vermindert. Die diagnostische Bedeutung entspricht der des Haptoglobins. Hämopexin ist kein Akute-Phase-Protein und eignet sich für die Bestimmung des Hämolysegrades bei gleichzeitiger Entzündung. Hämopexin reagiert erst bei stärkerer Hämolyse und ist im Gegensatz zu Haptoglobin dann noch bestimmbar.

☞ Haptoglobin

Referenzbereich

- *Serum:* 0,5-1,15 g/l

6.2.4.6. C-reaktives Protein (CRP)

(☞ Kap. 22.)

6.2.4.7. α-Antitrypsin (α₁-Proteinaseinhibitor)

α₁-Antitrypsin wird in den Hepatozyten-, Alveolarmakrophagen und Monozyten gebildet.

Die genetische Steuerung erfolgt durch ca. 40 Allele und Subtypenallele des Protease-Inhibitor-Systems (Pi). Die Allele werden mit großen Buchstaben gekennzeichnet. Das M-Allel und damit der PiMM-Phänotyp kommen bei ca. 95 % der europäischen Bevölkerung vor. Einen α₁-Antitrypsindefekt kodieren die Allele PiF, Pi Mmalton, PiP, PiS, PiW, PiZ. Etwa 0,06 % der Bevölkerung haben den homozygoten PiZ2-Mangeltyp, der mit einem schweren α₁-Antitrypsinmangel verbunden ist. Die Plasmakonzentration beträgt ca. 10-15 % des mittleren Referenzbereichwertes.

Es zählt zu den Akute-Phase-Proteinen und gilt als wichtigster Inhibitor im Serum für Serumproteasen, u.a. Trypsin, Chymotrypsin, Plasmin, granulozytäre Elastase, Kallikrein, Kollagenase.

Indikationen

Verdacht auf hereditären α₁-Antitrypsin-Mangel bei

- neonatalen oder frühkindlichen Lebererkrankungen
- Lungenemphysem bei Erwachsenen, Bronchitis, und Bronchiektasen

Abklärung von deutlichen Veränderungen der α₁-Fraktion in der Elektrophorese, da 4/5 der α₁-Fraktion von α₁-Antitrypsin dargestellt werden.

Untersuchungsmaterial

- Serum, Plasma

Bestimmungsmethode

- Immun-Nephelometrie, -Turbidimetrie, radiale Immundiffusion
- Bestimmung der Phänotypen mit Hilfe der Stärkegel- bzw. Agarosegel-Elektrophorese

Referenzbereiche

- *Serum:*
  - Neugeborene: 2,0-4,0 g/l
  - Säuglinge: 1,3-2,4 g/l
  - Erwachsene: 0,9-2,0 g/l

Bewertung

Erniedrigte Werte bei:

- frühkindlichen Lebererkrankungen (Träger der Phänotypen PiZZ und PiSZ)
- Lungenerkrankungen von Kindern
- Lungen- und Lebererkrankungen bei Erwachsenen (hetero- und homozygoter Merkmalsträger vom Typ PiSZ, PiMZ bzw. PiZZ)

Erhöhte Werte bei:

- akuten und subakuten entzündlichen Erkrankungen (Akute-Phase-Protein)
- malignen Tumoren (Gewebezerfall)

6.2.4.8. Transferrin (Tf)

(☞ Kap. 12.7.1.2.)

6.2.4.9. β₂-Mikroglobulin (β₂-M)

Das β₂-Mikroglobulin wird von stimulierten Lymphozyten sowie von normalen und malignen mesenchymalen oder epithelialen Zellen synthetisiert und befindet sich als Leichtkettenprotein der HLA-Klasse I-Antigene auf der Zellmembran aller kernhaltiger Zellen.

Das β₂-Mikroglobulin gleicht in seiner Struktur dem konstanten Teil des IgG.

β₂-Mikroglobulin wird glomerulär filtriert und im proximalen Tubulus nahezu vollständig rückresorbiert (☞ auch Kap. 17.4.7.).

Indikationen

- Verlaufs- und Therapiekontrolle lymphoider Neoplasien (u.a. Non-Hodgkin-Lymphome, Hodgkin-Lymphome, Plasmozytome)
- Verlaufs- und Therapiekontrolle bei tubulo-interstitiellen Nierenschäden
- Beurteilung der Nierenfunktion (Nierentransplantation)
- Erkennung einer Abstoßungsreaktion nach allogener Knochenmarkstransplantation
- Beurteilung der Progression einer HIV-Infektion

Untersuchungsmaterial

- Serum, Plasma, Urin

Bestimmungsmethoden

- EIA, RIA, Immunnephelometrie

Referenzbereiche (Immunnephelometrie)

- *Serum/Plasma:* 1,2-2,5 mg/l
- *Urin:*   < 30 mg/l

Bewertung

Erhöhte Werte (Serum) bei:

- chronischer lymphatischer Leukämie, Non-Hodgkin-Lymphomen, Hodgkin-Lymphomen, Plasmozytomen
- glomerulären Filtrationseinschränkungen, tubulo-interstitiellen Erkrankungen, tubulären Schäden durch Cadmium und Quecksilber, Therapie mit Gentamizin und Zyklosporin A, Transplantatabstoßungen
- Lebererkrankungen, Autoimmunerkrankungen
- viralen Infektionen

Erhöhte Werte (Urin) bei:

- akut-toxischen Tubulusschäden, diabetischer Nephropathie
- Virusinfektionen (u.a. Zytomegalie)
- Pyelonephritis in der Schwangerschaft

6.2.4.10. α_2-Makroglobulin (α_2-M)

Das zinkhaltige α_2-Makroglobulin wird vorwiegend in den ITO-Zellen (Fettspeicherzellen) der Leber synthetisiert. Es ist Transportprotein für Ionen und Hormone und hemmt durch Komplexbildung zahlreiche Proteasen, u.a. Trypsin, Chymotrypsin, Pepsin, Granulozyten-Elastase, Kollagenase, Kallikrein. Kompetitiv-Inaktivierung von Plasmin.

Inaktivierung von Zytokinen und Wachstumsfaktoren.

Die klinische Bedeutung ist gering. Die Bestimmung erfolgt immunnephelometrisch.

Referenzbereich

- *Serum*
  - Erwachsene: 1,3-3,0 g/l

Bewertung

Erhöhte Werte

- beim nephrotischen Syndrom

Erniedrigte Werte

- postoperativ, bei Sepsis sowie Hyperfibrinolyse

6.2.4.11. Saures α_1- Glykoprotein (Orosomukoid)

Das Protein wird in der Leber synthetisiert und besitzt einen hohen Kohlenhydratgehalt von etwa 42 %. Mögliche Funktionen sind: Transport von Steroiden, Förderung des Fibroblasten-Wachstums und der Wechselwirkung mit Kollagenen sowie immunregulatorische Aktivität (T-Zellinhibitor).

Das saure α_1-Glykoprotein ist ein Akute-Phase-Protein.

Indikationen

- Aktivitätsbeurteilung akuter und chronisch-rezidivierender Entzündungen

Untersuchungsmaterial

- Serum, Liquor

Bestimmungsmethoden

- Immunturbidimetrie, Immunnephelometrie, radiale Immundiffusion

Referenzbereich

- *Serum:* 0,5-1,2 g/l

Bewertung

Das saure α_1-Glykoprotein gilt als empfindlicher Reaktant der Akute-Phase-Reaktion mit einer Reaktionszeit von 24-48 Stunden.

Erhöht bei

- akuten und chronisch-rezidivierenden Erkrankungen
- Abnahme der glomerulären Filtration

6.2.4.12. Immunglobuline (Ig)

Die Immunglobuline sind Antikörper, die als Folge einer humoralen antigenspezifischen Immunantwort von Plasmazellen gebildet und sezerniert werden. Die Bildung der Plasmazellen aus B-Lymphozyten und die Fähigkeit zur Synthese von Immunglobulinen mit Antikörperfunktion erfolgt nach Antigenkontakt sowie mit Unterstützung von T-Lymphozyten (T-Helferzellen) und des von ihnen gebildeten Interleukins. Die Immunglobuline haben die funktionelle Eigenschaft, spezifisch an das die Immunantwort auslösende Antigen zu binden. Bei Menschen lassen sich 5 Immunglobulin-Klassen unterscheiden:

IgG, IgA, IgM, IgD und IgE

Jedes Immunglobulinmolekül besteht aus 4 Polypeptidketten, jeweils zwei schweren Ketten (Heavy chain, H-Ketten) sowie zwei leichten Ketten (Light chain, L-Ketten). Bei den schweren Ketten können auf Grund der Primär-Struktur und der Molmasse 5 Typen, der α-, γ-, μ-, δ- und ϵ-Typ unterschieden werden, was zu der Bezeichnung der Immunglobulinklassen (s.o.) führt. Bei den Leichtketten wird zwischen dem Kappa- und dem Lambda-Typ unterschieden. Ein Immunglobulinmolekül enthält jeweils nur Leichtketten eines Typs (☞ Tab. 6.4).

	IgG	IgA	IgM	IgD	IgE
MG(x Tausend)	150	160	900	150	200
Molekularformel	$\gamma 2\kappa 2$ $\gamma 2\lambda 2$	$\alpha 2\kappa 2$ $\alpha 2\lambda 2$	$(\mu 2\kappa 2)5$ $(\mu 2\lambda 2)5$	$\vartheta 2\kappa 2$ $\vartheta 2\lambda 2$	$\epsilon 2\kappa 2$ $\epsilon 2\lambda 2$
Halbwertszeit (Tage)	9-23	6	5	5	2,5
Bereich der Serumelektrophorese	β	γ	γ	$\beta - \lambda$	$\beta - \lambda$

Tab. 6.4: Immunglobuline des normalen Humanserums.

Indikationen zur Bestimmung von Ig

- Verdacht auf einen Immunglobulinmangel (erniedrigte Gammaglobulinfraktion bei der Proteinelektrophorese, klinische Anzeichen)
- Nachweis pränataler Infektion
- unklare Erhöhung der β- bzw. γ-Globulinfraktion im Proteinelektropherogramm
- Kontrolle der Zytostatikatherapie

- Gesamt-IgE und allergenspezifische IgE bei unspezifischen Atembeschwerden, unklaren Exanthemen, chronischer Urtikaria

Untersuchungsmaterial

- Serum, Plasma (Heparin, EDTA), Körperflüssigkeiten

Nachweis

- Immunelektrophorese
- Immunfixation

Bestimmungsmethoden

- IgG, IgA, IgM, IgD
  Immunnephelometrie, Immunturbidimetrie, radiale Immundiffusion
- IgE
  Radio-, Enzym-, Floureszens-, Lumineszenz-Immunoassay

Referenzbereiche

- *Serum* (Erwachsene)
  - IgG: 7,0-16,0 g/l
  - IgA: 0,7-4,4 g/l
  - IgM: 0,4-2,3 g/l
  - IgE: bis 100 kIU/l
  - Ig/L-Kette Typ κ: 5,7-12,8 g/l
  - Ig/L-Kette Typ λ: 2,7-6,4 g/l

Bewertung

Es gibt kein spezifisches Immunglobulinmuster, das ausschließlich bei einer bestimmten Infektions- oder Autoimmunerkrankung vorkommt.

Eine Vermehrung sämtlicher Immunglobulinklassen (polyklonale Gammopathie) wird vorzugsweise bei chronisch entzündlichen Lebererkrankungen und bei chronischen bakteriellen Entzündungen gefunden.

IgE-Erhöhungen bei allen allergischen Erkrankungen und Parasitosen.

Das Immunglobulinmuster hat eine Aussagekraft in der Diffentialdiagnostik, Verlaufs- und prognostischen Beurteilung von Krankheiten (☞ Tab. 6.5)

■ **Immunogramm bei Lebererkrankungen**

Erkrankung	IgA	IgG	IgM	Hinweis
Hepatitis A	n	↑	↑↑	IgM erhöht bei Ikterus, IgG in der 2.-3. Krankheitswoche; Normalisierung bis zur 8. Woche
Hepatitis B NonA- / Non B-Hepatitis	n	↑↑	↑	Vorherrschend ist ein IgG-Anstieg, Normalisierung innerhalb von 6 Monaten; bei Übergang in die chronische Form IgM-Persistenz und/oder weiterer Anstieg von IgG
Chronische destruierende Cholangitis, primäre biliäre Zirrhose	n	n/↑	↑↑	Betrifft besonders Frauen ab dem 35. Lebensjahr
Posthepatische Leberzirrhose	↑	↑↑	↑	Die Ig-Konzentration ist ein Maßstab der Bindegewebsvermehrung
Alkoholinduzierte Lebererkrankung	↑↑	↑	↑	Die Konzentration aller drei Ig-Klassen steigt mit zunehmendem Parenchymumbau an

■ **Immunogramm bei Erkrankungen des rheumatischen Formenkreises**

Erkrankung	IgA	IgG	IgM	Hinweis
Rheumatoide Arthritis	↑	↑	n	Muster bei progredienter Verlaufsform
Systemischer Lupus erythematodes	n	↑	n	Vorwiegend IgG, seltener IgA und IgM erhöht
Andere Kollagenosen	n	n	n	Vorwiegend normales Ig Muster, polyklonale Ig-Erhöhungen sind aber nicht ungewöhnlich

■ **Immunogramm bei weiteren Erkrankungen**

Erkrankung	IgA	IgG	IgM	Hinweis
Intrauterine Infektion	n/↑	n	↑	IgM-Erhöhung kann mit einem Latex-Test im Nabelschnurblut festgestellt werden
Akute Pyelonephritis, IgA-Nephritis	n	n	↑	Bei Entwicklung einer chronischen Form zusätzlicher Anstieg von IgG und IgA
Akute Glomerulonephritis	↑	↑	n	
Nephrotisches Syndrom	n	↓	n	Immunglobulinerniedrigung abhängig vom renalen Proteinverlust
Morbus Crohn	↑	n	↓	Die differentialdiagnostisch wichtige Colitis ulcerosa zeigt ein normales Immunglobulinmuster oder ein leicht vermindertes IgA

Tab. 6.5: Immunglobulinmuster (Immunogramme) bei unterschiedlichen Erkrankungen. (Aus: Proteindiagnostik, Behring-Werke AG Frankfurt a. Main, 1991, S. 49). n = normal, ↑ = relativ zu den anderen Ig erhöht, ↑↑ = relativ zu den anderen Ig stark erhöht, ↓ = relativ zu den anderen Ig vermindert.

6.2.5. Monoklonale Gammopathien

Monoklonale Gammopathien haben ihre Ursache in einer malignen Transformation und in einer unkontrollierten Vermehrung immunglobulinproduzierender Zellen (B-Zellklone). Dies führt zu einer exzessiven Vermehrung strukturell und elektrophoretisch einheitlicher Immunglobuline (Paraproteine) und/oder ihrer Polypeptidketten. Das monoklonale Immunglobulin zeigt sich im Proteinelektropherogramm (Serum) als schmalbasiger Gradient (M-Peak). Selten sind Gammopathien mit mehreren Gradienten.

Die Einteilung der monoklonalen Immunglobuline entspricht der der physiologisch gebildeten polyklonalen Immunglobuline.

Die Reihenfolge entspricht der Häufigkeit des Vorkommens

IgG (58 %) > IgA (23 %) > IgM > IgD > IgE

Bei der Leichtkettenkrankheit (Bence-Jones-, λ-Bence-Jones-Plasmozytom) kommt es zu einer starken Bence-Jones-Proteinurie (☞ Kap. 17.4.7.).

Bei der Schwerketten-Krankheit (Heavy-chain-disease, HCD) handelt es sich um eine vermehrte Bildung von H-Ketten der Immunglobuline IgG, IgA oder IgM. Es wird unterschieden zwischen γ-, α- oder μ-Krankheiten.

Bei der **Makroglobulinämie Waldenström** (lymphoplasmozytisches Immunozytom) proliferieren unkontrolliert Lymphozyten der B-Zellreihe, die Immunproteine der Klasse M sezernieren (monoklonales Makroglobulin im Serum nachweisbar).

Für die Diagnostik, Klassifizierung und Typisierung monoklonaler Gammopathien werden die Serumprotein-Elektrophorese, Immunelektrophorese und Immunfixation mit entsprechenden monovalenten Antiseren gegen H-Ketten und L-Ketten genutzt.

7. Enzyme/Enzymdiagnostik

7.1. Grundlagen

Enzyme (Fermente) sind katalytisch wirksame Proteine, die durch Senkung der Aktivierungsenergie den Ablauf chemischer Reaktionen stark beschleunigen und diese unter physiologischen Bedingungen ermöglichen. Während des Reaktionsablaufes bilden sich kurzlebige Enzym-Substrat-Komplexe. Die Enzyme sind weitgehend substrat- und reaktionsspezifisch, d.h. sie katalysieren immer nur eine bestimmte Reaktion und setzen dabei spezielle Substrate oder ähnlich gebaute Substanzen um.

Die Einteilung der Enzyme basiert auf ihrem Reaktionstyp und den umgesetzten Substraten (☞ Lehrbücher der Biochemie).

Die im Blut bestimmbaren und für medizinische Fragestellungen relevanten Enzyme können unterteilt werden in:

- *plasmaspezifische Enzyme*
  Diese sind ständig im Blut enthalten und erfüllen dort spezifische Funktionen, z.B. Gerinnungsfaktoren, Lipoproteinlipase, Renin
- *Exkretionsenzyme*
  Diese werden von exokrinen Drüsen normalerweise nur in geringen Mengen in das Blut abgegeben. Bei einer Schädigung der Herkunftsorgane bzw. bei Obstruktion der Ausführungsgänge erfolgt ein vermehrter Übertritt in das Blut, z.B. α-Amylase, Lipase, Trypsin, saure Prostataphosphatase
- *Zellenzyme*
  Diese gelangen bei einer Zellschädigung aus dem Intrazellulärraum in das Blut (☞ Abb. 7.1)

Die Zellen der einzelnen Organe und Gewebe besitzen entsprechend ihrer verschiedenartigen Struktur und Funktion eine unterschiedliche Enzymausstattung bzw. ein unterschiedliches Enzymmuster. Diese unterscheiden sich:

- in der Höhe der Enzymaktivitäten sowie in den Relationen, in denen die Hauptkettenenzyme zueinander stehen
- im Gehalt an sog. für das Organ spezifischen Enzyme
- in der Verteilung der Isoenzyme

In den Zellen sind die einzelnen Enzyme unterschiedlich lokalisiert (Zellmembran, Zytoplasma, Mitochondrien, Lysosomen, Mikrosomen). Zwischen dem intrazellulären Raum mit hohen Enzymaktivitäten und dem extrazellulären Raum mit physiologisch geringen Aktivitäten besteht ein großes Konzentrationsgefälle, das unter Energieaufwand aufrecht erhalten wird.

Der individuelle Enzymspiegel im Blut ist normalerweise über Jahre hinweg auffällig konstant, abgesehen von Enzymen, die einen Altersgang zeigen.

Die Enzymkonzentrationen werden durch ein System von Fließgleichgewichten zwischen dem intrazellulären, dem interstitiellen und dem intravasalen Raum reguliert. Die Fließgleichgewichte sind u.a. abhängig von dem jeweiligen Enzym, dem Organ sowie der Erkrankung (☞ Abb. 7.1).

■ Isoenzyme

Von zahlreichen Enzymen sind Varianten mit ähnlicher katalytischer Aktivität bekannt, die von verschiedenen Strukturgenen gebildet werden. Diese sog. Isoenzyme unterscheiden sich u.a. hinsichtlich ihrer Primärstruktur, Substrataffinität, des isoelektrischen Punktes, der Sensibilität gegenüber Inhibitoren, der pH-Optima sowie der Lokalisation in Zellen und Organen. Bei den Isoenzymen werden 3 Gruppen unterschieden (Vorschlag der **I**nternational **u**nion of **p**ure and **a**pplied **c**hemistry [IUPAC] und **I**nternational **u**nion of **b**iochemistry [IUB]):

- Enzyme, die durch verschiedene Gene codiert werden, z.B. mitochondriale und zytoplasmatische Formen der ASAT
- Enzymvarianten, die aus 2 oder mehr nichtkovalent gebundenen Polypeptidketten zusammengesetzt sind, z.B. Isoenzyme der LDH
- Enzymvarianten durch allele Gene eines Genlocus (Allelozyme), z.B. Isoenzyme der Glukose-6-Phosphatdehydrogenase

Von besonderer diagnostischer Bedeutung sind die Isoenzyme der Kreatinkinase, der alkalischen und sauren Phosphatase sowie der Laktat-Dehydrogenase.

Enzymdiagnostik

In der Enzymdiagnostik geht man davon aus, daß bei Störung der Zellintegrität, reversibler oder irreversibler Art, gleich welcher Ätiologie (Intoxikation, Nekrose, Energiestörung), Enzyme in den extrazellulären Raum und in das Blut gelangen.

Aus den ermittelten Enzymmustern und Enzymaktivitäten können Rückschlüsse auf das geschädigte Organ sowie auf den Umfang und den Schweregrad der Schädigung gezogen werden. Nur im Idealfall wird der "Abklatsch" des Enzymmusters der geschädigten Zelle im Blut gefunden. Ursachen für auftretende Verzerrungen und Überlappungen von organtypischen Enzymmustern beruhen auf:

- der teilweisen Inaktivierung der Enzyme sowie deren Absorption und Abbau nach Eintritt in den extrazellulären Raum
- der unterschiedlichen Halbwertszeit (☞ Tab. 7.1) und den Verteilungsquotienten der einzelnen Enzyme in den extrazellulären Kompartimenten (☞ Abb. 7.1)
- der unterschiedlichen intrazellulären Lokalisation der Enzyme; bei einem leichten Zellschaden verlassen vorwiegend die zytoplasmatischen und bei schweren Schäden auch die in den Organellen lokalisierten Enzyme die Zelle
- der Überlappung von Enzymmustern mehrerer geschädigter Organe
- Therapiemaßnahmen

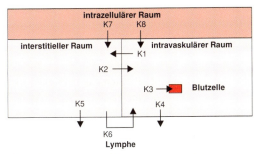

Abb. 7.1: Verteilung der Enzyme nach Elimination aus der Zelle. K1-K8: Fließkonstanten.

α-Amylase	3-6 h
Alanin-Aminotransferase	37-57 h
Aspartat-Aminotransferase	12-22 h
Alkalische Phosphatase (bilary)	9-11 d
Cholinesterase	ca. 10 d
Kreatin-Kinase	ca. 15 h
Kreatin-Kinase MM	17 h
Kreatin-Kinase MB	12 h
Kreatin-Kinase BB	3 h
Gamma-Glutamyltransferase	3-4 d
Glutamat-Dehydrogenase	17-19 h
Laktat-Dehydrogenase Isoenz. 1	53-173 h
Lactat-Dehydrogenase Isoenz. 5	8-12 h
Lipase	7-14 h

Tab. 7.1: Halbwertszeiten von Enzymaktivitäten im Blut.

Bestimmung von Enzymaktiviäten

Die Bestimmung von Enzymaktiviäten für diagnostische Zwecke wird vorwiegend im Serum, daneben auch im Plasma, Harn, Liquor cerebrospinalis, Duodenalsaft, in Ergüssen, Blutzellen und Biopsiematerial durchgeführt.

Meßmethoden

Kinetische Verfahren

Beim Ablauf der Testreaktion wird die Konzentrationsänderung eines Reaktionsteilnehmers kontinuierlich in kurzen Zeitabständen gemessen und registriert.

▶ *Optischer Test (UV-Test)*

Bei dem von Warburg und Christian (1936) entwickelten Verfahren wird bei einer entsprechenden Testreaktion die Oxidation von reduziertem Nikotinamid-adenin-dinukleotid (NADH) bzw. die Reduktion von NAD gemessen. Da NADH im Gegensatz zu NAD zwischen 300 und 370 nm stark absorbiert, kann an Hand der Extinktionsänderung (Abnahme bei Oxidation von NADH, Zunahme bei Reduktion von NAD) bei einer Wellenlänge von 340 oder 366 nm der Ablauf der Reaktion verfolgt werden (☞Abb.7.2).

Die Extinktionsänderung ist der Enzymaktivität proportional. NADH bzw. NAD kann direkt an der vom Enzym katalysierten Reaktion (einfacher optischer Test) oder an einer zusätzlich benötigten "Indikatorreaktion" (zusammengesetzter optischer Test) beteiligt sein. Analoges gilt für Nikotinamid-adenin-dinukleotidphosphat (NAD(P)) bzw. die reduzierte Verbindung NAD(P)H.

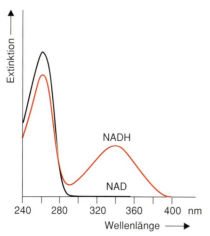

Abb. 7.2: Absorptionsspektrum von NADH und NAD. NADPH und NADP zeigen analoge Spektren.

▶ *Farbtest*

Bei dem Ablauf der Testreaktion entsteht aus dem Substrat ein farbiges Spaltprodukt, dessen Bildung kontinuierlich verfolgt wird (auch bei Zweipunktmethoden anwendbar, s.u.).

■ **Zweipunktmethoden**

Bei diesen Verfahren werden, zu Beginn einer Testreaktion und nach einer bestimmten Reaktionszeit, der Umsatz eines Reaktionspartners bzw. die Bildung eines Reaktionsproduktes und die Enzymaktivität, anhand der Extinktionsdifferenz, ermittelt. Voraussetzung ist eine lineare Zeit-Umsatz-Kurve.

Einheiten der Enzymaktivität

☞ Kap. 3.3.12.

Reaktionsbedingungen

Die Höhe der gemessenen Enzymaktivitäten ist entscheidend von den Reaktionsbedingungen abhängig, unter denen der Test abläuft. Um eine bessere Vergleichbarkeit der zwischen einzelnen Laboratorien gemessenen Ergebnisse zu erzielen sowie die Erstellung von Referenzbereichen zu ermöglichen, werden zunehmend Standardmethoden für die Bestimmung der einzelnen Enzyme entwickelt und gesetzlich vorgeschrieben.

■ **Temperatur**

Analog zum Verhalten aller chemischen Reaktionen steigt die Enzymaktivität bei 1°C Temperaturerhöhung um 4-10 % an. Diese Beziehung gilt bei der Bestimmung von Enzymaktivitäten nur für das Temperaturintervall von 10-30 °C. Bei einer Erhöhung über 40 °C ist infolge Denaturierung von Enzymen, Coenzymen, Substraten, Aktivatoren mit einer Aktivitätsabnahme zu rechnen, Abb. 7.3.

Auf eine einheitliche Standardtemperatur konnte man sich bisher nicht einigen. Z.Zt. werden Aktivitätsbestimmungen bei 25°, 30° und 37°C durchgeführt. Eine Umrechnung mittels Faktoren auf eine Einheitstemperatur z.B. 37°C ist aufgrund des unterschiedlichen Verhaltens der Isoenzyme nicht zu empfehlen.

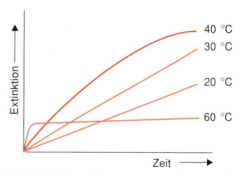

Abb. 7.3: Einfluß der Temperatur auf Enzymreaktionen.

■ **pH-Wert**

Die einzelnen Enzyme entfalten in einem für sie charakteristischen pH-Bereich ihre maximale Aktivität, die u.a. von der Ionenstärke und der Art des Puffers, der Substratkonzentration und der Temperatur abhängig ist. Dieses sog. pH-Optimum stimmt nicht immer mit dem Stabilitätsoptimum des Enzyms überein, so daß hinsichtlich des gewählten pH-Wertes Kompromisse gemacht werden müssen.

■ **Effektoren**

Die katalytische Aktivität kann in Abhängigkeit vom jeweiligen Enzym durch Aktivitoren erhöht bzw. durch Inhibitoren gesenkt werden:

• Fluorid hemmt die glykolytischen Enzyme

- Tartrat hemmt die saure Prostata-Phosphatase der Prostata, Thrombozyten, Monozyten
- anorganisches Phosphat hemmt die alkalische Phosphatase
- Kalziumionen hemmen die Kreatinkinase
- Chlorid aktiviert die α-Amylase
- N-Azetylzystein (NAC) reaktiviert die Kreatinkinase, die infolge Oxidation ihrer beiden Sulfhydrylgruppen inaktiviert wurde

Weitere Hinweise bei der Darstellung der einzelnen Enzyme.

 Substratkonzentration

Mit steigender Substratkonzentration nimmt die Enzymaktivität solange zu, bis das gesamte Enzym als Enzymsubstratkomplex (Substratsättigung) vorliegt und die maximale Reaktionsgeschwindigkeit erreicht ist. Gewöhnlich wird für den Testansatz eine 10 mal größere Substratmenge als der Michaeliskonstante entspricht gewählt. Die Michaeliskonstante (Km) ist diejenige Substratkonzentration, bei der die Reaktionsgeschwindigkeit einer enzymkatalysierten Reaktion halbmaximal ist. Damit wird ca. 90 % der maximalen Reaktionsgeschwindigkeit erreicht. Eine weitere Erhöhung der Substratkonzentration kann zu einer Hemmung des Enzyms und damit zu einer Senkung der Aktivität führen.

Bei stark erhöhten Enzymaktivitäten im Untersuchungsmaterial kann es zu einer "Substraterschöpfung" kommen; erkennbar an einem nichtlinearen Reaktionsablauf (von modernen Analysenautomaten wird diese Situation signalisiert). Die Bestimmung ist mit verdünntem Untersuchungsmaterial zu wiederholen.

Klinisch nicht relevant sind die infolge des Verdünnungseffektes ermittelten höheren Enzymaktivitäten.

■ **Behandlung und Aufbewahrung des Untersuchungsmaterials für Enzymbestimmungen**

(☞ Kap. 2.4. und 2.6.).

 Bestimmung von Enzymkonzentrationen

Die Bestimmung von Enzymkonzentrationen ist mit immunologischen Methoden möglich. Von diagnostischer Bedeutung sind u.a. die Bestimmung des Isoenzyms CK-MB der Kreatinkinase. Weitere Hinweise bei den einzelnen Enzymen.

 Bestimmung von Isoenzymen

Hinweise bei den einzelnen Enzymen.

7.2. Enzyme, Einzeldarstellung

Die im Text verwendeten Code-Nummern (EC) und der systematische Name der Enzyme sind entnommen aus: Enzyme Nomenclature Recommendations (1978) of the Nomenclature Committee of the International Union of Biochemistry on the Nomenclature and Classification of Enzyme Catalysed Reactions. Academic Press Inc., Orlando, San Diego, New York, London, Toronto, Montreal, Sydney, Tokio 1979.

7.2.1. Alanin-Aminotransferase (ALAT, ALT)

(L-Alanine: oxoglutarate-aminotransferase, EC 2.6.1.2). *Synonym:* Glutamat-Pyruvat-Transaminase (GPT).

Die ALAT katalysiert die Übertragung der Aminogruppe von Aminosäuren vorwiegend auf 2-Oxoglutarat.

Aufgrund der hohen Aktivität in der Leber im Vergleich zu anderen Organen wird das Enzym, aus diagnostischer Sicht nicht ganz korrekt, als "leberspezifisch" bezeichnet.

 Vorkommen

- Leber, Skelettmuskel, Herz, Niere, Pankreas, Erythrozyten
- 85 % Zytoplasma, 15 % Mitochondrien

 Indikationen

- Diagnostik und Verlaufsbeurteilung von Leber- und Gallenwegserkrankungen
- Skelettmuskelschäden

■ **Untersuchungsmaterial**

- Serum, Plasma

  hämolytisches Untersuchungsmaterial führt zu erhöhten Aktivitäten

Bestimmungsmethode

Die ALAT katalysiert die Übertragung der Aminogruppe von Alanin auf 2-Oxoglutarat unter Bildung von Pyruvat. In einer 2. Reaktion katalysiert die Laktatdehydrogenase die Reduktion von Pyruvat durch NADH zu Laktat. Die Abnahme der NADH-Konzentration wird erfaßt und ist der Enzymaktivität proportional. Phosphatpuffer hemmt die GLDH, so daß das gebildete L-Glutamat konstant bleibt.

2-Oxoglutarat (α-Ketoglutarat) + L-Alanin $\xrightarrow{ALAT}$ Pyruvat + L-Glutamat

Pyruvat + NADH + H$^+$ $\xrightarrow{LDH}$ L-Lactat + NAD$^+$

 Referenzbereiche (37 °C)

- Männer: < 41 U/l bzw. < 68 µkat/l
- Frauen: < 31 U/l bzw. < 52 µkat/l

 Bewertung

Erhöhte Aktivitäten

- die ALAT gilt als empfindlicher Parameter für die Erkennung einer Schädigung der Leberparenchymzellen, u.a. akute chronische Hepatitiden, Zirrhose, Intoxikationen, Leberstauung bei Rechtsherzinsuffizienz
- bei hoher physischer Belastung (Leber, Skelettmuskulatur)

☞ auch Kap. 15.2.

7.2.2. Aspartat-Aminotransferase (ASAT, AST)

(L-Aspartate: 2-oxoglutarate-aminotransferase, EC 2.6.1.1). *Synonym:* Glutamat-Oxalacetat-Transaminase (GOT).

 Vorkommen

- Leber, Herz, Skelettmuskel, Gehirn, Niere, Pankreas, Lunge, Erythrozyten

 Indikationen

- Herzerkrankungen (Herzinfarkt)
- Leber-, Gallenwegserkrankungen
- Skelettmuskelerkrankungen

 Untersuchungsmaterial

- Serum, Plasma
  hämolytisches Untersuchungsmaterial führt zu erhöhten Aktivitäten!

 Bestimmungsmethode

Die ASAT katalysiert die Übertragung der Aminogruppe von Aspartat auf 2-Oxoglutarat unter Bildung von Glutamat und Oxalacetat. In einer zweiten Reaktion (Indikatorreaktion) katalysiert die Malat-Dehydrogenase (MLD) die Reduktion von Oxalacetat durch NADH zu Malat.

Gemessen wird die NADH-Abnahme (☞ optischer Test 7.1.).

L-Asparat + 2-Oxoglutarat $\xrightarrow{ASAT}$ Oxalacetat + L-Glutamat

Oxalacetat + NADH + H$^+$ $\xrightarrow{MLD}$ L-Malat + NAD$^+$

 Referenzbereiche (37 °C)

- Männer: < 37 U/l bzw. < 0,62 µkat/l
- Frauen: < 31 U/l bzw. < 0,52 µkat/l

 Bewertung

Erhöhte Aktivitäten bei

- entzündlichen oder toxischen Lebererkrankungen
- Nekrosen der Herz- und Skelettmuskulatur
- akuter Pankreatitis, Lungenembolie, Nieren- und Hirninfarkt

(☞ auch Kap. 15.2. und 16.3.).

7.2.3. Alkalische Phosphatase (AP)

(Orthophosphoric-monoester-phosphohydrolase, (alkaline optimum), EC 3.1.3.1)

Unter dem Begriff alkalische Phosphatase wird eine Gruppe von Enzymen zusammengefaßt, die im alkalischen Bereich die Hydrolyse von Phosphorsäuremonoestern katalysieren. Die Substratspezifität ist gering. Die alkalische Phosphatase besteht aus 3 genetisch determinierten Isoenzymgruppen:

- Niere, Leber, Knochen und andere Zellen
- Intestinum

- Plazenta

In der neueren Literatur wird über weitere genetisch fixierte Isoenzyme wie Keimzellen-AP und fetale intestinale AP berichtet.

Darüber hinaus gibt es eine Reihe von postgenetischen Isoformen der AP, u.a. Gallengangs-AP, Tumor-AP.

Vorkommen

- Skelettsystem, Leberparenchym, Gallenwegsepithelien, Darm, Niere, Plazenta, Thrombozyten, Lymphozyten

Indikationen

- cholestatische Lebererkrankungen
- Erkrankungen des Knochens
- Schwangerschaftskomplikationen
- Tumoren
- Darmerkrankungen

Untersuchungsmaterial

- Serum, heparinisiertes Plasma (kein EDTA-, Zitrat-, Oxalat-Plasma)

Bestimmungsmethode

Die alkalische Phosphatase katalysiert in Diethanolamin-Puffer (pH 9,8) in Gegenwart von Magnesiumionen die Hydrolyse des farblosen 4-Nitrophenylphosphats zu Phosphat und 4-Nitrophenol, welches im alkalischen Bereich eine gelbe Farbe aufweist, deren Farbintensität bei 405 nm bestimmt wird. Die Farbintensität ist der AP-Aktivität proportional.

$$\text{4-Nitrophenylphosphat} + H_2O \xrightarrow[Mg^{2+}]{AP} \text{4-Nitrophenolat} + \text{Phosphat}$$

Eine Trennung der Isoenzyme und postgenetischen Isoformen ist möglich durch:

- differenzierte Hitzeeinwirkung
- Inhibitoren (u.a. Phenylalanin)
- Präzipitation mit Lektinen
- Polyacrylamid-, Celluloseacetatfolien-Elektrophorese
- Anwendung spezifischer Antikörper
- HPLC-Trennung

Referenzbereiche der Gesamt-AP (37 °C)

- *Kinder*

1 d	< 600 U/l (10,00 µkat/l)
2 d bis 5 d	< 553 U/l (9,2 µkat/l)
6 d bis 6 Mo	< 1076 U/l (17,94 µkat/l)
7 Mo bis 1 a	< 1107 U/l (18,45 µkat/l)
2 a bis 3 a	< 673 U/l (11,22 µkat/l)
4 a bis 6 a	< 644 U/l (10,74 µkat/l)
7 a bis 12 a	< 720 U/l (12,00 µkat/l)
13 a bis 17 a	
w	< 448 U/l (7,47 µkat/l)
m	< 936 U/l (15,60 µkat/l)

- *Erwachsene:*
  - w   < 240 U/l (4,00 µkat/l)
  - m   < 270 U/l (4,50 µkat/l)

Bewertung

Erhöhte Aktivitäten bei

- Verschlußikterus
- Cholangitis
- primärer biliärer Leberzirrhose
- primärem Leberkarzinom
- Medikament-bedingtem Leberschaden
- Osteosarkom, metastatischen Knochentumoren
- Ostitis deformans und anderen Knochenerkrankungen
- Hyperparathyreodismus
- Gravidität (letztes Trimenom)
- malignen Tumoren, u.a. Pankreas-, Bronchial-, Mamma-, Kolon-Karzinom

Erniedrigte Aktivitäten bei

- Hypothyreose
- angeborener Hypophosphatasämie
- Kretinismus
- schwerer Anämie
- Achondroplasie

Die im Serum von Gesunden gemessenen Gesamt-Aktivitäten der AP stammen in Abhängigkeit vom Alter vorrangig von der Knochen- und Leberisoform.

Die Bestimmung der Gesamt-Aktivität der AP hat nur globale diagnostische Bedeutung.

7.2.4. Saure Phosphatase (SP)

(Orthophosphoric-monoester-phosphohydrolase (acid-optimum), EC 3.1.3.2)

Unter dem Begriff saure Phosphatase wird eine Gruppe von Enzymen zusammengefaßt, die im sauren Bereich (pH 4,8-6,0) die Hydrolyse von Phosphorsäuremonoestern katalysiert. Durch Diskelektrophorese können 5 Isoenzyme dargestellt werden, die jedoch nicht organspezifisch sind.

- I - Erythrozyten
- II - Prostata, Leukämie-Zellen, Monozyten, tartratsensitiv
- III - Thrombozyten, tartratsensitiv
- IV - Myelozyten, Monozyten
- V - Granulozyten, Haarzellen, Knochen (Paget), Gaucher-Zellen

Indikationen

- Diagnose und Verlaufsbeurteilung des Prostatakarzinoms
- Verdacht auf Tumore und Metastasen des Knochens
- Morbus Gaucher

Untersuchungsmaterial

- Serum, Plasma (kein Heparin oder Oxalat)

Bei physiologischem pH-Wert und Raumtemperatur ist die Aktivität der SP instabil. Stabilisierung durch 1 mg Kaliumbisulfat/ml Blut.

Bestimmungsmethode

Die Gesamtaktivität der SP wird wie die Gesamt-AP bestimmt, jedoch bei pH 6.

Für die Bestimmung der Isoenzyme sind immunologische Methoden anwendbar.

Referenzbereiche (37 °C)

- Erwachsene: 4,8-13,5 U/l (80-225 nkat/l) (Richterich 1962)
- Kinder (Kraus 1973):

Neugeborene	10-58 U/l (166-967 nkat/l)
bis 6 Mon.	11-45 U/l (183-750 nkat/l)
7-12 Mon.	11-35 U/l (183-583 nkat/l)
2.-9. Jahr	10-29 U/l (166-483 nkat/l)
10.-14. Jahr	10-27 U/l (166-458 nkat/l)
15. Jahr	11-22 U/l (183-367 nkat/l)

Bewertung

Erhöhte Aktivitäten bei

- Prostataerkrankungen (☞ Kap. 17.8.1.)
- Erkrankungen des Skelettsystems, Knochenmetastasen
- Thrombosen, Embolien, megaloblastären Anämien
- Hämolyse (SP aus Erythrozyten)

Im Serum liegen die Aktivitäten höher als im Plasma (SP aus Thrombozyten).

7.2.5. α-Amylase

(1,4-α-D-Glucanglucanohydrolase, EC 3.2.1.1)

Amylasen sind Enzyme, die den Abbau von Kohlenhydraten u.a. Amylose, Amylopektin und Glykogen katalysieren, in denen die Glukosemoleküle in 1,4-α-glukosidischer Bindung vorliegen. Im Serum können bis zu 4, im Speichel bis zu 8 Isoamylasen auftreten.

Vorkommen

- Serum, Speichel, Urin, Duodenalsaft

Indikationen

- Verdacht auf Pankreaserkrankungen (akute Oberbauchbeschwerden)
- Parotitis

Untersuchungsmaterial

- Serum, Heparinplasma (keine kalziumbindenden Antikoagulantien wie EDTA, Fluorid, Oxalat), 24 h Sammelurin, Spontanurin, Pleuraerguß, Aszites, Duodenalsaft

Bestimmungsmethode

- Maltogenes Verfahren (UV-Test, Amylase-DS, Beckmann; Gesamtamylase)

Maltotetraose $\xrightarrow{\text{Amylase}}$ Maltose (*Meßreaktion*)

Maltose + PO_4^{3-} $\xrightarrow{\text{Maltosephosphorylase}}$ Glucose + Glucose-1-Phosphat (*1. Hilfsreaktion*)

Glucose-1-Phosphat $\xrightarrow{\text{Phosphoglucomutase}}$ Glucose-6-Phosphat (*2. Hilfsreaktion*)

Glucose-6-Phosphat + NAD^+ $\xrightarrow{\text{Glucose-6-Phosphat-Dehydrogenase}}$ 6-Phosphogluconolacton + NADH + H^+ (*Indikatorreaktion*)

Hämolyse verursacht erhöhte Werte.

Referenzbereich

- Serum: 10-55 U/l (0,16-0,92 µkat/l)

Die Ergebnisse sind stark methodenabhängig.

Bewertung

Erhöhte Aktivitäten bei

- Pankreaserkrankungen (☞ Kap. 14.3.1.1.)
- Parotitis, Traumen der Speicheldrüsen
- akutem Abdomen (u.a. bei penetrierenden oder perforierenden Ulzera, Gallenwegserkrankungen)
- chronischer Niereninsuffizienz
- Makroamylasämie (Immunkomplexe mit IgG bzw. IgA, aufgrund des hohen Molekulargewichtes werden sie nicht glomerulär filtriert)
- Tumoren (u.a. Bronchial- oder Ovarialkarzinom)
- Alkoholismus
- Medikamenten (Opiaten)

7.2.6. Angiotensin-I-Converting-Enzym (ACE)

(Peptidyldipeptide hydrolase, EC 3.4.15.1)

ACE ist ein zinkhaltiges Glykoprotein, das vorwiegend in den Kapillarepithelien von Lunge und Nieren gebildet wird. Das Enzym spaltet im Rahmen des Renin-Angiotensin-Aldosteron-Systems vom Dekapeptid Angiotensin I das C-terminale Dipeptid L-Histidyl-L-Leuzin unter Bildung von Angiotensin II ab. Weiterhin inaktiviert ACE als Kinase II das vasodilatatorische Bradykinin.

Indikationen

- Diagnose der Sarkoidose, Verlaufs- und Therapiebeurteilung

Untersuchungsmaterial

- Serum, Heparinplasma (kein EDTA-, Zitrat- oder Oxalatplasma)

Bestimmungsmethode

ACE katalysiert die Spaltung von synthetischem N-(3-(2-furyl)acryloyl)-L-Phenylalanyl - Glycylglycin) (FAPGG) in Furylacryloyl-Phenylalanin (FAP) und Glycylglycin (GG).

FAPGG $\xrightarrow{\text{ACE}}$ FAP + GG

Der hydrolytische Abbau von FAPGG führt zu einer Absorptionsabnahme bei 340 nm, die der ACE-Aktivität proportional ist.

Referenzbereiche (37 °C)

- Erwachsene: 8-52 U/l (0,33-0,87 µkat/l)

Bewertung

Erhöhte Aktivitäten bei

- aktiver Sarkoidose (Morbus Boeck)
- Morbus Gaucher
- Beryllose, Silikose
- Tuberkulose (ca.10 % der Fälle)
- chronischem Alkoholismus (ca. 30 % der Fälle)
- Hyperthyreose
- Diabetes mellitus (ca. 24 % der Fälle)

7.2.7. Cholinesterase

Die Cholinesterasen werden hinsichtlich ihrer Substratspezifität in 2 Gruppen unterteilt:

- *Azetylcholin-Azetylhydrolase* (ACCHE) (Acetylcholine acetylhydrolase, EC 3.1.1.7) Die ACCHE tritt in zwei Isoenzymen auf, die vor allem im Gehirn, in Nervenzellen (synaptische Endplatten), Muskelzellen (motorische Endplatten), Erythrozyten und Thrombozyten sowie im Serum vorkommen. Das Enzym spaltet Acetylcholin (Überträger der cholinergen Erregung) in Cholin und Azetat. Keine diagnostische Bedeutung für Leberzellinsuffizienz!

- *Azetylcholin-Azylhydrolasen*, Pseudocholinesterasen (CHE)
  (Acylcholine Acylhydrolase, EC 3.1.1.8)
  Ein Enzymgemisch aus 18 genetisch bedingten Varianten, die mit geringer Substratspezifität Ester des Cholins oder Thiocholins u.a., Azetylthiocholin, Benzoylcholin sowie cholinfreie Substrate wie Tributyrin und Naphthylazetat spalten. Bildung vorwiegend in den Hepatozyten

Indikationen

- Lebererkrankungen (Überprüfung der Syntheseleistung der Leber)
- Verdacht auf Vergiftung mit Insektiziden (Alkylphosphate)
- vor der Anwendung von Muskelrelaxantien bei Hinweisen auf Leberschäden oder Cholinesterasevarianten

Untersuchungsmaterial

- Serum

Bestimmungsmethode

Die Cholinesterase katalysiert die Spaltung von Butyrylthiocholinjodid in Thiocholin und Butyrat.

Butyrylthiocholinjodid + H_2O $\xrightarrow{CHE}$ Thiocholinjodid + Butyrat

Das entstandene Thiocholinjodid bildet mit 5,5'Dithiobis (2-Nitrobenzoesäure) (Ellman-Reagenz) gelbes 2-Nitro-5-mercapto-benzoat, dessen Farbintensität bei 405 nm photometrisch bestimmt wird.

Referenzbereiche (37 °C)

- Kinder, Erwachsene m, w > 40 a:
  5300-12900 U/l (88-250 mkat/l)
- w 16 bis 39 a, nichtschwanger, keine hormonellen Kontrazeptiva:
  4300-11200 U/l (72-187 µkat/l)
- w 18 bis 40 a, schwanger bzw. orale Kontrazeptiva:
  3600-9100 U/l bzw. 60-152 µkat/l

Bewertung

Erniedrigte Aktivitäten bei

- Lebererkrankungen wie chronischen Hepatitiden, Leberzirrhose, medikamentenbedingten Leberschäden
- Vergiftungen mit organischen Phosphorsäureestern
- Intoxikationen (Knollenblätterpilz)
- Dystrophie/Malnutrition
- Gravidität
- atypische CHE

Erhöhte Aktivitäten bei

- Diabetes mellitus
- Hyperlipoproteinämie (Typ IV), Fettleber
- gesteigerter Proteinsynthese in der Leber (nephrotisches Syndrom, exsudative Enteropathie)
- Adipositas
- koronarer Herzkrankheit

☞ auch Kap. 15.2.1.

7.2.8. Chymotrypsin

(Chymotrypsin, EC 3.4.21.1)

Als Chymotrypsin wird eine Gruppe von Serinproteasen bezeichnet, die vom Pankreas ins Duodenum sezerniert werden. Ein geringer Anteil des aktiven Enzyms wird gebunden an Stuhlpartikel ausgeschieden.

Indikation

- Verdacht auf exokrine Pankreasinsuffizienz

Vorbereitung des Patienten

Eine Pankreasenzymsubstitution muß 3-5 Tage vor der Stuhlsammlung abgesetzt werden.

Untersuchungsmaterial

- Stuhlprobe aus 24 h -Sammelperiode

Bestimmungsmethode

In einem speziellen Probenvorbereitungssystem für Stuhl wird die Stuhlprobe mit einem Solvens homogenisiert, um das Chymotrypsin abzulösen. Nach dem Zentrifugieren wird im Überstand die Enzymaktivität photometrisch bestimmt. Als Substrat dient ein Tetrapeptid, von dem p-Nitroanilin abgespalten wird, dessen Farbintensität bei 405 nm gemessen wird.

Referenzbereich (37 °C)

- > 13,2 U/g Stuhl bzw. > 220 nkat/l

Bewertung

☞ Kap. 14.3.

7.2.9. Trypsin

(E.C. 3.4.21.4)

Aus dem in den Acinuszellen des Pankreas gebildeten Trypsinogen entsteht im Duodenum durch Enterokinase unter Abspaltung eines Dipeptides Trypsin.

Normalerweise werden im Blut nur geringe Konzentrationen an Trypsin gefunden, das an Inhibitoren wie α_2-Makroglobulin und α_1-Antitrypsin gebunden ist.

Indikationen

- akute, chronisch rezidivierende und chronische Pankreatitis
- Pankreaskarzinom, zystische Pankreasfibrose

Untersuchungsmaterial

- Duodenalsaft, Serum

Bestimmungsmethoden

- *Duodenalsaft*
  Das aus Benzoylarginin-p-Nitroanilid abgespaltene p-Nitroanilin wird bei 405 nm photometrisch bestimmt.

  Benzoylarginin-p-nitroanilid + H_2O
  $\xrightarrow{Trypsin}$ Benzoylarginin + p-Nitroanilin

- *Serum*
  Radioimmunoassay

Referenzbereich (Serum)

- 140-400 ng/ml

Bewertung

☞ Kap. 14.3.

7.2.10. Kreatin-Kinase (CK)

(ATP: creatine-N-phosphotransferase, EC 2.7.3.2)

Der CK kommt im intrazellulären Energiestoffwechsel bzw. bei der Steuerung des Energietransfers eine entscheidende Bedeutung zu. Das Enzym ist ein Dimer, das sich aus zwei Untereinheiten M (muscle) und B (brain) zusammensetzt, die 3 Isoenzyme ergeben:

- CK - MM (Muskeltyp)
- CK - MB (Myokardtyp)
- CK - BB (Gehirntyp)

Die CK kommt nahezu ubiquitär vor mit unterschiedlicher Verteilung der Isoenzyme in den einzelnen Organen.

(☞ Tab. 7.2)

Neben den 3 im Zytoplasma vorkommenden Isoenzymen gibt es in den Mitochondrien noch ein weiteres, die CKMiMi.

Indikationen

Bei Verdacht auf:

- Herzmuskelerkrankungen, u.a. Myokardinfarkt, Myokarditis
- Skelettmuskelerkrankungen und -verletzungen

Untersuchungsmaterial

- Serum

Bestimmungsmethode

- **Gesamt-CK**

Die CK katalysiert die reversible Übertragung der Phosphatgruppe von Kreatinphosphat auf Mg-ADP.

$$\text{Kreatinphosphat + ADP} \xrightarrow[Mg^{++}]{CK} \text{Kreatin + ATP}$$

In einer Hilfsreaktion reagiert das gebildete ATP in Gegenwart von Hexokinase mit Glukose zu Glukose-6-Phosphat.

$$\text{ATP + Glukose} \xrightarrow{HK} \text{Glukose-6-Phosphat + ADP}$$

In der Indikatorreaktion reagiert Glukose-6-P und NADP in Gegenwart von Glukose-6-Phosphatdehydrogenase zu Glukonat und NADPH.

Glukose-6-Phosphat + NADP$^+$ $\xrightarrow{\text{G6P-DH}}$ Glukonat-6-Phosphat + NADPH + H$^+$

Meßgröße ist die Zunahme von NADPH (gekoppelter optischer Test).

Referenzbereiche (37 °C)

- Kinder

1. d	< 712 U/l (11,9 µkat/l)
2. d bis 5. d	< 652 U/l (10,9 µkat/l)
6. d bis 6. Mo	< 295 U/l (4,92 µkat/l)
7. Mo bis 12. Mo	< 203 U/l (3,38 µkat/l)
1. a bis 3. a	< 228 U/l (3,80 µkat/l)
4. a bis 6. a	< 149 U/l (2,48 µkat/l)
7. a bis 12. a	
w	< 154 U/l (2,57 µkat/l)
m	< 247 U/l (4,12 µkat/l)
13 a. bis 17. a	
w	< 123 U/l (2,05 µkat/l)
m	< 270 U/l (4,50 µkat/l)

- Erwachsene
  - Frauen: < 167 U/l (2,78 µkat/l)
  - Männer: < 190 U/l (3,17 µkat/l)
- **CK-MB (katalytische Aktivität)**

Die Aktivität der CK-M-Untereinheit wird durch Zugabe eines entsprechenden Antikörpers inhibiert. Die verbleibende CK-B-Untereinheit wird, wie bei Gesamt-CK beschrieben, bestimmt. Störung durch CK-BB.

Trennung der Isoenzyme mit elektrophoretischen bzw. chromatografischen Verfahren.

Referenzbereich (37 °C)

- < 24 U/l bzw. < 0,40 µkat/l
- **CK-MB (Massenkonzentration)**
  Bestimmung mit einem Mikropartikel-Enzym-Immunoassay

Referenzbereich

- < 3,5 µg/l

Klinische Bewertung

(☞ Kap. 16. und 19.)

Gewebe	Gesamt-CK (U/g)	Isoenzymverteilung (%)		
		MM	MB	BB
Skelettmuskel	860-1310	96-100	1-3	0-1
Herz				
(Erwachsener)	100-280	71-96	4-27	0-2
(Kind)	78-250	96-100	0-4	0
Niere	0-1	70-100	0	6-30
Lunge	2-9	27-72	0-4	18-69
Leber	0-1	50	0	50
Uterus	8-9	13-16	20-22	64-65
Pankreas	0-1	21-29	5-9	66-73
Magen	15-23	3	2-6	91-95
Großhirn	55-90	0	0	100

Tab. 7.2: Gehalt menschlicher Gewebe an Kreatin-Kinase und Verteilung der Isoenzyme (nach Pfleiderer in: Anwendung immunologischer Methoden, Deutsche Gesellschaft für Klinische Chemie, Merck-Symposium, 1975. Berlin-Heidelberg-New York: Springer 1975).

7.2.11. Fruktose-1,6-bisphosphat-Aldolase (Aldolase)

(D-Fructose-1,6-bisphosphat-D-glycerolaldehyd-3-phosphat-lyase, EC 4.1.2.13)

Das Enzym katalysiert im intermediären Stoffwechsel der Kohlenhydrate die reversible Spaltung von Fructose-1,6-bisphosphat in 2 Moleküle Triosephosphat; in der Leber auch die Spaltung von Fructose-1-phosphat (Fructose-1-phosphataldolase). Es sind drei Isoenzyme bekannt (A, B, C).

Vorkommen

- Skelettmuskulatur, Leber, Herz, glatte Muskulatur, Niere, Erythrozyten

Indikationen

- Lebererkrankungen
- Muskelerkrankungen

Untersuchungsmaterial

- Serum

 Bestimmungsmethode

Fructose-1,6-bisphosphat $\xrightarrow{\text{Aldolase}}$ D-Glycerinaldehyd-3-phosphat + Dihydroxyacetonphosphat

D-Glycerinaldehyd-3-phosphat (GAP) wird mit Triosephosphatisomerase (TIM) ebenfalls in Dihydroxyacetonphosphat (DAP) überführt, das dann insgesamt mit Glycerinaldehyd-3-phosphat-Dehydrogenase über den NADH-Verbrauch gemessen wird.

 Referenzbereich (37 °C)

- 7,6 U/l bzw. 126,7 nkat/l (Testbesteck Boehringer GmbH Mannheim)

 Bewertung

Erhöhte Aktivitäten bei

- Muskeldystrophie vom Typ Duchenne
- Myositis
- Lebererkrankungen (akute Hepatitis)
- Myokardinfarkt
- Tumoren (Harnblasen-, Prostatakarzinom)
- Leukosen
- hoher physischer Belastung

Ein Defekt des Aldolase-Isoenzyms B führt zu Fruktoseintoleranz, ein Defekt des Isoenzyms A in Erythrozyten zu hämolytischer Anämie.

7.2.12. Gamma-Glutamyltransferase (γ-GT)

((5-Glutamyl)-peptide: aminoacid-5-glutamyltransferase, EC 2.3.2.2)

Die γ-GT ist das Schlüsselenzym des γ-Glutamatzyklus und überträgt den Glutamylrest von Peptiden auf L-Aminosäuren oder andere Peptide.

 Vorkommen

Leber (gebunden an den kanalikulären Segmenten der Plasmamembranen der Hepatozyten, Membranen des glatten endoplasmatischen Retikulums, Gallenwegsepithelien), Niere (Bürstensaummembran des proximalen Tubulus), Acinuszellen des Pankreas, Gehirn, Lunge, Dünndarmmukosa, Milz, Galle, Harn, Pankreassaft, Serum; Nachweis von mehreren multiplen Formen.

 Indikationen

- Verdacht auf Leber- und Gallenwegserkrankungen
- Differenzierung von Lebererkrankungen

 Untersuchungsmaterial

- Serum, Heparin - EDTA - Plasma

 Bestimmungsmethode

Die γ-GT katalysiert die Übertragung des Glutamylrestes von γ-Glutamyl-3-carboxy-4-nitroanilid auf Glycylglycin unter Bildung von 5-Amino-2-nitrobenzoat, dessen Farbintensität bei 405 nm gemessen wird.

L-γ-Glutamyl-3-carboxy-4 nitroanilid + Glycylglycin $\xrightarrow{\gamma-\text{GT}}$ L-γ-Glutamyl-glycylglycid + 5-Amino-2-nitrobenzoat

Referenzbereiche (37 °C)

- Männer: < 64 U/l bzw. 1,07 µkat/l
- Frauen: < 45 U/l bzw. 0,75 µkat/l

Bewertung

Die γ-GT gilt als sensibler Indikator einer Leber-Gallenerkrankung!

Alkohol, Pharmaka sowie Xenobiotika können zu einer Induktion der Enzymsynthese und dadurch zu erhöhten Enzymaktivitäten führen.

Erhöhte Aktivitäten bei

- unkomplizierter Virus-Hepatitis
- Verschlußikterus
- toxischen Leberschäden
- chronisch aktiver, alkoholtoxischer Hepatitis
- alkoholtoxischer Leberzirrhose
- chronischem Alkoholismus
- Leberstauung bei Rechtsherzinsuffizienz (u.a. Myokardinfarkt)
- Lebertumoren
- akuter und chronischer Pankreatitis
- therapeutischen Maßnahmen (Antikonvulsiva, Sedativa, Zytostatika, anabole Steroide u.a.)

- hormonellen Kontrazeptiva

(☞ auch Kap. 15.)

7.2.13. Glukose-6-Phosphat-Dehydrogenase (G-6-P-DH)

(D-Glucose-6-phosphat: $NADP^+$ 1-Oxidoreduktase; EC 1.1.1.49)

☞ Kap. 12.5.1.

7.2.14. Glutamat-Dehydrogenase (GLDH)

(Glutamate dehydrogenase (NAD(P)); EC 1.4.1.3)

Die GLDH gilt als wichtigstes Enzym der oxidativen Desaminierung und katalysiert streng spezifisch die Umwandlung von α-Ketoglutarat in Glutamat (u.a. Bindung von Ammoniak im Gehirn).

Vorkommen

Nahezu ausschließlich in den Mitochondrien der Leber lokalisiert (vorwiegend zentrolobulär); gilt als leberspezifisch, geringe Aktivitäten in Niere, Gehirn, Lunge, Herz, Skelettmuskel.

Indikation

- Beurteilung des Schweregrades einer Lebererkrankung

Untersuchungsmaterial

- Serum, Plasma (Heparin, Oxalat, Citrat)

Bestimmungsmethode

- *Optischer Test*

$$\alpha\text{-Ketoglutarat} + NADH + H^+ + NH_4^+ \xrightarrow{GLDH} \text{Glutamat} + NAD^+ + H_2O$$

Die Extinktionsabnahme bei 340 nm ist der GLDH-Aktivität proportional.

Durch Vorinkubation mit LDH werden unspezifische Störreaktionen (u.a. durch Pyruvat ausgeschaltet).

Referenzbereiche (37 °C)

- Männer: < 7 U/l bzw. < 123 nkat/l
- Frauen: < 5 U/l bzw. < 83 nkat/l

Bewertung

Erhöhte Aktivitäten

Starke Erhöhung bei:

- Leberzellschäden mit Zerstörung der Mitochondrien u.a. durch Pilzgifte, Tetrachlorkohlenstoff, Zytostatika
- akuter Durchblutungsstörung der Leber (u.a. akute Rechtsherzinsuffizienz, Thrombosierung der Lebervenen)
- Abstoßungskrise nach Lebertransplantation

Mäßige und leichte Erhöhungen bei:

- akuter Virus-Hepatitis
- Verschlußikterus

Weitere Hinweise und Enzymquotienten ☞ Kap. 15.

7.2.15. Laktat-Dehydrogenase (LDH)

(L-Lactate: NAD^+ Oxidoreductase; EC 1.1.1.27)

Die LDH katalysiert als letzte Reaktion der Glykolyse reversibel die Umwandlung von Pyruvat zu Lactat durch NADH; das thermodynamische Gleichgewicht liegt dabei auf der Seite des Lactats und NAD^+.

Vorkommen

Ubiquitär, Skelettmuskel, Leber, Herz, Niere, Pankreas, Erythrozyten.

Das Enzym ist intrazellulär im Zytoplasma lokalisiert.

Isoenzyme

Das LDH-Molekül besteht aus 4 Polypeptidketten, die aus 2 durch getrennte Gen-Loci kontrollierten Untereinheiten H(Herz) und M(Muskel) aufgebaut sind. Durch Kombination ergeben sich 5 Isoenzyme:

- LDH_1 (H_4)
- LDH_2 (H_3M)
- LDH_3 (H_2M_2)
- LDH_4 (H_1M_3)
- LDH_5 (M_5)

Verteilung der LDH-Isoenzyme ☞ Abb. 7.4.

7.2. Enzyme, Einzeldarstellung

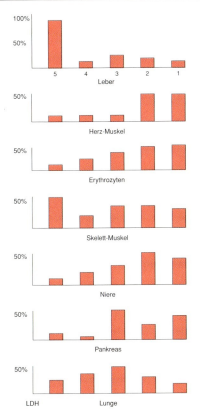

Abb. 7.4: Verteilung der LDH-Isoenzyme in menschlichen Organen nach Wroblewski (1963), Wieland u. Wachsmuth (1961).

Indikationen

- Spätdiagnostik des Myokardinfarktes
- megaloblastäre Anämien
- Lebererkrankungen
- maligne Erkrankungen
- Verdacht auf hämolytische Anämien
- Skelettmuskelerkrankungen

Untersuchungsmaterial

- Serum, Plasma (kein Oxalat, Fluorid, Heparin), hämolysefrei

Eine Lagerung des Serums sollte bei Raumtemperatur erfolgen (Kältelabilität einiger Isoenzyme!).

Bestimmungsmethode

- *Gesamt-LDH*

Das Enzym katalysiert die Umsetzung von Pyruvat zu Lactat durch NADH, dessen Extinktionsabfall bei 340 nm bestimmt wird.

$$\text{Pyruvat} + \text{NADH} + \text{H}^+ \xrightarrow{\text{LDH}} \text{Lactat} + \text{NAD}^+$$

Referenzbereiche (37 °C)

- Kinder:

1. d	< 1327 U/l (< 22,1 µkat/l)
2. d bis 5. d	< 1732 U/l (< 28,9 µkat/l)
6. d bis 6. Mo	< 975 U/l (< 16,3 µkat/l)
7. Mo bis 12. Mo	< 1100 U/l (< 18,3 µkat/l)
1 a bis 3 a	< 850 U/l (< 14,2 µkat/l)
4 a bis 6 a	< 615 U/l (< 10,3 µkat/l)
7 a bis 12 a	
w	< 580 U/l (< 9,67 µkat/l)
m	< 764 U/l (< 12,7 µkat/l)
13 a bis 17 a	
w	< 436 U/l (< 7,27 µkat/l)
m	< 683 U/l (< 11,4 µkat/l)

- Erwachsene: < 480 U/l (< 8,00 µkat/l)

(aus: Referenzbereiche für Kinder und Erwachsene, Präanalytik, Laborsysteme von Boehringer Mannheim, W. Heil, F. Schuckließ, B. Zawta, 1994).

Bewertung

Wegen des ubiquitären Vorkommens der LDH wird die Wertigkeit des Enzyms im Rahmen der Diagnostik und Verlaufsbeobachtung von Erkrankungen, abgesehen von Einzelfällen, als gering eingeschätzt.

Erhöhte Aktivitäten bei

- Herzinfarkt
- Lungenembolie/-infarkt
- Erkrankung der Leber und Galle
- progressiver Muskeldystrophie
- hämolytischen Anämien
- perniziöser Anämie

- malignen Tumoren (Verlaufs- und Therapiekontrolle)
- hoher körperlicher Belastung

LDH-Isoenzyme

Eine Auftrennung und Bestimmung der Isoenzyme ist mit elektrophoretischen, chromatographischen und immunologischen Verfahren möglich.

(☞ auch Kap. 15. und 16.).

7.2.16. α-Hydroxybutyrat-Dehydrogenase (α-HBDH)

Unter dem Begriff α-HBDH werden Isoenzyme der LDH: LDH_1, LDH_2 zusammengefaßt, die auch α-Ketobutyrat umsetzen und im Gegensatz zu den anderen Isoenzymen zu diesem Substrat eine weit höhere Affinität besitzen. Die Bezeichnung α-HBDH sollte nur für diagnostische Belange verwendet werden.

Indikationen

- Myokardinfarkt
- Hämolysen (in vivo)
- Zur weiteren Differenzierung einer erhöhten Gesamt-LDH

Untersuchungsmaterial

☞ LDH

Bestimmungsmethode

☞ LDH

Anstelle von Pyruvat wird α-Ketobutyrat als Substrat eingesetzt.

Referenzbereich (37 °C)

- Erwachsene < 182 U/l bzw. 3,03 µkat/l

Bewertung

Erhöhte Aktivitäten bei
- Herzinfarkt
- intravasaler Hämolyse
- hoher körperlicher Belastung

Für differentiale Aussagen wird der **Quotient LDH/α-HBDH** genutzt:

- 1,38-1,64: normal, Infektionskrankheiten, Malignome
- < 1,30: Herzinfarkt, Hämolyse
- > 1,64: Leberparenchymerkrankungen

(Werte gelten nur für die Bestimmungen bei 25 °C)

LDH-Isoenzyme (Aktivitätsanteil im Serum bei der elektorphoretischen Auftrennung):

LDH_1: 14,7-25,9 %

LDH_2: 29,4-38,5 %

LDH_3: 19,6-26,0 %

LDH_4: 8,3-15,3 %

LDH_5: 6,0-16,0 %

7.2.17. Leuzin-Arylamidase (LAP)

(α-Aminoacyl-peptide-hydrolase (microsomal); EC 3.4.11.2)

Die LAP gehört zu den α-Aminoacylpeptidhydrolasen und hydrolysiert vorwiegend Aminosäurearyl-amide.

Unterschieden wird von der Leuzinaminopeptidase (EC 3.4.11.1), die im Zytoplasma vorkommt und N-terminales Leuzin aus Leuzinpeptiden abspaltet.

Vorkommen

Leber, Gallenwege, Pankreas, Niere, Darm (in den Mikrosomen lokalisiert).

Indikation

- Verdacht auf Leber-Gallenwegs-Erkrankungen

Untersuchungsmaterial

- Serum

Bestimmungsmethode

Die Leuzinarylamidase hydrolisiert das synthetische chromogene Substrat L-Leuzin-4-Nitroanilid unter Bildung von 4-Nitroanilin, dessen Farbintensität bei 405 nm gemessen wird und der LAP-Aktivität proportional ist.

$$\text{L-Leuzin-4-nitroanilid} \xrightarrow[\text{pH 7,5}]{\text{LAP}} \text{L-Leuzin + 4-Nitroanilin}$$

Referenzbereiche (37 °C)

- Erwachsene: 27-65 U/l bzw. 0,45-1,08 µkat/l

t/dry liquid!

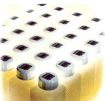

warum flüssig?
weil...
...gebrauchsfertig
...ökonomisch
...leicht handhabbar
...zeitsparend

...einfach besser!

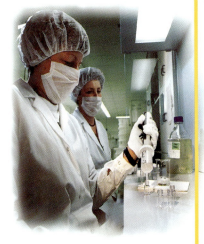

Was ist DiaSys?

DiaSys steht für Diagnostic Systems und damit für Reagenzien für Diagnostische Systeme, die sehr flexibel eingesetzt werden können.

Wußten Sie schon, daß DiaSys die erste Firma in Europa ist, die ausschließlich flüssige Reagenzien entwickelt und herstellt? Seit dem Beginn in 1991 wurden von DiaSys mehr als 40 optimierte Reagenzien für Routine- und Spezialdiagnostik eingeführt.

Auch hier war unser Ziel, neue Wege zu gehen:
- ausschließlich flüssig (Mono- bzw. 2-Komponenten-Reagenzien)
- gebrauchsfertig
- lange Haltbarkeit, auch in Analysegeräten
- minimierte Interferenzen, speziell bei lipämischen und ikterischen Proben (ATCS)
- geringste Umweltbelastung

Wir sind seit 1996 zertifiziert nach DIN ISO 9001 und DIN EN46001 und erfüllen damit alle Anforderungen, die an ein modernes Qualitätsmanagementsystem gestellt werden.

Testen Sie uns. Sie werden den Unterschied feststellen. Und Sie werden noch viel von uns hören!

Die Produkte

Klinische Chemie
Alkalische Phosphatase
ASAT (GOT)
ALAT (GPT)
Gamma-GT
LDH
Alpha-HBDH
Glucose
Cholesterin
Triglyceride
CK-NAC
CK-MB
Harnsäure
Harnstoff
Kreatinin
Chlorid
Eisen
Phosphor UV
Calcium
Magnesium
Gesamteiweiß
Albumin
TPU (Total Protein im Urin)
Bilirubin
Alpha-Amylase
Pancreas Amylase
Lipase

Turbidimetrische Immunassays
Apolipoprotein A1 und B
Lp(a)
CRP
ASO
RF
Transferrin
Ferritin

Kontrollseren, (Multi)-Kalibratoren
TruLab N+P
TruCal U
TruLab Protein

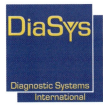

**DiaSys
Diagnostic Systems**
GmbH & Co. KG
65 558 Holzheim Alte Straße 9
Tel. 0 64 32 / 91 46-0
Fax 0 64 32 / 91 46-32
Email mail@diasys.de

Vertrieb für Deutschland:
RLT Ruhrtal Labor Technik
Dreihausen 1
59519 Möhnesee-Delecke
Tel. 0 29 24 - 97 05-0
Fax 0 29 24 - 97 05-31/2

Bewertung

Erhöhte Aktivitäten bei
- Verschlußikterus
- alkoholischer Fettleber, alkoholtoxischer Zirrhose
- alkoholinduzierten Hyperlipidämien
- Anstieg möglich bei Leber-, Pankreas,- Mammakarzinom, Tumoren des Magen-Darmtraktes
- Pharmaka, die zu einer intrahepatischen Cholestase führen

> Im Gegensatz zur AP keine Erhöhung bei Knochenerkrankungen.

7.2.18. Lipase

(Triacylglycerol-lipase; EC 3.1.1.3)

Das Enzym wird in den Azinuszellen des Pankreas synthetisiert und in das Duodenum abgegeben.

Die Lipase hydrolysiert Triglyzeridester langkettiger Fettsäuren.

 Indikationen

- Verdacht auf Pankreaserkrankungen
- Differentialdiagnose bei Oberbauchbeschwerden

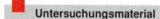 **Untersuchungsmaterial**

- Serum, Aszites

 Bestimmungsmethode

- Turbidimetrische Bestimmung

Die Trübungsabnahme einer Trioleinemulsion (Triolein, Na-Desoxycholat, Kolipase) wird bei 405 nm gemessen.

$$\text{Triolein} + H_2O \xrightarrow{\text{Lipase}} \text{Mono- und Diglyzeride} + \text{freie Fettsäuren} + \text{Glyzerin}$$

 Referenzbereiche (37 °C)

- Serum < 240 U/l (< 4,0 µkat/l)

 Bewertung

Erhöhte Aktivitäten bei
- akuter Pankreatitis
- Schub einer chronischen Pankreatitis
- kurzfristig nach endoskopischer retrograder Cholangio-Pankreatographie (ERCP)
- Niereninsuffizienz (obligat bei dialysepflichtigen Patienten!)

7.2.19. Pyruvat-Kinase (PK)

(EC 2.7.1.40)

(☞ Kap. 12.5.2.)

7.2.20. Renin

(Angiotensin-forming enzyme; EC 3.4.23.15)

(☞ Kap. 20.5.2.)

8. Kohlenhydrate

8.1. Allgemeines

Epidemiologisch steht der Diabetes mellitus an erster Stelle, während andere Störungen des Kohlenhydratstoffwechsels, wie die Glykogenosen, sehr selten und genetisch bedingt sind.

8.1.1. Diabetes mellitus

Die seit Jahrtausenden bekannte Krankheit hat ihren Namen von dem süßen Geschmack des Urins durch die darin enthaltene Glukose ("Diabetes mellitus" = süßer Durchfluß) und wird heute allein durch die *chronische Hyperglykämie* definiert. Nach der Entwicklung von Methoden zur Blutglukose- und Insulinbestimmung wurde klar, daß der Diabetes mellitus aus einer Vielzahl klinisch unterschiedlicher und ätiologisch voneinander abzugrenzender Entitäten besteht. 1980/1985 hat die WHO eine inzwischen allgemein akzeptierte Klassifikation aufgestellt.

Klassifikation des Diabetes mellitus und der Glukoseintoleranz (IGT) (WHO 1985)

■ **Diabetes mellitus**

- **Insulin-abhängig** (insulin-dependent diabetes mellitus, IDDM), **Typ I**
  Insulinsubstitution notwendig; Ketoseneigung unter Basalbedingungen; Manifestation meist vor dem 40. Lebensjahr; häufiges Vorkommen von Autoantikörpern; familiäre Disposition gering; in Deutschland gibt es etwa 200.000 Typ I-Diabetiker

- **Insulin-unabhängig** (non-insulin-dependent diabetes mellitus, NIDDM), **Typ II**
  - *nicht adipös, Typ II a*
  - *adipös Typ II b* (etwa 90 % aller Typ II-Diabetiker)

  Keine Ketoseneigung unter Basalbedingungen; Manifestation meist nach dem 40. Lebensjahr; deutliche familiäre Disposition; s.a. metabolisches Syndrom; in Deutschland etwa 3,8 Millionen bekannte und 1-2 Millionen bisher nicht diagnostizierte Typ II-Diabetiker. Viele Diabetiker haben deshalb bei Diagnosestellung bereits diabetische Folgeschäden

- Diabetes aufgrund **besonderer Ursachen**
  Pankreaserkrankungen, Hämochromatose, endokrinologische Erkrankungen (Cushing-Syndrom, Phäochromozytom, Akromegalie usw.), *genetische Syndrome, abnorme Insuline* bzw. *Insulinrezeptoren, diabetogene Medikamente* und *Chemikalien* wie Glukokortikoide, Diazoxid und Thiazide

- **Gestationsdiabetes**
  Erstmaliges Auftreten von Diabetes mellitus oder IGT während einer Schwangerschaft

■ **Gestörte (verminderte) Glukosetoleranz (impaired glucose tolerance, IGT)**

Diabetesinzidenz 2-3 % in den Folgejahren. Häufig vergesellschaftet mit oder entwickelt aus dem *metabolischen Syndrom*

Ein Expertenkomitee der American Diabetes Association hat 1997 neue Vorschläge zur Klassifikation und Diagnose des Diabetes mellitus unterbreitet:

Typ 1- und Typ 2-Diabetes werden ätiologisch und nicht mehr aufgrund der Insulinbedürftigkeit definiert

- Typ 1: β-Zellzerstörung
  - A. immunogen, Autoantikörper
  - B. idiopathisch
- Typ 2: Insulinresistenz mit relativem Insulinmangel

Der bei etwa 5 % der Diabetiker vorkommende **Typ I-Diabetes (IDDM)** ist eine **Autoimmunerkrankung**, die mehrere Jahre nach einem Triggerereignis (Virusinfekt, Antigenexposition) zu einer Destruktion und entzündlichen Infiltration der β-Zellen im endokrinen Pankreas führt. Autoantikörper (zytoplasmatische β-*Zell-Antikörper* wie Glutamat-Decarboxylase-Antikörper sowie Antikörper gegen Insulin) und das Ausbleiben der ersten Phase der Insulinsekretion nach einem Glukosereiz sind Indikatoren für Vorstadien (Prädiabetes) und Risikogruppen. Exzessiver Katabolismus (Lipolyse, Ketonkörperbildung, Proteolyse) und Energieverluste (Glukosurie, Stoffwechsel mit Energieverwüstung) erfordern sofortige Insulintherapie als lebensrettende und -erhaltende Maßnahme.

Die Prävalenz des **Typ II-Diabetes (NIDDM)** hat in Europa in den letzten 40 Jahren parallel zur Erhöhung des Lebensstandards und der Lebenserwartung dramatisch zugenommen und liegt bei Siebzigjährigen zwischen 10-14 %. Pathogenetisch steht die periphere **Insulinresistenz** besonders der Skelettmuskulatur im Vordergrund. Durch kompensatorische Erhöhung der Insulinsekretion (basale und/oder postprandiale Hyperinsulinämie) wird zunächst die Blutglukose besonders im Nüchternzustand noch in normalen Grenzen gehalten. Wenn die übermäßige Insulinsynthese und -sekretion durch "Erschöpfung der β-Zellen" nicht mehr aufrechterhalten werden kann, kommt es zur IGT bzw. zur Manifestation des Typ II-Diabetes.

Insulinresistenz und **Hyperinsulinämie** beeinflussen bzw. werden beeinflußt oder verursacht von anderen Prozessen, die als **metabolisches Syndrom** (Hanefeld) bzw. **Syndrom X** (Reaven) zusammengefaßt werden. Am stärksten ist die Assoziation mit der *Adipositas* und zwar der *zentralen androiden Form*. Die *Dyslipoproteinämie* ist durch erhöhte VLDL-Triglyzeride und vermindertes HDL-Cholesterin charakterisiert. Die allgemeine Bedeutung des metabolischen Syndroms wurde durch Assoziationen zu *Hypertonie*, *Hyperurikämie* und *Atherosklerose* (koronare Herzkrankheit, arteriovenöse Thrombosen) unterstrichen (☞ Kap. 5.2., 9.1. und 9.6.).

Aus dem vorher Gesagten ergeben sich zwei Forderungen:

- Bei älteren Menschen mit Symptomen des metabolischen Syndroms muß die *Glukosetoleranz überprüft* werden, um rechtzeitig deren Verschlechterung zu erkennen
- Die *Betreuung* von Patienten mit *IGT* oder *NIDDM* erfordert außer dem Blutglukose-Monitoring
  - regelmäßige Untersuchungen des Körpergewichts, Blutdrucks, der Lipoproteine, Harnsäure und der renalen Albuminausscheidung
  - den Abbau der Insulinresistenz und der Risikofaktoren durch Diät, Muskelarbeit, Gewichtsabnahme, Blutdrucksenkung und - wenn notwendig - durch Biguanide und Sulfonylharnstoffe

Obwohl durch Gabe von Fremdinsulin die akute Lebensgefahr besonders für IDDM-Patienten beseitigt wurde, führen *Mikroangiopathien* (Retino-, Neuro-, Nephropathie) und *Makroangiopathie* (Atherosklerose) zu einer verkürzten Lebenserwartung. Der chronisch erhöhten Blutglukose wird eine "Toxizität" zugeschrieben:

- Störungen der Insulinsekretion und -wirkung (Insulinresistenz)
- gesteigerte Glukoseverwertung in den Geweben (Retina, Linse, Nervenzelle), die unabhängig von der Insulinwirkung vermehrt Glukose aufnehmen und zu Sorbit bzw. Inosit verarbeiten
- Glykierungsreaktionen

8.1.2. Glykierung

Glukose wird konzentrationsabhängig über die Karbonylgruppe mit freien Aminogruppen (N-terminal oder ε-Amino-Lysin) der Proteine reversibel und nichtenzymatisch zu einer labilen *Aldiminverbindung* verknüpft (Abb. 8.1). In einem langsameren Prozeß wird durch die Amadori-Umlagerung ein stabiles *Ketoamin* ("Fruktosamin") gebildet, das bis zum Abbau des Proteinmoleküls erhalten bleibt. Da es sich nicht um Glykoside handelt, wurde der Begriff "nichtenzymatische Glykosylierung" durch Glykierung (glycation) ersetzt.

Der **Glykierungsgrad** ist abhängig von:

- der Struktur (Zahl, Lage und Ladung der glykierbaren Aminogruppen) und Lebensdauer der Proteine
- der Konzentration der Glukose bzw. Glukosemetaboliten (besonders Glukose- oder Fruktosephosphate)
- der Einwirkungszeit

Unter *in vivo*-Bedingungen werden Strukturproteine (Kollagene, Kristallin der Augenlinse, Basalmembranproteine) in solchen Geweben (Gefäß- und Nervensystem, Niere, Erythrozyten) glykiert, in denen der Glukosetransport nur von deren extrazellulärer Konzentration und nicht von der Insulinwirkung abhängig ist. Durch die Glykierung werden die physikochemischen und die funktionellen Eigenschaften vieler Proteine verändert, so daß *in vitro* eine Trennung der glykierten und nichtglykierten Proteine vor der Analyse möglich ist und *in vivo* diabetische Spätschäden durch die Glykie-

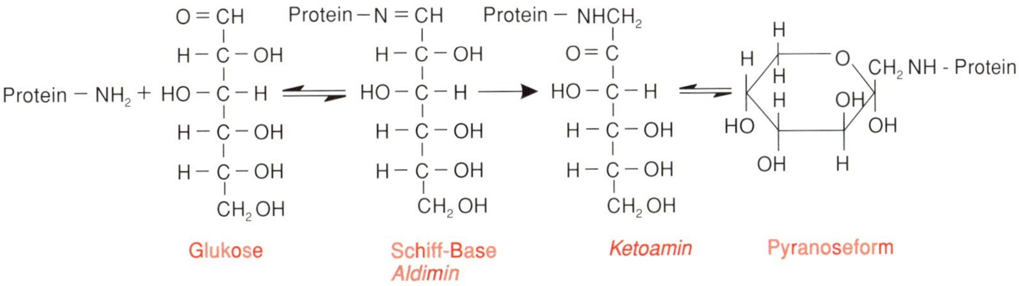

Abb. 8.1: Glykierungsreaktion von Proteinen.

rung verursacht werden. Das **glykierte Hämoglobin (GHb)** ist

- eine integrative retrospektive Kontrollgröße des Stoffwechsels
- für den Diabetiker ein motivierender Zielwert für eine gute Prognose (☞ Kap. 8.3.1.)

Die Glykierung ist im allgemeinen mit der Ketoaminbildung noch nicht abgeschlossen. Es kommt zu Peptidkettenverknüpfungen und Oxidationsvorgängen, die durch Fluoreszenzmessungen und andere Eigenschaftsänderungen zu erfassen sind. Die entstehenden **Advanced glycation end products (AGE)** werden mit verschiedenen Spätkomplikationen der Diabetiker in Zusammenhang gebracht.

8.2. Glukose

8.2.1. Blutglukose

Indikationen

- Ausschluß eines Diabetes mellitus (Risikogruppen, präoperativ)
- Diagnose und Verlaufskontrolle von Kohlenhydratstoffwechselstörungen
- Nachweis von Hypoglykämien
- Kontrolle der Diabetestherapie
- Selbstkontrolle der Diabetespatienten

Präanalytik

Die Blutglukosewerte sind abhängig von dem verwendeten Untersuchungsmaterial (Kapillarblut, venöses Vollblut, Plasma oder Serum) und von der Bestimmungsmethode.

- Glukosewerte sind im arteriellen und kapillären Blut höher als im venösen Blut (Differenz 5-10 % im Nüchternzustand; postprandial gelegentlich > 10 %); abhängig von Muskelaktivität und/oder erhöhtem Katabolismus (z.B. Fieber, Sepsis)
- In Blutplasma und -serum ist die Glukosekonzentration etwa 10 % höher als im Vollblut (abhängig vom Hämatokrit!)
- Wird vor der Bestimmung enteiweißt, so sind die Werte um weitere 5 % erhöht (Volumenverdrängungseffekt der Eiweiße)
- Kapillarblut ist nur bei guter Mikrozirkulation repräsentativ
- Während eines Belastungstests darf die Art der Blutentnahme nicht verändert werden
- Durch Glykolyse in den Blutzellen wird Glukose aus dem Blutserum eliminiert (Verminderung um 10-15 % in der ersten Stunde bei Raumtemperatur; bei hohen Leukozytenzahlen wesentlich mehr). Hemmung der Glykolyse durch Natriumfluorid (2mg/ml Blut) wird nur verzögert wirksam. Günstiger ist die sofortige Hämolyse mit hypotonen Lösungen und Natriumfluoridzusatz oder sofortige Enteiweißung
- In Serum oder Plasma ist Glukose bei 4 °C bis zu 48 Stunden stabil

Die *intraindividuelle Variabilität* der Blutglukose ist wegen der *zirkadianen Rhythmik* und der *Nahrungsaufnahme* sowie *Muskelarbeit* wesentlich größer als die vieler anderer Parameter und wird durch exogene *Insulinzufuhr* weiter gesteigert. Bei IDDM-Patienten ist die Variabilität der Blutglukose außerdem davon abhängig, ob der Patient noch endogenes Insulin produziert.

Störgrößen ☞ Glukosetoleranztest

Bestimmungsmethoden

Die unspezifischen chemischen Methoden wurden durch enzymatische Verfahren ersetzt.

- *Hexokinase-Methode*
  Die Methode koppelt die Hexokinasereaktion (HK) mit der Glukose-6-Phosphat-Dehydrogenase (G-6-P-DH) und ist wegen der hohen Spezifität die Referenzmethode (teuer!)

  Glukose + ATP $\xrightarrow{HK}$ Glukose-6-Phosphat + ADP

  Glukose-6-Phosphat + NADP$^+$ $\xrightarrow{G-6-P-DH}$ 6-Phosphoglukonolakton + NADPH + H$^+$

- *Glukose-Dehydrogenase (G-DH)-Methode*
  Durch Mutarotase wird die gesamte Glukose zunächst in β-D-Glukose überführt

  β-D-Glukose + NAD$^+$ $\xrightarrow{G-DH}$ D-Glukonolakton + NADH + H$^+$

- *Glukoseoxidase (GOD)-Methode*

  Glukose + H$_2$O + O$_2$ $\xrightarrow{GOD}$ Glukonolakton + H$_2$O$_2$

  - Eine Peroxidase-vermittelte Indikatorreaktion wandelt das Chromogen (ABTS, 4-Aminoantipyrin usw.) in einen Farbkomplex um. Die Reaktion wird von reduzierenden Substanzen (Askorbinsäure, α-Methyl-Dopa, Glutathion aus Erythrozyten) gestört
  - Bei *Immobilisation* der *Glukoseoxidase* auf einem Träger (Membran) kann entweder der Sauerstoffverbrauch mittels einer *Sauerstoffelektrode* oder das gebildete H$_2$O$_2$ an einer Platinelektrode amperometrisch gemessen werden. Diese Verfahren wurden auch auf *Teststreifen* etabliert

- **Teststreifensysteme**
  Die Reaktionskomponenten der Glukoseoxidase-Methode sind in der reaktiven Zone des Teststreifens gelegen. Die Farbintensität wird visuell beurteilt oder reflektometrisch gemessen (s.a. oben beschriebene amperometrische Methode). Es können Blutglukosekonzentrationen zwischen 1,1 und 33,3 mmol/l (20-600 mg/dl) mit einem Variationskoeffizienten < 10 % innerhalb von Minuten erfaßt werden. Wegen des unterschiedlichen Wassergehalts der Erythrozyten und des Serums führen stark abweichende Hämatokritwerte zu Fehlern. Die hochentwickelten Blutglukose-Meßgeräte sind zuverlässig und schnell einsatzfähig in

  - Arztpraxen
  - Rettungsdienst, Intensivtherapiestationen und Operationssälen, d.h. am point-of-care
  - Selbstkontrolle

Voraussetzungen für eine verläßliche **Selbstkontrolle** der Patienten sind:

- intensive Schulung und praktische Unterweisungen
- Dokumentation oder Speicherung der gemessenen Blutglukosewerte
- etwa halbjährliche Parallelbestimmung durch den Patienten und das Laboratorium
- Die Aufzeichnungen bzw. gespeicherten Daten müssen bei Arztbesuchen gründlich ausgewertet und in Handlungsanweisungen umgesetzt werden, sonst schwindet die Motivation des Patienten

Implantierbare Glukosesensoren für ein kontinuierliches Monitoring sind wegen Bioinkompatibilität bisher nur kurzfristig anwendbar. *Nichtinvasive Glukosemessungen* im nahen Infrarot stehen kurz vor der Praxisreife.

Referenzbereiche

- *Nüchternglukose* (Kapillarblut):
  - Erwachsene: 3,3-5,6 mmol/l (60-100 mg/dl)
  - Neugeborene: 2,1-3,6 mmol/l (38-65 mg/dl)
- *postprandiale Glukose*:
  - Erwachsene: bis 7,8 mmol/l (bis 140 mg/dl)

Diabetes mellitus ist bei folgenden **reproduzierbaren** Werten gesichert:

- *Nüchternglukose:*

  Nach Empfehlungen der American Diabetes Association 1997.

  Kapillarblut, venöses Vollblut: > 6,1 mmol/l (> 110 mg/dl)
  Plasma: > 7,0 mmol/l (> 126 mg/dl)

- *postprandiale Glukose:*

  Kapillarblut, Plama: > 11,1 mmol/l (> 200 mg/dl)
  venöses Vollblut: > 10,0 mmol/l (> 180 mg/dl)

Bewertung

Die Diagnose Diabetes mellitus kann durch reproduzierbare stark erhöhte Blutglukosewerte und durch zusätzliche Diabetessymptome gesichert werden. Einmalige Nüchternglukosekonzentrationen sind nicht aussagekräftig. Bestehen Zweifel, muß ein oraler Glukosetoleranztest durchgeführt werden.

Ziel der **Diabetestherapie** ist eine dauerhaft *gute Stoffwechseleinstellung* mit annähernd euglykämischen Blutglukosewerten, besonders auch bei schwangeren Diabetikerinnen. Die Untersuchungshäufigkeit ist vom Diabetestyp, der Behandlungs- und Lebensform des Patienten und seiner Selbstkontrolle abhängig. Bei Insulin-spritzenden Diabetikern müssen neben der Nüchternblutglukose die Hyperglykämiephasen (1 Stunde postprandial, am späten Nachmittag 16.00-18.00 Uhr und evtl. abends zwischen 20.00 und 22.00 Uhr) erfaßt werden. Trotz der straffen Stoffwechselführung sind Hypoglykämien soweit wie möglich zu vermeiden. Dies betrifft besonders die frühen Nachmittagsstunden 13.30-15.00 Uhr, die Nachtstunden zwischen 21.00 und 3.00 Uhr und gelegentlich den Vormittag gegen 9.00 Uhr.

Die Blutglukose ist ein *Notfallparameter* sowie eine *präoperative Meßgröße* (zumindest bei allen Patienten über 40 Jahre).

Hypoglykämien (<2,5 mmol/l; 45 mg/dl bei Nichtdiabetikern sind (☞ Kap. 20.9.):

- *reaktive Hypoglykämien:* postprandial, Alkohol-induziert, Fruktoseintoleranz.
  Diagnostik: verlängerter oGTT über 3-6 Stunden

- *Hypoglykämien nach Nahrungskarenz:* Insulinom, andere Tumore, Insuffizienz der Insulinantagonisten
  Diagnostik: Ermittlung der Glucose-Insulin-Ratio im Hungerversuch, Tolbutamidtest, Glukagontest

- *Hypoglycaemia factitia*
  Diagnostik: niedriges C-Peptid bei hohen Insulinwerten

8.2.2. Glukosetoleranztest

Die WHO hat den *oralen 75 g-Glukosetoleranztest* (oGTT) zur Erkennung des Diabetes mellitus und zur Charakterisierung der eigenständigen Entität einer gestörten Glukosetoleranz empfohlen.

Präanalytik

Voraussetzungen für bestmögliche Reproduzierbarkeit:

- 3 Tage vor dem Test kohlenhydratreiche Ernährung (> 150 g/d; besonders wichtig bei alten Patienten und nach mehrtägiger, stationärer Diagnostik). Keine Einschränkung der körperlichen Aktivität

- Nüchternzeit 12 Stunden (weder Rauchen noch Alkoholgenuß)

- Durchführung des Tests am Morgen im Liegen oder Sitzen, keine Abkühlung, keine Bewegung

- Vermeidung von Streß (z.B. ausreichende Information des Patienten vor dem Test). Tests nach Operationen oder Geburt, bei Vorliegen von Entzündungsvorgängen, länger dauernder Immobilisation, bei alkoholbedingter Leberzirrhose, Hepatitis, Menstruation und bei Schilddrüsenerkrankungen sind nicht auswertbar

- Mindestens 3 Tage vor dem Test sollen Medikamente abgesetzt werden, die den oGTT beeinflussen
  - falsch positiv: Diuretika, Glukokortikoide, Kontrazeptiva, Salizylate
  - falsch negativ: Koffein, Biguanide, Monoaminooxidasehemmer

- falsch positive Ergebnisse bei Hypokaliämie und Hypomagnesiämie

- falsche Ergebnisse bei gastrointestinalen Störungen, wie Malabsorption, Dumping-Syndrom, Pankreatitis

Methode

Belastung mit 75g D-Glukose, gelöst in 300 ml Wasser, Trinkzeit 2-5 Minuten. Kindern werden 1,75 g Glukose/kg KG (bis 75g) verabreicht.

Die Blutentnahmen erfolgen vor sowie 60 und 120 Minuten nach der Glukosebelastung.

Diagnostische Kriterien zur Beurteilung der Glukosetoleranz			
Klassifikation	kapilläre Blutglukose mmol/l (mg/dl)		
	nüchtern	60 min	120 min
normal	< 5,6 (< 100)	< 11,1 (< 200)	< 7,7 (< 140)
IGT	5,6-6,1 (100-110)	> 11,1 (> 200)	7,8-11,1 (140-200)
Diabetes	> 6,1 (>110)	> 11,1 (> 200)	> 11,1 (> 200)
In den WHO-Kriterien ist der 60 min-Wert nicht enthalten. Modifiziert nach Amer. Diab. Assoc. 1997.			

Bewertung

Der oGTT dient zur Erkennung bzw. Ausschluß von:

- Diabetes mellitus (Typ II) bei Blutglukosewerten im Grenzbereich oder bei Vorliegen von Risikofaktoren
- Diabetes renalis (normaler oGTT bei Glukosurie)
- Gestationsdiabetes (bildet sich nach der Schwangerschaft zurück)
  In der 24. bis 28. Schwangerschaftswoche wird ein Screening mit 50 g Glukose empfohlen. Nach 60 Minuten soll die kapilläre Blutglukose unter 7,8 mmol/l (< 140 mg/dl) liegen
- kontrollbedürftigen IGT-Risikogruppen mit erhöhtem Risiko für Atherosklerose im Sinne des metabolischen Syndroms
- reaktiver Hypoglykämie (Verlängerung der Testzeit bis 6 Stunden)

Der *intravenöse Glukosetoleranztest* wird nur noch bei enteralen Störungen (Malabsorption) oder wissenschaftlich zur dosierten Stimulation der Insulinsekretion benutzt. Die Konkordanz zum oGTT beträgt 60 %.

8.2.3. Glukose im Urin

Die glomerulär filtrierte Glukose wird in den proximalen Tubuli fast vollständig rückresorbiert. Bei Blutglukosewerten über 8,9 bis 10 mmol/l (160-180 mg/dl), oft als "Nierenschwelle" bezeichnet, steigt die Uringlukosekonzentration exponentiell an.

Indikationen

- Erkennung einer diabetischen Stoffwechselstörung im Sinne eines qualitativen postprandialen Suchtests
- Diabetes renalis
- (Selbst)Kontrolle des Stoffwechsels bei Patienten mit bekannter Nierenschwelle

Präanalytik und Nachweisverfahren

Der qualitative Nachweis wird mit der Glukoseoxidase-Peroxidase-Reaktion auf Teststreifen (Teststäbchen) erbracht. Der Teststreifen muß so eingestellt sein, daß die physiologische Glukosurie nicht angezeigt wird.

Die Glukoseoxidase-Reaktion wird durch pH-Werte < 5 (durch Ketonkörper!), die Indikatorreaktion durch Askorbinsäure oder Gentisinsäure unterdrückt. Für ambulante oder *Selbstkontrollen* eignen sich Glukosenachweise im *Spontanurin* oder im *spot urine* (d.h. in einem 15-20 Minuten nach einer Blasenentleerung gewonnenen Urin, der die aktuelle Stoffwechsellage repräsentiert). Im ausgeschiedenen Urin sinkt die Glukosemenge in 24 Stunden um etwa 40 %, wenn keine Stabilisatoren (0,5 g Natriumazid) zugesetzt werden.

Bestimmungsmethoden

Prinzipiell kann mit den Methoden zur Bestimmung der Blutglukose auch die Glukosurie quantifiziert werden. Die früher übliche Polarimetrie wird wegen der zahlreichen Störfaktoren nicht mehr angewendet.

Referenzbereich

- 0,35-1,1 mmol/l (6-20 mg/dl)

Bewertung

Die diagnostische Sensitivität des qualitativen Glukosenachweises für die Erkennung des Diabetes mellitus liegt nur zwischen 40-60 %, denn die individuelle Nierenschwelle ist bei Schwangeren, Diabetes renalis und tubulären Schäden erniedrigt, dagegen in höherem Lebensalter oder bei diabetischer Nephropathie erhöht. Die während einer bestimmten Sammelzeit (24 oder 3x8 Stunden) ausgeschiedene Glukosemenge ist ein integratives

Maß für die Hyperglykämie *oberhalb* der Nierenschwelle.

8.2.4. Glukose im Liquor cerebrospinalis

Die Glukosekonzentration im Liquor schwankt zwischen 60-70 % der Konzentration im Blut (☞ Kap. 21.). Verminderungen der Glukosekonzentrationen sprechen für bakterielle Infektionen. Gleichzeitige Messung der Glukose im Blut und im Liquor notwendig.

8.3. Glykierte Proteine

8.3.1. Glykierte Hämoglobine

Der als Glykierung bezeichnete Prozeß der Verknüpfung zwischen Proteinen und Kohlenhydraten wurde in Kap. 8.1.2. beschrieben. Bereits 1958 wurde bei der Ionenaustauschchromatographie von Hämoglobin eine *schnell wandernde Fraktion*, genannt **HbA$_1$**, von der *Hauptfraktion HbA$_0$* abgetrennt (Abb. 8.2). Die Fraktion HbA$_1$ konnte durch veränderte Chromatographiebedingungen in mehrere Subfraktionen, HbA$_{1a}$, HbA$_{1b}$ und HbA$_{1c}$, getrennt werden. Bei vielen Tests wird nur die Fraktion **HbA$_{1c}$** ausgewertet. Die vom Labor übermittelten Daten müssen erkennen lassen, ob HbA$_1$ oder HbA$_{1c}$ bestimmt wurde, denn die Unterschiede können bis zu 2 % betragen. Die Vielfalt und Verwirrung in Nomenklatur und Meßergebnissen wurde noch dadurch erhöht, daß mittels Affinitätschromatographie auch in der Hauptfraktion HbA$_0$ Ketoamine nachgewiesen und gemeinsam mit HbA$_1$ als **glykierte Hämoglobine (GHb)** zusammengefaßt wurden.

Aufgrund der Erythrozytenlebenszeit von etwa 100 Tagen wird durch Bestimmung von GHb, HbA$_1$ oder HbA$_{1c}$ die integrative mittlere Glykämie im Bereich der *vorangegangenen 5-8 Wochen* eingeschätzt (sogenanntes Blutglukosegedächtnis).

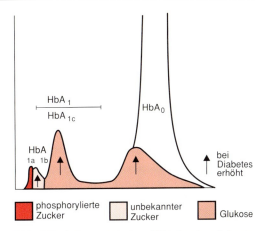

Abb. 8.2: Auftrennung eines Hämolysats mit Ionenaustauschchromatographie.
Nomenklatur und Struktur der an das Hämoglobin gebundenen Kohlenhydrate.

Präanalytik

Tageszeit, Körperlage, Stauung, venöse oder kapilläre Blutentnahme sind ohne Einfluß, da die ermittelten Werte relativ auf das Gesamthämoglobin bezogen werden. Bei Verwendung von physikochemischen Trennmethoden (Ionenaustauschchromatographie, Elektrophorese) können **falsch erhöhte Werte** gefunden werden bei:

- Hämoglobinopathien (z.B. HbF, HbS, Thalassämien)
- Niereninsuffizienz (karbamyliertes Hb)
- chronischem Alkoholismus (Azetaldehydankopplung)
- Therapie mit Azetylsalizylsäure (Azetylierung des Hb)

Verminderungen der Erythrozytenlebenszeit bei hämolytischen Anämien bzw. Hämodialyse oder bei überstürzter Regeneration junger Erythrozyten erniedrigen den Glykierungsgrad.

Bestimmungsmethoden

- *Physikochemische Trennmethoden* (HbA1, HbA1c)
  - Kationenaustauschchromatographie
  - Hochdruckflüssigkeitschromatographie (HPLC)
  - Elektrophorese, isoelektrische Fokussierung

- *Affinitätschromatographie* (GHb)
  Da hierbei alle glykierten Hämoglobine abgetrennt werden, ergeben sich die höchsten Meßwerte
- *Immunoassay* bzw. *Immunturbidimetrie* mit monoklonalen Antikörpern gegen HbA$_{1c}$ (hochspezifische Methoden)

Die Variationskoeffizienten von Tag zu Tag müssen unter 5 % liegen, sonst werden Änderungen um 1 % GHb (entsprechend einer Differenz von 1,5 mmol/l mittlere Blutglukose) nicht sicher erkannt.

Referenzbereiche

Es gibt bisher keine Referenzmethode und kein verbindliches Kalibrationsmaterial.

Als *Beispiele* für **testabhängige Referenzbereiche** seien genannt:

- Affinitätschromatographie (GHb) 5,2-7,6 % des Hämoglobins
- HPLC (HbA$_{1c}$) 4,4-5,7 %
- Immunoassay (HbA$_{1c}$) 3,5-5,0 %

Für eine gute *Stoffwechselkontrolle* werden Werte unter 7,5 bzw. 6,0 % angegeben. Werte über 12 bzw. 10 % deuten auf schlechte Stoffwechseleinstellung und erfordern Therapieänderungen. Der Arzt muß sich mit seinem Labor über den gültigen Referenzbereich abstimmen und auswärts erhobene Ergebnisse anhand der verwendeten Methodik interpretieren.

Bewertung

Bei stabilen Stoffwechselverhältnissen (Schwankungen der HbA$_1$-Werte um 0,5-2 %) besteht eine lockere lineare Beziehung zwischen HbA$_1$ und der über Monate ermittelten mittleren Blutglukose, wobei nicht erkenntlich ist, ob und zu welchem Anteil der HbA$_1$-Wert aus alternierenden Hypoglykämie- und Hyperglykämie-Phasen resultiert. Alle kurzfristigen Verbesserungen oder Verschlechterungen des Stoffwechsels stören die Korrelationen zwischen aktueller Blutglukose und HbA$_1$. Die glykierten Hämoglobine sind zur Überprüfung der Selbstkontrolle geeignet und werden als Zielvorgabe in die Schulung und Motivation der Patienten einbezogen. Spätkomplikationen wie Retino- und Neuropathie schreiten umso schneller voran, je höher die HbA$_1$-Werte liegen, wie das Diabetes Control and Complications Trial 1993 nachwies.

Für die *Erstdiagnostik* oder den *Ausschluß eines Diabetes mellitus* bzw. *IGT* haben die glykierten Hämoglobine unzureichende Sensitivitäten und Spezifitäten. Erstmalig festgestellte Hyperglykämien bei Akute-Phase-Reaktionen (Myokardinfarkt, akute Pankreatitis, Schädel-Hirn-Trauma) können durch Bestimmung der glykierten Hämoglobine auf einen länger bestehenden aber unbekannten Diabetes geprüft werden.

Wenn eine Diabetikerin eine Schwangerschaft wünscht, sollte bereits vor der Konzeption durch straffe Stoffwechselführung der HbA$_1$-Wert normalisiert werden, um das Mißbildungsrisiko zu vermindern. Während der Schwangerschaft werden die glykierten Hämoglobine in kürzeren Abständen als bei Nichtschwangeren kontrolliert oder durch zwischenzeitlich erhobene Fruktosaminwerte ergänzt.

8.3.2. Glykierte Serumproteine (Fruktosamintest)

Die Glykierung der Serumproteine betrifft zu 70-80 % das Albumin und zu etwa 15 % das Immunglobulin G. Beide Proteine haben ähnliche Halbwertszeiten (18-22 Tage) und erlauben damit eine retrospektive Aussage über die mittlere Glykämielage in den *vorausgegangenen 2-3 Wochen*.

Präanalytik

Die Ergebnisse sind von der Konzentration und der Zusammensetzung der Serumproteine abhängig, so daß Körperlage und venöse Stauung bei der Blutentnahme von erheblichem Einfluß sind. Deshalb wird die Berechnung eines Fruktosamin-Protein-Quotienten oder die Normierung auf 72 g/l Gesamteiweiß bzw. 44 g/l Albumin empfohlen. Erhöhte Fruktosaminwerte werden durch starke Hyperbilirubinämie (> 100 µmol/l) und Hämolyse (> 1 g/l Hb) vorgetäuscht. Durch Zusatz von Urikase und Tensiden wurden Störungen durch Harnsäure und erhöhte Lipide ausgeschaltet.

Bestimmungsmethode

Die glykierten Serumproteine reduzieren in stark alkalischem Milieu ein Chromogen zu einer gefärbten Verbindung.

Referenzbereich

- *Nichtdiabetiker:* 205-285 µmol/l
- *gute Stoffwechseleinstellung:* 270-325 µmol/l

Bewertung

Der Fruktosamintest ist billig und gut reproduzierbar (Variationskoeffizient zwischen 2-4 %). Kritisch ist jedoch die Spezifität des Verfahrens, da etwa die Hälfte der Reduktionskapazität nicht durch Ketoamine verursacht wird. Andererseits entfallen viele Störungen, die von den glykierten Hämoglobinen bekannt sind (Hb-Varianten, veränderte Erythrozytenkinetik).

8.3.3. Weitere Meßgrößen für Diagnostik, Verlaufs- und Therapiekontrolle des Diabetes mellitus

- Autoantikörper gegen endogenes Insulin und Inhaltsstoffe der ß-Zellen der Langerhansschen Inseln: Kap. 22.8.6.
- Insulin, Proinsulin und C-Peptid: Kap. 20.9.
- Ketonkörper: Kap. 11.5.
- Laktat: Kap. 11.4.
- Albumin im Urin, Mikroalbuminurie: Kap. 17.4.5.

8.4. Genetische Störungen des Kohlenhydratstoffwechsels

8.4.1. Galaktosämie

Ursachen der Galaktosämie sind Enzymdefekte:
- Galaktose-1-Phosphat-Uridyl-Transferase
- Galaktokinase
- Uridindiphosphat-Galaktose-4-Epimerase (selten)

Screening-Untersuchungen bei Neugeborenen werden nach mindestens 2 Tagen Milchernährung mit dem mikrobiologischen Hemmtest nach Guthrie durchgeführt. Zur quantitativen Bestimmung der Galaktose dient der optische Test mit Galaktose-Dehydrogenase. Bei positiven Befunden werden die obengenannten Enzymaktivitäten in den Erythrozyten bestimmt.

8.4.2. Hereditäre Fruktose-Intoleranz

Bei Fruktosegabe kommt es dabei zu gefährlichen Hypoglykämien und Laktatazidosen. Durch Fruktose-1-phosphat-Kinase-Mangel wird die Umwandlung der Fruktose in der Leber gestört. Schwerwiegender ist ein Defekt der Fruktose-1-Phosphat-Aldolase B in Dünndarm, Leber und Niere, der zur Hemmung der Aldolase A und der Glykogenphosphorylase führt.

Diagnostik mit einer intravenösen Fruktosebelastung (0,2 g Fruktose/kg), die nach 30-60 Minuten zu einem Blutglukose- und Phosphatabfall führt. Die Abgrenzung zur benignen Fruktosurie ist wichtig.

Quantitative Fruktosebestimmung mit einem optischen Test (Hexokinase, Hexosephosphatisomerase, Glukose-6-phosphat-Dehydrogenase).

Referenzbereiche

- *Kapillarblut:* < 0,28 mmol/l (< 5,5 mg/dl)
- *Urin:* < 170 µmol/d (< 30 mg/24 h)
- *Sperma:* 6,7-22 mmol/l (120-395 mg/dl)
  Die Fruktosekonzentration spiegelt die sekretorische Funktion der Samenblasen wider.

8.4.3. Glykogenosen

Es handelt sich um schwerwiegende autosomal-rezessive Defekte, die aufgrund der betroffenen Enzyme und Organe in wenigstens 7 Typen eingeteilt werden.

Die Enzymdefekte können in Biopsiematerial oder Blutzellen nachgewiesen werden. Bei Defekten des Glykogenabbaus bleibt nach Glukagongabe die Glukosekonzentration unverändert, während Laktat bei Typ I ansteigt.

8.4.4. Melliturien

Melliturien sind seltene Ausscheidungsstörungen von Fruktose, Galaktose, Laktose und Pentosen. Die Ursachen können prärenal (übermäßige Zufuhr oder Enzymdefekte, wie bei Galaktosämie) oder renal (tubuläre Reabsorptionsstörungen) lokalisiert sein. Die Ausscheidung dieser Kohlenhydrate im Urin hat keinen Krankheitswert, kann aber auf den zugrundeliegenden Stoffwechseldefekt hinweisen. Seit Nutzung der spezifischen Glukoseteststreifen ist die Glukosurie eindeutig von den Melliturien differenzierbar, so daß die zahlreichen unspezifischen chemischen Nachweisreaktionen (z.B. Fehlingsche Probe) überflüssig geworden sind.

9. Lipide und Lipoproteine

9.1. Allgemeines

Die im menschlichen Organismus vorkommenden Lipide sind von großer Heterogenität. Die **einfachen Lipide**, wie Triglyzeride und Cholesterinester, werden als Neutralfette bezeichnet und haben in der Labordiagnostik einen festen Platz. Demgegenüber haben die freien (nichtveresterten) Fettsäuren und die Gallensäuren bisher nur für wissenschaftliche Fragestellungen Bedeutung.

Von den **komplexen Lipiden** (Phospholipide, Cerebroside, Ganglioside) werden in der Laborpraxis die *Phospholipide* im *Fruchtwasser* zur Bestimmung der Lungenreife der Feten verwendet. Die seltenen Lipidspeicherkrankheiten werden nur in Speziallaboratorien abgeklärt.

Die wasserlösliche Transportform der Serumlipide sind die **Lipoproteine** (Lp), die spezifische Apolipoproteine (☞ Kap. 9.4) enthalten. Aufgrund der unterschiedlichen Zusammensetzung (Tab. 9.1) werden die Lipoproteine in der Ultrazentrifuge nach Dichteklassen aufgetrennt. Der Apolipoproteinanteil bestimmt die Wanderungsgeschwindigkeit in der Agarosegel- oder Zelluloseazetatfolien-Elektrophorese. Bei einem regulären Lipoproteinmuster stimmen die Klassifizierungen mittels Ultrazentrifuge bzw. Elektrophorese gut überein.

Klasse	TG	Chol.	Phospholipide	Prot.	Apolipoproteine
Chylomikronen	**90**	4	4	2	B 48, AI, C, E
VLDL	**50**	22	18	10	B100, CI-III, E
LDL	10	**47**	23	20	B100, E, CI-III
HDL	2	**18**	30	**50**	AI,AII,IV, CI-III,E

Tab. 9.1: Zusammensetzung der Lipoproteine (%).

Klassifikation der Lipoproteine			
Ultrazentrifuge	Elektrophorese		Ursprung
Hydratisierte Dichte (g/ml)	Dichteklasse	Fraktion	
< 0,95	Chylomikronen		Darm
0,95-1,006	VLDL	Prä-β-Lp (α_2)	Leber
1,006-1,063	LDL	β-Lp	VLDL
1,063-1,210	HDL	α_1-Lp	Leber, Remnants

Intermediäre Lipoproteine (IDL) sind als Abbauprodukte von VLDL nur in geringer Konzentration vorhanden.

Durch klinische Erfahrungen und prospektive Langzeituntersuchungen ist ein statistischer Zusammenhang zwischen der koronaren Herzkrankheit und der Vermehrung der Blutlipide gesichert. Die alleinige Bestimmung von Cholesterin und Triglyzeriden erfaßt das atherogene Risiko nur unvollständig, da die verschiedenen Klassen der Lipoproteine unterschiedlich bedeutsam für die Entwicklung einer Atherosklerose sind. Für die diagnostische Strategie ist außerdem wichtig, daß zahlreiche *weitere Risikofaktoren* für die Pathogenese der *Atherosklerose* bekannt sind:

- familiäres Vorkommen von Herzinfarkten und peripheren Verschlußkrankheiten
- Adipositas, wobei besonders die androide (zentrale) Fettsucht (Taille/Hüfte-Verhältnis > 0,85) gefährlich ist
- Zigarettenrauchen
- Hyperfibrinogenämie
- Hyperhomocysteinämie assoziert mit Mangel an Folsäure, Vitamin B_6 und/oder B_{12}
- Hypertonie
- Hyperinsulinämie, Insulinresistenz
- Metabolisches Syndrom
- Diabetes mellitus
- Hyperurikämie

Die Suche nach **Hyperlipoproteinämien** wird deshalb empfohlen bei:

- Vorsorgeuntersuchungen als Check-up
- Vorliegen der erwähnten Risikofaktoren

- klinischen Zeichen der koronaren Herzkrankheit oder arteriellen Durchblutungsstörungen
- sichtbaren Ablagerungen von Lipiden in der Haut (Xanthome, Xanthelasmen, Arcus lipoides corneae)

In der **Basisdiagnostik** beschränkt man sich auf die Bestimmung von Cholesterin und Triglyzeriden. Falls erhöhte Werte gefunden werden oder eine Diskrepanz zwischen Meßergebnissen und klinischen Symptomen (Hinweisen) auffällig ist, werden folgende Maßnahmen angeschlossen:

- Wiederholungsuntersuchung nach erneuter Belehrung des Patienten über eine standardisierte Vorbereitung
- Bestimmung von HDL-Cholesterin und Berechnung oder Bestimmung von LDL-Cholesterin
- Kühlschranktest des Nüchternserums zur Erkennung von Chylomikronen
- Bestimmung von Lipoprotein (a) als unabhängigen Risikofaktor

Erst nach Auswertung der Meßergebnisse und des gesamten Risikoprofils sind gezielt weitere (kostenaufwendige) Untersuchungen anzuschließen **(Spezialdiagnostik)**:

- Lipoprotein-Elektrophorese
- Bestimmung der Apolipoproteine
- Fraktionierung in der Ultrazentrifuge
- molekulargenetische Untersuchungen der Apolipoproteine (besonders Apo E)
- Bestimmung der LDL-Rezeptoren
- Bestätigung oder Ausschluß von Enzymdefekten (wie Mangel der Lipoprotein-Lipase bei Hyperlipoproteinämie Typ I)

9.2. Triglyzeride

Die mit der Nahrung aufgenommenen Triglyzeride werden als Chylomikronen im Blut transportiert und verschwinden 1-2 Stunden nach der Mahlzeit. Die endogenen Triglyzeride werden in großen Mengen (50 g täglich) in der Leber synthetisiert und als VLDL-Triglyzeride ins Blut abgegeben. VLDL werden durch Lipoproteinlipase und hepatische Triglyzeridlipase über IDL zu LDL abgebaut bzw. in die Leber aufgenommen.

Obwohl die Bedeutung der Triglyzeride als unabhängiger Risikofaktor für die koronare Herzkrankheit noch nicht bewiesen wurde, gelten sie als Indikator für Insulinresistenz und verschiedene atherogene Lipidstörungen, wie beispielsweise für eine Erniedrigung der HDL-Fraktion.

Indikationen

- Erkennung eines Atherosklerose-Risikos
- Klassifikation von Hyperlipoproteinämien
- Kontrolle einer lipidsenkenden Therapie oder Diät

Präanalytik

Da die Triglyzeride in den makromolelularen Lipoproteinen enthalten sind, erhält man durch längere Venenstauung und durch Blutabnahme im Sitzen bis zu 12 % höhere Werte. Der Patient muß nach einer fettarmen Mahlzeit über Nacht mindestens 12 Stunden nüchtern bleiben, eine 48stündige Alkoholkarenz beachten und störende Medikamente (Lipidsenker) absetzen. Trotz dieser Standardisierung haben die Triglyzeride die höchste *biologische Variabilität* (intraindividueller VK 20-30 %) der Lipidparameter, deshalb sind 2-3 Bestimmungen in Abständen von einem Monat zur Bestätigung des Erstbefundes notwendig.

Bestimmungsmethoden

Nach enzymatischer Spaltung der Triglyzeride in Fettsäuren und Glyzerin wird *Glyzerin*

- direkt mit Glyzerin-Dehydrogenase dehydriert und NAD^+ in das meßbare NADH umgewandelt

Glyzerin + NAD^+ → Dihydroxyazeton + NADH + H^+

- mit Glyzerinkinase phosphoryliert und das gebildete ADP über Hilfsreaktionen gemessen
- nach Umwandlung in Glyzerin-1-phosphat mit der entsprechenden Oxidase über das gebildete Wasserstoffperoxid in einen Farbkomplex überführt.

Glyzerin-1-phosphat + O_2 → Dihydroxyazetonphosphat + H_2O_2

Auf die Bestimmung des freien Serum-Glyzerins (0,1 mmol/l) kann man verzichten, wenn man stets 0,1 mmol/l vom Gesamtglyzerin subtrahiert. Die Triglyzeride werden durch Multiplikation des Triglyzerid-glyzerins mit der durchschnittlichen Molmasse von 885 in mmol/l umgerechnet. Die Glyzerinphosphat-Dehydrogenase-Methode wird durch erhöhte Werte von Hämoglobin,

Bilirubin (> 170 µmol/l) und Askorbinsäure (> 30 mg/l) gestört.

Für die *Basisdiagnostik* kann der Arzt reflektometrisch auswertbare *Teststreifen* einsetzen.

Referenzbereiche

Die Referenzbereiche aus sorgfältigen Populationsstudien sind alters- und geschlechtsabhängig. Für normalgewichtige Erwachsene zwischen 20 und 49 Jahren gilt:

- Männer: 0,57-3,19 mmol/l (50-280 mg/dl)
- Frauen: 0,57-2,28 mmol/l (50-200 mg/dl)
  mit deutlichem Anstieg in der Menopause

> Nach dem **Risikofaktorenkonzept** wird bereits bei Triglyzeridwerten über 2,3 mmol/l (200 mg/dl) mit einer Erhöhung des Risikos gerechnet.

Bewertung

Sekundäre Hypertriglyzeridämien sind häufig bei Diabetes (besonders Hyperlipoproteinämie Typ II) und dem metabolischen Syndrom (Insulinresistenz) und erlauben eine Einschätzung der Stoffwechseleinstellung. Bei den Hyperlipoproteinämien vom Typ I und V sind die Triglyzeridspiegel stark erhöht (> 11 mmol/l, > 960 mg/dl). Wegen der Gefahr einer *akuten Pankreatitis* bedürfen sie einer intensiven Behandlung (☞ Kap. 9.6.).

9.3. Cholesterin

Cholesterin wird zu 60 % endogen (vorzugsweise in Leber und Darmmucosa) synthetisiert und zu 40 % mit der Nahrung zugeführt. Die Regulation der Synthese in der Leber erfolgt über das in die Zelle aufgenommene Cholesterin durch Suppression des Schlüsselenzyms 3-Hydroxy-3-methyl-glutaryl-Coenzym A-Reduktase, während im Darm die Resorption des Nahrungscholesterins reguliert wird. Neben der Grobregulation durch Hunger, Nahrungsangebot und Tag-Nacht-Rhythmus sind hormonelle Einflüsse (Hypophysen- und Schilddrüsenhormone, Insulin und Katecholamine) lange bekannt.

Cholesterin wird aus der Leber direkt oder nach Oxidation zu Gallensäuren über die Galle in den Darm ausgeschieden (aber teilweise über den enterohepatischen Kreislauf wieder der Leber zugeführt). Im Blut wird *freies* (25-40 %) bzw. *verestertes* (60-75 %) *Cholesterin* überwiegend in den LDL- und HDL-Partikeln transportiert.

Präanalytik

Wie bei allen Lipiduntersuchungen ist 12stündige Nahrungskarenz einzuhalten. Längere Venenstauung und aufrechte Körperposition bei der Blutentnahme erhöhen die Konzentration um 8-12 %. Plasma oder Serum können mehrere Tage bei 4 °C gelagert werden. Obwohl die intraindividuelle Variabilität mit 8 % niedriger als bei den Triglyzeriden ist, sollte vor Einleitung von therapeutischen Maßnahmen eine zweite Bestimmung im Abstand von etwa 2-4 Wochen durchgeführt werden.

Bestimmungsmethoden

Die chemische Liebermann-Burchard-Reaktion wurde in Europa durch *enzymatische* Farbteste ersetzt.

Die Cholesterinester werden mit Cholesterin-Esterase zunächst in *freies Cholesterin* überführt und dieses mit Cholesterin-Oxidase unter Sauerstoffverbrauch zu Cholestenon und Wasserstoffperoxid oxidiert:

$$\text{Cholesterin} + O_2 \rightarrow \text{Cholestenon} + H_2O_2$$

Als Meßsignal hat sich die **P**eroxidase-katalysierte Bildung eines roten Farbstoffes aus **P**henol und 4-**A**minoantipyrin (PAP) durchgesetzt. Es besteht Linearität zwischen 1,0 und 13,0 mmol/l (50-500 mg/dl) Cholesterin, der Variationskoeffizient sollte 2-3 % erreichen.

In der Arztpraxis kann Cholesterin *trockenchemisch* mit ausreichender Präzision bestimmt werden.

Referenzbereiche

- *Gesamtcholesterin*
  - E*rwachsene, mittleres Lebensalter:*
    3,4-6,7 mmol/l (130-260 mg/dl)
    Bei beiden Geschlechtern zeigt sich ein kontinuierlicher Anstieg mit dem Alter.
  - *Neugeborene:*   1,3-4,4 mmol/l
                        (50-170 mg/dl)
  - *Kinder, präpubertär:* 2,8-6,0 mmol/l
                        (110-230 mg/dl)

- *Freies Cholesterin*
  - *Erwachsene:* 1,16-2,20 mmol/l
    (45-85 mg/dl)
- *Cholesterinester*
  - *Erwachsene:* 2,45-4,52 mmol/l
    (95-175 mg/dl)

Der durch epidemiologische Untersuchungen bzw. durch Expertenkonferenzen (European Atherosclerosis Society 1988) festgelegte *Grenzwert für ein erhöhtes Risiko von 5,2 mmol/l (200 mg/dl)* Gesamtcholesterin liegt tiefer als der obere Referenzwert (Tab. 9.2).

Bewertung

Die alleinige Bestimmung des Gesamtcholesterins *sichert*

- bei Werten < 4,1 mmol/l (160 mg/dl) den *Ausschluß*
- bei Werten > 8,3 mmol/l (320 mg/dl) die *Bestätigung*

eines Atherosklerose-Risikos.

Die individuelle Vorhersage ist im zwischenliegenden Bereich gering, weil Gesamtcholesterin sich auf das atherogene LDL (und VLDL) und das antiatherogene HDL aufteilt.

Erhöhte Cholesterinkonzentrationen

Primäre Hypercholesterinämien (☞ Kap. 9.6.)
- familiäre monogene Hypercholesterinämie (selten, Defekte der Apo B, E-Rezeptoren)
- familiäre polygene Hypercholesterinämie (Suppression der Rezeptoren durch fettreiche Ernährung)
- familiäre kombinierte Hyperlipidämie (am häufigsten, Risiko hoch). Entspricht nach der Einteilung von Fredrickson (☞ Kap. 9.6.) dem Typ IIb, die phänotypische Einordnung kann jedoch auch wechseln

Sekundäre Hypercholesterinämien

Beruhen auf anderen Grundkrankheiten oder auf Diät-bedingten Veränderungen, deren erfolgreiche Behandlung die Hypercholesterinämie beseitigt (☞ Kap. 9.6.).

Erniedrigte Cholesterinkonzentrationen

- Akute-Phase-Reaktionen

- Herzinfarkt (nach 2-3 Monaten wird der Ausgangswert wieder erreicht)
- Infektionskrankheiten, Sepsis
- Operationen, Polytrauma
- kritisch Kranke
- Kachexie
- Karzinome
- Leberinsuffizienz (das Verschwinden der Cholesterinester wurde früher als "Estersturz" zur Diagnostik verwendet)

9.3.1. HDL-Cholesterin

Die HDL transportieren Cholesterin aus Zellen und Gefäßwänden ab und führen es nach Veresterung mittels der Lezithin-Cholesterin-Azyltransferase der Leber zu (Rücktransport aus atherosklerotischen Plaques). Als antiatherogene Wirkungen von HDL werden außerdem Verminderungen der LDL-Einlagerung und von thrombotischen Vorgängen beschrieben.

Indikationen

- Einschätzung des Atherosklerose-Risikos unter Bezugnahme auf Gesamt- bzw. LDL-Cholesterin
- Kontrolle unter Diät, Muskelarbeit und lipidsenkenden Medikamenten

Präanalytik

Es gelten die Vorgaben der Cholesterinbestimmung. HDL-Cholesterin kann im Serum bei längerem Stehen durch Interaktion mit anderen Lipoproteinen Änderungen unterliegen, so daß die Proben zügig abgearbeitet werden sollten. Bei hohen Triglyzeridwerten können fälschlich erhöhte HDL-Cholesterin-Konzentrationen gefunden werden, da die vermehrte VLDL-Fraktion nicht vollständig präzipitiert wird.

Bestimmungsmethoden

- Die Apolipoprotein-B-haltigen VLDL und LDL werden mit Phosphorwolframsäure/MgCl$_2$, Heparin/MnCl$_2$ oder Polyethylenglykol gefällt und im Überstand wird, wie beschrieben, Cholesterin bestimmt. Die Präzision ist erstaunlich gut (bei VLDL-reichen Seren stört allerdings eine Trübung). Die Richtigkeit der *Präzipitationsmethoden* wurde durch parallele Analysen nach

Ultrazentrifugation belegt. Die weitergehende Auftrennung in Subklassen (HDL$_1$, HDL$_2$ und HDL$_3$) wird bisher in der Routinediagnostik kaum durchgeführt
- Automatisierbare Messung des HDL-Cholesterins in *homogener Lösung* mit Polyethylenglykolmodifizierten Enzymen und α-Zyklodextrin
- *Trockenchemischer* direkter Test für das Reflektometersystem

Referenzbereiche

- Männer: 0,70-1,7 mmol/l (27-65 mg/dl)
- Frauen: 0,85-2,0 mmol/l (33-77 mg/dl)

Zur Risikoeinschätzung ☞ Tab. 9.2.

Bewertung

Erniedrigung von HDL-Cholesterin

- Androgene
- Adipositas, Insulinresistenz, Hypertriglyzeridämie (bei Erhöhung der Körpermasse um 2,3 kg beträgt der Abfall 5 %)
- Rauchen
- Akute-Phase-Reaktion (Abfall um 12-18 % etwa 5 Tage nach Herzinfarkt oder Operation, kaum meßbare Werte bei Intensivtherapie- und Malaria-Patienten)
- β-adrenerge Blocker, Methyl-Dopa, Probucol

Erhöhung von HDL-Cholesterin

- primäre Hyperalphalipoproteinämie (HDL-Cholesterin > 1,8 mmol/l; > 70 mg/dl), Häufigkeit 1:1000, hohe Lebenserwartung
- Estrogene
- Alkohol
- Muskelarbeit, Sport, Gewichtsabnahme
- Nikotinsäure, HMG-Reduktase-Inhibitoren

Ein Anstieg des HDL-Cholesterins um 0,03 mmol/l (1 mg/dl) soll das Risiko für die koronare Herzkrankheit um 2-4 % herabsetzen.

9.3.2. LDL-Cholesterin

Die LDL-Fraktion hat die engste direkte Beziehung zum Atheroseroserisiko (Tab. 9.2.).

Präanalytik

Vergleiche die Ausführungen bei Cholesterin. Serumproben sollen nicht eingefroren werden.

Bestimmungsmethoden

- Zur *Präzipitation* der LDL werden verwendet:
  - Dextransulfat
  - Polyvinylsulfat
  - Heparin bei pH 5,12

LDL-Cholesterin wird meist aus der Differenz von Gesamt-Cholesterin und dem Cholesterin im Überstand berechnet (beide Bestimmungen müssen deshalb mit guter Präzision durchgeführt werden).

- Direkte LDL-Trübungsmessung im *homogenen Test* durch selektive Agglutination der LDL-Partikel durch Polyanionen
- Wenn das Nüchternserum keine Chylomikronen enthält und die Triglyzeride unter 5,7 mmol/l (< 500 mg/dl) liegen, kann LDL-Cholesterin nach Friedewald mit guter Näherung *berechnet* werden:

LDL-Cholesterin = Chol - (HDL-Chol + Triglyzeride/2,2) (*mmol/l*)

LDL-Cholesterin = Chol - (HDL-Chol + Triglyzeride/5) (*mg/dl*)

Kenngröße		Idealbereich	Mäßiges Risiko	Risikobereich
Cholesterin	mmol/l	< 5,2	5,2-6,2	> 6,2
	mg/dl	< 200	200-239	> 240
LDL-Chol	mmol/l	< 3,3	3,3-4,1	> 4,1
	mg/dl	< 130	130-159	> 160
HDL-Chol männl.	mmol/l	> 1,4	0,9-1,4	< 0,9
	mg/dl	> 55	35-55	< 35
weibl.	mmol/l	> 1,7	1,2-1,7	< 1,2
	mg/dl	> 65	45-65	< 45
LDL/HDL männl.		< 2,35	2,35-4,55	> 4,55
weibl.		< 1,94	1,94-3,41	> 3,41
Chol/HDL-Chol		< 5,0	5,0-6,0	> 6,0

Tab 9.2: Klinische Wertigkeit der Lipidbestimmungen zur Einschätzung des Atherosklerose-Risikos (European Atherosclerosis Society 1988), vorausgesetzt es liegen keine weiteren Risikofaktoren vor.

9.4. Apolipoproteine

Die Apolipoproteine (Apo) sind gegenüber den heterogenen Lipoproteinen eindeutig definierte

Proteine (Tab. 9.1), die molekular-genetische und -biologische Einblicke in das Ursachengefüge der Fettstoffwechselstörungen erlauben. Sie aktivieren oder hemmen Enzyme des Lipoproteinstoffwechsels und vermitteln die Aufnahme der Lipoproteine beispielsweise über die B, E-Rezeptoren.

Indikationen

- Erkennung von Risikopatienten
  (hohes Apo B, niedriges Apo AI)
- Diagnose von Apolipoproteinopathien ☞ Kap. 9.6.
- Identifizierung von Polymorphismen und Mutanten der Apolipoproteine (Apo E 2, E 3, E 4)

Präanalytik

Allgemeine Regeln der Lipoproteindiagnostik. Serum und Plasma können mindestens 3 Tage bei 4 °C aufbewahrt werden.

Bestimmungsmethoden

Anwendung von immunologischen Techniken:
- radiale Immundiffusion, Elektroimmundiffusion
- Immunnephelometrie, Immunturbidimetrie
  (Apo B, Apo AI)
- Radio- oder Enzymimmunoassay
  (Apo C, Apo E)

Referenz-Methoden und Standards sind erst in Entwicklung.

Die isoelektrische Fokussierung wird für die Erkennung von Polymorphismen angewendet.

Referenzbereiche (Immunturbidimetrie)

	Männer	Frauen	Zielwert
Apolipoprotein AI (g/l)	1,1-2,0	1,1-2,2	> 1,15
Apolipoprotein B (g/l)	0,7-1,3	0,6-1,2	< 1,1

Bewertung

Es ist noch nicht entschieden, ob die Apolipoproteine (AI, B) bzw. deren Kombination mit den Cholesterinwerten eine bessere Diskriminierung von Patienten mit bzw. ohne Stenosen der Koronararterien erlauben als die Bestimmung von LDL- und HDL-Cholesterin. Die Charakterisierung einzelner Lipoprotein-Partikel mittels der Apolipoproteingehalte dürfte die bisherigen phänotypischen Beschreibungen ersetzen.

9.5. Lipoprotein (a)

Lipoprotein (a) ist ein cholesterinreiches Lipoprotein aus LDL und Apolipoprotein (a), das über eine Disulfidbrücke an Apo B 100 gebunden ist.

Durch Strukturanalysen wurden Homologien zwischen Apo (a) und Plasminogen gefunden. Durch kompetitive Verdrängung des Plasminogens vom Fibrin kann offenbar Apo (a) die Fibrinolyse hemmen. Lipoprotein (a) kommt in etwa 20 genetisch bedingten Isoformen vor, die sich in ihrem Molekulargewicht und im Glykosylierungsgrad unterscheiden. Es akkumuliert in der Arterienwand und in Schaumzellen und ist ein wichtiger unabhängiger atherogener Risikofaktor! Wegen der individuellen Konstanz der Lipoprotein (a)-Konzentration wird zur Risikoabschätzung eine einmalige Bestimmung (möglichst frühzeitig) als ausreichend angesehen.

Präanalytik

Bei der Blutentnahme müssen Körperposition und Venenstauung beachtet werden. Wegen der Aggregationsneigung von Lipoprotein (a) soll die Bestimmung in frischem Serum durchgeführt werden.

Bestimmungsmethoden

Die immunologischen Verfahren (EIA, RIA, Nephelometrie) liefern keine übereinstimmenden Ergebnisse, da noch keine Standardisierung möglich war. Die Elektroimmunodiffusion scheint am wenigsten von Matrixeffekten beeinflußt zu werden.

Referenzbereich

Die Werte sind linksschief in bezug auf die Normalverteilung verteilt. Als oberer Grenzwert wird 300 mg/l angegeben.

Bewertung

Die Lipoprotein (a)-Konzentrationen scheinen genetisch determiniert zu sein und werden durch andere (Risiko)Faktoren (Diät, Adipositas, Lebensalter, Bewegungsmangel) nur wenig, wohl aber durch Akute-Phase-Reaktionen verändert. Lipidsenkende Medikamente führen kaum zu einer Erniedrigung der Lipoprotein (a)-Konzentration. Deshalb hat bei erhöhten Lipoprotein (a)-Konzentrationen die Beseitigung aller übrigen Risikofaktoren der koronaren Herzkrankheit große Bedeutung. Hohe Werte über 500 mg/l finden sich bei 4 % der Normalbevölkerung, werden aber bei 25 % der Männer unter 50 Jahren mit einer koronaren Herzkrankheit festgestellt.

9.6. Lipoproteinämien

Auftrennung der Lipoproteine

- *Ultrazentrifugation*
  ist für die Routine zu aufwendig und zu langsam. Einfacher ist die Ultrazentrifugation der VLDL und die nachfolgende Präzipitation der LDL im Unterstand

- *Lipoprotein-Elektrophorese*
  auf Agarosegel oder Zelluloseazetatfolie eignet sich für die qualitative Beurteilung bzw. Erkennung abnormer Lipoproteine und für die quantitative Cholesterinbestimmung in den Lipoproteinbanden

- *Präzipitationstechniken*
  (☞ Kap. 9.3.1. und 9.3.2.)

Einteilung der Lipoproteinämien

- *Quantität*
  Hyper- und Hypolipoproteinämien
- *Qualität*
  Dyslipoproteinämien (umfaßt auch quantitative Abweichungen)
- *Ursache*
  primäre (genetische, familiäre) und sekundäre Veränderungen

Die Einteilung der Hyperlipoproteinämien nach Fredrickson (Tab. 9.3) erfolgte zunächst aufgrund von Phänotypen, die durch Cholesterin- und Triglyzeridkonzentrationen, Lipoproteinelektrophorese sowie Kühlschranktest charakterisiert wurden. Durch Analyse der Apolipoproteine und durch molekulargenetische Untersuchungen wurde die Klassifikation erweitert und verändert. So wurde die gutartige Hyperalphalipoproteinämie (HDL-Hypercholesterinämie, longevity syndrome) hinzugefügt (☞ Kap. 9.3.1.).

Typ	I	IIa	IIb	III	IV	V
Chylomikr.	++++					++++
VLDL			+	+++	++	
LDL		++	++	+++	+	+
Cholesterin		++	++	++	+	++
Triglyzeride	++++		+	++	+++	++++
Aussehen des Serums (Kühlschrank)	milchig, rahmt auf, Unterstand klar	klar	klar oder trüb	trüb	trüb bis milchig	milchig, rahmt auf, Unterstand trüb
rel. Häufigkeit	< 1 %	10-15 %	30-40 %	1-2 %	40-50 %	5-10 %
Atherosklerose-Risiko	- (Pankreatitis)	+	+++	+++	+	+ (Pankreatitis)
genetische Kriterien	LPL ↓ Apo CII ↓	polygene u. fam. Hypercholesterinämie, Rezeptordefekt	Kombin. Hyperlipidämie	Apo E2-Homozygotie, fam. Dysbetalipoproteinämie	fam. Hypertriglyzeridämie	LPL ↓ Apo CII ↓ Rezeptorbindung ↓

Tab. 9.3: Einteilung der primären Hyperlipoproteinämien nach Fredrickson (LPL = Lipoproteinlipase).

■ Primäre Hypolipoproteinämien
Sehr seltene genetisch bedingte Krankheiten
- *A-β-Lipoproteinämie (Bassen-Kornzweig-Syndrom)*
  Fehlen von Apolipoprotein B 100 und B 48 (LDL und VLDL), Störungen der Fettresorption
- *An-α-Lipoproteinämie (Tangierkrankheit)*
  Fehlen von HDL (Apo AI), Speicherung von Cholesterinestern

■ Sekundäre Hypolipoproteinämien
- *Malabsorption und Maldigestion*
  Leitsymptom Steatorrhoe (> 7g/d Fett im Stuhl)
- *exsudative Gastroenteropathie*
  Hypoproteinämie
- *Hyperthyreose*
  LDL vermindert, Cholesterin-armes atypisches β-Lipoprotein
- *Leberinsuffizienz*
  verminderte Syntheseleistung, alle Lipoprotein-Fraktionen und Lezithin-Cholesterin-Azyl-Transferase erniedrigt
- *starke und langdauernde Akute-Phase-Reaktionen*
  Sepsis, Polytrauma, Kachexie, Karzinome

■ Primäre Hyperlipoproteinämien
Zur Typisierung nach Fredrickson (Tab. 9.3) sind außer Cholesterin, Triglyzerid und HDL-Cholesterin die Lipoprotein-Elektrophorese, das Aussehen des Serums und die Beachtung der Lipidablagerungen in der Haut nützlich. Oft kann die Einordnung als primäre Hyperlipoproteinämie nur durch Ausschluß derjenigen Krankheiten erfolgen, die mit sekundären Hyperlipoproteinämien assoziiert sind. Diese Unterscheidungen sind für die Therapieplanung wichtig.

■ Sekundäre Hyperlipoproteinämien
- *Metabolisches Syndrom, Diabetes mellitus Typ II, gestörte Glukosetoleranz, Insulinresistenz*
  VLDL-Synthese ↑, Triglyzeride ↑, HDL ↓, hohes Atherosklerose-Risiko. Weitgehende Normalisierung nach optimaler Stoffwechseleinstellung und Gewichtsreduktion
- *Diabetes mellitus Typ I, schlecht eingestellt*
  Erhöhte Synthese von VLDL, verzögerte Clearance von VLDL und Chylomikronen, Typ IV bzw. Typ V mit Triglyzeridkonzentrationen > 100 mmol/l (> 10.000 mg/dl), Fettleber
- *primäre Hypothyreose*
  Hypercholesterinämie (bis 18 mmol/l, 700 mg/dl) durch verlangsamten LDL-Abbau. Der Erfolg der Hypothyreosetherapie läßt sich am Abfall des Cholesterins ablesen
- *Nierenerkrankungen*
  - *chronische Niereninsuffizienz*
    LDL ↑, HDL ↓ (Typ IV)
  - *Nephrotisches Syndrom* (obligat)
    LDL ↑↑ (Typ IIa, IIb)
- *Lebererkrankungen*
  - *akute Hepatitis*
    Triglyzerid-reiches atypisches LDL, α- und Prä-β-Bande fehlen. Hepatische Triglyzerid-Lipase ↓, Lezithin-Cholesterin-Azyltransferase ↓
  - *Cholestase und primär biliäre Zirrhose*
    Lipoprotein X bei Cholestase
    β-Beweglichkeit; Cholesterin (25 %) und Phospholipide (66 %), Albumin, Apo D, CII und CIII. Nachweis durch Elektrophorese mit Polyanionen-Präzipitation. 50 % der Neugeborenen haben Lipoprotein X. Vorkommen auch bei Lezithin-Cholesterin-Azyltransferase-Mangel. Die Bestimmung von Lp X hat nur eine geringe diagnostische Bedeutung
- *Alkoholismus, Zieve-Syndrom*
  Synthese von VLDL ↑, Fettleber
- *Medikamente: Kortikoide, Diuretika, orale Kontrazeptiva*
  LDL ↑, HDL ↓

10. Wasser- und Elektrolythaushalt

10.1. Allgemeines

Störungen des Wasserhaushalts sind eng verknüpft mit Veränderungen der Elektrolytverteilung und des Säure-Basen-Haushalts in Serum und Urin. Aus den Werten des Serumnatriums und der Osmolalität lassen sich indirekt Veränderungen des Wasserhaushalts ermitteln. Zur Interpretation der Kalium- und Chloridkonzentrationen im Serum sind auch Informationen über den Säure-Basen-Haushalt notwendig.

Das **Körperwasser** verteilt sich auf drei verschiedene Kompartimente, die sich in der Elektrolytzusammensetzung unterscheiden, aber funktionell in enger Beziehung stehen.

- Der *extrazelluläre Raum* (Inulin-Verteilungsraum, 45 % des Gesamtkörperwassers) hat Natrium und Chlorid als Hauptelektrolyte und wird in den
  - *intravasalen Raum* (proteinreich, Bestimmung mit markiertem Albumin) und
  - *interstitiellen Raum* (proteinarm) unterteilt
- Der *intrazelluläre Raum* (55 % des Gesamtkörperwassers) enthält überwiegend Kalium, Phosphat und Protein

Der *osmotische Druck* in den extra- und intrazellulären Kompartimenten reguliert den Wasseraustausch über die Zellmembran, während im Kapillargebiet der *kolloidosmotische* (onkotische) und *hydrostatische Druck* die Wasser- und Elektrolytverteilung beeinflussen (☞ auch Tab. 10.1).

Das **Bilanzgleichgewicht** ergibt sich aus der Übereinstimmung von exogener Zufuhr und endogener Produktion mit der Gesamtausscheidung und wird in der Klinik annähernd durch Bestimmung des Körpergewichts ermittelt. Bilanzberechnungen sind zwar theoretisch einfach, aber wegen vieler nicht meßbarer Verluste (Perspiratio insensibilis, Schweiß, Sekrete, sowie Abfluß in den "dritten Raum" von Peritonealhöhle und Darm) in der Praxis nur annähernd zu vollziehen. Wichtig (aber zu wenig angewendet) sind Messungen der Elektrolytausscheidung und der Osmolalität im Urin.

Bilanzstörungen führen zu:

- Wasserdefizit (Dehydratation)
- Wasserüberschuß (Hyperhydratation)

Dissoziationen der normalerweise parallelen Veränderungen von Wasser- und Elektrolytgehalt führen zu Erhöhungen oder Erniedrigungen der *Osmolalität im extrazellulären Raum*:

- Hyperosmolalität, Hypertonie
  Wasserverlust der Zellen, MCV ↓
  (☞ Kap. 12.1.2.)
- Hypoosmolalität, Hypotonie
  Wasseraufnahme der Zellen, MCV ↑

Außer Natrium- und Osmolalitätsmessungen sind zur Diagnostik und Therapiekontrolle von **Störungen des Wasserhaushalts** ebenso wichtig:

- Anamnese
- tägliche Gewichtskontrolle
- zentraler Venendruck, Blutdruck
- Urinvolumen, Ödeme, Stauungszeichen, Hautturgor
- Proteinkonzentration im Serum, kolloidosmotischer Druck

extrazellulärer Raum			intrazellulärer Raum	
intravasaler Raum		interstitieller Raum		
Na^+	140 mmol/l	145 mmol/l	K^+	160 mmol/l
Cl^-	100 mmol/l	115 mmol/l	Phosphat	100 mmol/l
Na^+/K^+	35:1	36:1	Na^+/K^+	1:16
Protein	65-85 g/l	2-20 g/l	Protein	150-200 g/l
Wasser (% KG)	3 l (5 %)	10-15 l (15-20 %)	Wasser	35 l (40 %)

Tab. 10.1: Verteilung von Wasser und den wesentlichen Elektrolyten in den Körperräumen (Kompartimenten).

10.2. Osmolalität

Die Osmolalität gibt die Konzentration aller osmotisch wirksamen Teilchen in 1 kg Wasser an (mmol/kg, häufig wird auch mosmol/kg verwendet). Sie ist die wichtigste Meßgröße zur Beurteilung der internen Wasserbilanz. Nahezu die Hälfte der Osmolalität ist durch Natriumionen bedingt, Harnstoff und Glukose spielen nur bei erhöhten Werten eine Rolle. Der Anteil der Proteine an der Gesamtosmolalität beträgt weniger als 1 % (meßbar als *kolloidosmotischer Druck*).

Die Osmolarität ist als molare Konzentration der osmotisch wirksamen Teilchen pro Liter Körperflüssigkeit definiert.

Wenn die *errechnete* Osmolalität

Osm (mmol/kg) = 1,84 Na + Glukose (mmol/l) + Harnstoff (mmol/l) + 9

von der *gemessenen* Osmolalität um > 10 mmol/kg abweicht, spricht man von **osmotischer Lücke**, die auf Vergiftungen mit kleinmolekularen Substanzen (Ethanol, Ethylenglykol, Mannitol, Laktat) oder auf eine Pseudohyponatriämie bei Hyper(lipo-)proteinämie hinweist.

Indikationen

- Klassifizierung von Dehydratation bzw. Hyperhydratation
- Erkennung einer osmotischen Lücke
- frühzeitige Erkennung von Nierenfunktionsstörungen, ergänzt durch Urin-Serum-Quotient der Osmolalität, Freie-Wasser-Clearance und Konzentrationsversuch (s.u.)

Präanalytik

Serum und Heparinplasma geben identische Werte. In verschlossenen Gefäßen ist das Untersuchungsmaterial gut haltbar.

Bestimmungsmethoden

- Gefrierpunktserniedrigung (☞ Kap. 3.3.5.)
- Dampfdruckerhöhung (nicht geeignet zur Erfassung flüchtiger Substanzen wie Ethanol)

Referenzbereiche

- *Serum*
  - Erwachsene: 280-295 mmol/kg
    (280-295 mosmol/kg)
  - Neugeborene: 260-275 mmol/kg
    (260-275 mosmol/kg)
- *Urin*
  - Spontanurin: 400-800 mmol/kg
    (400-800 mosmol/kg)
  - minimal: 50 mmol/kg
    (50 mosmol/kg)
  - maximal: 1400 mmol/kg
    (1400 mosmol/kg)

Bewertung

Durch gleichzeitige Messungen von Natrium und Osmolalität im Serum kann (bei Ausschluß einer Hyperglykämie und Urämie) eine *osmotische Lücke* aufgedeckt werden. Aus Abweichungen der Osmolalität im intravasalen Raum erkennt der Kliniker die internen Wasserverschiebungen (intrazelluläre Hyper- oder Dehydratation, vgl. auch Änderungen des MCV von Erythrozyten).

Das *Konzentrationsvermögen der Niere* (Durstversuch, Verabreichung von Adiuretin) sollte mittels der Urinosmolalität geprüft werden. Denn die relative Dichte (früher spezifisches Gewicht) wird besonders von der Menge an Glukose, Phosphaten und Karbonaten bestimmt, während das Konzentrationsvermögen der Niere über die Anzahl der osmotisch aktiven Teilchen (Elektrolyte, Harnstoff und Ammoniak) gesteuert wird.

Bei Intensivtherapiepatienten (Infusionstherapie und parenterale Ernährung, Zwangspolyurie) muß die Osmolalität in Serum und Urin in kurzen Abständen (12-24 Stunden) überprüft werden. Ein Absinken des Urin/Serum-Quotienten der Osmolalität unter 1,4 deutet auf beginnendes Nierenversagen. Noch empfindlicher reagiert die **Freie-Wasser-Clearance**.

Clearance H_2O = Urinvolumen $(1 - \frac{\text{Urin} - \text{Osmol}}{\text{Serum} - \text{Osmol}})$

- *Referenzbereich:*
  -27 bis -7 µl/s (-1,6 bis -0,4 ml/min)

Wassertransport und **Wasserbilanz** werden bestimmt von:

- renaler Bildung (im kortikalen Verdünnungssegment) und Ausscheidung von freiem Wasser (Urinosmolalität < 250 mmol/kg)

- vermehrter oder verminderter Bildung von antidiuretischem Hormon (ADH) in Abhängigkeit von der Osmolalität im Serum
- Durstgefühl
- Veränderungen des *effektiven Blutvolumens*
  - Verminderung führt über vermehrte Aldosteronsekretion zu renaler Retention von Natrium und Wasser
  - Vermehrung (Herzzeitvolumen ↑, Blutdruck ↑) führt mittels Druckdiurese zu erhöhter Ausscheidung von Wasser und Elektrolyten

Zum Syndrom der unangepaßten ADH-Sekretion (SIADH, Schwartz-Bartter-Syndrom) ☞ Kap. 20.2.3.1.

10.3. Natrium

Bei intakter Osmoregulation wird bei einem Überangebot an Natrium vermehrt Wasser eingelagert (z.B. Ödeme), bei Natrium-Verarmung kommt es zur Dehydratation. Wenn die Osmoregulation gestört ist, kann der Natriumbestand sowohl erhöht als auch erniedrigt sein.

Durch klinische Untersuchungen (zentraler Venendruck, Pulsfrequenz, Hautturgor) müssen die Natriumstörungen in Abhängigkeit von den Veränderungen des Extrazellularraumes (Eu-, Hyper- oder Hypovolämie) interpretiert werden. Für externe Bilanzstörungen ist die Natriumbestimmung im Sammelurin wesentlich.

Indikationen

- Störungen der Flüssigkeits- und Elektrolytbilanz
- Polyurisch-polydiptische Syndrome wie Diabetes insipidus, dekompensierter Diabetes mellitus
- Störungen des Säure-Basen-Haushalts
- Niereninsuffizienz
- Endokrine Erkrankungen (Hypo- und Hyperaldosteronismus, Morbus Addison)

Präanalytik

Die Natriumkonzentration im Serum ist unabhängig von Tageszeit und Körperposition sowie vom Nüchternzustand. Dagegen wird die Ausscheidung von Natrium stark von der Nahrungszufuhr beeinflußt.

Bestimmungsmethoden

Es wird eine hohe Präzision gefordert (VK < 2 %).

- Flammenemissionsspektrometrie
  Zu beachten ist bei dieser Methode, daß bei Zunahme der Protein- oder Lipidkonzentration der elektrolytfreie Anteil des Serums größer und damit die Natriumkonzentration bezogen auf das Serumgesamtvolumen kleiner wird (Pseudohyponatriämie)
- direkte Potentiometrie mittels Ionen-selektiver Elektroden (ISE)
  Durch die direkte Messung im unverdünnten Serum wird die Ionenaktivität im Serumwasser gemessen und über die Aktivitätskoeffizienten in Konzentrationen (mmol/l) umgerechnet
- enzymatische Bestimmung durch Na-abhängige Aktivierung von Enzymen

Referenzbereiche

- *Serum:* 135-146 mmol/l
- *Urin:* 50-180 mmol/l
  40-300 mmol/d (0,9-6,9 g/24 h)

Bewertung

Hyponatriämie
wird bei 4 % aller klinischen Patienten gefunden, wobei die verminderte renale Verdünnungskapazität infolge Hypersekretion des Adiuretins eine wichtige Rolle spielt.

Gleichzeitige Erniedrigungen von Natrium und Plasmavolumen findet man bei Verlusten in den dritten Raum (Peritonealhöhle, Darm), bei Erbrechen, Durchfall und Verlusten über die Niere (interstitielle Nephritis, osmotische Diurese). Eine gleichzeitige Hypervolämie (hypotone Hyperhydratation) findet man bei hydropischer Herzinsuffizienz, Leberzirrhose, nephrotischem Syndrom und bei Infusionstherapie mit elektrolytfreier Glukoselösung

Hypernatriämie
entwickelt sich bei Patienten, deren Durstverhalten gestört ist (Säuglinge, alte und/oder sehr kranke Patienten) oder die an einem Diabetes insipidus (ADH-Mangel, renale ADH-Resistenz) leiden. Zur Differenzierung und Diagnose wird der Durst- bzw. Konzentrationsversuch eingesetzt

Natriumausscheidung

Die Natriumausscheidung ist abhängig von der Kochsalzaufnahme und fällt unter Natrium-freier Diät nach 3-5 Tagen auf 1-3 mmol/l ab (Kontrolle der Diät). Unter extrarenalen Wasser- und Natriumverlusten (Schwitzen, Verluste in den dritten Raum) sinkt die Natriumausscheidung bei normaler Nierenfunktion unter 15 mmol/d, bleibt aber bei chronischen Nierenerkrankungen (Salzverlustniere) oberhalb von 20 mmol/d. Bei akutem Nierenversagen ist die Urin-Natriumkonzentration < 15 mmol/l bei prärenaler, aber > 15 mmol/l bei renaler Ursache

10.4. Kalium

Kalium befindet sich zu 98 % im Intrazellularraum. Der Konzentrationsgradient zum Extrazellularraum wird durch die Na, K-ATPase aufrechterhalten und ist von einer ausreichenden ATP-Bereitstellung abhängig. Die Höhe des Gradienten entscheidet über das Ruhemembranpotential:

- Hypokaliämie → Hyperpolarisation → Erregbarkeit gesenkt (Adynamie, Paresen, Arrhythmien)
- Hyperkaliämie → Depolarisation → Erregbarkeit erhöht (schlaffe Lähmung, Kammerflimmern)

Das EKG ist ein wichtiger Indikator für Veränderungen der Kaliumkonzentration

Die **externe Kaliumbilanz** ist abhängig von:

- Zufuhr (besonders kritisch sind Kaliuminfusionen bei eingeschränkter Nierenfunktion)
- Ausscheidung über die Niere
- Säure-Basen-Status
- Mineralokortikoide

Die **interne Kaliumbilanz** wird bestimmt von

- Säure-Basen-Status (Austausch von K^+ gegen H^+). Eine leichte Hypokaliämie bei *Alkalose* ist unauffällig, bei *Azidose* jedoch Zeichen eines zu behandelnden schweren Kaliummangels
- Anabolismus (K-Aufnahme) und Katabolismus (K-Abgabe aus der Zelle))
- Insulin
- Katecholamine
- Mineralokortikoide

Indikationen

- Diagnostik und Kontrolle von kritisch Kranken, Polytrauma- und Verbrennungspatienten
- Kontrolle der Therapie mit Antihypertensiva, Diuretika und Herzglykosiden
- Verluste intestinaler Sekrete, Laxantienabusus
- Nephropathien, Diuretika, Niereninsuffizienz
- Herzfrequenzstörungen

Präanalytik

Da die Erythrozyten eine 22fach höhere Kaliumkonzentration gegenüber dem Serum enthalten, muß das Blut hämolysefrei abgenommen und rasch zentrifugiert werden. Längere Venenstauung und das Öffnen und Schließen der Faust während der Stauung sind zu vermeiden. Bei Lagerung von Blut im Kühlschrank (Hemmung der Ionenpumpen) oder bei höherer Raumtemperatur (ATP-Abfall) tritt Kalium auch ohne Hämolyse aus den Erythrozyten aus. Während des Gerinnungsvorganges wird aus Leukozyten und Thrombozyten Kalium freigesetzt, so daß im Serum etwa 0,3 mmol/l höhere Kaliumkonzentrationen als im Ammoniumheparinat-Plasma gefunden werden.

Pseudohyperkaliämien entstehen bei:

- infektiöser Mononukleose infolge der Membrandurchlässigkeit von Leukozyten und Thrombozyten
- myeloproliferativen Erkrankungen, da die abnormen Thrombozyten beim Gerinnungsvorgang größere Kaliummengen abgeben

Bestimmungsmethoden

- Flammenemissionsspektrometrie
- Ionen-selektive Elektroden mit Valinomycin-Membranen
- Enzymatische Bestimmung durch Kalium-abhängige Aktivierung der Pyruvat-Kinase

Referenzbereiche

- *Serum*
  - Erwachsene: 3,6-5,0 mmol/l
  - Neugeborene: 3,6-6,1 mmol/l
- *Urin*
  35-100 mmol/d (1,4-4,0 g/24 h)

Bewertung

Kaliumstoffwechselstörungen sind wesentlich häufiger als die von Natrium. So werden bei der stationären Aufnahme von Patienten 11 % Hypo- und 4 % Hyperkaliämien festgestellt. Bei Abweichungen der Serum-Kaliumkonzentrationen um 1 mmol/l von der Norm ist die Verminderung des *Kaliumbestandes* mit 100-200 mmol (Konzentration im Serum > 3 mmol/l) bzw. 200-400 mmol (Konzentration im Serum < 3 mmol/l) zu veranschlagen. Kaliumkonzentrationen unter 2 mmol/l bzw. über 6,5 mmol/l sind als akut lebensgefährlich anzusehen.

Ob die Veränderungen der Kaliumkonzentrationen in den Erythrozyten bei verschiedenen Krankheiten auf den gesamten Intrazellularraum übertragen werden können, ist wegen der Besonderheiten dieser Zellart noch nicht gesichert.

Hypokaliämie
- unzureichende Zufuhr
- gastrointestinale Verluste (Laxantienabusus)
- renale Verluste durch Diuretika und Mineralokortikoidüberschuß
- Verschiebungen aus dem Extrazellulärraum in die Zellen durch Insulin und Glukose, Adrenalin bzw. respiratorische und metabolische Alkalosen
- hypokaliämische periodische Paralyse (genetische Erkrankung)

Hyperkaliämie
- Niereninsuffizienz und Kalium-sparende Diuretika
- Interne Bilanzstörungen durch
  - Azidose (pH-Erniedrigung um 0,1 erhöht die K-Konzentration um etwa 0,6 mmol/l)
  - Zellzerfall (Hämolyse)
  - erhöhte Serumosmolalität (Diabetes mellitus)
  - hyperkaliämische paroxysmale Paralyse
  - Nebennierenrindeninsuffizienz
  - Übermäßige Zufuhr, besonders durch Kaliumhaltige Infusionen und alte Blutkonserven

Zur Beurteilung der Ausscheidung der Elektrolyte im Urin unter Berücksichtigung der Serumkonzentration und der Kreatininexkretion hat sich die **fraktionelle Exkretionsrate** (FE_K %) bewährt:

$$FE_K (\%) = \frac{\text{Urin–K} \times \text{Serum–Kreatinin}}{\text{Serum–K} \times \text{Urin–Kreatinin}} \times 100$$

Bei Gesunden liegt FE_K zwischen 1 und 19 %, kann aber durch tubuläre Sekretion auf 200 % ansteigen.

10.5. Chlorid

Chlorid befindet sich zu 88 % im Extrazellulärraum, ist das wichtigste Gegenion des Natriums und folgt diesem meist passiv (z.B. bei der Regulation durch Aldosteron). Pathologische, vom Natriumspiegel unabhängige Veränderungen der Chloridkonzentration deuten meist auf Störungen im Säure-Basen-Haushalt. Ein *Chloridtransportdefekt* ist Kennzeichen der *Mukoviszidose* (Chloridkonzentrationen im Schweiß > 60 mmol/l gegenüber < 40 mmol/l bei Gesunden).

Indikationen

- Störungen im Säure-Basen-Haushalt, besonders bei metabolischen Azidosen
- Störungen des Elektrolythaushalts
- Akutsituationen in der Intensivmedizin (Anionenlücke)
- Schweißtest zur Erkennung oder Bestätigung der Mukoviszidose

Präanalytik

Die Erythrozyten müssen rasch abgetrennt werden, da sonst Chloridionen im Austausch mit Hydrogenkarbonat von den Erythrozyten aufgenommen werden. Bromide und Jodide werden bei der Chloridbestimmung miterfaßt, wobei mit Chlorid-sensitiven Elektroden und photometrischen Methoden überadditive Effekte auftreten.

Bestimmungsmethoden

- Coulometrie ☞ Kap. 3.3.3.3.
- Chlorid-sensitive Elektroden

Referenzbereiche

- *Serum*
  - Erwachsene: 98-108 mmol/l
  - Neugeborene: 95-116 mmol/l
- *Urin*   80-260 mmol/d (2,8-9,2g/24 h)

Bewertung

Hypochlorämie
- intestinale Verluste von HCl durch Erbrechen, Magensaftdrainage
- metabolische Alkalose
- respiratorische Azidose

Hyperchlorämie
- Durchfälle, Pankreasfistel
- renale tubuläre Azidose
- Ureterosigmoidostomie
- chronische Hyperventilation

10.6. Anionenlücke

Die Berechnung der Anionenlücke (AL) erfordert die Messung von Natrium, Chlorid und Hydrogenkarbonat

$$AL = Na^+ - Cl^- - HCO_3^- \text{ (in mmol/l)}$$

Der Referenzbereich für die AL beträgt 8-16 mmol/l. In diesem Betrag sind die nichtgemessenen Anionen Proteinat, Phosphat, Sulfat und organische Säuren abzüglich der Kationen Kalium, Kalzium und Magnesium enthalten.

 Bewertung

Normale AL
Kompensatorischer Austausch von Chlorid gegen Hydrogenkarbonat.

Erhöhte AL (Verminderung von HCO_3^-)
Ketoazidosen, Laktatazidosen, Urämie, Vergiftungen mit Salizylsäure, Methanol, Ethylenglykol.

Erniedrigte bzw. negative AL
Pseudohyperchlorämie bei Bromismus; ausgeprägte Hyperkalziämie, Hypermagnesiämie und Lithiumintoxikation.

11. Säure-Basen-Haushalt und Blutgase

11.1. Allgemeines

Der pH-Wert wird im Extra- (pH 7,4; H^+ 40 nmol/l) und Intrazellularraum (pH etwa 6,9) durch Puffersysteme in engen Grenzen, aber auf unterschiedlichem Niveau konstant gehalten. Im Magen-Darm-Trakt steigt der pH-Wert vom stark sauren Magensaft (pH 1,5-3,0) bis zu alkalischen Werten im distalen Dünndarm (pH > 7,8) an. Verluste der Sekrete führen zu entsprechenden pH-Verschiebungen im Blut.

Kohlensäure/Hydrogenkarbonat (CO_2/HCO_3^-) ist das wichtigste regulierende Puffersystem im Blut. Die respiratorische (CO_2) und die metabolische (HCO_3^-) Komponente kann innerhalb weiter Grenzen und unabhängig voneinander in Lunge bzw. Niere verändert werden (Kompensation von primären Azidosen und Alkalosen).

Die meßbaren Komponenten HCO_3^- und pCO_2 werden über die *Henderson-Hasselbalchsche Gleichung* für die quantitative Beschreibung eingesetzt:

$$CO_2 + H_2O \rightleftarrows H_2CO_3$$

$$[CO_2] = \alpha \cdot pCO_2;$$

Löslichkeitskoeffizient $\alpha = 0{,}225$ mmol/l pro kPa

$$pH = pK_a + \log \frac{[Base]}{[Säure]}$$

$$pH = 6{,}11 + \log \frac{[HCO_3^-]}{[H_2CO_3]}$$

$$pH = 6{,}11 + \log \frac{[HCO_3^-]}{0{,}225 \times pCO_2 \, (kPa)}$$

Pro Tag werden 40-60 mmol H^+ mit der Nahrung aufgenommen bzw. im Stoffwechsel gebildet und über die *Niere* wieder eliminiert. Im gleichen Zeitraum müssen 24000 mmol CO_2 über die *Lunge* abgeatmet werden.

Mit steigendem CO_2-Angebot werden die intrazerebralen atemregulierenden Neurone stimuliert und durch die folgende Ventilationssteigerung die CO_2-Ausscheidung auf mehr als das Zehnfache erhöht. Ebenso können sich gesunde Nieren innerhalb ihrer Säureausscheidungskapazität (400-500 mmol/d) weitgehend anpassen.

Die Exkretion von H^+ und K^+ erfolgt im Tubulus gegen Na-Ionen. Durch die Konkurrenz von H^+ und K^+ wird bei Hyperkaliämie die H^+-Ausscheidung unterdrückt (Tendenz zur metabolischen Azidose bei Hyperkaliämie) und vice versa. Die sezernierten H^+-Ionen werden durch NH_3 (40 mmol/d) oder durch HPO_4^{2-} (15 mmol/d) gebunden. Die Nieren können maximal nur 0,02 mmol/l freie H^+ ausscheiden, so daß im Urin der niedrigste pH-Wert bei 4,7 liegt. Die Nieren tragen auch zur Kompensation einer Alkalose bei, indem bei Überschreiten der Plasma-HCO_3^--Konzentration von 28 mmol/l vermehrt $NaHCO_3$ (alkalischer Urin) ausgeschieden und H^+ retiniert wird. Das verlorengegangene HCO_3^- wird durch Chlorid ausgeglichen, d.h. die Anionenlücke bleibt unverändert.

Zur Beurteilung des Gasaustausches in der Lunge, des Gastransportes im Blut (Herz-Kreislauf-System) und des O_2-Verbrauches bzw. der CO_2-Bildung im Gewebe wird in modernen Meßgeräten gleichzeitig der **Sauerstoffpartialdruck** (pO_2) und die **Sauerstoffsättigung** (sO_2) bestimmt.

Die Sauerstoffsättigung ist von der Affinität des Hämoglobins (Hb) zu O_2 abhängig. Zahlreiche Faktoren verändern die sigmoidale *Sauerstoffbindungskurve* (Abb. 11.1):

- Hämoglobinvarianten (z.B. HbF bei Neugeborenen)
- pH (Azidose im Gewebe erleichtert die O_2-Abgabe)
- Temperatur (in Hypothermie erschwerte O_2-Abgabe)
- 2,3-Diphosphoglyzerat (bei Massivtransfusion von Konservenblut wird durch 2,3-DPG-Mangel die O_2-Abgabe vermindert)

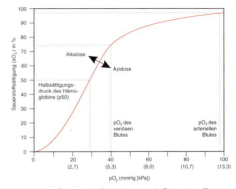

Abb. 11.1: Sauerstoffsättigung (sO_2) als Funktion des partiellen Sauerstoffdruckes (pO_2).

Indikationen

- Ventilationsstörungen
- Kreislaufinsuffizienz, Hypovolämie, Schock
- Untersuchungen der Herz-Kreislauf-Lungen-Funktionen
- Niereninsuffizienz, tubuläre Defekte
- Komata, Intoxikationen, Diabetes mellitus
- gastrointestinale Erkrankungen (Erbrechen, Durchfall, Fisteln, Drainagen)
- veränderte Elektrolytkonzentrationen (besonders K^+, Cl^-)
- Störungen der NNR-Funktion
- prä- und postoperativ bei Herz-, Lungen- und Gefäßoperationen
- Kontrollen bei
  - mechanischer Beatmung
  - Infusionsbehandlung, parenteraler Ernährung
  - Hämodialyse, Hämofiltration
  - Behandlung mit Diuretika
  - Massivtransfusion

11.2. Kenngrößen

Untersuchungsmaterial und Präanalytik

- *arterielles Blut (a)*
  Anaerobe Entnahme mit speziellen gasdichten und heparinisierten (< 50 U/ml Blut) Spritzen. Bei Verzögerung der Bearbeitung werden die Spritzen in Eiswasser gelegt. Für mehrfache Punktionen innerhalb kurzer Zeit sind Verweilkanülen oder ein Mikropunktionsbesteck aus einer feinen Kanüle mit 2 nachgeschalteten Kapillaren geeignet
- *arterialisiertes Kapillarblut (c)*
  Vor der Punktion wird das Ohrläppchen oder die Fingerbeere (bei Säuglingen die seitliche Ferse) ausreichend *hyperämisiert*. Dies gelingt nicht bei Schock oder Kreislaufinsuffizienz, so daß in diesen Fällen die arterielle Punktion unumgänglich ist. Die heparinisierte Kapillare wird vollständig und ohne Luftblasen gefüllt, ein Stahlstift zur Durchmischung eingeführt, die Öffnungen verschlossen und der Stift mit einem Magneten mehrfach in der Kapillare hin und her geführt. Wenn die Messung erst nach mehr als 10 Minuten erfolgen kann, müssen die Kapillaren waagerecht zwischen Kühlelementen gelagert und transportiert werden

- *gemischtvenöses Blut aus der Pulmonalarterie* ($\bar{v}$)
  Die Messungen von $p\bar{v}O_2$ und $s\bar{v}O_2$ dienen zur Abschätzung des O_2-Verbrauches (Gewebeoxygenierung).
  Wegen der Risiken bei der Einschwemmung eines Pulmonalarterienkatheters wird häufig *zentralvenöses Blut* aus einem in der oberen oder unteren Hohlvene liegenden Katheter entnommen. Die absoluten Werte sind zwar von der Lage der Katheterspitze abhängig, aber zur Erkennung von Änderungen von $p\bar{v}O_2$ und $s\bar{v}O_2$ in der Kontrollperiode geeignet
- *venöses Blut (v)*
  Ist nur für die Beurteilung der Basenparameter geeignet
- *venöses Serum (Plasma)*
  Für Elektrolyt-, Laktat- und 3-Hydroxybutyrat-Bestimmungen zur Differenzierung der Säure-Basen-Störungen
- *frischer Urin*
  Für pH-Messung und Ketonkörpernachweis. Längeres Stehenlassen des Urins führt durch mikrobielle Besiedlung zur Alkalisierung und damit zu nicht verwertbaren Ergebnissen

Vorgaben zur Vermeidung von Fehlern

- *anaerobe Entnahme*
  Luftblasen führen schnell zur Abnahme von pCO_2 und Zunahme von pO_2
- Als Antikoagulanz darf nur Heparin verwendet werden, es muß sofort untergemischt werden
- *sofortige Bearbeitung*
  da Erythrozyten und Leukozyten einerseits O_2 verbrauchen, andererseits CO_2 und fixe Säuren (Pyruvat, Laktat) ausscheiden. Bei Verzögerung der Bestimmung dürfen die Proben maximal eine Stunde im Eisbad oder zwischen Kühlelementen aufbewahrt werden

11.2.1. Meßgrößen

Bestimmungsmethoden

In den modernen vollmechanisierten Meßgeräten werden pH, pCO_2 und pO_2 direkt mit Elektroden bei 37 °C gemessen. Alle abgeleiteten Kenngrößen werden mit Algorithmen ermittelt, die normalen physiologischen Bedingungen entsprechen. Abweichungen vom Normalzustand des Patienten (Körpertemperatur, Hämoglobinkonzentration) werden in den Rechner eingegeben. Erweiterte patientennahe Meßgeräte erlauben die gleichzeitige Elektrolytbestimmung mit ionensensitiven Elektroden aus derselben Blutprobe.

- *pH*
  Messung mit puffergefüllten Glaselektroden
- *pCO₂*
  Messung mit einer Glaselektrode, die in eine Hydrogenkarbonatlösung taucht und von der Probe durch eine gasdurchlässige Teflonmembran getrennt ist
- *pO₂*
  Die Bestimmung erfolgt amperometrisch mit einer Platinelektrode, die mit einer O_2-permeablen Membran überzogen ist.

  In der Neonatologie und Intensivmedizin werden für die Verlaufskontrolle auch *transkutane* pCO_2- und pO_2-Elektroden eingesetzt

- *sO₂ (Sauerstoffsättigung)*
  In einem *Oximeter* werden die Extinktionen der hämolysierten Blutprobe bei 4 oder 5 Wellenlängen gemessen, so daß Gesamt- und Oxyhämoglobin (O_2Hb) sowie Desoxy- (HHb), Kohlenmonoxid- (COHb) und Methämoglobin (Met-Hb) einzeln erfaßt werden. Klinisch wichtig ist die auf das bindungsfähige Hämoglobin bezogene Sauerstoffsättigung.

$$sO_2(\%) = \frac{cO_2Hb}{cHHb + cO_2Hb}$$

(c = Konzentration)

Für die kontinuierliche Messung der Sauerstoffsättigung wird bei ausreichender Perfusion der Meßstelle die *transkutane Pulsoximetrie* eingesetzt

11.2.2. Abgeleitete Kenngrößen

■ Basenabweichung (BA)

Synonyma sind Basenüberschuß, base excess, BE.

Die Basenabweichung gibt an, wieviel mmol Säure oder Base in jedem Liter Extrazellularvolumen fehlt (Titration mit Säure oder Base bis zum Endpunkt pH 7,40 bei pCO_2 von 5,33 kPa und 37 °C). Der Wert ist unabhängig von respiratorischen Größen und vom Hb-Gehalt. Mit Hilfe der BA kann das Volumen der zur Kompensation einzusetzenden Infusionslösung abgeschätzt werden, z.B.

BA x 0,3 x Körpermasse (kg) = ml Hydrogenkarbonatlösung (1 mol/l)

■ Aktuelles Hydrogenkarbonat

Diese berechnete Größe wird nur selten verwendet, da sie von metabolischen und respiratorischen Störungen beeinflußt wird.

■ Standard-Hydrogenkarbonat

Das aktuelle Hydrogenkarbonat wird auf pCO_2 5,33 kPa (40 mmHg) normiert.

■ Sauerstoffsättigung (sO₂)

Aus pO_2, pCO_2 und pH wird mit der Standard-O_2-Bindungskurve des Hämoglobins (Abb. 11.1) die Sauerstoffsättigung berechnet. Alle aktuellen Veränderungen der O_2-Bindungskurve (z.B. durch Kohlenmonoxid oder den 2,3-Diphosphoglyzeratgehalt) verfälschen die berechneten Sättigungswerte, so daß bei Schwerkranken die direkte Messung vorzuziehen ist.

■ Sauerstoffkonzentration (Sauerstoffgehalt, cO₂)

Summe aus Hb-gebundenem und physikalisch gelöstem O_2

cO_2 (*ml/l*) = Hb (g/l) · 1,39 · sO_2 + 0,031 · pO_2 (mmHg)

cO_2 (*mmol/l*) = Hb (mmol/l) · sO_2 + 0,01 · pO_2 (kPa)

■ Arteriovenöse Sauerstoffdifferenz (avDO₂)

Differenz zwischen der O_2-Konzentration des arteriellen und des gemischtvenösen Blutes. Erhöhte Werte (> 50ml/l) weisen auf eine höhere O_2-Ausschöpfung infolge eines reduzierten Herz-Minuten-Volumens (HMV). Die Verknüpfung beider Größen (HMV x $\overline{av}$ DO_2) wird als O_2-Aufnahme bezeichnet.

Die Klassifikation des Sauerstoffmangels ist in Abb. 11.2. zusammengefaßt.

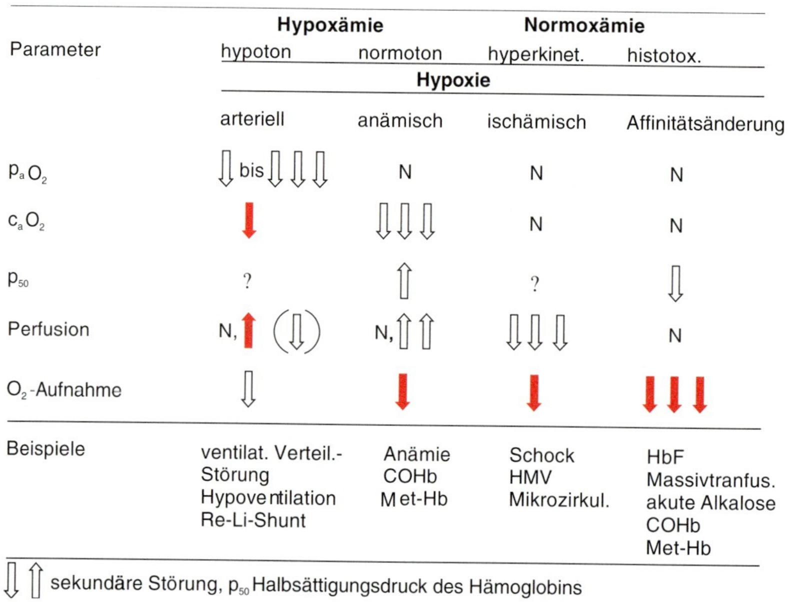

Parameter	Hypoxämie		Normoxämie	
	hypoton	normoton	hyperkinet.	histotox.
	Hypoxie			
	arteriell	anämisch	ischämisch	Affinitätsänderung
p_aO_2	⇓ bis ⇓⇓⇓	N	N	N
c_aO_2	⬇	⇓⇓⇓	N	N
p_{50}	?	⇑	?	⇓
Perfusion	N, ⬆ (⇓)	N, ⇑⇑	⇓⇓⇓	N
O_2-Aufnahme	⇓	⬇	⬇	⬇⬇⬇
Beispiele	ventilat. Verteil.-Störung Hypoventilation Re-Li-Shunt	Anämie COHb Met-Hb	Schock HMV Mikrozirkul.	HbF Massivtranfus. akute Alkalose COHb Met-Hb

⇓ ⇑ sekundäre Störung, p_{50} Halbsättigungsdruck des Hämoglobins

Abb. 11.2: Klassifikation des Sauerstoffmangels.

Referenzbereiche

Erwachsene:

	Blut	
	arteriell	gemischtvenös
pH-Wert	7,36-7,45	7,34-7,43
pCO_2	4,7-6,1 kPa (35-45 mmHg)	4,9-6,7 kPa (37-50 mmHg)
Standard-HCO_3-	21-26 mmol/l	20-25 mmol/l
Basenabweichung	-2,5 bis +3,0 mmol/l	-3,0 bis +2,0 mmol/l
pO_2[1)]	9,5-13,3 kPa (71-100 mmHg)	4,8-5,9 kPa (36-44 mmHg)
sO_2	94-97 %	65-82 %
O_2-Konzentration	8,4-9,4 mmol/l (190-210 ml/l)	6,1-7,2 mmol/l (138-161 ml/l)
$a\bar{v}DO_2$	2,0-2,7 mmol/l 45-60 ml/l	

[1)] Der **arterielle pO_2** ist altersabhängig:
pO_2 (kPa) = 13,6 - 0,044 × Alter (in Jahren)

Alter	pO_2 (kPa)	pO_2 (mmHg)
20-29	11,2-13,9	84-104
40-49	10,4-13,1	78-98
60-69	9,5-12,1	71-91

Bei *Frauen* ist pO_2 in allen Altersstufen um 0,27-0,40 kPa (2-3 mmHg) höher als bei *Männern*. pO_2-Werte am liegenden Patienten sind um 0,65 kPa (4,5 mmHg) höher als bei sitzenden (stehenden) Patienten. Bei Erhöhung des Broca-Index um 50 % ist pO_2 um 0,7 kPa (5 mmHg) vermindert.

Neugeborene, besonders **Frühgeborene**, haben eine deutliche *metabolische Azidose*. Die Fetalblutanalyse dient in der Geburtshilfe zur Früherkennung hypoxischer Gefährdung.

Zeit nach Geburt (h)	pH	BA (mmo/l)	pCO_2 (kPa)
0-2	7,02-7,20	-10 bis -20	9,34
2-12	7,20-7,32	-6 bis -12	4,7

Bewertung

pH

Entscheidet darüber, ob eine Störung

- *kompensiert* (pH im Referenzbereich)
- *dekompensiert*

ist.

Werte zwischen 7,1 und 7,3 bzw. 7,5 und 7,6 kennzeichnen eine schwere Dekompensation, Werte unter 6,9 und über 7,7 sind nur kurzfristig mit dem Leben vereinbar.

pCO₂

Gibt Auskunft über den respiratorischen Anteil an der Störung:

- *erniedrigt (Hypokapnie)*
  bei vermehrter Atmung (Hyperventilation)
- *erhöht (Hyperkapnie)*
  bei verminderter Atmung oder bei Diffusionsstörungen. Letztere sind wegen der höheren Diffusionsgeschwindigkeit des CO_2 daran zu erkennen, daß die Veränderungen von pCO_2 und pO_2 deutlich differieren

Akute pCO_2-Veränderungen sind bereits lebensgefährlich, wenn sie 3,3 kPa (25 mmHg) unter- bzw. 8,0 kPa (60 mmHg) überschreiten. Bei *chronischer* Hyperkapnie werden pCO_2-Werte von 10,7 kPa (80 mmHg) und darüber relativ gut vertragen.

Basenabweichung (BA)

- *negative BA:* Basendefizit
- *positive BA:* Basenüberschuß

Kenntnis ist für die Therapieplanung wichtig.

Sauerstoff-Kenngrößen

(☞ auch Abb. 11.1 und 11.2)

Erhöhte pO_2-Werte finden sich nur bei spontaner oder mechanischer Ventilation mit O_2-angereicherter Luft bzw. Gasgemischen.

Der physikalisch gelöste O_2 kann bei Blockierung des Hämoglobins (Kohlenmonoxidvergiftung) die Sauerstoffversorgung des Gewebes kurzfristig aufrechterhalten. Andererseits darf reiner Sauerstoff nur kurze Zeit gegeben werden, da besonders bei Neugeborenen die Gefahr der retrolentalen Fibroplasie besteht.

Erniedrigte pO_2-Werte

Störungen der Arterialisierung in der Lunge werden durch pO_2 gut erfaßt. Aufgrund der sigmoidalen Sauerstoffbindungskurve entspricht ein Absinken des arteriellen pO_2 von 13,3 kPa (100 mmHg) auf 9,3 kPa (70 mmHg) einer Änderung der **O_2-Sättigung** nur von 97 auf 91 %, d.h. das Sauerstoffangebot an die Organe ist um 6 % vermindert. Die Sauerstoffversorgung der Organe ist außer von pO_2 und sO_2 besonders von der Hämoglobinkonzentration und der Perfusion (Herzminutenvolumen) abhängig. Ein Patient mit Anämie hat wegen der niedrigen Hb-Konzentration einen niedrigen **O_2-Gehalt**, bei guter Lungenfunktion sind jedoch pO_2 und sO_2 normal. Die bestehende O_2-Mangelsituation kann durch Bestimmung der **arteriovenösen Sauerstoffdifferenz** erfaßt werden. Eine Überschreitung des $av\overline{D}O_2$-Grenzwertes von 50-60 ml/l weist bei normalem pO_2 auf eine Hypoxie durch verminderte Herzleistung, Anämie oder Dyshämoglobinämie hin (Abb. 11.2).

Durch gleichzeitige Bewertung von pO_2 und pCO_2 können **Insuffizienzen der Lunge** differenziert werden.

Partialinsuffizienz:
pO_2 ↓, sO_2 ↓, pCO_2 normal oder ↓

- restriktive Ventilationsstörung
  - Pneumothorax, Tumor
- Diffusionsstörung
  - Sarkoidose, Hämosiderose
- Distributionsstörung
  - Pneumonie, Emphysem
- Perfusionsstörung
  - Lungenödem

Bei chronischem Verlauf ist der Übergang in eine Globalinsuffizienz möglich.

Globalinsuffizienz:
respiratorische Azidose: pO_2 ↓, pCO_2 ↑

- alveoläre Hypoventilation
  - Hemmung des Atemzentrums oder der neuromuskulären Übertragung
- Obstruktion
  - Fremdkörper, Tumor
- Fehler bei mechanischer Beatmung
  - Atemzeitvolumen zu gering, Totraumanteil zu hoch

Arterielle pO_2-Werte unter 6,7 kPa (50 mmHg) entsprechen einer Sauerstoffsättigung von weniger als 85 % und bedürfen deshalb sofortiger therapeutischer Maßnahmen.

Ausgangszustand			Kompensation	
pH	BA	pCO_2		
↓ Azidose	↓ metabolisch	n	pCO_2 ↓	
↓ Azidose	n	↑ respirator.		BA ↑
↑ Alkalose	↑ metabolisch	n	pCO_2 ↑	
↑ Alkalose	n	↓ respirator.		BA ↓

Tab. 11.1: Klassifikation der primären Säure-Basen-Störungen und deren Kompensation.

11.2.3. Klinische Bewertung der Säure-Basen-Störungen

Die Vierfeldertafel der Säure-Basen-Störungen ergibt sich aus der Konstanz oder Verschiebung des pH-Wertes und den metabolischen (BA) und respiratorischen (pCO_2) Änderungen (Tab. 11.1). Oft liegen zwei Säure-Basen-Störungen gleichzeitig vor.

Die *primär metabolischen Störungen* werden innerhalb von Stunden *respiratorisch kompensiert*. Die Anpassung der Ventilation beginnt zwar sofort, ist aber erst nach 6-12 Stunden abgeschlossen. Umgekehrt kann bei zu schneller therapeutischer Normalisierung der BA die langsame Einstellung der zugehörigen Ventilation ungewollt neue Störungen hervorrufen. Daneben werden die veränderten HCO_3^--Konzentrationen renal korrigiert (Änderung der Rückresorption von HCO_3^- und der H^+-Ausscheidung) Schließlich greift auch die Leber durch Änderung der Harnstoffsynthese (Verbrauch von HCO_3^- und NH_3) und der Glutaminbildung (NH_3 wird in der Leber verbraucht und in der Niere bereitgestellt) in die Säure-Basen-Regulation ein.

Die *primär respiratorischen Störungen* werden *renal* über die verstärkte Rückresorption bzw. Sekretion von Hydrogenkarbonat *kompensiert*, wobei das Maximum der Anpassung erst nach 5-6 Tagen erreicht ist.

Zur Aufklärung der *Ursachen* der Säure-Basen-Störungen werden benötigt

- Elektrolytstatus (K, Cl, Anionenlücke)
- Sauerstoffparameter, pO_2 und sO_2
- Urin-pH, Ketonkörper, Plasma-Laktat, Serumkreatinin

Ursachen und Differenzierung der Säure-Basen-Störungen

■ Metabolische Azidose

	Anionenlücke	Cl^-
• *Säureaddition*		
- Ketoazidose: Diabetes mellitus, Hunger	↑	n
- Laktatazidose Hypoxie, Schock, CO-Vergiftung, Biguanidmedikation, angeborene Stoffwechselkrankheiten	↑	n
- Intoxikation: Methanol, Salizylate, Ethylenglykol	↑	n
• *Basensubtraktion*	n	↑
- Diarrhoe		
- Pankreas-Gallenfistel		
• *erhöhte Chloridaufnahme*	n	↑
- ArgHCl, LysHCl, KCl, Infusion von 0,9 % NaCl-Lösung bei Niereninsuffizienz		
• *Säureretention*		
- Nierenversagen	↑	n
- renal tubuläre Azidose	n	↑
- Aldosteronmangel	n	↑

Symptome:

Hyperventilation, Müdigkeit, Verwirrung, Koma, Vasodilatation.

Metabolische Alkalose

	K⁺	Cl⁻
• *Flüssigkeits- und Chloridverluste*		
- Erbrechen, Magendrainage	↓	↓↓
- Diuretika (Furosemid, Thiazide) Zustand nach Hypoventilation	↓	↓
• *erhöhte Mineralokortikoidwirkung*	↓	↓↓
• *excessive Alkalizufuhr*		↓
• *schwerer Kaliummangel*	↓↓	

Symptome:

Apathie, Verwirrung, Stupor, evtl. Tetanie.

Respiratorische Azidose

- *akute respiratorische Insuffizienz (eine lebensbedrohende Situation)*
  - Hemmung des Atemzentrums (Medikamente, Schädel-Hirn-Trauma)
  - Nervenläsionen (Poliomyelitis, hohe Querschnittsläsion), Störungen der neuromuskulären Übertragung
- *chronische respiratorische Insuffizienz*
  - Emphysem, Bronchitis, Pneumonie, Lungenödem, exzessive Adipositas

Symptome

Verwirrung, intrakraniale Drucksteigerung, Vasodilatation, Schwitzen

Respiratorische Alkalose

- *Stimulation des Atemzentrums*
  - Angst, Hysterie
  - Fieber, septischer Schock
  - Progesteron, Schwangerschaft
  - Salizylate, Theophyllin
- *Leberzirrhose*
- *reflektorische Stimulation durch Hypoxie*
  - Lungenfibrose, Pneumonie, Lungenödem
  - Kältereize

Symptome

Parästhesien, Kopfschmerzen, Tetanie, Verwirrung, Bewußtlosigkeit.

11.3. L-Laktat

Laktat ist das Endprodukt der anaeroben Glykolyse und wird O_2-abhängig im Zitronensäure- oder Cori-Zyklus verwertet.

Das Ungleichgewicht zwischen Bildung und Verbrauch von Laktat führt zur *Hyperlaktatämie* (körperliche Belastung, Sport, vermehrte Katecholaminausschüttung). Beim Gesunden reichen die Kompensationsmechanismen (respiratorisch, renal) aus, um einen normalen Blut-pH-Wert aufrechtzuerhalten.

Laktatazidosen sind durch einen pH-Wert unter 7,30 und eine Laktatkonzentration über 8 mmol/l (> 72 mg/dl) ausgezeichnet.

Indikationen

- Verlaufsbeurteilung bei Kreislaufschock, Sepsis, Verbrennungen, Vergiftungen und Nierenversagen
- Differentialdiagnose unklarer metabolischer Azidosen
- Erkennung akuter intestinaler Gefäßverschlüsse
- Fetale Notsituationen während der Geburt
- Bestimmung der Laktatkonzentration im *Liquor* bei Meningitiden, Schädel-Hirn-Traumata, ischämischen oder hämorrhagischen Insulten und unklaren Krampfanfällen

Präanalytik

Blutentnahme aus der Arterie oder der ungestauten Vene. Zur Unterbrechung der Glykolyse wird entweder sofort mit eiskalter Perchlorsäure enteiweißt oder das in EDTA-Natriumfluorid abgenommene Blut sofort zentrifugiert und das Plasma abgetrennt.

Bestimmungsmethoden

- Durch Laktat-Dehydrogenase (LDH) wird Laktat mit NAD^+ zu Pyruvat und $NADH + H^+$ (Meßgröße) umgesetzt. Das Pyruvat wird mittels der Alanin-Aminotransferase (ALAT) aus dem Gleichgewicht entfernt

$$\text{L-Laktat} + NAD^+ \xrightarrow{LDH} \text{Pyruvat} + NADH + H^+$$

$$\text{Pyruvat} + \text{Glutamat} \xrightarrow{ALAT} \text{Alanin} + \alpha\text{-Ketoglutarat}$$

- Messung mit einer Enzymelektrode, deren Membran Laktatoxidase enthält. Gemessen wird das entstandene H_2O_2

Referenzbereiche

- *venöses Plasma*
  - Erwachsene: < 2,4 mmol/l (< 22 mg/dl)
  - Neugeborene: < 2,9 mmol/l (< 26 mg/dl)
- *Liquor cerebrospinalis*
  1,2-2,1 mmol/l (11-19 mg/dl)

Bewertung

Die *Gewebshypoxie* (Schock, Herz-Kreislauf-Versagen, Hypothermie, Alkoholintoxikation) ist die häufigste Ursache der Laktatazidose. Die Höhe und der zeitabhängige Anstieg bzw. Abfall der Laktatkonzentration erlauben die Einschätzung der Sauerstoffschuld und sind ein prognostisches Maß. Die frühe Erkennung einer (seltenen!) Laktatazidose (15-20 mmol/l) bei Biguanid-behandelten Diabetikern und deren Abgrenzung zur Ketoazidose ist für die Therapieentscheidung wichtig. Erhöhte Laktatkonzentrationen im Liquor erlauben die Abgrenzung bakterieller von viralen Meningitiden bzw. sprechen für hämorrhagische oder ischämische Insulte.

11.4. Ketonkörper

Azetessigsäure, Azeton und 3-Hydroxybuttersäure

Ketonkörper akkumulieren bei Insulinmangel und Glukagonüberschuß durch einen gesteigerten Fettsäureabbau, da deren Verbrauch in Leber, Muskulatur und Gehirn nicht Schritt halten kann. Intrazellulärer Glukosemangel verursacht eine gesteigerte Ketogenese:

- im Hungerzustand (ohne Ketoazidose)
- bei dekompensierten *insulinabhängigen* Diabetikern, bei denen der Insulinmangel eine **Ketoazidose** (Überwiegen von 3-Hydroxybutyrat), Ketonurie (Salze der Ketosäuren) und osmotische Diurese (Dehydratation) mit zunehmender Bewußtseinseinschränkung (Präkoma, *Koma*) zur Folge hat
  - Blutglukose: > 22,2 mmol/l (> 400 mg/dl)
  - pH: < 7,30
  - pCO2: < 4,67 kPa (<35 mmHg)

  - Osmolalität: bis 350 mmol/kg
  - Glukosurie: ++
  - Ketonurie: +++
  - Polyurie, Exsikkose, Hypotonie

Indikationen

- Differentialdiagnostik metabolischer Azidosen
- Erkennung von Diätfehlern

Bestimmungsmethoden

Serum:
Bestimmung von 3-Hydroxybutyrat mit der 3-Hydroxybutyrat-Dehydrogenase im optischen Test.

Urin:
Legalsche Nitroprussidprobe in Lösung oder als Streifentest.
Nachweisgrenze bei 0,5 mmol/l (5 mg/dl) Azetoazetat bzw. bei 7-12 mmol/l (40-70 mg/dl) Azeton (3-Hydroxybutyrat reagiert nicht!).

Bewertung

In der Routine beschränkt man sich auf den Nachweis oder die semiquantitative Bestimmung der Ketonurie. Das *ketoazidotische Koma* kann durch den Nachweis einer starken *Glukosurie* von anderen **Ursachen der Ketonurie**

- Fasten, Null-Diät (Kontrolle für die Einhaltung der geforderten Diät)
- azetonämisches Erbrechen, Hyperemesis gravidarum
- Thyreotoxikose, Fieber
- Ethanolintoxikation

differenziert werden.

Das Fehlen von Ketonurie und Ketoazidose bei einem dekompensierten Typ II-Diabetiker spricht für ein *hyperosmolares hyperglykämisches Koma*

- Serumosmolalität: > 350 mmol/kg
- Blutglukose: häufig > 55mmol/l (> 1000 mg/dl)
- Polyurie → Exsikose

12. Blut und blutbildende Organe

Die hämatologische Laboratoriumsdiagnostik umfaßt ein weites Spektrum an Routine- und Spezialuntersuchungen, denen im Rahmen der Beurteilung der zellulären Bestandteile des Blutes, der Diagnostik, Differentialdiagnostik und Klassifizierung sowie der Therapie- und Verlaufskontrolle hämatologischer Erkrankungen eine große Bedeutung zukommt. Das sog. "kleine Blutbild", eine kombinierte Bestimmung der Erythrozyten- und Leukozytenzahl, des Hämoglobins, Hämatokrits sowie der Erythrozytenindizes - bei mechanisierten Analysensystemen fällt automatisch die Thrombozytenzahl mit an - ist eine der am häufigsten angeforderten Routineuntersuchungen.

Das "große Blutbild" enthält zusätzlich noch das Differentialblutbild.

12.1. Erythrozyten

12.1.1. Erythrozytenzahl

Indikationen

- Diagnostik von Anämien
- Polyzythämien
- Polyglobulie
- Vorsorgeuntersuchungen

Untersuchungsmaterial

- EDTA-Blut
- Kapillarblut

Bestimmungsmethoden

- *manuelle mikroskopische Zellzählung mit der Zählkammer*

  Das Kapillar- oder EDTA-Blut wird in einer Erythrozytenpipette (rotes Mischkreuz) bis zur Marke 0,5 aufgezogen und mit Hayem'scher Lösung (5,0 g $Na_2SO_4 \cdot 7H_2O$, 2,0 g NaCl, 0,5 g $HgCl_2$, aqua dest. ad 200 ml) bis zur Marke 101 verdünnt (1 : 200) und nach gutem Mischen die Zählkammer gefüllt.
  Bei 200facher Vergrößerung werden die Erythrozyten gezählt.

Bei Verwendung der Neubauer-Zählkammer werden 5 Gruppenquadrate ausgezählt (☞ Abb. 3.12), das entspricht einem Volumen von 0,02 µl

Berechnung:

$$Ery/mm^3 (\mu l) = \frac{\text{gezählte Erythrozyten}}{\text{Kammervolumen x Blutverdünnung (1:200)}}$$

- *Zählung mit automatisierten Blutzählgeräten*
  ☞ Abb. 3.13

Referenzbereiche

- Männer: 4,5-5,9 Mill/µl
           (4,5-5,9 Tpt/l)
- Frauen: 4,0-5,2 Mill/µl
           (4,0-5,2 Tpt/l)
- Säuglinge
  unter 1 Mo.: 3,5-5,9 Mill/µl
           (3,5-5,9 Tpt/l)
  1-12 Mo.: 3,7-5,3 Mill/µl
           (3,7-5,3 Tpt/l)
- Kinder: 3,9-5,1 Mill/µl
           (3,9-5,1 Tpt/l)

Bewertung

Erhöhte Werte bei

- Pseudoglobulie: relative Vermehrung der Erythrozytenzahl infolge eines verminderten Plasmavolumens, überwiegend nach schwerem Wasserverlust
- Polyglobulie: reaktiv bei äußerem und innerem Sauerstoffmangel
- Polycythaemia vera (myeloproliferative Erkrankung)

Erniedrigte Werte bei

- Eisenmangelanämien (hypochrom)
- Blutungsanämien (normozytär)
- hämolytischen Anämien
- aplastischen Anämien
- relativen Anämien (Zunahme des Plasmavolumens, z.B. Schwangerschaft)

12.1.2. Erythrozyten-Indizes (MCV, MCH, MCHC) und Erythrozyten-Verteilungsbreite (RDW)

Die Erythrozytenindizes werden aus der Hämoglobinkonzentration, dem Hämatokrit und der Erythrozytenzahl berechnet.

Indikation

- Klassifizierung von Anämien

MCV (mean corpuscular volume) mittleres Erythrozytenvolumen

$$\text{MCV (fl)} = \frac{\text{Hämatokrit (l/l)}}{\text{Erythrozytenzahl (Tpt/l)}} \text{ bzw.}$$

$$\text{MCV } (\mu m^3) = \frac{\text{Hämatokrit (\%) x 10}}{\text{Erythrozytenzahl}(10^6/\mu l)}$$

Referenzbereich

- Erwachsene: 83-103 fl bzw. 83-103 μm^3

Bewertung

Erhöhte Werte bei

- Vitamin-B_{12}-, Folsäure-Mangel, megalozytären Anämien
- Retikulozytose
- Hypoosmolalität des Plasmas
- Alkoholabusus

Erniedrigte Werte bei

- manifesten Eisenmangelanämien
- mikrozytären Anämien
- Thalassaemia minima
- Hyperosmolalität des Plasmas

Zuverlässiger für die Diagnosestellung ist das mit automatisierten Zählgeräten ermittelte Erythrozytenhistogramm.

MCH (mean corpuscular haemoglobin) mittlerer Hämoglobingehalt des Einzelerythrozyten:

Entspricht dem früher verwendeten HbE-Wert (Färbekoeffizient, Färbeindex).

$$\text{MCH (fmol/Erythrozyt)} = \frac{\text{Hämoglobin (mmol/l)}}{\text{Erythrozytenzahl (Tpt/l)}}$$

bzw.

$$\text{MCH (pg/Erythrozyt)} = \frac{\text{Hämoglobin (g/dl) x 10}}{\text{Erythrozytenzahl }(10^6/\mu l)}$$

Referenzbereich

- Erwachsene: 1,7-2,1 fmol/Erythrozyt (28-34 pg/Erythrozyt)

Bewertung

Erhöhte Werte bei

- hyperchromen Anämien
- makrozytären Anämien, megalozytären Anämien

Erniedrigte Werte bei

- Eisenmangelanämien
- chronischen Blutungsanämien
- sideroachrestischer Anämie

MCHC (mean corpuscular haemoglobin concentration) mittlere korpuskuläre (erythrozytäre) Hämoglobinkonzentration:

$$\text{MCHC (mmol/l)} = \frac{\text{Hämoglobin (mmol/l)}}{\text{Hämatokrit (l/l)}}$$

bzw.

$$\text{MCHC (g/l)} = \frac{\text{Hämoglobin (g/l)}}{\text{Hämatokrit (l/l)}}$$

Referenzbereiche

- Frauen: 20,0-22,5 mmol/l bzw. 322-362 g/l
- Männer: 18,5-21,0 mmol/l bzw. 298-338 g/l

Bewertung

Erhöhte Werte bei

- kongenitaler Sphärozytose

Erniedrigte Werte bei

- schweren Eisenmangelanämien

RDW (red cell distribution width)

Erythrozyten-Verteilungsbreite

$$\text{RDW (\%)} = \frac{\text{Standardabweichung des MCV}}{\text{MCV}} \times 100$$

Die Berechnung erfolgt automatisch bei den Zählgeräten (Coulter).

Referenzbereich

- 11,5-14,5 % (Coulter-Zählgeräte)

Bewertung

Die Erythrozyten-Verteilungsbreite ist ein Maß der Anisozytose. Besonders hohe Werte werden bei der hämolytischen Anämie gefunden und sind das Zeichen der Retikulose.

Im Zusammenhang mit dem MCV dient der RDW-Wert der Klassifizierung von Anämien.

12.2. Hämatokrit (Hk), PCV (Packed cell volume)

Der Hämatokrit gibt den prozentualen Anteil des gepackten Erythrozytenvolumens am Gesamtvolumen des Vollblutes an.

Die Angabe erfolgt in %, nach dem SI-System in l/l, d.h. ein Hämatokrit von 50 % entspricht einem Wert von 0,50 l/l bzw. 0,50.

Der Hämatokrit ist abhängig von:

- der Erythrozytenzahl
- dem Volumen des Einzelerythrozyten
- dem Plasmavolumen und
- der technischen Durchführung

 Indikationen

- Diagnostik und Verlaufskontrolle bei Anämien und Polyglobulie
- Dehydratations- und Hyperhydratationszustände
- für die Berechnung des Erythrozytenindex MCHC, MCV (s.o.)

 Untersuchungsmaterial

- EDTA-Blut, Kapillarblut (heparinisierte Kapillaren)

 Bestimmungsmethoden

- *Mikrohämatokrit-Methode*

EDTA-Blut oder Kapillarblut wird in eine heparinisierte Kapillare (spezielle Hämatokrit-Kapillare) aufgezogen, das eine Kapillarende mit Kit verschlossen und das Kapillarröhrchen in einer Hämatokritzentrifuge 10 min bei 10000-15000 g zentrifugiert. Dabei sedimentieren die Erythrozyten im unteren Teil der Kapillare, im oberen Teil befindet sich das Plasma. Dazwischen liegt eine graue Schicht, bestehend aus Leukozyten und Thrombozyten, deren Breite von der jeweiligen Konzentration dieser Zellen abhängt. Mit einer Auswerteschablone (☞ Abb. 12.1) wird der Anteil der gepackten Erythrozyten am Gesamtvolumen des Blutes ermittelt

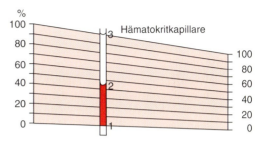

Abb. 12.1: Ablesung des Hämatokritwertes mit Schablone. Die Kapillare wird so auf der Schablone verschoben, bis das Gesamtvolumen 100 % beträgt und das gepackte Erythrozytenvolumen bei 0 % beginnt. Danach kann der Anteil der gepackten roten Zellen abgelesen werden (Meniskus). 1 = gekittetes Ende der Kapillare, 2 = Meniskus der gepackten Erythrozytenschicht, 3 = Plasmameniskus.

- *Mechanisiertes Verfahren*

Der Hämatokrit wird bei der Bestimmung des kleinen Blutbildes mit einem Zählgerät automatisch aus der Erythrozytenzahl und dem MCV berechnet und ausgedruckt

Referenzbereiche

Lebensalter	SI-Einheit (l/l)	konventionelle Einheit (%)
Erwachsene (18-49 J.)		
Männer	0,41-0,53	41-53
Frauen	0,36-0,46	36-46
Neugeborene	0,48-0,69	48-69
2 Tage	0,48-0,75	48-75
3 Tage	0,44-0,72	44-72
2 Monate	0,28-0,42	28-42
6-12 Jahre	0,35-0,45	35-45
12-18 Jahre		
männlich	0,37-0,49	37-49
weiblich	0,36-0,46	36-46

(Mabry u. Tietz, 1983) Reference ranges for laboratory tests. In: R.E. Behrmann, V.C. Vaughan, W.E. Nelson (Hrsg.): Textbook of Pediatrics. S.1827-1852, Saunders, Philadelphia 1983

Bewertung

Erhöhte Werte bei
- Polyglobulien
- Polycythaemia vera
- Dehydratation

Erniedrigte Werte bei
- Anämien
- Hyperhydratation

Aufgrund von eingeschlossenem Plasma in der gepackten Erythrozytenschicht sind die mit der Mikrohämatokrit-Methode erzielten Werte um ca. 2 % höher als die mit den Zählgeräten erhaltenen. Bei hohen Retikulozyten- oder Leukozytenzahlen liegen die mit dem Zählgerät erhaltenen Hämatokritwerte höher, da deren höhere Zellvolumina in die Berechnung des Hämatokrits eingehen.

Falsch niedrige Werte werden mit den mechanisierten Verfahren bei hämolytischem Material erhalten.

12.3. Hämoglobin (Hb)

Das Chromoprotein Hämoglobin besteht aus einem Proteinanteil (ca. 96 %) und der prostetischen Gruppe Häm (ca. 4 %), ☞ auch Hämoglobinsynthese.

Die wichtigsten Funktionen des Hämoglobins sind:
- Transport von Sauerstoff und Kohlendioxid
- Puffersubstanz des Blutes

12.3.1. Bestimmung des Hämoglobins im Blut

Indikationen

- zur Diagnostik und Therapiebeurteilung von Anämien
- bei Polyglobulien und Polyzythämien
- bei Dehydratations- und Hyperhydratationszuständen

Untersuchungsmaterial

- EDTA-Blut, Kapillarblut

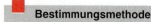
Bestimmungsmethode

- Cyanhämiglobin-Methode

Prinzip: Mit Kaliumhexacyanoferrat (III) wird das zweiwertige Eisen im Hämoglobin zu dreiwertigem Eisen oxidiert. Das entstandene Hämiglobin bildet mit Cyanidionen einen stabilen roten Hämiglobincyanidkomplex, dessen Farbintensität photometrisch bei 540 nm bestimmt wird.

Durchführung: Mit einer Hb-Pipette werden 0,02 ml EDTA-Blut oder Kapillarblut entnommen und zu 5,0 ml Transformationslösung (0,100 g Kaliumcyanid, 1,000 g Kaliumhexacyanoferrat (III), 1,950 g Natriumtetraborat, aqua dest. ad 1000 ml) gegeben. Nach gutem Mischen wird frühestens nach 3 min bei 540 nm photometriert. Die Färbung ist 8 h konstant. Die Berechnung erfolgt mittels Eichkurve oder Eichfaktor. Die Bestimmung des Hämoglobins mit automatisierten Blutzählgeräten erfolgt vorwiegend mit einem in das Gerätesystem integrierten Durchflußphotometer nach der Cyanhämiglobin-Methode.

Referenzbereiche

Lebensjahr	SI-Einheit (mmol/l)	konventionelle Einheit (g/dl)
Erwachsene		
Männer	8,1-11,2	13,0-18,0
Frauen	7,4-9,9	12,0-16,0
(Scully,Hrsg.1986)		
Neugeborene	10,5-15,5	16,8-25,0
2. Tag	6,8-8,5	10,9-13,7
3. Tag	6,9-8,7	11,1-13,9
4./5. Tag	7,1-8,8	11,4-14,2
6./7. Tag	7,5-9,2	12,0-14,8
8./9. Tag	7,1-9,3	11,5-14,9
10./11. Tag	7,4-9,6	11,9-15,5
12./13. Tag	7,5-9,9	12,1-16,0
14./15. Tag	7,9-10,4	12,8-16,6
(Werner, 1965)		

Scully,R.E. (Hrsg.): Normal Reference Laboratory Values. New Engl.J.Med. 314: 39-49 (1986).
Werner,K.: Das rote Blutbild bei Kindern und Erwachsenen - Normalwerte für Hämoglobingehalt, relatives Erythrozytenvolumen und mittlere korpuskuläre Hämoglobinkonzentration der Erythrozyten. Med. Klin. 60: 1686-1690 (1965).

Bewertung

☞ Erythrozyten

Die Hämoglobinkonzentration unterliegt Tagesschwankungen (☞ auch Kap. 2.7., Tab. 2.3). Im

HÄMATOLOGIE

Ganz im Vertrauen...

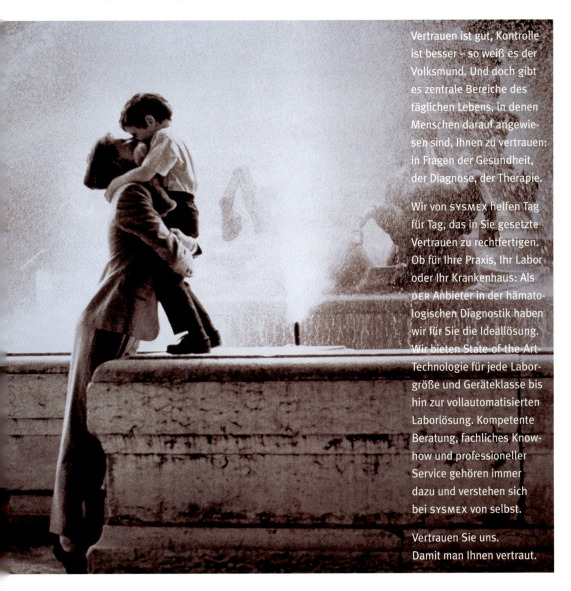

Vertrauen ist gut, Kontrolle ist besser – so weiß es der Volksmund. Und doch gibt es zentrale Bereiche des täglichen Lebens, in denen Menschen darauf angewiesen sind, Ihnen zu vertrauen: in Fragen der Gesundheit, der Diagnose, der Therapie.

Wir von SYSMEX helfen Tag für Tag, das in Sie gesetzte Vertrauen zu rechtfertigen. Ob für Ihre Praxis, Ihr Labor oder Ihr Krankenhaus: Als DER Anbieter in der hämatologischen Diagnostik haben wir für Sie die Ideallösung. Wir bieten State-of-the-Art-Technologie für jede Laborgröße und Geräteklasse bis hin zur vollautomatisierten Laborlösung. Kompetente Beratung, fachliches Know-how und professioneller Service gehören immer dazu und verstehen sich bei SYSMEX von selbst.

Vertrauen Sie uns.
Damit man Ihnen vertraut.

SYSMEX GMBH DEUTSCHLAND
Bornbarch 1, D-22848 Norderstedt
Telefon (040) 53 41 02-0, Telefax (040) 523 23 02
E-mail: WebMaster@Sysmex.de

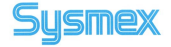

Stehen werden höhere Konzentrationen gemessen als im Liegen.

Anämien

Nach der WHO sind Anämien durch eine Verminderung der Hämoglobinkonzentration, des PCV und/oder der Erythrozytenzahl im Blut unter die Altersnorm definiert. Ätiopathogenetisch können Anämien auf akute oder chronische Blutverluste, Störung der Hämoglobinsynthese, mangelnde Erythrozytenneubildung und/oder gesteigerte Hämolyse zurückgeführt werden. Eine Differenzierung der Anämien kann nach ätiologischen, patho-biochemischen und morphologischen Gesichtspunkten vorgenommen werden. Da durch die elektronischen Zählgeräte das Hämoglobin, die Erythrozytenzahl, der Hämatokrit sowie die Erythrozytenindizes schnell zur Verfügung stehen, sollte eine erste Differenzierung nach den Ergebnissen dieser Parameter erfolgen. Erst für die weitere Differenzierung sollten dann morphologische Kriterien und weitere biochemische Parameter genutzt werden (☞ auch Lehrbuch für Pathobiochemie).

12.3.2. Hämiglobin

Hämiglobin (Methämoglobin, Met-Hb) enthält dreiwertiges Eisen und ist für die Atmung nicht geeignet, da der Sauerstoff fest gebunden ist. Hämiglobin entsteht ständig durch Autoxidation aus Hämoglobin. Durch eine in den Erythrozyten vorhandene Methämoglobinreduktase wird eine Anreicherung von Hämiglobin verhindert.

Indikationen

- Verdacht auf toxisch-hämolytische Anämie
- hereditäre Methämoglobinämie

Untersuchungsmaterial

- EDTA-Blut, Kapillarblut

Bestimmungsmethoden

Hämiglobin besitzt bei 632 (630-637) nm ein spezifisches Absorptionsmaximum, das nach Zugabe von Cyanidionen verschwindet (Bildung von Hämiglobincyanid).

Gemessen wird die Extinktionsdifferenz vor und nach Zugabe von Kaliumcyanid, die der Hämiglobinkonzentration direkt proportional ist. Zur Bestimmung des prozentualen Anteils am Hämoglobingehalt des Blutes wird die Bestimmung mit zwei Ansätzen durchgeführt. Erster Ansatz: Zugabe von Kaliumhexacyanoferrat (III) + Kaliumcyanid. Es wird Hämoglobin + Hämiglobin erfaßt. Zweiter Ansatz: Zugabe von Kaliumcyanid. Es wird nur das Hämiglobin erfaßt. Aus der Extinktionsdifferenz wird der Anteil des Hämiglobins am Gesamthämoglobin berechnet.

Durch Messung bei verschiedenen Wellenlängen mit mechanisierten Photometern kann die Hämiglobinkonzentration und das CO-Hämoglobin (s.u.) spezifisch erfaßt und mit Hilfe von Koeffizienten berechnet werden.

Referenzbereiche

- *Erwachsene:*
  1-10 mmol Hämiglobin/mol Hämoglobin
- *Säuglinge, Raucher:*
  10-25 mmol Hämiglobin/mol Hämoglobin

Bewertung

Erhöhte Werte bei

- Intoxikation (Kaliumchlorat, Anilin, nitrithaltiges Brunnenwasser)
- hereditärer Methämoglobinämie (Mangel an NADH-abhängiger Methämoglobin-Reduktase)

12.3.3. Carboxyhämoglobin (CO-Hb)

CO-Hämoglobin fällt für die Atmung aus, da das Hämoglobinmolekül zu Kohlenmonoxid eine ca. 300 x stärkere Affinität als zu Sauerstoff besitzt.

Indikation

- Kohlenmonoxidvergiftung

Untersuchungsmaterial

- EDTA-Blut, Kapillarblut, Heparinblut

Bestimmungsmethoden

Auf Grund unterschiedlicher Absorptionsspektren von CO-Hämoglobin und Oxyhämoglobin kann durch Messung der Extinktion bei 2 verschiedenen Wellenlängen (546 und 578 nm) aus dem Quotienten E_{546}/E_{578} der prozentuale Anteil von Carboxyhämoglobin an Gesamthämoglobin mit Hilfe einer Tabelle ermittelt werden.

Mit automatischen Photometern ist durch Messung bei mehreren Wellenlängen die simultane Bestimmung mehrerer Hämoglobinderivate möglich.

Referenzbereiche

- *Erwachsene:*
  - Nichtraucher: < 1,2 %
  - Raucher: bis 8,2 %

Bewertung

Erhöhte Werte bei

- Intoxikationen (Abgase von Verbrennungsmotoren, undichte Gasheizung)
- starkem Rauchen
- Neugeborenen-Ikterus bis 12 % (endogene CO-Synthese)

  Unmittelbare Todesgefahr ab ca. 60 %. Bei schweren CO-Vergiftungen sieht das Blut kirschrot aus (☞ auch Kap. 24.4.).

12.3.4. Glykierte Hämoglobine

☞ Kap. 8.3.1.

12.4. Osmotische Resistenz der Erythrozyten

Die osmotische Resistenz der Erythrozyten gibt Auskunft über die Widerstandsfähigkeit der Erythrozyten gegenüber hypotonen Lösungen. Sie ist entscheidend abhängig von dem Verhältnis Zelloberfläche zu Zellvolumen.

Indikationen

- Verdacht auf hereditäre Sphärozytose
- Thalassämie
- hereditäre nichtsphärozytäre hämolytische Anämien
- unklare hämolytische Anämien

Untersuchungsmaterial

- frisches Venenblut

Bestimmungsmethode

Aus einer Natriumchloridlösung (1 g NaCl, aqua bidest. ad 10 ml) wird in 24 Reagenzgläsern eine Verdünnungsreihe mit je 1 ml Lösung angesetzt, die Natriumchloridkonzentrationen von 0,7- 0,24 % enthalten. Zu jedem Röhrchen werden 2 Tropfen frisch entnommenen Venenblutes gegeben. Durch vorsichtiges Kippen und Drehen der Röhrchen wird gut gemischt. Nach 6 h erfolgt die Auswertung.

1. Minimalresistenz: Es wird das Röhrchen aufgesucht, bei welchem eine Hämolyse durch eine zartrosa Färbung der überstehenden Lösung über den Erythrozyten eben anzeigt wird.

2. Maximalresistenz: Das Röhrchen wird aufgesucht, bei dem der gesamte Inhalt lackfarbenrot erscheint.

Referenzbereiche

	minimale R.	maximale R.
Kinder bis 15 Jahre	0,44-0,40 % NaCl	0,32-0,28 % NaCl
Erwachsene bis 60 Jahre	0,48-0,44 % NaCl	0,32-0,28 % NaCl
Erwachsene über 60 Jahre	0,50-0,46 % NaCl	0,32-0,28 % NaCl

Bewertung

Erhöhte osmotische Resistenz bei

- Thalassämie
- einigen Lebererkrankungen

Herabgesetzte osmotische Resistenz bei

- hereditärer Sphärozytose
- hämolytischen Anämien

12.5. Erythrozyten-Enzyme

Von den zahlreichen in den Erythrozyten vorkommenden Enzymen sind besonders die Defekte der Glukose-6-Phosphat-Dehydrogenase und der Pyruvat-Kinase von diagnostischer und klinischer Bedeutung.

12.5.1. Glukose-6-Phosphat-Dehydrogenase (G-6-P-DH)

Das Enzym katalysiert im Hexosemonophosphatzyklus die Dehydrierung von Glukose-6-Phosphat unter Mitwirkung von NADP. Das dabei entstandene NADPH reduziert Glutathion zu Glutathion-SH. Letzteres ist u.a. notwendig für die Stabilisierung der Membranstruktur von Erythrozyten. Von der G-6-P-DH sind ca. 150 Enzymvarianten bekannt (genetischer Polymorphismus).

Indikation

- hämolytische Anämien

Untersuchungsmaterial

- EDTA-Blut, Heparin-Blut, ACD-Blut (1 Teil ACD und 4 Teile Blut; ACD: 4,7 g Zitronensäure, 16 g Trinatriumzitrat, 25 g Glukose zu 1000 ml Wasser geben)

Untersuchungsmethode

Die Bestimmung der erythrozytären G-6-P-DH-Aktivität erfolgt im Hämolysat gewaschener Erythrozyten mittels optischen Tests und Glukose-6-Phosphat als Substrat.

$$\text{Glukose-6-Phosphat} + NADP^+ \xrightarrow[\text{pH 7,5, Mg}^{2+}]{G-6-P-DH} \text{6-Phosphogluconolacton} + NADPH+H^+$$

Wird die Enzymaktivität auf die Hämoglobinmenge bezogen, ist eine Bestimmung der Hämoglobinkonzentration im Hämolysat erforderlich; bei Bezug auf die Erythrozytenzahl muß jene bestimmt werden.

Referenzbereiche

- (37 °C):   0,50-1,11 mU/mol Hb
  0,23-0,47 nU/Erythrozyt
  (230-472 U/10^{12} Erythrozyten)
- (25 °C):   3,83-7,86 µmol/s · l bezogen auf 10^{12} Erythrozyten

Bewertung

Erhöhte Werte

- bei Neugeborenen werden 50 % höhere Enzymaktivitäten gefunden, ebenso bei einer Vermehrung der Retikulozyten, da diese erhöhte Aktivitäten aufweisen
- scheinbar erhöhte Aktivitäten (bei Bezug auf Hämoglobin) bei Patienten mit hypochromer Anämie

Erniedrigte Werte

- bei Enzymdefekten (X-chromosomal vererbt)

Ausgelöst werden die Symptome (intravaskuläre Hämolyse) vorwiegend nach Einnahme von Medikamenten (u.a. Salicylate, Phenacetin), nach dem Genuß von Fava-Bohnen ("Favismus") sowie durch Infektionen und andere akute Erkrankungen.

12.5.2. Pyruvat-Kinase (PK)

Im Rahmen der Glykolyse katalysiert die Pyruvat-Kinase die Umwandlung von Phosphoenolpyruvat unter Bildung von ATP.

Indikationen

☞ Glukose-6-Phosphat-Dehydrogenase

Bestimmungsmethode

Die Bestimmung der Enzymaktivität erfolgt im Hämolysat gewaschener Erythrozyten durch einen optischen Test.

Referenzbereiche (37 °C)

- *Erwachsene:*   0,72-1,06 mU/mol Hb
  (11,2-16,4 U/g Hb)
  0,34-0,52 nU/Erythrozyt
  (336-520 U/10^{12} Erythrozyten)

Bewertung

Erniedrigte Werte bei

- autosomal-rezessiver Vererbung: Schrumpfung, Verformung der Erythrozyten (Acanthozytose, Echinozyten), vorzeitiger Abbau der Erythrozyten in der Milz; hämolytischen Anämien

12.6. Retikulozyten

Retikulozyten (lat. rete = Netz) sind kernlose rote Blutzellen, die im Knochenmark im Rahmen der Erythropoese aus kernhaltigen Normoblasten entstehen und noch Reste ehemaliger Zellorganellen (Golgi-Komplex, polyribosomale Strukturen, Mitochondrien) enthalten, die als Substantia reticulofilamentosa bezeichnet werden.

Nach Heilmeyer (1932) werden die Retikulozyten nach Vitalfärbung entsprechend der Netzstruktur in vier Reifungsstufen unterteilt (☞ Tab. 12.1).

Indikationen

- Differenzierung und Therapiekontrolle von Anämien

- Beurteilung der erythropoetischen Knochenmarksaktivität (u.a. nach Transplantationen von Knochenmarkzellen, bei Chemotherapie metastasierender Tumoren)

Untersuchungsmaterial

- EDTA-Venenblut, Kapillarblut

Bestimmungsmethoden

- *Mikroskopische Zählung der Retikulozyten und Ermittlung der Reifungsstufen*

Prinzip: Die Substantia reticulofilamentosa der Retikulozyten wird durch Vitalfärbung mit Brillantkresyl- oder Neu-Methylenblaulösung dargestellt. Die aus einem Blutausstrich mikroskopisch ausgezählten Retikulozyten werden auf 1000 Erythrozyten bezogen.

Durchführung: EDTA-Blut und Brillantkresyl- oder Neu-Methylenblau-Lösung werden zu gleichen Teilen gemischt (Leukozytenpipette, Plastikgefäß). Nach 20minütiger Inkubation bei Raumtemperatur werden dünne Ausstriche von der Mischung auf einem Objektträger angefertigt. Nach Lufttrocknung werden die markierten Retikulozyten (blaugrün mit dunkelblauem Netzwerk bzw. Partikeln) in Ölimmersion mikroskopisch gezählt. Das Ergebnis wird auf 1000 Erythrozyten bezogen.

Nach Empfehlung des ICSH (**I**nternational **C**ommittee for **S**tandardisation in **H**ematology 1990) werden Zellen mit nur einem Tüpfel (Dot) bereits zu den Erythrozyten gerechnet.

Reifungsstufen	Struktur	Anteile im Blut (%)
0 (Normoblast)	Kern vorhanden	0
I	Knäuelform	0,1
II	Netzform	7
III	unvollständige Netzform	32
IV	Knötchenform (Körnchen)	61

Tab. 12.1: Reifungsstufen der Retikulozyten nach Heilmeyer und deren prozentualer Anteil an der Gesamtretikulozytenpopulation im peripheren Blut unter normalen Verhältnissen.

Die Retikulozyten der Gruppen I und II entsprechen den unreifen, die der Gruppen III und IV den reifen Retikulozyten. Die mikroskopische Differenzierung ist schwierig, Fehlinterpretationen sind häufig..

- *Zählung der Retikulozyten mit automatisierten durchflußzytometrischen Verfahren*

Verfahren: Bei der VCS (Volume conductivity scattering)-Technologie (Coulter-Geräte) werden die Erythrozyten über ihr Volumen, ihren elektrischen Widerstand und ihre Konduktivität im hochfrequenten Wechselstrom definiert und die Retikulozyten nach Vitalfärbung mit Laserstreulicht erfaßt.

Bei anderen Verfahren kann über die Bestimmung des Hämoglobingehaltes der einzelnen Retikulozyten der Anteil an hypochromen Retikulozyten sowie der Reifeindex ermittelt werden.

Im Vergleich zu den mikroskopischen Verfahren sind die automatisierten durchflußzytometrischen Verfahren präziser und weniger zeitaufwendig.

Referenzbereiche

- *Neugeborene:* bis 60 Retikulozyten/1000 Erythrozyten bzw. bis 0,060 (6,0 %)
- *Erwachsene:*
  - *Männer:* 8-25 Retikulozyten/1000 Erythrozyten bzw. 0,008-0,025 (0,8-2,5 %)
  - *Frauen:* 8-41 Retikulozyten/1000 Erythrozyten bzw. 0,008-0,041 (0,8-4,1 %)

$$\text{Retikulozyten}/\mu l = \frac{\text{Retikulozyten (\%) x Erythrozyten }(/\mu l)}{100}$$

Referenzbereich:
4-20 · 10^4/µl Blut bzw. 4-20 · 10^{10}/l Blut

Die Referenzbereiche sind von der Zählweise und vom Gerätetyp abhängig; die angegebenen Werte dienen der Orientierung.

Bewertung

Erhöhte Werte

- nach akutem Blutverlust
- nach akuter Hypoxie
- bei hämolytischen Anämien
- nach medikamentöser Therapie von Eisen-, Vitamin B$_{12}$- und Folsäuremangelanämien (sog. Retikulozytenkrise)

Erniedrigte Werte bei

- Therapie mit Zytostatika

- Bestrahlungstherapie
- megaloblastärer Anämie, Thalassämie, sideroblastischer Anämie

12.7. Hämoglobinsynthese

Das Hämoglobinmolekül (Molekulargewicht: 68000 D) besteht aus der Hämkomponente (Protoporphyrin-Eisenkomplex) und dem Globinanteil mit zwei Polypeptidkettenpaaren.

Die Hämoglobinbildung kann gestört bzw. vermindert sein durch:

- Eisenmangel oder Eiseneinbaustörung
- Störung in der Porphyrinsynthese
- Störung in der Globinsynthese

12.7.1. Eisen, Transferrin, Ferritin

12.7.1.1. Eisen

Das mit der Nahrung aufgenommene Eisen wird im Duodenum und oberen Jejunum resorbiert, im Plasma an Transferrin gebunden (2 mol 3wertiges Eisen/mol Transferrin) und zu den hämoglobinsynthetisierenden Zellen transportiert. Das Transferrin ist dabei normalerweise nur zu einem Drittel mit Eisen gesättigt. Nach Bindung an Transferrinrezeptoren erfolgt die Aufnahme in die Zelle, anschließend Freisetzung des Eisens und Bindung an das Häm bzw. Ferritin.

Indikationen

- Anämien
- Blutverlust
- Eisenresorptionsstörungen

Präanalytik

Blutentnahmen mit Chrom-Nickel-Stahl-Kanülen, spezialgereinigten Zentrifugengläsern bzw. Plastikmaterial.

Eisen unterliegt einem individuellen zirkadianen Rhythmus; das Maximum der Eisenkonzentration liegt vorwiegend zwischen 12 und 16 Uhr, die minimale Eisenkonzentration bei 4 Uhr. Störung durch Hämolyse.

Untersuchungsmaterial

- Serum, Plasma (kein EDTA)

Bestimmungsmethoden

- *photometrische Bestimmung mit Bathophenanthrolindisulfonat*

1. Transferrin $(Fe^{3+})_2$ $\xrightarrow{Säure/Detergens}$ Transferrin + 2 Fe^{3+}
2. Fe^{3+} + Reduktionsmittel → Fe^{2+}
3. Fe^{2+} + 3 Bathophenanthrolindisulfonat → Fe^{2+} (Bathophenanthrolin)$_3$

Im ersten Schritt wird das Eisen durch Säure oder ein Detergens vom Transferrin abgespalten. In einem zweiten Schritt wird Fe^{3+} durch ein Reduktionsmittel (u.a. Sulfit, Ascorbat, Thioglykolat) zu Fe^{2+} reduziert. Im 3. Schritt erfolgt die Bildung eines roten Chelatkomplexes zwischen Fe^{2+}-Ionen und Bathophenanthrolin, dessen Farbintensität bei 534 nm gemessen wird.

- *Bestimmung mit der Atomabsorptionsmethode* (☞ Kap. 3.3.2.2.)

Referenzbereiche

- Neugeborene: 5,0-19,4 µmol/l
- Männer: 12,7-36,0 µmol/l
- Frauen: 11,1-31,0 µmol/l

Die mit der Atomabsorption ermittelten Eisenkonzentrationen im Serum liegen geringfügig höher, da auch das Eisen im freien Hämoglobin im Serum mit erfaßt wird.

Bewertung

Erniedrigte Werte bei

- chronischem und akutem Blutverlust
- Eisenresorptionsstörungen
- Wachstum
- Schwangerschaft
- Fehlernährung
- chronischen Infekten und neoplastischen Erkrankungen (Verschiebung des Körpereisens)

Erhöhte Werte bei

- Leberparenchymschäden
- Hämochromatose
- Thalassaemia major
- sideroachrestischen- und B_6-Mangel-Anämien

12.7.1.2. Transferrin und Eisenbindungskapazität

Transferrin, ein Glykoprotein (Molekulargewicht 88 000 D), wird vorwiegend in der Leber synthetisiert und ist das Transportmittel für Eisen zwischen dem Ort der Resorption (Darm) und den erythropoetischen Zellen (Knochenmark). Die maximale Aufnahmefähigkeit des Transferrins für Fe^{3+}-Ionen entspricht der totalen Eisenbindungskapazität (TEBK). Normalerweise ist nur ca. 1/3 des Transferrins im Plasma mit Eisen beladen. Die restlichen 2/3 stellen die latente (freie) Eisenbindungskapazität (LEBK) dar. Die Transferrinsättigung entspricht dem prozentualen Anteil des mit Eisen beladenen Transferrins am Gesamttransferrin.

Indikationen

- Diagnostik von latentem oder manifestem Eisenmangel
- Diagnostik von Eisenüberladung

Untersuchungsmaterial

- Serum, Plasma

Bestimmungsmethoden

- **Transferrin**

Immunologische Bestimmung mit Anti-human-Transferrin.

- **Totale Eisenbindungskapazität (TEBK)**

Zur Sättigung des Transferrins wird dem Serum ein Überschuß an Fe^{3+}-Ionen (Eisen-Magnesium-Reaktionslösung) zugesetzt. Die ungebundenen Fe^{3+}-Ionen werden anschließend mit Natriumkarbonatlösung ausgefällt. Nach dem Zentrifugieren wird im Überstand das Eisen bestimmt (s.o.).

Die bestimmte Eisenkonzentration in µmol/l entspricht der TEBK.

Referenzbereiche (Transferrin)

- Männer: 2,1-3,8 g/l
- Frauen:
  < 45 Jahre: 2,2-3,2 g/l
  > 45 Jahre: 2,0-3,0 g/l

Berechnung der TEBK, der LEBK und der Transferrinsättigung

Es wird davon ausgegangen, daß von einem Mol Transferrin 2 Fe^{3+}-Ionen gebunden wird. Es gilt:

- Atomgewicht von Eisen : 56 D
- Molekulargewicht von Transferrin : 88.000 D
- 1 g Transferrin bindet 22,7 µmol Eisen bzw. 1,27 mg Eisen

TEBK (µmol/l) = Transferrin (g/l) · 22,7

LEBK (µmol/l) = TEBK (µmol/l) - Fe (µmol/l)

$$\text{Tranferrinsättigung (\%)} = \frac{\text{Serumeisen (µmol/l} \cdot 100)}{\text{TEBK (µmol/l)}}$$

Referenzbereiche

	Frauen	Männer
TEBK	44-64 µmol/l	50-74 µmol/l
LEBK	26-45 µmol/l	32-50 µmol/l

- Transferrinsättigung: Männer und Frauen 16-45 %.

Bewertung Transferrin

Erhöhte Werte bei

- Schwangerschaft
- Einnahme oraler Kontrazeptiva (Steigerung der Synthese)
- Eisenmangel (vorübergehender Anstieg)

Erniedrigte Werte bei

- Mangelernährung
- akuten Entzündungen ("negatives" Akute-Phase-Protein)
- Leberschäden
- chronischer Dialyse
- hämolytischen Anämien, aplastischen Anämien, megaloblastischen Anämien
- Tumorerkrankungen
- akuten Leukämien

12.7.1.3. Ferritin

Ferritin ist ein hochmolekulares Protein (MG 450000 D), das ubiquitär im Körper vorkommt. Im Blut sind nur geringe Mengen enthalten. Die wichtigste Funktion ist die Speicherung von Eisen, das im Bedarfsfall rasch mobilisiert werden kann. Mit der isoelektrischen Fokussierung und immunologischen Methoden können mindestens 20 Isoferritine unterschieden werden.

Indikationen

- Sicherung der Diagnose Eisenmangel bzw. Eisenüberladung
- Überprüfung des mobilisierbaren Speichereisens
- Überprüfung von Risikogruppen für Eisenmangel (Schwangere, Kleinkinder, Hämodialysepatienten)

Untersuchungsmaterial

- Serum, Plasma

Bestimmungsmethoden

- turbidimetrisch oder mit ELISA-Technik

Referenzbereiche

(alters- und geschlechtsabhängig)
- *Kinder*
  - 1 Tag-1 Woche: 145-458 µg/l
  - Säuglinge: 52-421 µg/l
  - 3 Monate - 10 Jahre: 9,3-65 µg/l
  - 11-16 Jahre: 12-150 µg/l
- *Erwachsene*
  - Männer: 30-300 µg/l
  - Frauen:
    - < 50 Jahre: 10-160 µg/l
    - > 50 Jahre: 30-300 µg/l

Aus: W. Heil, F. Schuckließ, B. Zawta: Referenzbereiche für Kinder und Erwachsene, Laborsysteme von Boehringer Mannheim (1994).

Bewertung

Erniedrigte Werte bei

- Eisenmangelanämien (< 15 µg/l sind beweisend)
- Eisenabsorptionsstörungen (Malabsorptionssyndrom)
- Gravidität

Erhöhte Werte bei

- Eisenüberladung
- hypochromen Anämien (Infekt-, Tumor- und sideroblastische A., Thalassämien)
- Lebererkrankungen
- hämatologischen Systemerkrankungen (akute Leukämien)
- Tumorerkrankungen

12.7.2. Porphyrinsynthese und deren Störungen

Die Porphyrinsynthese erfolgt vorwiegend in der Leber (Bildung u.a. von Cytochromen, Hämfermenten) und im erythropoetischen System des Knochenmarks (Bildung von Hämoglobin). Porphyrine bestehen aus einem Tetrapyrrol-Ringsystem, das Propionsäure- und Essigsäuregruppen (Uroporphyrinogene, Uroporphyrine) bzw. Propionsäure- und Methylgruppen (Coproporphyrinogene, Coproporphyrine) enthält. Einen Überblick über die Porphyrinsynthese gibt das folgende Schema (☞ Abb. 12.2).

12.7.2.1. δ-Aminolävulinsäure (δ-ALS)

☞ auch Kap. 2.4.

Die δ-ALS ist der erste Metabolit der Porphyrinsynthese.

Indikationen

- akute hepatische Porphyrien (P. hepatica acuta intermittens, P. variegata)
- chronische hepatische Porphyrien (P. cutanea tarda)
- akute und chronische Bleivergiftung und andere Schwermetallintoxikationen
- chronische Leberschäden (Alkohol, Arzneimittel)
- hereditäre Tyrosinämie
- Anämien

Untersuchungsmaterial

Ca. 10 ml vom 24-Stunden-Sammelurin. Der Urin muß kühl und lichtgeschützt gesammelt und bei 4-8 °C aufbewahrt werden, um die simultane Bestimmung anderer lichtempfindlicher Parameter des Porphyrinstoffwechsels zu ermöglichen. Das Volumen des Sammelurins muß dem Labor angegeben werden. Spontanurin ist weniger geeignet,

12.7. Hämoglobinsynthese

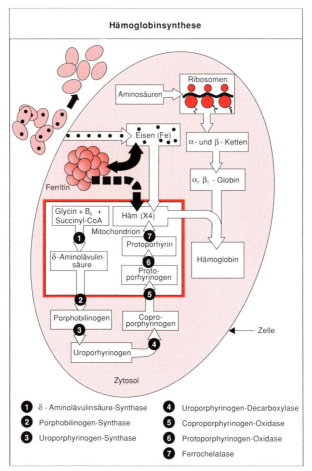

Abb. 12.2: Hämoglobinsynthese (modifiziert nach V. Hoffbrand et al., Klinische Hämatologie, Sandoz Atlas [1989], Sandoz AG, Basel, Gower Medical Publishing, London, New York).

da die δ-ALS nicht in gleichbleibender Konzentration über den Tag ausgeschieden wird.

Bestimmungsmethode

Abtrennung durch Ionenaustauschchromatographie, Extraktion mit Natriumazetatlösung; Reaktion mit Azetyl-Azeton zu einem Monopyrrol, das mit Ehrlich-Reagenz einen Farbkomplex bildet, der bei 553 nm photometriert wird.

Referenzbereich

- 2-49 µmol/24 Std. (250-6400 µg/24 Std.)

Bewertung

Sehr hohe Werte (> 300 µmol/24 Std.) bei

- akuter hepatischer Porphyrie
- akuter Bleivergiftung

Hohe Werte bei

- hereditärer Tyrosinämie
- chronischer Bleivergiftung

Erhöhte Werte möglich bei

- Alkoholabusus
- chronischer, hepatischer Porphyrie
- Anämien verschiedener Genese
- Arzneimittelschädigung, Hunger, Gravidität

Störfaktoren: erhöhte Werte auch durch Pharmaka, Chlorpromazin, Methyldopa.

Im Rahmen der Diagnostik und Verlaufsbeurteilung sollten simultan auch Porphobilinogen im Urin, Porphyrine im Stuhl, Urin und Blut sowie Porphyrinsyntheseenzyme bestimmt und die Rela-

12.7.2.2. Porphobilinogen (PBG)

Porphobilinogen wird aus zwei Molekülen δ-Aminolävulinsäure gebildet (☞ Abb. 12.2).

Indikationen

- akute hepatische Porphyrie
- Porphyria variegata
- hereditäre Koproporphyrie
- PBG-Synthase-Defektporphyrie
- schwere akute Bleivergiftung
- Leberschäden
- Intoxikationen mit Fremdchemikalien, Arzneimittelnebenwirkungen
- Tyrosinämie

Untersuchungsmaterial

☞ δ-Aminolävulinsäure

Nachweis- und Bestimmungsmethoden

- *Suchtest (Hoesch-Test)*

  Porphobilinogen im Urin bildet mit Ehrlichs-Reagenz (4-Dimethylaminobenzaldehyd in HCl) einen roten Farbstoff, der sich im Gegensatz zum Urobilinogen-Nachweis nicht mit Chloroform ausschütteln läßt. Der Urin wird zum Ehrlichs-Reagenz gegeben (umgekehrte Ehrlich'sche Probe).

- *Quantitative Untersuchung*

  Abtrennung durch Ionenaustauscherchromatographie gemeinsam mit δ-Aminolävulinsäure, nach Elution mit Essigsäure folgt die photometrische Bestimmung des Farbkomplexes mit Ehrlichs-Reagenz.

Referenzbereich

- 0,5-7,5 µmol/24 Std. (100-1700 µg/24 Std.)

Bewertung

Stark erhöhte Werte (> 40 µmol/24 Std. bis vereinzelt 1000 µmol/24 Std.) bei

- akuten hepatischen Porphyrien
  (Porphyria cutanea tarda, Porphyria variegata, Koproporphyrie)

Erhöhte Werte (< 40 µmol/24 Std.) bei

- schwerer akuter Bleivergiftung
- Porphobilinogen-Synthase-Defektporphyrie

Falsch positiver Nachweis durch Phenathiazin und Metaboliten.

12.7.2.3. Gesamtporphyrine im Harn (Koproporphyrine, Uroporphyrine, Protoporphyrine)

Indikationen

- hereditäre hepatische Porphyrien des akuten Formenkreises (akute intermittierende Porphyrie, Porphyria variegata, hereditäre Koproporphyrie, Porphobilinogen-Synthase-Defektporphyrie
- akute und chronische Bleivergiftung
- erythropoetische Porphyrie (Morbus Günther)
- toxisch induzierte hepatische Porphyrien (u.a. durch Hexachlorbenzol, Vinylchlorid)
- sekundäre Koproporphyrien (chronische Leber- und Bluterkrankungen, Eisenstoffwechselstörungen, Intoxikation u.a. durch Alkohol, Fremdchemikalien, Estrogene, Barbiturate, Pyrazolonderivate
- Tumoren

Untersuchungsmaterial

- 24-Stunden-Sammelurin

Der Urin soll lichtgeschützt und kühl (auch beim Sammeln) aufbewahrt werden.

Nachweis- und Bestimmungsmethoden

Die Gesamtporphyrine werden an Anionenaustauschersäulen absorbiert und, nach Auswaschen der Störsubstanzen mit Wasser, mit verdünnter Salzsäure eluiert. Die Messung erfolgt spektralphotometrisch bei 3 verschiedenen Wellenlängen (nach Allen).

Ein Nachweis von Porphyrien kann durch Bestrahlung des Eluates mit langwelligem UV-Licht geführt werden. Eine Rotfluoreszenz zeigt Porphyrine an.

Eine Auftrennung der Porphyrine ist mit Hilfe der Dünnschichtchromatographie (HPTLC) oder Hochleistungsflüssigkeitschromatographie (HPLC) möglich.

Referenzbereiche im 24 Std. Sammelurin

- Porphyrine gesamt: < 120 nmol/24 Std. (< 100 µg/24 Std.)
- Uroporphyrin: 4-29 nmol/24 Std. (3-24 µg/24 Std.)
- Koproporphyrin: 21-119 nmol/24 Std. (14-78 µg/24 Std.)

Bewertung

Vermehrte Ausscheidung bei

- erythropoetischen Porphyrien (Porphyria congenita erythropoetica, Protoporphyria erythropoetica)
- hepatischen Porphyrien (Porphyria hepatica acuta intermittens, Porphyria variegata, Porphyria cutanea tarda)
- symptomatischen Porphyrien: Leberzellschaden (u.a. Alkohol, Hexachlorbenzol)
- akuter und chronischer Bleivergiftung

Für eine genaue Differenzierung der Porphyrine sind Ausscheidungsmuster zu erstellen sowie Bestimmungen von Porphyrin im Blut und Stuhl durchzuführen, evtl. Enzyme in Erythrozyten.

12.7.3. Hämoglobinopathien

Unter "Hämoglobinopathien" werden Krankheitsbilder zusammengefaßt, die auf genetisch determinierten Störungen der Globinsynthese des Hämoglobins beruhen. Die in Mitteleuropa am häufigsten auftretenden Hämoglobinopathien sind die autosomal rezessiv vererbten Thalassämien, bei denen eine Synthesestörung der β-Kette (β-Thalassämie) oder der α-Kette (α-Thalassämie) vorliegt. Die vorwiegend bei Schwarzen auftretende Sichelzellenanämie beruht auf dem Austausch einer Glutaminsäure gegen Valin in der β-Kette. Mittels spezieller Elektrophoreseverfahren gelingt es, einige Varianten des Hämoglobins nachzuweisen.

12.8. Leukozyten und morphologische Beurteilung des Blutausstriches

Leukozyten (weiße Blutkörperchen) sind nicht hämoglobinhaltige Zellen des Blutes, die in Granulozyten, Lymphozyten und Monozyten unterteilt werden.

12.8.1. Leukozytenzahl

Indikationen

Diagnostik und Therapiekontrolle von:

- Infektionen, Entzündungen, Intoxikationen, Anämien, Kollagenosen
- Verbrennungen, Vergiftungen
- Myokardinfarkt
- Leukämien, myeloproliferativen und lymphoproliferativen Erkrankungen
- malignen Tumoren
- Knochenmarkdepressionen (Bestrahlung, Immunsupressiva, Zytostatika)

Untersuchungsmaterial

- EDTA-Blut, Kapillarblut,

Bestimmungsmethoden

Das Prinzip der Leukozytenzählung mittels Zählkammer bzw. automatischen elektronischen Zählgeräten wurde im Kap. 3.3.9. dargestellt.

Referenzbereiche

Die Referenzbereiche sind besonders bei Säuglingen, Kleinkindern, Kindern und Jugendlichen stark altersabhängig.

- Kleinkinder:

1 d	9,4-34 Gpt/l (9400-34000/µl)
bis 4 Wo	5-20 Gpt/l (5000-20000/µl)
bis 1 a	6-17 Gpt/l (6000-17000/µl)

- Kinder: 4,5-13,5 Gpt/l (4500-13500/µl)
- Erwachsene: 4,3-10,0 Gpt/l (4300-10000/µl)

Bewertung

Erhöhte Werte (Leukozytose) bei

- Leukämien
- viralen und bakteriellen Infektionen
- entzündlichen Erkrankungen (u.a. rheumatisches Fieber, rheumatoide Arthritis, Pankreatitis, Nephritis)
- akutem Blutverlust

- Intoxikationen (u.a. Blei, Quecksilber, Benzol, Kohlenmonoxid)
- Myokardinfarkt
- metabolischen Erkrankungen (u.a. Coma diabeticum, Coma uraemicum, Coma hepaticum)
- Medikamentennebenwirkungen (u.a. Kortikosteroide, Chloramphenicol)
- physikalischen und emotionellen Stimuli (u.a. Kälte, Hitze, physische Belastung, Angst, Wut)
- nach dem Essen

Eine Differenzierung zwischen einer reaktiven reversiblen Leukozytose und einer Leukämie ist an Hand der Leukozytenzahl allein nicht möglich.

Erniedrigte Werte (Leukopenie) bei

- Viruserkrankungen (u.a. Grippe, Masern, Röteln, Poliomyelitis)
- chemischen Stoffen und Pharmaka (u.a. Sulfonamide)
- hämatologischen Erkrankungen (u.a. megaloblastäre Anämie, aplastische Anämie)
- Knochenmarkschädigungen (Röntgenbestrahlung, Zytostatika, Benzol)

12.8.2. Morphologische Beurteilung des Blutausstriches

Der gefärbte und fixierte Blutausstrich dient der Differenzierung der Leukozyten sowie der morphologischen Beurteilung der Erythrozyten und Thrombozyten.

Indikationen

- bei Leukozytenzahlen: < 3,0 Gpt/l und > 12,0 Gpt/l
- bei Infektionen
- bei Systemerkrankungen (u.a. Amyloidose, Kollagenosen)
- bei Erkrankungen des hämatopoetischen und immunkompetenten Systems
- zur Beurteilung der Erythrozyten- und Thrombozytenmorphologie

Untersuchungsmaterial

- EDTA-Blut, Kapillarblut

Bestimmungsmethoden

Der Ausstrich aus EDTA-Blut sollte spätestens 1,5 h nach der Blutentnahme angefertigt werden.

■ **Anfertigung des Blutausstriches**

Zum Ausstreichen des Blutes wird ein sauberer (fett- und staubfreier) Objektträger mit seinen beiden schmalen Kanten zwischen Daumen und Zeigefinger einer Hand (meistens linker Hand) genommen. Der Objektträger kann auch zum Ausstreichen des Blutes auf eine feste Unterlage gelegt werden. Den Objektträger nur an den Rändern anfassen!

Am rechten Ende wird auf die Mitte des Objektträgers ein Bluttropfen in der Größe eines Stecknadelkopfes gegeben. Mit einem sauberen, geschliffenen Deckgläschen, das in einem Winkel von ca. 45° angesetzt wird, soll der Bluttropfen so ausgestrichen werden, daß ein gleichmäßiger, vierseitig randfreier Blutausstrich entsteht. Zweckmäßigerweise führt man das Deckgläschen im gleichen Winkel von links nach rechts an den Bluttropfen heran (☞ Abb. 12.3).

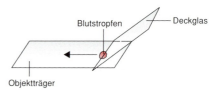

Abb. 12.3: Anfertigung des Blutausstriches.

Der so angefertigte Ausstrich soll rasch getrocknet werden, am einfachsten durch kurzes Schwenken an der Luft.

■ **Färbung**

Prinzip: Die einzelnen Zellbestandteile reagieren auf Grund ihrer unterschiedlichen Oberflächenladung mit sauren und basischen Farbstoffen in unterschiedlichem Ausmaß. Von den zahlreichen Färbemethoden hat sich die panoptische Färbung nach Pappenheim (kombinierte May-Grünwald-Giemsa-Färbung) durchgesetzt.

Färbevorschrift:

- 1. Auf einer Färbebank werden die Ausstriche 4 min mit konzentrierter May-Grünwaldlösung überschichtet.

- 2. 2 min wird mit destilliertem H$_2$O (pH 7,2-7,3) abgespült und die Flüssigkeit vom Objektträger abgegossen.
- 3. 20 min Behandlung mit verdünnter Giemsa-Lösung (1 ml Giemsa-Stammlösung auf 10 ml aqua dest.).
- 4. Es wird mit destilliertem Wasser abgespült und die Glasunterfläche von Farbstoffresten gereinigt. Das Präparat wird zum Trocknen aufgestellt.

Häufigste Fehlerquellen sind zu dicke Ausstriche mit zu intensiver Färbung.

■ Mikroskopische Differenzierung der Leukozyten (☞ Anhang Abb. 1)

Es ist zweckmäßig, sich vor der eigentlichen Differenzierung mit schwacher mikroskopischer Vergrößerung einen Überblick über die Qualität des Ausstriches, die Zahl, Verteilung und Färbung der Leukozyten zu verschaffen. Der geeignete Differenzierungsbereich liegt meistens im dünneren Drittel des Ausstriches, erkenntlich daran, daß die Erythrozyten gleichmäßig verteilt nebeneinander liegen und sich nur stellenweise geringfügig überlappen. Anschließend wird die Differenzierung mit einem Ölimmersionsobjektiv durchgeführt. Dazu werden mindestens 100 Leukozyten der granulozytären, monozytären und lymphatischen Reihe untersucht und der Anteil an den jeweiligen Zelltypen mit Hilfe eines Zählgerätes prozentual erfaßt.

Die Differenzierung sollte immer nach einem bestimmten Schema durchgeführt werden, u.a. mäanderförmig, ☞ Abb. 12.4.

Bei gleichzeitiger Bestimmung der Gesamtleukozytenzahl (s.o.) kann der Absolutwert der einzelnen Zelltypen aus ihrem prozentualen Anteil berechnet werden.

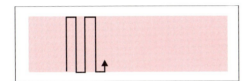

Abb. 12.4: Mäanderförmige Auswertung eines Blutausstriches.

■ Einteilung, Charakteristika der Zelltypen des normalen Blutausstriches (☞ Anhang Abb. 1)

- *neutrophile Granulozyten*
  ca. 15 µm große Zellen, die Kerne sind stab- oder segmentförmig; bei der Färbung nach Pappenheim erscheinen die Kerne rot-violett und das Protoplasma rosa
- *eosinophile Granulozyten*
  etwa 16 µm große Zellen, die Kerne sind stab- oder segmentförmig; bei der Färbung nach Pappenheim erscheinen die Kerne rot-violett, das Protoplasma ist rosa und enthält viele rot-gelbe bläschenförmige Granula
- *basophile Granulozyten*
  Die Zellen sind etwa 14 µm groß und polymorph, die Kerne weisen eine grobe Chromatinstruktur auf; bei der Färbung nach Pappenheim erscheinen die Kerne rot-violett, das Protoplasma rosa, evtl. vorhandene Granula sind blau-violett
- *Monozyten*
  16-20 µm große, oft nicht runde Zellen, die Kerne sind gelappt, eingebuchtet oder stabförmig und weisen eine feine Chromatinstruktur auf; bei der Färbung nach Pappenheim erscheinen die Kerne rot-violett, das Protoplasma taubenblau bis grau
- *Lymphozyten*
  etwa 12 µm große Zellen, die Kerne sind fast immer rund, in der Färbung nach Pappenheim erscheinen die Kerne rot-violett, das Protoplasma blau
- *Plasmazellen*
  sind etwa 14 µm groß, die Kerne sind rund und färben sich nach Pappenheim rot-violett, die Chromatinstruktur ist oft radspeichenförmig. Das Protoplasma erscheint blau mit zahlreichen perinukleären Aufhellungen

Referenzbereiche

☞ Tab. 12.2

- *Automatische Zelldifferenzierung*

In Abhängigkeit von der Herstellerfirma werden bei den Geräten für Zelldifferenzierung unterschiedliche Meßprinzipien angewandt.

Z.B. werden nach dem Coulter-Prinzip aus:

- dem Zellvolumen (Impedanzmessung)
- dem Zellinhalt (Bestimmung der Konduktivität)
- der Oberflächenstruktur (Streulichtmessung)

die Leukozyten in Lymphozyten, Monozyten, neutrophile Granulozyten, eosinophile Granulozyten, basophile Granulozyten differenziert. Bei abnormen Zellen muß mikroskopisch nachdifferenziert werden.

Veränderung des Differentialblutbildes

■ Linksverschiebung

(☞ Abb. 12.5)

- reaktive Veränderungen: (Verschiebungen gehen gewöhnlich nicht über die stabkernigen und Metamyelozyten hinaus), u.a. bei schwerer körperlicher Arbeit, bakteriellen Infektionen, malignen Tumoren, Herzinfarkt, akutem Blutverlust, metabolischer Azidose
- mit Auftreten unreifer Reifungsstufen (Promyelozyten, Myeloblasten), u.a. bei chronisch-myeloischer Leukämie, akuter Myeloblasten - bzw. Paramyeloblastenleukämie

■ Rechtsverschiebung

(☞ Abb. 12.5)

- vermehrtes Auftreten übersegmentierter neutrophiler Granulozyten, u.a. bei perniziöser Anämie

■ Agranulozytose

(starke Verminderung oder Fehlen der Granulozyten)

- als Nebenreaktion zahlreicher Arzneimittel (u.a. Analgetika, Antipyretika, Antibiotika, Antihistaminika)
- bei Knochenmarkschädigung durch Arzneimittel

■ Eosinophilie

(Anstieg der eosinophilen Granulozyten im Blut)

- bei Infektionskrankheiten (u.a. Scharlach, Masern, Ruhr)
- bei chronisch-myeloischer Leukämie

	Erwachsene		Kinder		Säuglinge	
Leukozyten	4000-9000/µl 4-9 Gpt/l		8000-12000/µl 8-12 Gpt/l		9000-15000/µl 9-15 Gpt/l	
	rel. % SIE	absolut	rel. % SIE	absolut	rel. % SIE	absolut
Neutrophile	55-70 0,55-0,70	2200-6300/µl 2,2-6,3 Gpt/l	35-70 0,35-0,70	2800-8400/µl 2,8-8,4 Gpt/l	25-65 0,25-0,65	2250-9750/µl 2,2-9,7 Gpt/l
Stabkernige	3-5 0,03-0,05	120-450/µl 0,12-0,45 Gpt/l	0-10 0-0,10	-1200/µl -1,2 Gpt/l	0-10 0-0,10	-1500/µl -1,5 Gpt/l
Segmentkernige	50-70 0,50-0,70	2000-6300/µl 2-6,3 Gpt/l	25-65 0,25-0,65	2000-7800/µl 2-7,8 Gpt/l	22-65 0,22-0,65	2250-9750/µl 2,25-9,75 Gpt/l
Eosinophile	2-4 0,02-0,04	80-360/µl 0,08-0,36 Gpt/l	1-5 0,01-0,05	80-600/µl 0,08-0,6 Gpt/l	1-7 0,01-0,07	90-1050/µl 0,09-0,11Gpt/l
Basophile	0-1 0-0,01	-90/µl -0,09 Gpt/l	0-1 0-0,01	-120/µl -0,12 Gpt/	0-2 0-0,02	-300/µl -0,3 Gpt/l
Monozyten	2-6 0,02-0,06	80-540/µl 0,08-0,54 Gpt/l	1-6 0,01-0,06	80-720/µl 0,08-0,72Gpt/l	7-20 0,07-0,20	630-3000/µl 0,63-3,0Gpt/l
Lymphozyten	25-40 0,25-0,40	1000-3600/µl 1-3,6 Gpt/l	25-50 0,25-0,50	2000-6000/µl 2-6 Gpt/l	20-70 0,20-0,70	1800-10500/µl 1,8-10,5Gpt/l

(aus Begemann; H. u. J. Rastetter: Klinische Hämatologie; 3. Aufl. Thieme, Stuttgart 1986)

Tab. 12.2: Referenzbereiche des normalen Blutbildes.

- bei allergischer Reaktionslage (u.a. Asthma bronchiale, Heuschnupfen, Arzneimittelexanthem)
- Morbus Hodgkin
- bei Wurmerkrankungen und anderen Parasitosen
- bei verschiedenen Formen der Kollagenosen

■ Eosinopenie

(Verminderung der eosinophilen Granulozyten im Blut) bei

- Infektionen in der akuten Phase, akute Kampfphase
- hormonellen Erkrankungen (u.a. vermehrter Hormonbildung der Nebennierenrinde)
- Behandlung mit Kortikosteroiden (Thorn-Test zur Prüfung der Nebennierenrindenfunktion)
- Streß, schwerer körperlicher Arbeit

■ Basophilie

(Anstieg der basophilen Granulozyten im Blut), relativ geringe Bedeutung bei

- chronischer myeloischer Leukämie
- Erkrankungen, die mit erhöhten Fettwerten einhergehen (Myxödem, Diabetes mellitus, Nephrose)
- Basophilenleukämie

■ Basopenie

(Verminderung der basophilen Granulozyten im Blut)

- durch ionisierende Strahlen, bei Chemotherapie
- durch vermehrte Ausschüttung oder Zufuhr von Kortikosteroiden

■ Lymphozytose

(Vermehrung der Lymphozyten im Blut) bei

- der Ausheilung eines Infektes (lymphozytäre Heilphase)
- akuten Infektionen (Keuchhusten, Röteln, Mumps, Morbus Bang, Hepatitis epidemica, Viruspneumonien und anderen Virusinfektionen)
- chronischen Infektionskrankheiten (Tuberkulose, Lues, fokale Infekte)
- rheumatischen Erkrankungen
- chronischer Lymphadenose
- Thyreotoxikose

■ Lymphozytopenie

(Verminderung der Lymphozyten im Blut) bei

- Lymphogranulomatose
- Polycythaemia vera
- Behandlung mit ionisierenden Strahlen und Zytostatika
- essentieller Lymphozytophthise bei Säuglingen und Kleinkindern
- therapeutischer ACTH- oder Kortisonzufuhr, endogener Überproduktion dieses Hormons

■ Monozytose

(Vermehrung der Monozyten im Blut) bei

- Ablauf einer Infektionskrankheit (monozytäre Überwindungsphase)
- chronisch verlaufenden Infektionskrankheiten (u.a. chronische Malaria, Endocarditis lenta, Tuberkulose, Lues, Hepatitis epidemica, Thyphus)
- infektiöser Mononukleose
- Vergiftung mit Tetrachloräthan

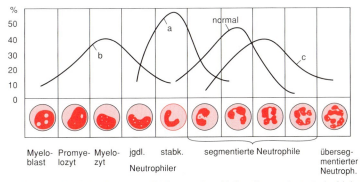

Abb. 12.5: Graduell unterschiedliche "Kernverschiebungen". a: Mehr oder weniger starke Linksverschiebung bei Infektionen. b: Extreme Linksverschiebung beim leukämischen Blutbild. c: Rechtsverschiebung (Übersegmentation) bei der A. perniciosa (nach Haden modifiziert).

■ **Toxische Granulation**

Auftreten von vergröberten Granula im Zytoplasma bei schweren bakteriellen Infekten sowie bei Knochenmarkschädigung durch Zytostatika.

■ **Spezialuntersuchungen**

■ **Zytochemische Untersuchungen**

Sie dienen der weiteren Differenzierung bzw. Klassifizierung vorrangig unreifzelliger Leukämien. Nachweis von intrazellulären Substraten und Enzymaktivitäten

- *Alkalische Leukozytenphosphatase:*
  Spaltet [Natrium]-α-Naphthylphosphat zu Naphtholverbindungen, die mit Diazoniumsalzen einen Farbniederschlag ergeben. Erniedrigt oder fehlend bei chronisch-myeloischer Leukämie. Erhöht bei Polycythaemia vera, Osteomyelosklerose, reaktiver (entzündlicher) Leukozytose

- *α-Naphthylazetat-Esterase:*
  Spaltet α-Naphthylazetat zu einer Naphtholverbindung, die mit Pararosamin und Natriumnitrit einen farbigen Niederschlag bildet. Unspezifische Esterase neutrophiler Granulozyten und Monozyten. Abgrenzung gegenüber einer akuten myeloischen Leukämie.

- *Naphthol-AS-D-Chloracetat-Esterase:*
  Pos. Reaktion: Granulozyten und ihre Vorstufen bis zu Promyelozyten
  Neg. Reaktion: Erythroblasten, Megakaryozyten, Lymphozyten

- *Saure Phosphatase:*
  Spaltet Naphthol-AS-biphosphat in Naphtholverbindung, Reaktion mit Pararosamin und Natriumnitrit zu einem farbigen Niederschlag.
  Pos. Reaktion: Plasmazellen, Myeloblasten, Haarzellen, Megakaryozyten
  Neg. Reaktion: Monozyten, Lymphozyten, Erythroblasten. Hilfreich bei der Erkennung von Plasmozytomen im Knochenmark

- *Peroxidase:*
  Katalysiert in Anwesenheit von H_2O_2 die Oxidation von o-Toluidin, wobei am Ort der Reaktion ein unlöslicher Farbniederschlag entsteht. Dient der Abgrenzung der akuten myeloischen Leukämie (positiv) gegenüber der akuten lymphatischen Leukämie (negativ)

- *Periodic-acid-Schiff (PAS)-Reaktion:*
  Glycole (Glykogen) werden von Perjodsäure zu Aldehyden oxidiert, die mit Schiff-Reagenz eine farbige Verbindung bilden. Wird als Hilfsmittel für die Erkennung von akuten lymphatischen Leukämien und für die Beteiligung der Erythropoese am leukämischen Prozess verwendet

- *Terminale Desoxinucleotidyl-Transferase:*
  Im Blastenkern, spezifischer Marker der lymphatischen Differenzierung, der bei der akuten lymphatischen Leukämie in über 90 % der Fälle nachweisbar ist

■ **Immunologische Differenzierung von Zellen**

Mit der Entwicklung monoklonaler Antikörper gegen eine Reihe von Membran- und intrazellulären Antigenen ist es gelungen, diese Zellen bezüglich ihres Ursprungs und ihres Entwicklungsstadiums zu charakterisieren und damit die Differentialdiagnostik von Leukämien und malignen Lymphomen deutlich zu verbessern, so z.B. die Auftrennung von morphologisch weitgehend einheitlichen, aber funktionell unterschiedlichen Lymphozyten-Subklassen bei der lymphatischen Leukämie in Zellen der B- und der T-Zell-Linie. Die bisher bezüglich ihrer Eigenschaften genau definierten Oberflächenantigene wurden mit sogenannten CD-Nummern (cluster designation) versehen.

Anwendung für die immunzytologische Zelldifferenzierung computergesteuerter durchflußzytometrischer Verfahren mit fluoreszenzfarbstoffkonjugierten monoklonalen Antikörpern in Kombination mit Streulichtmessungen (☞ Abb. 12.6).

In einer Durchflußküvette (Meßküvette) wird durch hydrodynamische Fokussierung aus der Zellsuspension ein Strom von Einzelzellen erzeugt.

Beim Auftreten eines fokussierten Laserstrahles (LASER = Light amplifikation by stimulated emission of radiation) auf die einzelne Zelle streut diese, aufgrund ihrer physikalischen Eigenschaften, Licht mit unterschiedlicher Quantität und Qualität. Das gemessene Vorwärtsstreulicht (Detektor FS) informiert vorwiegend über die Zellgröße, das Seitwärtsstreulicht von) 90° (Detektor SS) über die Granularität, Membranfaltung und äußere Form der Zelle. Die weitere Typisierung der Zelle erfolgt durch eine Mehrfarbenfluoreszenzanalyse. Verwendet werden dafür, gegen Zellantigene gerichtete monoklonale Antikörper, die mit unterschiedlichen Fluoreszenzfarbstoffen (Fluorochrome) markiert sind. Nach Bindung der Antikörper an die entsprechenden Antigene der Zelle werden die an die Zelle gebundenen Fluorochrome beim Passieren des Laserstrahles zur Lichtemission (Fluoreszenz) angeregt. Bei Verwendung eines Argon-Lasers beträgt die Anregungswellenlänge 488 nm. Die Auftrennung der Fluoreszenzstrahlung in die Fluoreszenzspektren der jeweils eingesetzten Fluorochrome erfolgt mit Hilfe von Farbfiltern, die Messung des jeweiligen Fluoreszenzlichtes (FL 1-4) mit Photovervielfachern (PMT). Die Meßdaten der Streulicht- und Fluoreszenzmessungen werden von einem Computer mit entsprechender Software ausgewertet.

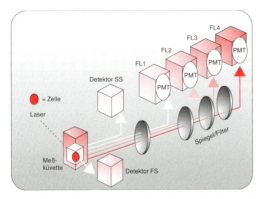

Abb. 12.6: Strahlengang beim Durchflußzytometer COULTER EPICS XL / XL-MCL.
Abkürzungen:
SS = Side Scatter (Seitwärtsstreulicht)
FS = Forward Scatter (Vorwärtsstreulicht)
PMT = Photo - Multiplier - Tube (Photovervielfacher)
FL1 - FL4 = Fluoreszenzlicht unterschiedlicher Wellenlänge, entsprechend der mit unterschiedlichen Fluoreszenzfarbstoffen markierten Antikörper.
(Für die Abbildung Dank an COULTER ELECTRONICS GMBH, GERMANY.)

Morphologische Varianten der Erythrozyten (Erythrozytenanomalien)

Die Auswertung des Differentialblutbildes schließt meistens auch die Beurteilung des roten Blutbildes ein. (☞ Anhang Abb. 2)

- *Anisozyten*
  Erythrozyten mit einem von der Norm abweichenden Durchmesser (☞ auch Mikro- bzw. Makrozyten), bei jeder Anämie schweren Grades

- *Mikrozyten*
  kleine hypochrome Erythrozyten (< 6 µm), bei Blutungsanämie, Eisenmangelanämie, hämolytischen Anämien

- *Makrozyten*
  > 9 µm, bei aplastischer Anämie, Hämochromatose, toxischen Anämien (u.a. Blei, Benzol), Hepatopathien, erworbenen hämolytischen Anämien

- *Megalozyten*
  große ovale Erythrozyten, Hb-reiche Zellen, bei Morbus Biermer

- *Fragmentozyten*
  Zellfragmente, bei Thalassaemia major

- *Elliptozyten (Ovalozyten)*
  elliptisch geformte Zellen, vereinzelt auch beim Gesunden, bei hereditärer Elliptozytose

- *Anulozyten (Ring- oder Pessarform)*
  Zellen, bei denen nur noch ein hämoglobinhaltiger Ring zu sehen ist, bei Farbstoffmangelanämien

- *Poikilozyten (Poikilozytose)*
  abnorm gestaltete Erythrozyten (Birnen-, Keulen- oder Halbmondform), bei Perniziosa und anderen schweren Anämien als Ausdruck einer schweren Schädigung der Erythrozytopoese

- *Target-Zellen (Schießscheibenzellen)*
  die Zellen sind wie Anulozyten hämoglobinarm, besitzen aber im Zellzentrum eine stärkere Hämoglobinkonzentration, die in eine ringförmig hämoglobinarme Zone übergeht: bei Thalassämie, hämolytischen Anämien

- *Mikrosphärozyten*
  kleine Erythrozyten, dicke Wandung, reichlich mit Hb gefüllt, bei heriditärer Mikrosphärozytose, hämolytischen Anämien

- *Drepanozyten (Sichelzellen)*
  enthalten genetisch bedingt HbS. Die sichelförmige Form kommt durch Ausfallen von Hämoglobin bei erniedrigtem pO_2 zustande (Sichelzellenanämien)

- *Tear-Drops*
  tränenförmige Erythrozyten, bei Osteomyelofibrose

Erythrozyteneinschlüsse

- *polychromatische Erythrozyten*
  Zellen mit noch relativ hohem RNS-Gehalt, unterschiedliche Anfärbung mit basischen Farbstoffen; bei Farbstoffmangelanämien, gestörter Hämoglobinsynthese (u.a. Bleiintoxikation)
- *basophile Tüpfelung*
  Sonderform der Polychromasie (u.a. bei Schwermetallvergiftungen)
- *Cabot-Ringe*
  ring- oder schleifenförmige Gebilde, Reste der Kernmembran, mit Giemsa-Färbung rotviolett, bei pathologisch gesteigerter Erythropoese
- *Howell-Jolly-Körper*
  Kern- und Chromatinreste, die sich mit Giemsalösung rot färben, nach Splenektomie, bei Atrophie der Milz, hämolytischen Anämien
- *Heinz-Innenkörper*
  oxidativ denaturiertes Hämoglobin, Anfärbung mit Nilblau, bei toxischen hämatolytischen Anämien (u.a. Phenacetin-Abusus)
- *Siderozyten*
  Einlagerung von Eisen, mit Berliner Blau anfärbbar, vermehrtes Auftreten bei sideroachrestischer Anämie, hämolytischen Anämien, Bleivergiftungen
- *Parasiten*
  Plasmodien (u.a. Malaria)

12.9. Thrombozyten

Die Thrombozyten werden in Kap. 13. (Hämostase) behandelt.

13. Hämostase- und Fibrinolysesystem

13.1. Grundlagen

Der Körper schützt sich gegen Blutverlust bei Verletzungen im wesentlichen durch 3 Mechanismen:
- vaskuläre Blutstillung
- zelluläre Blutstillung
- plasmatische Blutgerinnung

13.1.1. Vaskuläre Blutstillung

Spontane **Kontraktion** und **Invagination** der Gefäße am Verletzungsort als Folge einer Reizung der glatten Muskelzellen. Unterstützt wird dieser Vorgang durch die Freisetzung **vasokonstriktorischer Substanzen**:

Serotonin, Katecholamine, Thromboxan A_2, aus Thrombozyten und der geschädigten Gefäßwand.

13.1.2. Zelluläre (thrombozytäre) Blutstillung

An die bei der Verletzung des Gefäßendothels freigelegten Kollagenfasern heften sich über den "**von-Willebrand-Faktor**" Thrombozyten. Diese gehen dabei in einen aktivierten Zustand über und verändern ihre Gestalt.

Es kommt zur Freisetzung von u.a. ADP, Thromboxan A_2, plättchenaktivierendem Faktor, Serotonin, Plättchenfaktor 4. Diese Substanzen unterstützen die gleichzeitig ablaufende irreversible Aggregation der Thrombozyten. An der Oberfläche der Thrombozyten werden Phospholipide frei, an die plasmatische Gerinnungsfaktoren adsorbieren.

13.1.3. Plasmatische Gerinnung

Bei dem Ablauf der plasmatischen Gerinnung, an der insgesamt 14 Gerinnungsfaktoren (☞ Tab. 13.1) beteiligt sind, können 2 kaskadenartig ablaufende Aktivierungsvorgänge unterschieden werden: die endogene und die exogene Aktivierung. Beide Wege, die durch Querverbindungen miteinander verbunden sind, vereinigen sich nach Aktivierung des Faktors X zu einer gemeinsamen Gerinnungskaskade (☞ Abb. 13.1). Mit Ausnahme des Faktors IV (Ca^{++}) sind alle Faktoren Proteine, die meisten haben Enzymcharakter. Normalerweise liegen die Faktoren im Plasma in inaktiver Form vor und werden nach Auslösung der Gerinnung durch den jeweils vorherigen aktiven Faktor aktiviert.

■ **Exogene Aktivierung**

Bei der Verletzung von Gewebe wird aus den Mikrosomen zerstörter Zellen Faktor III (Thromboplastin, Gewebsthromboplastin, Gewebsthrombokinase), ein Komplex aus Protein und Phospholipiden, freigesetzt, der Faktor VII bindet und dessen proteolytische Aktivität dadurch erhöht wird.

Der Gewebsthromboplastin-Faktor-VII-Komplex aktiviert in Gegenwart von Ca^{++}-Ionen nach Bindung an Phospholipidpartikel (Plättchen-Faktor 3) die Faktoren X und IX.

■ **Endogene Aktivierung**

Faktor XII wird nach Adsorption an Oberflächen mit negativer Ladung (u.a. Kollagen) durch Kallikrein partiell denaturiert und damit in seine aktive Form überführt. Faktor XIIa aktiviert das Präkallikrein im Präkallikrein-HMW-Kininogen-Komplex zu Kallikrein, das wiederum den Faktor XII aktiviert - sowie den am HMW-Kininogen adsorbierten Faktor XI zu XIa (Kontaktaktivierungsphase).

Faktor XI a aktiviert in Gegenwart von Ca^{++}-Ionen den Faktor IX zu Faktor IXa. Eine Aktivierung von Faktor IX ist auch durch Faktor VIIa möglich. Dadurch kann eine schwere Hämostasestörung bei Faktor XII-Mangel vermieden werden. Faktor IXa bildet mit Phospholipiden, Ca^{++}-Ionen und dem Faktor VIIIa einen Komplex, an dem die Aktivierung des Faktors X erfolgt. Faktor Xa wiederum bildet mit Phospholipiden, Ca^{++}-Ionen und dem Faktor Va einen Komplex, an dem die Umwandlung von Prothrombin zu Thrombin abläuft.

Die Aktivierung der Faktoren VIII und V erfolgt durch Thrombin, evtl. auch durch Faktor Xa (durch Faktor VIIa gebildet). Die Faktoren VIIIa und Va besitzen keine enzymatische Aktivität, sie wirken als Cofaktoren bei der Aktivierung von Faktor X (Cofaktor VIIIa) bzw. von Prothrombin (Cofaktor Va).

In der Endphase der Gerinnung werden vom Fibrinogen (Faktor I) durch Thrombin die Fibrinopeptide A und B abgespalten. Die dabei entstandenen

Faktor	Synonyme	Mol-gewicht	Konzentration im Plasma [g/l]	Halbwertszeit	Bildungsort
I	Fibrinogen	341000	2,0-4,0	5-6 Tage	Leber
II	Prothrombin	72000	0,06-0,10	48 h	Leber, Vit. K-abhängig
III	Gewebsthromboplastin, Gewebsthrombokinase	?	nur temporär	sehr kurz	
IV	Ca^{2+}-Ionen		2,20-2,75 mmol/l		
V	Proakzelerin	300000	ca. 0,01	12-15 h	Leber
VII	Prokonvertin	56000	ca. 0,001	2-5 h	Leber, Vit. K-abhängig
VIII	antihämophiler Faktor	275000	ca. 0,01	5-12 h	Leber, Niere, Milz
IX	Christmas-Faktor	57000	0,005-0,007	12-30 h	Leber, Vit. K-abhängig
X	Stuart-Prower-Faktor	59000	ca. 0,01	32 h	Leber, Vit. K-abhängig
XI	Plasma-Thrombo-plastin-Antecedent (PTA)	180000	0,006	< 12 h	Leber
XII	Hagemann-Faktor	80000	0,014-0,047	< 12 h	Leber
XIII	Fibrinstabilisierender Faktor	326000	0,01-0,02	2-3 Tage	Leber
Präkallikrein	Fletcher-Faktor	85000	ca. 0,05	ca. 35 h	Leber
High molecular weight kininogen	Fitzgerald-Faktor	110000	ca. 0,06	ca. 144 h	Leber, Niere, Thrombozyten

Tab. 13.1: Blutgerinnungsfaktoren.

Fibrinmonomere aggregieren. Durch Einwirkung des Faktors XIIIa entsteht aus dem löslichen Fibrin durch Vernetzung das unlösliche Fibringerinnsel.

13.1.4. Fibrinolyse

Die nach Verletzungen sowie die unter physiologischen Bedingungen entstandenen Fibringerinnsel bzw. Ablagerungen werden durch das fibrinolytische System wieder aufgelöst (☞ Abb. 13.2).

Fibrinogen und Fibrin werden in vivo durch die Endopeptidase Plasmin abgebaut, das im Blut sowie in zahlreichen Geweben in einer inaktiven Vorstufe, dem Plasminogen, vorkommt. Dessen Aktivierung zu Plasmin erfolgt vorwiegend durch t-PA (Tissue type plasminogen activator), der durch verschiedene Stimuli, u.a. Thrombin, Streß, Operationen, aus dem Gefäßendothel freigesetzt wird.

Ein weiterer Aktivator ist die in der Niere synthetisierte Urokinase.

Urokinase entsteht möglicherweise aus Prourokinase nach Aktivierung durch Faktor XIIa.

Beim Abbau von Fibrinogen und Fibrin durch Plasmin entstehen über die hochmolekularen Zwischenprodukte X und Y die Fragmente D und E.

13.1. Grundlagen

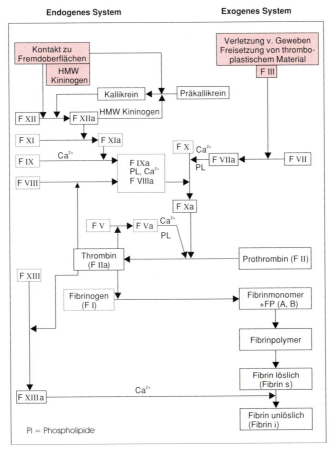

Abb. 13.1: Blutgerinnung (nach Davie und Ratnoff); modifiziert.

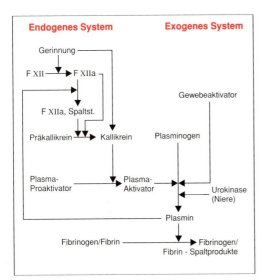

Abb. 13.2: Fibrinolyse.

13.1.5. Inhibitoren der Gerinnung und Fibrinolyse

Das physiologisch notwendige Gleichgewicht zwischen Gerinnung und Fibrinolyse wird, außer durch Aktivatoren (s.o.), durch eine Reihe von Inhibitoren gewährleistet.

13.1.5.1. Inhibitoren der Gerinnung

■ **Antithrombin III (AT III)**

Antithrombin III ist ein in der Leber synthetisiertes Glykoprotein. Es hemmt Thrombin und die Faktoren XIIa, Xa, IXa sowie Plasmin, Urokinase und Kallikrein. Die Hemmung der aktivierten Faktoren durch AT III, die relativ langsam abläuft, wird durch Heparin erheblich beschleunigt (Heparintherapie).

■ **Heparin-Cofaktor II**

Wird in der Leber synthetisiert und hemmt im Gegensatz zu AT III nur Thrombin.

Die Wirkung wird von Heparin und anderen Glykosaminoglykanen wie Dermatansulfat, Heparansulfat verstärkt.

■ **Protein C und Protein S**

Das aus zwei Polypeptidketten bestehende Protein C wird in der Leber Vitamin K-abhängig synthetisiert und durch Thrombin im Komplex mit Thrombomodulin, ein Zelloberflächenglykoprotein, das Thrombin bindet, aktiviert. Aktiviertes Protein C hemmt durch proteolytische Spaltung die Faktoren Va und VIIIa.

Protein S wirkt dabei als Cofaktor.

13.1.5.2. Inhibitoren der Fibrinolyse

Hemmung von Plasmin durch α_2-Antiplasmin, α_2-Makroglobulin, α_1-Antitrypsin sowie Plasminogen-Aktivator-Inhibitor (PAI-1).

13.2. Diagnostik

13.2.1. Vaskuläres System

13.2.1.1. Rumpel-Leede-Test

Indikation

- Verdacht auf Vasopathien bei Hautblutungen (Petechien, Ekchymosen), Schleimhautblutungen

Durchführung

Mit einer Blutdruckmanschette wird am Oberarm ein Staudruck erzeugt, der zwischen dem diastolischen und systolischen Druck liegt. Nach 5 min Druck ablassen und die Haut unterhalb des Manschettenrandes untersuchen.

Bewertung

- *normal:* ca. 6 Petechien (punktförmige Hautblutungen) in der Umgebung der Staubinde
- *pathologisch*: punktförmige Hautblutungen bis zur Hand

Ursachen:

- **genetisch fixierte Gefäßerkrankungen** sind selten (u.a. **M. Rendu-Osler**)
- **erworbene Gefäßerkrankungen**
  - Vitamin C-Mangel
  - entzündlich-allergische Gefäßschädigung (**Schoenlein-Henoch Purpura**)

Ein pathologischer Ausfall des Testes wird auch bei schweren Thrombozytopenien und Thrombozytopathien sowie Infektionskrankheiten (Scharlach, Masern, schwere Grippe) beobachtet.

13.2.2. Thrombozytäres System (Thrombozytenzahl und Thrombozytenfunktion)

Indikationen

- Verdacht auf Thrombozytopenie und Thrombozytose, gestörte Thrombozytenfunktion
- Verdacht auf **von-Willebrand-Syndrom**
- vor Blindbiopsien

13.2.2.1. Blutungszeit

Einfacher Suchtest zur Erfassung von Thrombozytopenien und Thrombozytenfunktionsstörungen sowie eines von Willebrand-Syndroms.

Methodik

- *nach Duke*

  nach Reinigen des Ohrläppchens oder der Fingerbeere mit Äther wird mit einer Einmal-Impflanzette (Einmalschnepper) ca. 4 mm eingestochen und danach der austretende Blutstropfen vorsichtig, ohne die Wundränder zu berühren, alle 15 s mit einem weichen saugfähigen Filterpapier abgesaugt, bis die Blutung 30 s steht. Die Zeit vom Einstich bis zur Blutstillung wird mit einer Stoppuhr gemessen.

  Referenzbereich: 3-5 min.

- *nach Ivy*

  Mit einer Blutdruckmanschette wird der Oberarm bis ca. 40 mm Hg gestaut und an der Innenseite des Unterarms mit einer Lanzette ein Schnitt von 2 mm Länge und 2 mm Tiefe gesetzt, ohne ein sichtbares Blutgefäß zu verletzen. Alle 30 s wird das Blut mit einem Filterpapier abgesaugt ohne die Wunde zu berühren. Die Zeit bis zum Blutstillstand wird gestoppt.

Referenzbereich: < 6 min.

- *subaquale Blutungszeit nach Marx*

Der Ohrläppchenrand oder die Fingerbeere wird nach dem Einstich in ein mit Wasser (37 °C) gefülltes Becherglas eingetaucht und die Zeit, bis der im Wasser niedersinkende Blutungsfaden abreißt, gemessen.

Referenzbereich: < 6 min.

Bewertung

Die Blutungszeit ist **verlängert** bei
- Thrombozytopenien (s.u.)
- Thrombozytenfunktionsstörungen (u.a. durch Azetylsalizylsäure)
- dem von-Willebrand-Syndrom
- Morbus Glanzman
- schweren Vasopathien
- Hypofibrinogenämien (z.B. bei DIC, ☞ Kap. 13.2.6.)
- Dys- und Paraproteinämien

Störfaktoren und Einflußgrößen

Die Blutungszeit ist abhängig, u.a. von der Einstichtiefe und dem Einstichort, der Hautdicke, -temperatur und -durchblutung.

13.2.2.2. Thrombozytenzahl

Untersuchungsmaterial

- EDTA-Blut
- Kapillarblut

Bestimmungsmethoden

- *Kammerzählung*

Die Methode gilt als zuverlässig, besonders bei niedrigen Thrombozytenzahlen.

Mit einer Leukozytenpipette wird Blut bis zur Marke "0,5" aufgezogen, dann zur Hämolyse bis Marke "11" eine hypotone 2 %ige Novocainlösung nachgezogen (2 g Novocain-Hydrochlorid in 100 ml 0,2 %iger Natriumchlorid-Lösung). Das entspricht einer Verdünnung von 1:20. Nach vollständiger Hämolyse (ca. 10 min) wird das Blut in der Pipette 3 min gemischt, die ersten 3 Tropfen verworfen und eine Zählkammer (Neubauer-Kammer) gefüllt, die gefüllte Zählkammer zwecks Sedimentieren der Thrombozyten mindestens 15 min in eine feuchte Kammer gelegt. Die Auszählung der Thrombozyten erfolgt mit einem Phasenkontrast-Mikroskop bei 280-400 facher Vergrößerung. Ausgezählt werden 5 mittlere Quadrate zu je 16 kleinsten Quadraten, insgesamt 80 kleinste Quadrate, mit einem Gesamtvolumen von 1/50 mm^3.

Berechnung:

Thrombozyten / l = gezählte Thrombozyten x 10^9 pt/l = gezählte Thrombozyten x Gpt/l

Häufigste Fehlerquelle ist die Verwechslung der Thrombozyten mit Schmutzpartikeln bzw. Zelltrümmern. Proben, die Thrombozytenaggregate enthalten, können nicht ausgewertet werden.

- *Elektronische Zählung*

Es werden automatische Zählgeräte angewandt, die entweder nur die Thrombozyten zählen oder Geräte, bei denen die Thrombozyten gezählt, nach ihrer Größe sortiert und auch andere Blutzellen mitbestimmt werden.

Thrombozytenzahlen < 50 Gpt/l sollten mit der Zählkammermethode kontrolliert werden.

Referenzbereich

- 150-350 Gpt/l

Bewertung

Erhöhte Thrombozytenzahl

- Thrombozythämien (Thrombozytenzahl über 800 Gpt/l)
  - bei myeloproliferativen Systemerkrankungen (Polycythaemia vera, Leukämien, Knochenmarkkarzinom, Osteomyelosklerosen)
- Thrombozytosen (vorübergehende Zunahme)
  - bei akuten und chronischen Erkrankungen (Rheumatoide Arthritis, Colitis ulcerosa, Tuberkulose)
  - nach Splenektomie
  - nach Operationen und Blutungen
  - nach Gabe von Kortison

Verminderte Thrombozytenzahl (Thrombozytopenie)

- **Bildungsstörung**
  - *verminderte Megakaryozytopoese*
    - hereditär: Fanconi-Syndrom
    - erworben
      - Knochenmarkschädigung
      - Medikamente (Zytostatika), Chemikalien
      - Bestrahlung
      - Infektionen: Masern, Mumps, Röteln, Scharlach
  - *gestörte Thrombozytopoese*
    - hereditär: May-Hegglin-Syndrom, Wiskott-Aldrich-Syndrom
    - erworben: Mangel an Vitamin B_{12}, Folsäure
- **gesteigerter Abbau**
  - Immunthrombozytopenien durch Thrombozytenautoantikörper bei thrombozytopenischer Purpura (Morbus Werlhof)
  - Arzneimittel, z.B. Chinin, Chinidin, Phenylbutazon, Zytostatika, Penicillin
  - Verbrauchskoagulopathie

13.2.2.3. Thrombelastographie nach Hartert

Mit einem sog. Thrombelastographen kann der gesamte Gerinnungsablauf und die Fibrinolyse visuell verfolgt sowie photokymographisch aufgezeichnet werden. Anhand des Thrombelastogramms können grobe Störungen im Bereich der Thrombozyten und der plasmatischen Gerinnung sowie der Fibrinolyse erkannt werden (☞ Abb. 13.3-13.6).

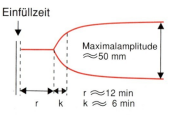

Abb. 13.3: Normales Thromboelastogramm.

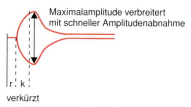

Abb. 13.4: Hyperkoagulabilität mit Hyperfibrinolyse.

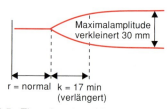

Abb. 13.5: Thrombozytopathie.

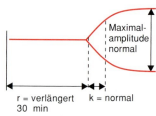

Abb. 13.6: Hämophilie (leichte Form).

13.2.2.4. Thrombozytenfunktion

Funktionsstörungen beruhen auf angeborenen oder erworbenen Membrandefekten bzw. Stoffwechselstörungen der Thrombozyten.

Die Thrombozytenfunktionsteste erfassen die:

- Thrombozytenaggregation (Ristocetin, ADP, Kollagen, Adrenalin, Arachidonsäure)
- Thrombozytenadhäsion
- Thrombozytenretention
- Thrombozytenausbreitung
- Thrombozytenfreisetzungsreaktion

■ **Thrombozytenaggregation**

Die Aggregation der Thrombozyten in einem thrombozytenreichen Plasma wird bei 37 °C und konstanter Rührgeschwindigkeit mit einem Aggregometer photometrisch (turbidimetrisch) bestimmt. Die nach Zugabe von Induktoren, wie Kollagen, ADP, Adrenalin, Ristocetin (Antibiotikum), Arachidonsäure, einsetzende Thrombozytenaggregation führt zu einer Transmissionszunahme bzw. Extinktionsabnahme, die durch einen Schreiber registriert und als Aggregationskurve aufgezeichnet wird. In Abhängigkeit vom jeweilig zugegebenen Induktor und der Thrombozytenfunktionsstörung werden charakteristische Aggregationskurven erhalten. Ausgewertet werden die Aggregationsgeschwindigkeit sowie die Änderung der Transmission in %. Als Vergleich dient Normalplasma.

Bewertung:

Verminderte Aggregation

- *angeboren* (selten)
  Thrombasthenie, M. Glanzmann, Bernard-Soulier-Syndrom, von-Willebrand-Syndrom (Aggregation durch Ristocetin nicht induzierbar)
- *erworben* bei
  - Medikamenten, u.a. Acetylsalicylsäure, nichtsteroidale Antirheumatika
  - proliferativen Erkrankungen
  - Urämie
  - Nahrungsmitteln, u.a. Zwiebeln, Knoblauch, Fischöl
  - Paraproteinen (z.B. multiples Myelom, Morbus Waldenström)

■ **Thrombozytenadhäsion**

Es werden die Thrombozyten gezählt, die während einer bestimmten Kontaktzeit an einer definierten Oberfläche haften. Diese Zahl wird zu der Gesamtzahl der Thrombozyten in Beziehung gesetzt.

■ **Thrombozytenretention**

Die Zahl der Thrombozyten vor und nach der Passage einer EDTA-Blutprobe durch eine mit Glasperlen gefüllte Plastiksäule werden in Beziehung gesetzt.

■ **Thrombozytenausbreitungstest**

Thrombozytenreiches Plasma wird mit einer Natriumchlorid/Natriumzitrat-Lösung verdünnt und auf einen silikonisierten Objektträger aufgetragen. Nach einstündigem Stehen des Objektträgers in einer feuchten Kammer wird das Präparat mit Formaldehydlösung fixiert, mit Kaliumpermanganatlösung oxidiert und mit Giemsalösung angefärbt. Mikroskopisch wird zwischen Riesenformen, großen Ausbreitungsformen, kleinen Ausbreitungsformen sowie Spinnenformen differenziert.

■ **Thrombozytenfreisetzungsreaktion**

Bei der Aktivierung von Thrombozyten kommt es zur Freisetzung bzw. zur vermehrten Freisetzung von Inhaltsstoffen, u.a. β-Thromboglobulin, Plättchenfaktor 4, β-Thromboxan A_2 und B_2, ADP, Serotonin. Einige Substanzen können mit RIA bzw. ELISA bestimmt werden.

13.2.3. Plasmatisches Gerinnungssystem

13.2.3.1. Globaltests

Die Globaltests dienen vorwiegend der Erfassung des endogenen Gerinnungsablaufes. Sie werden aber auch von der Zahl und der Funktion der Thrombozyten beeinflußt. Die Globaltests sind relativ unempfindlich und erfassen nur schwere Gerinnungsstörungen mit einer Verminderung der Einzelfaktoren, ca. < 30 % der Norm. Die Methoden sind nur schwer standardisierbar.

13.2.3.1.1. Thrombelastographie

(☞ Kap. 13.2.2.1.3.)

13.2.3.1.2. Vollblutgerinnungszeit nach Lee-White

Durchführung

1 ml Blut wird direkt nach der Blutentnahme in ein vorgewärmtes Glasröhrchen pipettiert und in einem Wasserbad bei 37 °C inkubiert. Alle 30 s wird durch Kippen des Röhrchens auf Gerinnungseintritt geprüft.

Referenzbereich

- 6-12 Minuten

Bewertung

Es werden die endogenen Gerinnungsfaktoren sowie die Thrombozytenzahl und -funktion erfaßt. Verlängerung durch Heparin. Geeignet zur intraoperativen Überwachung der Heparintherapie.

13.2.3.2. Gruppen- oder Phasentests

Die Tests erfassen Teilbereiche des Gerinnungsablaufes.

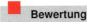
13.2.3.2.1. Thromboplastinzeit (TPZ, Quick-Test), Prothrombinzeit (PT)

Die Thromboplastinzeit dient der Prüfung des exogenen Aktivierungsweges (Faktor VII) und der gemeinsamen Endstrecke der Gerinnung (Faktoren X, V, II, I).

 Indikationen

- Suchtest bei Verdacht auf plasmatische Gerinnungsstörungen (Faktoren I, II, V, VII, X)
- Überwachung der **oralen Antikoagulantientherapie** (Cumarinderivate)
- Verlaufskontrolle bei Vitamin-K-Mangelzuständen und Lebererkrankungen (z.B. Zirrhose)
- präoperatives Screening
- Verlaufskontrolle bei Verbrauchskoagulopathie

 Untersuchungsmaterial

- plättchenarmes Zitratplasma
- Kapillarblut-Entnahme mit natriumzitrathaltiger Kapillare

 Bestimmungsmethoden

- *Koagulometrische Methode*

Im Zitratplasma wird durch Zugabe von Gewebsthromboplastin und Kalziumionen der Gerinnungsvorgang ausgelöst. Die Zeit bis zur Bildung von Fibrin wird gemessen (☞ Kap. 3.3.10.1.).

- *Bestimmung mit Hilfe chromogener Substrate*

Zu dem Zitratplasma wird, neben Gewebsthromboplastin und Kalziumionen (zur Auslösung des Gerinnungsablaufes), ein für Thrombin spezifisches chromogenes Substrat (p-Nitroanilin enthaltendes synthetisches Peptid) gegeben. Durch das im Gerinnungsablauf entstandene Thrombin wird das chromogene Substrat im Vergleich zu Fibrinogen bevorzugt umgesetzt. Das dabei entstandene p-Nitroanilin wird photometrisch bei 405 nm bestimmt. Als Meßgröße wird die Zeit bestimmt, in der eine definierte Menge an chromogenem Substrat umgesetzt wird, z.B. eine Extinktionszunahme von 0,1 (fixed absorbance method). Die im weiteren Verlauf meßbare Extinktionszunahme ist durch Fibrinbildung (Trübung) bedingt.

 Auswertung

- *Angabe in % der Norm*

Dazu wird ein Plasma-Pool von 10-20 gerinnungsgesunden Probanden gebildet und mit physiologischer Natriumchloridlösung eine Verdünnungsreihe hergestellt. In dem unverdünnten Plasma und den jeweiligen Plasmaverdünnungen wird die Thromboplastinzeit 3-4 x bestimmt und die Mittelwerte auf doppellogarithmisches oder Reziprokpapier gegen die prozentualen Verdünnungswerte (Ordinate) aufgetragen. An dieser Bezugskurve kann mit der Thromboplastinzeit des Patienten der prozentuale Anteil gegenüber der Norm ermittelt werden.

Referenzbereich: 70-130 %

- *Angabe als Prothrombin Ratio (PR)*

$$PR = \frac{\text{Thromboplastinzeit (Patientenplasma)}}{\text{Thromboplastinzeit (Poolplasma von Gesunden)}}$$

Referenzbereich: 0,9-1,15

Die mit beiden Verfahren berechneten Ergebnisse, bes. bei Patienten unter Antikoagulantientherapie, liefern keine mit anderen Laboratorien vergleichbaren Werte, da diese von diversen Faktoren abhängig sind:

- Verwendung von Thromboplastinen aus verschiedenen Organen (Gehirn, Lunge, Plazenta) und verschiedenen Spezies (Kaninchen, Affe, Mensch) mit unterschiedlicher Empfindlichkeit gegenüber den einzelnen Faktoren des Prothrombinkomplexes
- Kalibrierung der Thromboplastine und ihrer Bezugskurve an unterschiedlichen Kalibrierplasmen
- Einfluß der verschiedenen Meßgeräte

Zur Standardisierung und besseren Vergleichbarkeit der Ergebnisse wurde von der WHO ein Thromboplastin-Referenzpräparat eingeführt und für dieses ein Empfindlichkeitsfaktor (International Sensitivity Index, ISI) 1,0 angegeben. Der ISI-Wert ist eine chargen- und geräteabhängige Konstante eines Thromboplastins und wird von dem Hersteller angegeben.

Mit dem ISI-Wert kann obige Prothrombin Ratio (PR) korrigiert werden zu der vergleichbaren Größe **INR** (**I**nternational **N**ormalized [prothrombin time] **R**atio).

$$INR = PR^{ISI}$$

Die INR sollte ausschließlich in der stabilen Phase der oralen Antikoagulantien-Therapie angewendet werden und nicht in der Einstellphase oder bei der

13.2. Diagnostik

Normal ist eine INR von 1,0

Routineüberwachung eines allgemeinen Krankengutes.

Therapieempfehlungen für INR:

- niedrig dosierte Antikoagulantien (zur Vorbeugung von Thrombosen): 2,0-3,0
- hoch dosierte Antikoagulantien (bei Beinvenenthrombosen, Herzklappenersatz, nach Herzinfarkt, Lungenembolien): 3,0-4,5

Bewertung

Verlängerte Thromboplastinzeit (niedriger prozentualer Anteil gegenüber der Norm, bzw. hoher INR-Wert) bei

- Therapie mit oralen Antikoagulantien
- Applikation von Heparin (hochdosiert)
- Leberschädigungen
- Vitamin-K-Mangel
- Fibrinogenspaltprodukten, Fibrinogenmangel
- angeborenem Mangel der Gerinnungsfaktoren II, V, VII, X
- Vorliegen von Hemmkörpern gegen diese Faktoren (u.a. Lupus erythematodes)
- Verbrauchskoagulopathien
- Hyperfibrinolysen
- Neugeborenen bis 2 Wochen (physiologisch)

Fehlerquellen

- unsachgemäße Blutentnahme (☞ Kap. 2.4.1.)
- falsche Zitrat-Plasma-Relation (stark erhöhter oder verminderter Hämatokrit)
- hämolytisches Plasma
- unsaubere Glasgefäße (Detergentien, Thrombin)
- ungenaue Kalibrierung
- ungenügendes Vorwärmen der Reagenzien
- Inaktivierung, bes. des Faktors V bei längerer Lagerung über 3 Stunden und Anwendung ungepufferter Zitratlösung
- Verwendung von zerkratzten Glasgefäßen (Einmalgefäße verwenden)

Hepatoquick

Mit diesem Test werden durch Verdünnung des Plasmas sowie Zusatz von Fibrinogen und Faktor V zum Thromboplastinreagenz auch leichte Schwankungen der Faktoren II, VII und X erfaßt. Einflußgrößen wie Fibrinogen- und Faktor V-Mangel, Heparin, Fibrinogenspaltprodukte werden bei diesem Test weitgehend ausgeschaltet.

13.2.3.2.2. Partielle Thromboplastinzeit (PTT), aktivierte partielle Thromboplastinzeit (aPTT)

Die partielle Thromboplastinzeit bzw. die aktivierte partielle Thromboplastinzeit dient der Prüfung des endogenen Aktivierungsweges (Faktoren XII, XI, IX, VIII) und der gemeinsamen Endstrecke der Gerinnung (Faktoren X, V, II, I).

Indikationen

- Suchtest bei Verdacht auf plasmatische Gerinnungsstörungen
  (Faktoren XII, XI, X, IX, VIII, V, II, I,) bes. bei Verdacht auf Hämophilie A und B
- Überwachung der Therapie mit unfraktioniertem Heparin

Untersuchungsmaterial

- plättchenarmes Zitratplasma

Bestimmungsmethode

Zitratplasma wird mit partiellem Thromboplastin (Phospholipid wie Kephalin) versetzt. Bei der heute üblichen aPTT wird das Plasma zusätzlich mit einem Oberflächenaktivator wie Kaolin, Celit, Ellagsäure einige Minuten bei 37 °C inkubiert.

Nach Zugabe von Kalziumionen wird die Zeit bis zum Gerinnungseintritt gemessen (☞ Kap. 3.3.10.1.). Mit der aPTT werden auch die Faktoren der Kontaktaktivierungsphase Präkallikrein und High molecular weight kininogen erfaßt.

Referenzbereich

In Abhängigkeit von der Technik und den Reagenzien:

- 28-40 s

Bewertung

Verlängerte aktivierte partielle Thromboplastinzeit

- **bei normaler Thromboplastinzeit** bei
  - Faktor VIII-Mangel (Hämophilie A)
  - Faktor IX-Mangel (Hämophilie B)
  - Verminderung der Faktoren XI, XII, Präkallikrein, High molecular weight kininogen, von-Willebrand-Syndrom

- Heparin, Hirudin, Fibrinogenspaltprodukten
- Hemmkörpern gegen Gerinnungsfaktoren
- **bei pathologischer Thromboplastinzeit** bei
  - Verminderung der Faktoren X, V, II, Fibrinogen
  - bei Neugeborenen (physiologisch)

13.2.3.2.3. Thrombinzeit (TZ), Plasmathrombinzeit (PTZ)

Mit der Thrombinzeit wird die gemeinsame Endstrecke des endogenen und exogenen Gerinnungssystems geprüft, d.h. die durch Thrombin induzierte Fibrinbildung und Fibrinaggregation.

Indikationen

- Überwachung der Heparin- und Fibrinolysetherapie
- Suchtest bei Verdacht auf Fibrinbildungsstörungen
- Erkennen von Dysfibrinogenämien und Hypofibrinogenämien
- Nachweis einer Hyperfibrinolyse
- präoperatives Screening

Untersuchungsmaterial

- plättchenarmes Zitratplasma

Bestimmungsmethode

Bestimmung der Gerinnungszeit von Zitratplasma nach Zusatz einer standardisierten Menge Thrombin.

Referenzbereiche

Abhängig von der verwendeten Thrombinkonzentration:

- Erwachsene: 17-24 s
- Neugeborene: 10-15 s

Bewertung

Verlängerte Thrombinzeit bei
- Fibrinpolymerisationsstörungen, u.a. Fibrinogenspaltprodukte
- Fibrinogenmangel
- Fibrinbildungsstörungen (Dysfibrinogenämie)
- Thrombinhemmung, u.a. durch Heparin, Hirudin
- Neonatalperiode
- Verbrauchskoagulopathie
- Fibrinolysetherapie (Streptokinase, Urokinase)

Fehlerquellen

- überlagerte Thrombinlösung

Keine Glasgefäße benutzen; Detergentien stören.

13.2.3.2.4. Reptilasezeit (Batroxobinzeit)

Reptilase (Batroxobin) ist ein proteolytisch wirkendes Enzym aus dem Gift der Schlange *Bothrops atrox*, das im Gegensatz zum Thrombin vom Fibrinogen nicht die Fibrinopeptide A und B abspaltet, sondern nur das Fibrinopeptid A. Diese Reaktion wird durch Heparin nicht gehemmt.

Indikation

- Differenzierung einer verlängerten Thrombinzeit

Untersuchungsmaterial

- plättchenarmes Zitratplasma

Bestimmungsmethode

Plasma wird 1-2 min bei 37 °C inkubiert und nach Zugabe von Batroxobin die Gerinnungszeit gemessen.

Referenzbereich

- in Abhängigkeit von dem Reagenz bis 20 s

Bewertung

Eine normale Reptilasezeit, bei verlängerter Thrombinzeit, spricht für die Anwesenheit von Heparin. Eine verlängerte Reptilasezeit wird bei Hypo- und Dysfibrinogenämien sowie bei Anwesenheit von Fibrin- oder Fibrinogenspaltprodukten (> 50 mg/l) gefunden.

13.2.3.3. Einzelfaktoren

13.2.3.3.1. Fibrinogen

Fibrinogen (Faktor I) ist ein Glykoprotein, das in der Leber gebildet wird und aus 6 Polypeptidketten (2 A α, 2 B β, 2 γ) besteht. Es ist das Substrat für aktiviertes Thrombin am Ende der plasmatischen Gerinnung (☞ Abb. 13.1) und notwendiger Bestandteil der Thrombozytenaggregation.

Fibrinogen gehört zu den Akute-Phase-Proteinen (☞ Kap. 22.).

Indikationen

- bei pathologischem Ergebnis einer koagulometrischen Gerinnungsanalyse
- Überwachung fibrinolytischer Therapie
- Verdacht auf Verbrauchskoagulopathie
- Verdacht auf Hyperfibrinolyse
- Nachweis einer erhöhten Fibrinogenkonzentration (Risikofaktor für die Entstehung von Herz-Kreislauf- Erkrankungen)
- Überwachung einer Fibrinogensubstitutionstherapie
- Aufdeckung angeborener oder erworbener Fibrinogenmangel- und Defektzustände

Untersuchungsmaterial

- Zitratplasma

Bestimmungsmethoden

- *als Hitzefibrin nach Schulz*
  Zitratplasma wird in einem Nisslröhrchen auf 56 °C erhitzt, wobei das Fibrinogen ausfällt. Nach Zentrifugation kann an der Graduierung des Röhrchens der Fibrinogengehalt abgelesen werden.
  Die Werte fallen gewöhnlich zu hoch aus, da auch noch andere Proteine, u.a. großmolekulare Fibrinogenspaltprodukte, Paraproteine ausgefällt werden
- *Bestimmung nach Clauss*
  Nach Zugabe eines Überschusses von Thrombin zu verdünntem Plasma wird die Gerinnungszeit gemessen. Diese ist weitgehend von der Fibrinogenkonzentration abhängig. Die Auswertung erfolgt mit Hilfe einer Eichkurve.
  Falsch niedrige Werte können durch Heparin und durch Fibrin(ogen)spaltprodukte erhalten werden
- *"Abgeleitetes Fibrinogen"* bei einem photometrisch oder turbidimetrisch durchgeführten Quick-Test
- *Immunologische Bestimmung*

Referenzbereich

- 1,7–4,5 g/l

Bewertung

Erhöhter Fibrinogenspiegel

- mit zunehmendem Alter
- bei allen akuten Entzündungen, Operationen, Herzinfarkt
- bei Diabetes mellitus
- mit zunehmendem Körpergewicht
- bei Schwangerschaft

Erniedrigter Fibrinogenspiegel bei

- hereditärem Mangel (selten)
- erworbenen Synthesestörungen
  - Leberzirrhosen
  - Hepatitis
  - toxischen Leberschäden

Erhöhter Verbrauch bzw. Verlust bei

- Verbrauchskoagulopathie
- fibrinolytischer Therapie (Urokinase, Streptokinase)
- starkem Blutverlust
- ausgedehnten Wundflächen

13.2.3.3.2. Faktoren II bis XII

Indikationen

- Verdacht auf angeborenen oder erworbenen Mangel oder Defekt eines oder mehrerer Gerinnungsfaktoren
- Klärung des pathologischen Ausfalls eines oder mehrerer Suchtests (Gruppentests): Thromboplastinzeit, partielle Thromboplastinzeit, Thrombinzeit

Untersuchungsmaterial

- plättchenarmes Zitratplasma

Bestimmungsmethoden

- *Bestimmung mit Mangelplasma*
  Mangelplasmen sind humane oder tierische Plasmen, denen u.a. durch immobilisierte Antikörper spezifisch ein Gerinnungsfaktor entfernt wurde (Immunabsorption) oder kongenitale Mangelplasmen.
  Durchführung: Das verdünnte Patientenplasma wird mit dem entsprechenden Mangelplasma versetzt. Für die Bestimmung der Einzelfaktoren des exogenen Gerinnungsweges (F II, F V, F VII,

F X) wird die Thromboplastinzeit und für die Einzelfaktoren des endogenen Gerinnungsweges (F VIII, F IX, F XI, F XII, hochmolekulares Kininogen, Präkallikrein) eine modifizierte partielle Thromboplastinzeit verwendet.

In Abhängigkeit von der Konzentration des zu bestimmenden Gerinnungsfaktors im Patientenplasma wird die Thromboplastinzeit bzw. partielle Thromboplastinzeit des entsprechenden Mangelplasmas verkürzt.

Zur Auswertung werden Bezugskurven mit Standard-Humanplasma hergestellt. Die gemessene Gerinnungszeit des Patientenplasmas wird als Aktivität des Einzelfaktors in % der Norm angegeben.

- *Bestimmung mit chromogenen Substraten*
Chromogene Substrate sind synthetisch hergestellte Peptide (vorwiegend Tri-oder Tetrapeptide), deren N-terminaler Teil mit Nitroanilin verbunden ist. Bei der enzymatischen Spaltung dieser Peptide durch Gerinnungsfaktoren entsteht p-Nitroanilin, das photometrisch bei 405 nm bestimmt wird. Die Substratspezifität wird durch unterschiedliche Aminosäuresequenzen erreicht.

Mit diesem Verfahren können die Einzelfaktoren des endogenen und exogenen Gerinnungsweges, die partielle Thromboplastinzeit und Thromboplastinzeit (Bestimmung des gebildeten Thrombins) sowie Plasminogen, Antithrombin III und Heparin bestimmt werden.

Hinweise: Da enzymatische Reaktionen sehr stark von der Temperatur abhängen, ist eine exakte Einhaltung der Reaktionstemperatur unerläßlich. Keine Glas- oder Quarzküvetten verwenden, sondern Einwegkunststoffküvetten.

Referenzbereiche

Endogener Gerinnungsweg		Exogener Gerinnungsweg	
Faktor	% der Norm	Faktor	% der Norm
VIII	70-150	II	70-130
IX	70-110	V	70-140
XI	80-120	X	70-140
XII	80-120	VII	50-180
PKK	80-120		
HMWK	70-130		

Bewertung

Mangel an Einzelfaktoren
- *hereditär*
  - F II Hypoprothrombinämie
  - F V Hypoproakzelerinämie
  - F VII Hypoprokonvertinämie
  - F VIII **Hämophilie A**
  - F VIII assoziiertes Antigen (**von-Willebrand-Jürgens-Syndrom**)
  - F IX **Hämophilie B**
  - F X Stuart-Prower-Faktor-Mangel
  - F XI- Mangel (Rosenthal-Faktormangel)
  - F XII Hageman-Faktor-Mangel
- *erworben*
  - Lebererkrankungen: gleichmäßige Erniedrigung der Faktoren II, V, VII und X
  - Vitamin K-Mangel: Faktoren II, VII, IX und X erniedrigt
- Verbrauchskoagulopathie (phasenabhängig): Faktoren V, VII, VIII, XI und XII erniedrigt

Einzelfaktoren erhöht
- Faktor II: in bestimmten Phasen der Verbrauchskoagulopathie, postoperativ
- Faktor VII: nach Myokardinfarkt, Thrombophilie, akute (venöse und arterielle) Thrombosen
- Faktor VIII: rezidivierende Venenthrombosen, Thrombophilie, Lebererkrankungen, Niereninsuffizienz, Akute-Phase-Reaktion nach Myokardinfarkt, körperlicher Streß, Schwangerschaft

13.2.3.3.3. Von-Willebrand-Faktor (vWF)

Der Faktor ist ein multimeres Glykoprotein, das in den Endothelzellen und in den Megakaryozyten synthetisiert wird und zusammen mit dem in der Leber synthetisierten Faktor VIII den Faktor-VIII-von-Willebrand-Faktor-Komplex bildet.

Funktion ☞ Kap. 13.1.2.

Indikationen

Diagnose und Therapieüberwachung des angeborenen oder erworbenen von-Willebrand-Jürgens-Syndroms.

13.2. Diagnostik

Untersuchungsmaterial

- plättchenarmes Zitratplasma

Bestimmungsmethoden

- *Konzentration als von-Willebrand-Faktor-Antigen (vWF: Ag)*
  Elektroimmundiffusion, ELISA, IRMA
  Referenzbereich: 60-150 % der Norm
- *Bestimmung der Aktivität als vWF: Ristocetin-Cofaktor (vWF: RiCof)*
  (☞ Thrombozytenaggregation Kap. 13.2.2.1.4.)
  Referenzbereich: 60-150 % der Norm

Bewertung

- Vermindert beim von-Willebrand-Jürgens-Syndrom
  (Blutungszeit verlängert, ☞ Kap. 13.2.2.1.1.).

13.2.3.3.4. Faktor XIII

Der durch Thrombin aktivierte Faktor XIII bewirkt eine Quervernetzung des Fibrinaggregates (Transglutaminasewirkung) ☞ Abb. 13.1.

Indikationen

- Abklärung von Blutungen
- Verbrauchskoagulopathie
- Abklärung von Wundheilungsstörungen

Untersuchungsmaterial

- plättchenarmes Zitratplasma

Bestimmungsmethode

- *Semiquantitativer Schnelltest*
  Faktor-XIII-freies Fibrinogen wird in Anwesenheit von Patientenplasma (Verdünnungsreihe) durch Zusatz von Thrombin zur Gerinnung gebracht.
  Unvernetztes Fibrin wird im anschließenden Lyseversuch durch Monochloressigsäure in Lösung gebracht.
  Es wird die höchste Plasmaverdünnungsstufe ermittelt, bei der noch ein Gerinnsel zu erkennen ist. Angabe in % der Norm.
  Referenzbereich: 70-120 %

- *Photometrische Bestimmung*
  In dem zu untersuchenden Zitratplasma wird Faktor XIII durch Thrombin und Ca^{++} aktiviert, dabei wird die Ausbildung eines Fibringerinnsels durch Zugabe eines aggregationshemmenden Peptides verhindert. Der aktivierte Faktor XIII verknüpft ein spezifisches Peptid mit Glycinethylester. Das dabei freigesetzte NH_3 wird mit Hilfe der Glutamat-Dehydrogenase-Reaktion enzymatisch im optischen Test gemessen und ist abhängig von der Faktor XIII-Aktivität.
  Referenzbereich: 70-140 % der Norm

Bewertung

Faktor XIII-Mangel
- selten hereditär
- nach Verletzungen und Operationen
- bei schweren Lebererkrankungen
- bei Promyelozytenleukämie
- bei ausgedehnten venösen Thrombosen

Hohe Ammoniak- bzw. Ammoniumkonzentration in den Patientenproben können falsch normale Werte vortäuschen.

13.2.4. Fibrinolyse

13.2.4.1. Plasminogen

Plasminogen ist die inaktive Vorstufe des proteolytisch wirkenden Enzyms Plasmin, das Fibrinogen und Fibrin abbaut (☞ Kap. 13.1.4. u. Abb. 13.2).

Indikationen

- Verdacht auf Hyperfibrinolyse
- Verdacht auf Plasminogenmangel (Thromboserisiko)

Untersuchungsmaterial

- plättchenarmes Zitratplasma

Bestimmungsmethode

Plasminogen wird durch Streptokinase in einen enzymatisch wirkenden Komplex überführt, dessen Aktivität mit einem chromogenen Substrat gemessen wird (☞ Kap. 13.2.3.3.2.).

Referenzbereich

- 75-140 % der Norm (0,06-0,25 g/l)

Bewertung

Verminderte Werte bei
- Hyperfibrinolyse
- Verbrauchskoagulopathie
- Leberzirrhose
- Sepsis
- Therapie mit Urokinase oder Streptokinase (Therapiekontrolle)

Erhöhte Werte bei
- Tumoren, Diabetes mellitus

13.2.4.2. Euglobulin-Lyse-Zeit

Zur Bestimmung der fibrinolytischen Aktivität werden Fibrinogen, Plasmin und fibrinolytische Aktivatoren durch Ansäuern von Zitratplasma bei 2-4 °C ausgefällt. Nach Zentrifugieren wird das Präzipitat im Puffer gelöst und mit Thrombin zum Gerinnen gebracht.

Im Wasserbad bei 37 °C wird die Zeit vom Gerinnungseintritt bis zur Auflösung des Gerinnsels beobachtet. Der Test muß innerhalb von 30 Minuten angesetzt werden.

Referenzbereich

- 4-6 Stunden

Bewertung

Werte < 2 Stunden weisen auf eine Hyperfibrinolyse hin, u.a. bei Verbrauchskoagulopathie, bei Behandlung mit Urokinase oder Streptokinase, bei Lebererkrankungen. Nur orientierende Aussage.

Die Lysezeit ist abhängig von der Fibrinogenkonzentration im Plasma.

Zum Nachweis einer verminderten Freisetzung von **Tissue type plasminogen activator** (t-PA) bzw. erhöhten Freisetzung von Plasminogenaktivator-Inhibitor 1 (PAI-1) wird der Venenokklusionstest durchgeführt.

13.2.4.3. Fibrinogen-/Fibrinspaltprodukte (FSP, FDP, D-Dimere)

Beim proteolytischen Abbau von Fibrinogen durch Plasmin entstehen über die Fragmente X und Y letztlich die niedrigmolekularen Spaltprodukte D und E.

Beim Abbau von quervernetztem Fibrin werden neben den Einzelfragmenten Fragment-X-Oligomere und kleinmolekulare **D-Dimere** gebildet.

Indikationen

- Verdacht auf eine Hyperfibrinolyse als Ursache einer hämorrhagischen Diathese
- Verdacht auf latente Thrombose oder **Verbrauchskoagulopathie** mit reaktiver Fibrinolyse
- Verdacht auf Lungenembolie
- Kontrolle der Lysetherapie

Untersuchungsmaterial

- Zitratplasma

Bestimmungsmethoden

- *ELISA-Teste mit monoklonalen Antikörpern*
- *Latex-Agglutinationsteste*

Fibrin(ogen)spaltprodukte bzw. D-Dimere agglutinieren mit korrespondierenden Antikörpern beschichtete Latexpartikel.

Referenzbereiche

- Fibrin(ogen)spaltprodukte:
  < 500 µg/l (Fibrinogenäquivalente)
- D-Dimer (ELISA):
  < 200 µg/l

Bewertung

Erhöhte Fibrin(ogen)spaltprodukte bei
- fibrinolytischen Therapien (Streptokinase, Urokinase)
- Verbrauchskoagulopathie
- thromboembolischen Erkrankungen
- Leukämien
- Sepsis
- Tumoren
- Abstoßungskrisen nach Transplantationen
- sowie intra- und postoperativ
- körperlichem und seelischem Streß
- hämolytisch-urämischem Syndrom

13.2. Diagnostik

Erhöhte D-Dimer-Werte bei

- tiefer Beinvenenthrombose
- Lungenembolie
- Verbrauchskoagulopathie
- verschiedenen Tumoren (besonders Ovarialkarzinom)
- Thrombolysetherapie
- Sichelzellenanämie
- erfolgreicher Fibrinolyse

FDP pos./D-Dimer-Test neg. = primäre Hyperfibrinolyse (Fibrinogenolyse)

FDP pos./D-Dimer-Test pos. = sekundäre Hyperfibrinolyse (reaktive Fibrinolyse)

13.2.4.4. Fibrinmonomere

Fibrinmonomere entstehen bei der Abspaltung von Fibrinopeptid A vom Fibrinogen durch Thrombin (☞ auch Kap. 13.1.3. und Abb. 13.1).

Indikationen

Nachweis einer intravasalen Gerinnungsstörung bei:

- disseminierter intravasaler Gerinnung
- Schock jeder Genese
- Gewebszerstörungen
- Polytraumen, Verbrennungen, akute Pankreatitis, maligne Tumoren, Immunhämolyse
- Sepsis
- schweren Infektionskrankheiten

Indikation eines präthrombotischen Zustandes

Bestimmungsmethoden

- *qualitativer Test*

Humanerythrozyten (Blutgruppe 0, rh. neg.), die mit Fibrinmonomeren aus Humanfibrinogen beladen sind, lagern sich in Anwesenheit von Fibrinmonomeren in der Probe (Zitratplasma) zu sichtbaren Agglutinaten zusammen. Erfassungsgrenze > 20 mg/l. Aussage positiv bzw. negativ.

- *ELISA-Test*

Der Test ist ein ELISA-2-Schritt-Sandwich-Test mit Streptavidin-beschichteten Röhrchen als Festphase und dem Fibrinmonomer-spezifischen monoklonalen Antikörper sowie mit einem mit POD-konjugierten monoklonalen Antikörper.

Mit Hilfe der Peroxidase-Reaktion entsteht aus einem Chromogen ein Farbstoff, dessen Farbintensität photometrisch bestimmt wird. Auswertung über Eichkurve.

Untersuchungsmaterial

- Zitratplasma

Referenzbereich

- 0-5 mg/l

Bewertung

5-25 mg/l: geringe Aktivierung des Gerinnungssystems bei:

- Sepsis ohne manifeste disseminierte intravasale Gerinnung
- Trauma
- Operationen
- Tumorleiden

> 25 mg/l: starke Gerinnungsaktivierung bei:

- venösen Thrombosen
- Lungenembolie
- arteriellen Thrombosen
- DIC
- metastasierenden Tumoren

13.2.5. Inhibitoren der Gerinnung

13.2.5.1. Antithrombin III (AT III)

☞ Kap. 13.1.5.1.

Indikationen

- Thromboembolisches Ereignis
- Versagen einer Heparintherapie
- schwere Leberfunktionsstörung
- schwere Nierenfunktionsstörung
- Verbrauchskoagulopathie
- Tumor
- Sepsis, Polytrauma
- Verlaufskontrolle einer Substitutionstherapie

Untersuchungsmaterial

- plättchenarmes Zitratplasma

Bestimmungsmethoden

- *Bestimmung mit chromogenem Substrat*

Das Plasma wird mit definierten, überschüssigen Mengen Heparin und Thrombin versetzt. Dabei wird alles vorhandene AT III in einen Heparin-AT III-Komplex überführt, der eine äquivalente Thrombinmenge inaktiviert. Das nicht gehemmte Thrombin setzt aus einem chromogenen Substrat p-Nitroanilin frei, das photometrisch bestimmt wird und umgekehrt proportional der AT III-Aktivität ist.

- *Immunchemische Verfahren*

Radiale Immundiffusion, Immunnephelometrie

Referenzbereiche

- Aktivität: 80-120 % der Norm
- Konzentration: 0,14-0,39 g/l

Bewertung

Erniedrigte Werte bei

- hereditärem Mangel
- fortgeschrittenem Leberparenchymschaden (Leberzirrhose, toxisches Leberversagen)
- ausgedehnten Thromboembolien
- Verbrauchskoagulopathie und Verlustkoagulopathien (massiver Blutverlust)
- nephrotischem Syndrom und exsudativer Gastroenteropathie
- Operationen mit großen Wundflächen, Verbrennungen
- Sepsis
- Heparintherapie
- Neugeborenen in den ersten Lebenstagen (physiologisch)

AT III-Spiegel von < 60-70 % sind mit einem erhöhten intravasalen Gerinnungsrisiko verbunden.

Hinweis: Es können die Konzentration oder die Aktivität oder beide verändert sein.

Erhöhte Werte bei

- Cholestase
- Marcumartherapie
- Akute-Phase-Reaktion

Mit der Bestimmung des Thrombin-Antithrombin-Komplexes (TAT) werden geringe Thrombinmengen erfaßt. TAT-Konzentrationen > 3 µg/l bei Verbrauchskoagulopathie, Polytrauma, akutem Leberversagen, venösen und arteriellen Verschlußkrankheiten.

13.2.5.2. Protein C

☞ auch Kap. 13.1.5.1.

Indikationen

- rezidivierende Thromboembolien und tiefe Venenthrombosen unklarer Ätiologie
- Differentialdiagnostische Abklärung von Gerinnungsstörungen (u.a. bei schweren Lebererkrankungen, nach schweren Operationen)

Untersuchungsmaterial

- Zitratplasma

Bestimmungsmethoden

- *Bestimmung der Protein C-Aktivität mit Mangelplasma*

Protein C des Patientenplasmas wird mit einem spezifischen Aktivator aus dem Gift der Kupferkopfschlange aktiviert. Das aktivierte Protein C hemmt die Faktoren V und VIII des zugesetzten Protein C-Mangelplasmas. Dadurch wird der anschließende PTT-Test in Abhängigkeit von der Protein C-Aktivität des Patientenplasmas verlängert. Die PTT wird mit und ohne Protein C-Aktivierung bestimmt und das Verhältnis PTT mit Aktivierung zu PTT ohne Aktivierung angegeben (☞ auch Kap. 13.2.3.2.2.).

- *Bestimmung mit chromogenen Substraten*

Nach Aktivierung des Protein C durch einen Aktivator (s.o.) erfolgt die Umsetzung mit einem spezifischen chromogenen Substrat
(☞ Kap. 13.2.3.3.2.).

- *Bestimmung der Protein C-Konzentration*

Die Bestimmung erfolgt immunologisch (Nephelometrie) mit Protein C-spezifischen Antikörpern.

Referenzbereiche

- Aktivität: 65-125 %
- Konzentration: 2-6 mg/l

13.2. Diagnostik

Bewertung

Verminderte Aktivität bei

- hereditärem Mangel
- Vitamin K-Mangel und oraler Antikoagulantientherapie
- Lebererkrankungen (akute Hepatitis, chronisch-aktive Hepatitis, Leberzirrhose)
- Verbrauchskoagulopathie
- akutem respiratorischen Distress-Syndrom

* bei immunchemischen Bestimmungen werden auch PIVKA-Proteine (Protein induced during vitamin K-absence) mit erfaßt. Bei Cumarin-Therapie liegen daher die Werte höher im Vergleich zu der Protein C-Aktivität.

13.2.5.3. Protein S

☞ auch Kap. 13.1.5.1.

Normalerweise sind ca. 60 % des im Plasma vorkommenden Protein S an das C4-Bindungsprotein (C4b-bp) gebunden, ca. 40 % zirkulieren in funktionell aktiver Form als freies Protein S.

Indikationen

☞ Protein C

Untersuchungsmaterial

- Zitratplasma

Bestimmungsmethoden

- *Bestimmung der Konzentration durch Rocket-Elektrophorese, ELISA, RIA*

  Gebundenes Protein S kann vorher durch Präzipitation mit Polyäthylenglykol und anschließender Zentrifugation abgetrennt werden.

- *Bestimmung der Aktivität mit chromogenem Substrat*

  Die Methode nutzt die Inaktivierung von Faktor VIII durch aktiviertes Protein C. Dieser Schritt wird konzentrationsabhängig durch Protein S verstärkt. Die restliche Aktivität von Faktor VIII wird über die Aktivierung von Faktor X durch Faktor IXa mit einem spezifischen chromogenen Substrat für den Faktor Xa bestimmt. Bei Plasmen mit niedriger Protein S-Aktivität wird wenig Faktor VIII inaktiviert und damit mehr Faktor Xa gebildet (hoher Substratumsatz).

Bei weiteren Methoden wird Protein S-Mangelplasma verwendet.

Referenzbereiche

- Gesamt-Protein S: 60-140 % der Norm
  17-35 mg/l
- Freies Protein S: 60-140 % der Norm
  31-47 % des Gesamt-Protein S

Bewertung

Verminderte Werte bei

- hereditärem Mangel (Risikofaktor für die Entwicklung thrombotischer Erkrankung)
- Vitamin K-Mangel
- oraler **Antikoagulantientherapie (Gefahr von Cumarin-Nekrosen** in der Einstellungsphase)
- Lebererkrankungen
- oraler Antikonzeption
- Schwangerschaft
- Diabetes mellitus
- Polyzythämie

Das C4-Bindungsprotein ist ein Akute-Phase-Protein. Daraus resultieren bei akuten Entzündungen ein höherer Anteil an gebundenem Protein S und ein Abfall der Aktivität des freien Protein S.

Erhöhte Werte bei

- nephrotischem Syndrom

13.2.6. Disseminierte intravasale Gerinnung (DIC)

Bei der disseminierten intravasalen Gerinnung, auch Verbrauchskoagulopathie genannt, handelt es sich nicht um ein eigenständiges Krankheitsbild, sondern um einen erworbenen mehr oder weniger massiven Zusammenbruch der Hämostase unterschiedlicher Ätiologie unter Einbeziehung der Gefäße und Thrombozyten, des Gerinnungs-, Fibrinolyse-, Kallikrein-Kininogen-Systems und des Komplement-Systems. Eine intravasale Aktivierung der Gerinnungskaskade mit diffuser Mikrothrombosierung im Kapillarbereich führt zu einem Verbrauch an Gerinnungsfaktoren und Thrombozyten, kombiniert mit einer reaktiven Hyperfibrinolyse mit generalisierter Blutungsneigung.

Ursachen einer disseminierten intravasalen Gerinnung:

- Septikämie mit Freisetzung von Endotoxin
- Malignome, z.B. Prostata, Pankreas, Lunge
- Blutkrankheiten, z.B. akute Promyelozyten-Leukämie, myeloische Leukämie
- größere Operationen, z.B. von Lunge, Prostata, Pankreas
- geburtshilfliche Komplikationen: z.B. Abruptio placentae, Fruchtwasserembolie, septischer Abort, intrauteriner Fruchttod, Eklampsie
- akutes Leberversagen, Leberzirrhose
- Infektionskrankheiten (Röteln, Hepatitis B, Mononukleose)
- akute Pankreatitis
- schwere Hämolysen, z.B. Fehltransfusionen

Bei der disseminierten intravasalen Gerinnung lassen sich 3 Stadien unterscheiden:

- *Stadium 1:* Hyperkoagulopathie

> Es ist besonders wichtig, eine DIC frühzeitig zu erkennen, um gezielte therapeutische Maßnahmen einleiten zu können.

Laborergebnisse:
- Nachweis von Fibrinmonomeren
- Nachweis von Fibrinopeptid A
- erhöhte Konzentration des Thrombin-Antithrombin III-Komplexes (TAT)
- geringer Abfall der Thrombozyten

- *Stadium 2:* Dekompensation der Hämostasemechanismen

Laborergebnisse:
- Verlängerung der Phasentests (Thromboplastin-, partielle Thromboplastin-, Thrombinzeit)
- Abfall der Thrombozyten
- Abfall des Fibrinogens
- Abfall von Antithrombin III und Protein C
- Anstieg der Fibrinmonomere

- *Stadium 3:* Reaktive Hyperfibrinolyse

Laborergebnisse:
- Anstieg der Fibrin(ogen)spaltprodukte
- Nachweis von D-Dimeren
- Thrombozyten und Fibrinogen stark vermindert
- Thrombin- und Reptilasezeit stark verlängert

Bei einem chronischen Verlauf der DIC können sich die Laborwerte als Folge einer reaktiv erhöhten Syntheseleistung der Leber wieder normalisieren.

Um die Dynamik des Krankheitsgeschehens beurteilen zu können, ist es erforderlich, die Laboruntersuchungen im Verlauf der Erkrankung wiederholt durchzuführen. Entscheidend dabei sind die Veränderungen der Kenngrößen, da deren absolute Werte durch die begleitende Akute-Phase-Reaktion schwer zu beurteilen sind, z.B. wird erhöhtes Fibrinogen durch die DIC in den Referenzbereich gebracht.

13.2.7. Thrombophilie

Als Thrombophilie wird eine auffällige Thromboseneigung bezeichnet.

Als wesentliche Komponenten der Thrombogenese sind neben der Schädigung des Gefäßendothels, der veränderten Strömungsdynamik des Blutes, Abweichungen gerinnungsphysiologischer Meßgrößen gegenüber dem Referenzbereich anzusehen. Als hämostaseologische Risikofaktoren für Thrombophilie gelten:

Hyperkoagulabilität
- Antithrombin III-Mangel
- Protein C-Mangel
- Protein S-Mangel
- Resistenz gegenüber aktiviertem Protein C (hereditärer Defekt, vorwiegend durch Punktmutation des Faktor V-Moleküls, Faktor V Leiden, benannt nach der Stadt Leiden, wo erstmals (1994) bei einem Patienten diese Punktmutation nachgewiesen wurde
- erhöhte Faktor VIII-Aktivität
- Prothrombin (Faktor II)-Mutation

Hyperaggregabilität
- Thrombozytose
- Anstieg des von-Willebrand-Faktors

Hypofibrinolyse
- Faktor XII-Mangel
- Anstieg der Faktor XII-Inhibitoren
- Plasminogen-Mangel

- Verminderung des Gewebe-Plasminogen-Aktivators (t-PA)

Verminderte Freisetzung des t-PA beim Venenokklusions-Test

- Anstieg des α_2-Antiplasmins
- Anstieg des Plasminogen-Aktivator-Inhibitors 1 (PAI-1)

Auto-Antikörper gegen gerinnungsaktive Phospholipide

- Lupus-Antikoagulantien
- Antikardiolipin-Inhibitor

Unter **Thromboserisikoindikatoren** werden Meßgrößen des Gerinnungssystems verstanden, deren Abweichung vom Referenzbereich ein erhöhtes Thromboserisiko anzeigt, ohne selbst kausal zu diesem erhöhten Risiko beizutragen. Dazu zählen: Prothrombinfragment F_{1+2}, TAT, Fibrinopeptid A und B, Fibrinmonomere, D-Dimere, Plättchenfaktor 4.

14. Gastrointestinaltrakt

Zum Gastrointestinaltrakt zählen: Mund, Ösophagus, Magen, Duodenum, Jejunum, Ileum, Kolon, Rektum. Die wichtigsten Aufgaben sind die mechanische Zerkleinerung, der enzymatische Aufschluß (Digestion) und die Aufnahme (Absorption) der Nahrung in den Körper.

Man informiere sich in den entsprechenden Abschnitten der Lehrbücher für Pathobiochemie und Pathophysiologie.

14.1. Magen

14.1.1. Magensekretionsanalyse

Indikationen

- Verdacht auf chronisch-atrophische Gastritis (Achlorhydrie)
- Hypochlorhydrie
- Zollinger-Ellison-Syndrom
- Rezidivulzera nach Magenresektion

Vorbereitung des Patienten

Die letzte Nahrungsaufnahme sollte mindestens 12 Stunden zurückliegen.

Medikamente, wie Anticholinergika, Sedativa, Atropin, H_2-Rezeptor-Antagonisten, Antazida müssen 24 bis 48 Stunden vorher abgesetzt werden; substituierte Benzimidazole 5-7 Tage.

Testdurchführung

Mit einer, in der tiefsten Spitze der großen Kurvatur liegenden, doppelläufigen Einmalsonde werden dem Patienten nach Absaugen des Nüchternsekretes 4 basale Magensaftfraktionen (BAO, basal acid output, 4 x 15 min) sowie 4 nach Pentagastrinstimulation gewonnene Fraktionen (MAO, maximal acid output, 4 x 15 min) entnommen.

Nach der Volumenmessung der einzelnen Fraktionen erfolgt die Bestimmung der H^+ Konzentration in der jeweiligen Fraktion durch Titration mit 0,1 n Natronlauge unter Verwendung von Phenolrot als Indikator. Die sezernierten mmol H^+/h können aus den ermittelten Volumina und dem Verbrauch an Natronlauge berechnet werden.

Referenzbereiche

- BAO (Basalsekretion) Summe der ausgeschiedenen Säuremengen in den ersten 4 Fraktionen: 1-5 mmol/h
- MAO (Sekretion nach Stimulation), Summe der ausgeschiedenen Säuremengen nach Stimulation: 13-25 mmol/h
- PAO (peak acid output), H^+ Sekretion der beiden höchsten 15 min. Fraktionen x 2: 20-34 mmol/h

Bewertung

BAO

- 5 - 15 mmol/h: einzelne Fälle mit Duodenalulkus
- > 20 mmol/h : Verdacht auf Gastrinom (Zollinger-Ellison-Syndrom)

Die BAO wird durch endogene Faktoren, wie Gastrin, Vagotonus und Histamin beeinflußt

PAO

- 0-5 mmol/h, bei Atrophie der Magenschleimhaut, perniziöser Anämie, Verdacht auf CA
- > 40 mmol/h, Verdacht auf Gastrinom, Zollinger-Ellison-Syndrom

Die diagnostische Bedeutung der Sekretionsanalyse wird im Vergleich zu endoskopischen und röntgenologischen Untersuchungen als gering eingeschätzt.

14.1.2. Gastrin

Gastrin ist ein Polypeptidhormon, das vor allem in der Schleimhaut von Antrum, Duodenum und proximalem Jejunum gebildet wird. Das Hormon kommt im Serum in verschiedenen molekularen Formen vor (G.13, G.17, G.34).

Gastrin stimuliert die Sekretion von Salzsäure.

Indikation

- schweres peptisches Ulkusleiden
- Rezidivulzera nach Magenteilresektion

^{13}C-Atemtests in der Diagnostik

Die ^{13}C-Atemtests

❍ schnell und sicher
❍ patientenfreundlich
❍ ungiftig, nicht invasiv
❍ unkompliziert anwendbar (auch bei Kindern)
❍ preiswert
❍ überwiegend abrechenbar

^{13}C-Harnstoff-Atemtest zur Helicobacter pylori-Diagnostik

❍ Der Patient nimmt ^{13}C-Harnstoff in Fruchtsaft ein
❍ Abgabe zweier Atemproben
❍ Auswertung durch Isotopen-Massenspektrometrie: $^{13}CO_2$ / $^{12}CO_2$

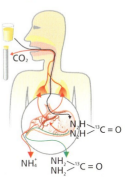

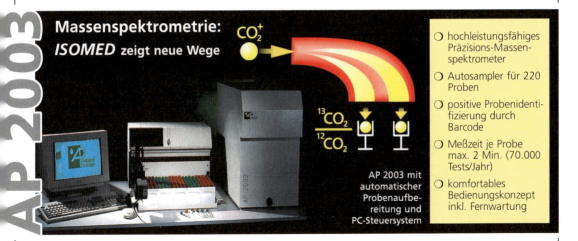

Massenspektrometrie: ISOMED zeigt neue Wege

AP 2003 mit automatischer Probenaufbereitung und PC-Steuersystem

❍ hochleistungsfähiges Präzisions-Massenspektrometer
❍ Autosampler für 220 Proben
❍ positive Probenidentifizierung durch Barcode
❍ Meßzeit je Probe max. 2 Min. (70.000 Tests/Jahr)
❍ komfortables Bedienungskonzept inkl. Fernwartung

Wir beraten Sie gerne und senden Ihnen umfassende Informationen.

Sprechen Sie mit uns!

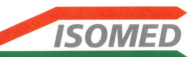

Analysen- und Vertriebsgesellschaft mbH

Birkenweg 10
D-65510 Idstein
(Germany)

☎ +49 (61 26) 988 728
Fax +49 (61 26) 988 729

Patientenvorbereitung

Mindestens 12 h vorher darf der Patient weder feste noch flüssige Nahrung aufnehmen, kalziumhaltige Antazida, H_2-Rezeptorantagonisten sind 24 h, Benzimidazole (Omeprazol) 5-7 Tage vorher abzusetzen.

 Untersuchungsmaterial

Serum (Hämolyse stört)

 Bestimmungsmethode

Radioimmunoassay

 Referenzbereiche

In Abhängigkeit von der Spezifität des verwendeten Antikörpers gegenüber den verschiedenen Gastrinformen < 20-100 pmol/l, bzw. < 40-21 ng/l.

 Bewertung

Erhöhte Werte bei

- Zollinger-Ellison-Syndrom
- zurückgelassenem Antrumschleimhautrest in der zuführenden Schlinge bei Billroth-II-Magen
- nach selektiver proximaler Vagotomie (leicht erhöht)
- chronischer Niereninsuffizienz

14.1.3. ^{13}C-Harnstoff-Atemtest

Für den Nachweis einer gastralen Helicobacter pylori-Infektion sind verschiedene Testverfahren bekannt. Die konventionellen Tests beruhen alle auf invasiven oder indirekten Tests, bei denen entweder endoskopisch gewonnene Magenbiopsien zum histologischen oder mikrobiologischen Nachweis des Keims oder Blutproben für die Serologie benötigt werden. Mit dem ^{13}C-Harnstoff-Atemtest ist ein Verfahren gegeben, bei dem auf einfache und natürliche Art der Keim nicht-invasiv nachgewiesen werden kann.

 Indikation

Verdacht auf Helicobacter pylori-Infektion bei Gastritis, Ulkus dudeni und Ulkus ventriculi oder anderen Störungen des oberen Magen-Darmtraktes. Kontrolle nach einer Helicobacter pylori-Eradikationstherapie.

 Patientenvorbereitung

Die Patienten sollten möglichst während der letzten zwei bis vier Stunden keine feste Nahrung zu sich genommen haben. Vor und während der Durchführung des Tests sollten die Patienten nicht herumlaufen oder sich heftig bewegen.

 Testmaterial

75 mg ^{13}C-Harnstoff in einem Glasröhrchen, 2-4 Atemröhrchen (z.B. Vacutainer®, 10 ml), Strohhalm

 Prinzip

^{13}C-Harnstoff wird in Fruchtsaft gelöst eingenommen. Bei vorhandenem Helicobacter pylori wird dieser Harnstoff rasch durch die dem Keim eigene Urease zu Ammoniak und $^{13}CO_2$ hydrolysiert. Das entstehende $^{13}CO_2$ wird dann schnell absorbiert und über die Atmung abgegeben. Dort erhöht es den Anteil an natürlich vorhandenem $^{13}CO_2$. Ein Anstieg des $^{13}CO_2$ in der Atemluft weist somit eindeutig die Anwesenheit von Helicobacter pylori nach.

 Durchführung

Zuerst erhält der Patient den Strohhalm und das (die) mit 0-Wert bezeichnete(n) Röhrchen. Er atmet ruhig durch den Strohhalm in das Röhrchen aus, bis ein deutliches Beschlagen der Glaswand zu erkennen ist. Dann wird der Strohhalm entnommen und das Röhrchen verschlossen.

Der ^{13}C-Harnstoff wird in einer kleinen Menge Leitungswasser (kein Mineralwasser) gelöst und in ein Glas (ca. 200 ml) Fruchtsaft gegeben. Dieses trinkt der Patient dann zügig aus. Nach 30 Minuten erhält der Patient wiederum den Strohhalm zusammen mit dem (den) Atemröhrchen, beschriftet mit 30 min-Wert und atmet in diese(s) wie oben beschrieben. Die Untersuchung der Atemluft wird in speziellen Zentren mittels Isotopen-Massenspektrometrie durchgeführt. Weitere Informationen vom Anbieter des Tests.

Hinweis: Hatte der Patient vor der Durchführung des Tests etwas gegessen, so sollte die Abnahme des 30-Minutenwertes um 15-30 Minuten verlängert werden!

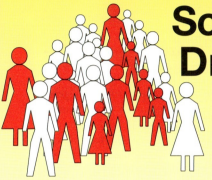

Schon jeder Dritte ist betroffen:

Infektion mit **Helicobacter pylori!**

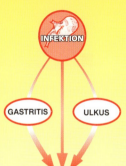

Die Weltgesundheitsorganisation WHO stellt fest: *„Es gibt ausreichende Sicherheit für die Karzinogenität von Helicobacter pylori im Menschen!"*

Sichere Diagnose und Therapiekontrolle jetzt mit

^{13}C Harnstoff ▶ Atemtest zur Helicobacter pylori-Diagnostik

○ kinderleicht: pusten - trinken - pusten

Maßgeschneiderte Laborlösungen:

Massenspektrometer BreathMAT^{plus}:

○ wirtschaftlichste und sicherste Methode der Probenanalyse
○ schnell (<2 min/Probe, Kapazität 200 Proben)
○ keine aufwendige Probenvorbereitung
○ Barcodierung gewährleistet vollautomatische und sichere Probenzuordnung
○ Integrationsfähigkeit in Labornetze
○ preiswert (attraktive Leasing-Möglichkeiten)

RUWAmed-Atemtest: Komplettes Set aus 2 Vacutainern, Testsubstanz zum Auflösen in Orangensaft und Strohhalm. Originalabmessung nur 15cm·6cm·2cm.

Individuelle Beratung für komplette Lösungen – sprechen Sie mit uns!

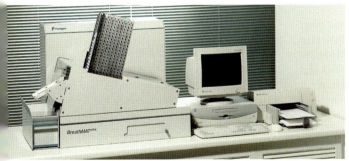

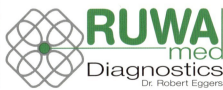

RUWAmed: Bergfried 24 • D-37120 Bovenden ☎ +49 (55 94) 84 45 • Fax +49 (55 94) 84 46

Bewertung

positiv:

- > 4 ‰

semiquantitativ:

- 0-4 ‰: keine Infektion
- 4-8 ‰: geringgradige Infektion
- 8-12 ‰: mittelschwere Infektion
- 12-16 ‰: schwere Infektion
- > 16 ‰: äußerst schwere Infektion

Der ^{13}C-Harnstoff-Atemtest weist im Vergleich zu den endoskopisch gewonnenen Biopsietests eine Sensitivität und Spezifität von mehr als 95 % auf. Da dieser Test in-vivo, d.h. in natürlicher Umgebung durchgeführt wird und nicht einer zufälligen Probenentnahme unterliegt, wurde er zum "Gold-Standard" in der Helicobacter pylori-Diagnostik.

 Störungsquellen

Grundsätzlich gibt es keine Störungen des Tests oder durch den Test. Bei Deformationen des Ösophagus (Divertikel) können in seltenen Fällen falsch negative Testergebnisse auftreten.

Ist der Nullwert deutlich erhöht gegenüber dem 30-min Wert, so könnte eine Probenvertauschung vorliegen. Genauso kann aber die Einnahme des Harnstoffs vor der Abgabe des Nullwertes zu diesem Fehler führen. Daher unbedingt: **Erst blasen, dann trinken!**

 Hinweise

Für Diabetiker kann ein Diabetiker-geeigneter Fruchtsaft oder Zitronensäure (0,1N) verwendet werden. Bei Kleinkindern kann die Menge an Fruchsaft verringert werden, **nicht** jedoch die Harnstoffdosis!

14.1.4. ^{15}N$_2$-Harnstoff-Urin-Test

Dieser Test dient ebenfalls dem Nachweis einer Helicobacter-Pylori-Infektion. Bei dem Patienten wird 3 Std. nach oraler Applikation von ^{15}N$_2$-Harnstoff im Urin getrennt, der aus dem Ammoniak und dem Harnstoff stammende markierte Stickstoff mit einem ^{15}N-Emissionsspektrometer bestimmt (s.a. 14.1.3.).

14.1.5. ^{13}C-Azetat- und ^{13}C-Oktanoat-Atemtest

Mit diesem ^{13}C-Atemtest läßt sich die Magenentleerungsgeschwindigkeit nach einer Standardmahlzeit sehr einfach in der Atemluft nachweisen, da die Testsubstanzen (^{13}C-Azetat und ^{13}C-Oktanoat) nach Passage des Magens schnell resorbiert und zu ^{13}CO$_2$ metabolisiert werden. Diese Verfahren sind nicht invasiv, jederzeit anwendbar und somit zur Therapiekontrolle bzw. -einstellung geeignet.

Anwendung bei Verdacht auf Gastroparese, z.B. bei diabetischer Neuropathie. Weitere Hinweise vom Vertreiber des Tests.

14.2. Darm

14.2.1. D-Xylose-Absorptionstest

Der Test dient zur Beurteilung einer Kohlenhydrat-Malabsorption im proximalen Dünndarm.

Xylose ist eine Pentose, die durch einen aktiven Transportmechanismus in die Zelle transportiert wird. Die Substanz wird zum größten Teil unverändert über die Niere ausgeschieden.

 Indikationen

- Malabsorptionssyndrom
- Verdacht auf Störungen der funktionellen Integrität des oberen Dünndarms

 Patientenvorbereitung

12 h vorher weder feste noch flüssige Nahrungsaufnahme. Der Patient soll vor dem Test die Blase vollständig entleeren.

 Untersuchungsmaterial

- Serum
- Urin versetzt mit 5 ml 10 % Thymol in Isopropanol

 Testdurchführung

Der Patient trinkt 25 g (167 mmol) Xylose in 300 ml Wasser bzw. schwachem Tee und nach ca. 1 h nochmals 300 ml Wasser/Tee zur Sicherstellung einer ausreichenden Diurese. Der Urin wird 5

Die Xylose wird im Serum und im 5-Stunden Sammelurin photometrisch mit 4-Bromanilin bestimmt.

Störfaktoren: andere Pentosen, u.a. Ribose.

Referenzbereiche

- *5 h Sammelurin:* > 34 mmol (> 20 % der Totaldosis)
- *Serum:*
  - nach 1 h: > 1,4 mmol/l
  - nach 2 h: > 2,0 mmol/l

Bewertung

Der Xylosetest ist eine wichtige Methode zur Erfassung einer Kohlenhydrat-Resorptionsstörung im proximalen Dünndarm. Eine verminderte Xylose-Ausscheidung im Harn und eine erniedrigte Xylosekonzentration im Serum sprechen für eine Erkrankung des Duodenums/Jejunums. Die Bestimmung im Serum hat den Vorteil, daß Fehler bedingt durch unvollständiges Sammeln des Urins oder durch eine Niereninsuffizienz ausgeschaltet werden.

Die Xyloseausscheidung nimmt mit dem Alter ab.

Verminderte Xyloseausscheidung (falsch niedrige Ergebnisse) bei:

- Magenentleerungsstörungen (u.a. Sturzentleerung)
- bakterieller Fehlbesiedlung (Abbau der Xylose)
- Pharmaka , u.a. Azetylsalizylsäure, Colchicin, Digoxin, Neomycin
- Zollinger-Ellison-Syndrom
- Sklerodermie
- Aszites, Hypothyreose, perniziöser Anämie

Falsch hohe Ergebnisse bei:

- chronischem Alkoholabusus
- Leberfunktionsstörungen
- Shunt-Operationen

Bei einer primären Kohlenhydratintoleranz (u.a. isolierter Laktasemangel) ist der Xylose-Test normal.

14.2.2. Vitamin B_{12}-Resorptionstest (Schilling-Test)

Oral aufgenommenes Vitamin B_{12} (Extrinsic-Faktor) bildet mit dem von den Belegzellen im Fundus-Corpus des Magens sezernierten Intrinsic-Factor einen Komplex, der bei der Darmpassage im terminalen Ileum von spezifischen Rezeptoren gebunden wird. Mit Hilfe eines Carriersystems gelangt das Vit. B_{12} in das Blut und wird dort an Transportproteine gebunden.

Das Vitamin wird in der Leber gespeichert und über die Nieren ausgeschieden.

Indikationen

- Verdacht auf Intrinsic-Faktor-Mangel
- Verdacht auf intestinale Malabsorption (Ileum-Rezeptor-Mangel), z.B. bakterielle Überwucherung

Patientenvorbereitung

Der Patient muß die Nacht vor und bis 2 Stunden nach dem Test nüchtern bleiben. Mindestens 2 Tage vorher müssen Vitamin B_{12} Injektionen abgesetzt werden. Vor Testbeginn muß der Patient die Blase vollständig entleeren.

Durchführung des Testes

1. Der Patient erhält eine ^{57}Co Vitamin B_{12} enthaltende Kapsel mit einer Aktivität von 0,5 µCi und ca. 100 ml Wasser

2. Zwei Stunden später wird 1 mg nichtmarkiertes Vitamin B_{12} intramuskulär injiziert, um die Plasmaproteine und Speicher abzusättigen

3. Nach Gabe der Kapsel wird der Urin 24 h gesammelt, das Volumen gemessen und in einem aliquoten Teil die Radioaktivität gemessen (Bohrloch-Szintillations-Zähler und Gamma-Probenwechsler).

4. Berechnet wird der prozentuale Anteil der ausgeschiedenen Gesamtaktivität von der oral eingenommenen Aktivität .

Referenzbereich

Die ^{57}Co-Vitamin B_{12} Ausscheidung soll > 10 % der oralen Dosis betragen.

Bewertung

Eine Ausscheidung < 7 % wird als pathologisch angesehen. Ursachen dafür sind:

- verminderte Sekretion des Intrinsic-Faktors (chronische atrophische Gastritis, Zustand nach Teilresektion des Magens)
- Dünndarmerkrankungen (u.a. Morbus Crohn, tropische und einheimische Sprue, Teilresektion des Ileums, bakterieller Abbau des Vitamin B_{12})

Zur Differenzierung zwischen einem Intrinsic-Faktor-Mangel und einer Vitamin B_{12}-Resorptionsstörung muß ein erneuter Test (frühestens nach 4 Tagen) mit zusätzlicher Gabe von Intrinsic-Faktor durchgeführt werden. Bei Resorptionsstörungen wird auch bei diesem Test eine verminderte Ausscheidung von Vitamin B_{12} gefunden.

Fehlermöglichkeiten

Falsch verminderte Ausscheidung bei:

- Niereninsuffizienz
- unvollständigem Sammeln des Urins

14.2.3. Laktosetoleranz-Test (LTT)

Normalerweise wird die mit der Nahrung aufgenommene Laktose durch die an der Bürstensaummembran der Dünndarmmukosa sich befindende Laktase in Glukose und Galaktose gespalten. Die entstandenen Monosaccharide werden anschließend aktiv resorbiert. Bei Laktasemangel kommt es zu einer Laktosemalabsorption.

Indikationen

- Verdacht auf primären oder sekundären Laktasemangel
- Verdacht auf Laktosemalabsorption anderer Genese
- bei Meteorismus, Durchfall und Flatulenz nach Ernährung mit Milch und Milchprodukten

Patientenvorbereitung

Patient nüchtern.

Durchführung

Der Patient trinkt 50 g Laktose in 500 ml Wasser. Die Blutglukose wird vor und 20, 40, 60, 90 Minuten nach der Aufnahme bestimmt. Bewertet wird der Glukoseanstieg und eine mögliche gastrointestinale Symptomatik, die der Patient während des Testes oder danach bietet (u.a. krampfartige Schmerzen, Durchfall).

Referenzbereiche

- Glukoseanstieg:
  - venöses Blut: > 200 mg/l bzw. 1,11 mmol/l
  - Kapillar-Blut: > 250 mg/l bzw. 1,39 mmol/l

Bewertung

Verminderter Glukoseanstieg bei Laktosemalabsorption bei

- primärem Laktasemangel (genetisch determiniert)
- sekundärem Laktasemangel als Folge einer intestinalen Mukosaschädigung (u.a. Zöliakie, tropische Sprue, nach Dünndarmresektion, intestinalem Lymphom, unspezifischen Diarrhoen im Kindesalter, Zytostatikabehandlung)

Falsch negative Werte des Laktosetoleranztestes sind zu erwarten bei

- Patienten mit pathologischem Glukosetoleranztest bzw. manifestem Diabetes mellitus
- Dumpingsyndrom

Bei Erbrechen und langsamer Magenentleerung sind die Ergebnisse nicht eindeutig zu beurteilen. Zur Sicherung eines Laktasemangels sollte eine Dünndarmbiopsie durchgeführt werden.

Als sensitiver Parameter zur Erfassung einer Laktosemalabsorption gilt der H_2-Atemtest.

14.2.4. H_2-Atemtest

Prinzip

Die nicht im Dünndarm resorbierte Laktose wird im Dickdarm durch die anaerobe Kolonflora, u.a. zu kurzkettigen Fettsäuren sowie den Gasen Methan, Kohlendioxid und Wasserstoff abgebaut. Ein Teil des Wasserstoffs gelangt durch Diffusion über die Kolonschleimhaut in das Blut und kann in der Exhalationsluft gaschromatographisch (H_2-Analysator) bestimmt werden.

Vorbereitung des Patienten

- Nüchtern-Periode von 12 h. Am Vortag dürfen keine schwerverdaulichen Kohlenhydrate wie Bohnen, kleie- oder kleiefaserhaltige Nahrungsmittel gegessen werden. Der Patient darf vor der Testung und während der Testzeit nicht rauchen, nicht schlafen und sich nicht stärker körperlich betätigen.

Testdurchführung

1. Messung des H_2-Spiegels.
2. Gabe von 1 g/kg Körpergewicht Laktose in Wasser gelöst.
3. Eine Stunde nach Laktosegabe und dann alle 30 min. bis zu 3 Stunden nach Testbeginn Messung des H_2-Spiegels.

Bewertung

Ein Anstieg der H_2-Konzentration > 20 ppm nach Belastung weist auf eine Laktosemalabsorption hin.

- Falsch negative Ergebnisse: Antibiotika können zu einer Reduzierung der H_2 bildenden Keime führen
- Falsch positive Ergebnisse: Eine bakterielle Überwucherung des Dünndarmes führt bereits 8-15 min nach der Testmahlzeit zu einem Anstieg der Wasserstoffkonzentration (kann zum Nachweis einer Überwucherung genutzt werden)

14.3. Exokrines Pankreas und Pankreasfunktion

Das exokrine Pankreas sezerniert normalerweise bei Aufnahme von gemischter Kost täglich 1-1,5 l einer proteinreichen, alkalisch reagierenden Flüssigkeit. Das Sekret enthält Ionen (u.a. Bikarbonat, Chlorid, Phosphat, Kalium, Natrium, Kalzium, Magnesium, Zink, Kupfer), Verdauungsenzyme bzw. deren Vorstufen (s. u.), Cofaktoren (Colipase 1 und 2) und Inhibitoren (Pankreas-Trypsin-Inhibitor). Für die Diagnostik und Verlaufsbeobachtung von Pankreaserkrankungen werden neben den bildgebenden Verfahren, d.h. Oberbauchsonographie, Computertomographie und ERCP (besonders bei Verdacht auf chronische Pankreaserkrankung und Pankreaskarzinome) folgende **Laboruntersuchungen** angewandt:

- Bestimmung von Enzymaktivitäten
- Prüfungen der exokrinen Pankreasfunktion
- Stuhluntersuchungen (Stuhlvisite)
- Bestimmung von Tumormarkern

In Abhängigkeit vom Krankheitsbild sind weitere klinisch chemische Untersuchungen erforderlich, so u.a.:

- Elektrolyte
- Blutbild
- Gerinnungsuntersuchungen
- Lipidstatus
- Glukose
- Säure-Basen-Haushalt

14.3.1. Enzyme

Die vom exokrinen Pankreas sezernierten Enzyme katalysieren den Abbau von

- Kohlenhydraten (u.a. Amylase)
- Fetten (u.a. Lipase, Phospholipase A1 und A2)
- Proteinen (u.a Trypsin, Chymotrypsin, Elastase, Carboxypeptidase A, B)
- Nukleotidasen (Desoxyribonuklease, Ribonuklease)

Die Proteasen und Peptidasen werden in Form inaktiver Vorstufen (Zymogene) sezerniert.

14.3.1.1. α-Amylase

(☞ Kap. 7.2.5.)

Erhöhte Aktivitäten im Serum im Rahmen einer Pankreaserkrankung bei

- akuter Pankreatitis
- Schub einer chronischen Pankreatitis
- obstruktiver chronischer Pankreatitits
- Pankreastumoren

Große Bedeutung kommt der Bestimmung der Amylaseaktivität (auch Lipase) in der Notfallmedizin zu. Die Höhe des Amylaseanstieges geht dabei nicht mit der Schwere der Erkrankung parallel. Da kurzzeitige Aktivitätsanstiege der Amylase im Serum häufig nicht erfaßt werden (Halbwertszeit 2 - 6 h), wird die Bestimmung im 24 h Sammelurin bzw. fraktioniert in 4 x 6 h Portionen empfohlen. Für die Einschätzung der exokrinen Pankreasfunktionen ist die Bestimmung der Amylaseaktivität wenig geeignet; bei schwerer Insuffizienz können erniedrigte Werte gefunden werden.

14.3.1.2. Lipase

(☞ Kap. 7.2.18)

Die Lipase besitzt im Vergleich zur α-Amylase bei der **akuten Pankreatitis** eine höhere diagnostische Sensitivität und Spezifität sowie eine zeitlich längere Erhöhung im Serum bei Pankreaserkrankungen (Halbwertszeit 6,9 - 13,7 h). Die Lipase wird durch glomeruläre Filtration ausgeschieden und tubulär rückresorbiert. Ein Nachweis im Urin ist nur bei ausgeprägter Proteinurie bzw. unzureichender Rückresorptionsrate möglich.

14.3.1.3. Pankreatische Elastase 1 im Serum

Indikation

Verdacht auf akute Pankreatitis

Prinzip

Das mit der ELISA-Technik, basierend auf monoklonalen Antikörpern, im Serum bestimmte Enzym wird als ein Parameter mit hoher diagnostischer Sensibilität und Spezifität angesehen. Der Serumtest erlaubt aufgrund der Pankreasspezifität und der Tatsache, daß Pankreaselastase 1 im Blut länger als Amylase und Lipase nachweisbar ist (bis zu 4 Tage), die Diagnose einer akuten Pankreatitis oder eines akuten Schubes der chronischen Pankreatitis auch noch 3-4 Tage nach Krankheitsbeginn. Die Ergebnisse sind unabhängig von einer vorher durchgeführten Enzymsubstitutionstherapie.

Referenzbereich

- < 3,5 ng/ml

Störfaktoren

Bei Niereninsuffizienz steigt die Elastase 1-Konzentration im Serum leicht an (allerdings weniger ausgeprägt als bei Amylase und Lipase).

14.3.1.4. Trypsin im Serum

(☞ Kap. 7.2.9.)

Bewertung

Erhöhte Aktivitäten im Serum bei

- akuter Pankreatitis
- zystischer Pankreasfibrose
- Niereninsuffizienz
- nach endoskopischer retrograder Cholezysto-Pankreatoskopie (ERCP)

Erniedrigte Aktivitäten werden bei schwerer chronischer Pankreatitis im nichtentzündlichen Intervall gefunden, subnormale Aktivitäten bei manifestem Diabetes mellitus. Die bei Gesunden im Serum vorkommenden geringen Mengen an Trypsin können wegen der hohen Trypsin-Inhibitor-Konzentration nicht enzymatisch, sondern nur radioimmunologisch bestimmt werden (☞ Kap.7.2.9.).

14.3.1.5. Phospholipase A_2 im Serum

(EC 3.1.1.4)

Die aus dem Proenzym durch Trypsin freigesetzte Phospholipase A_2 spaltet aus Phospholipiden die am Kohlenstoffatom C2 des Glyzerin gebundenen ungesättigten Fettsäuren ab. Die zirkulierenden, stark toxischen Lysophospholipide sind wahrscheinlich für die Schädigung der Zellmembranen und Organellen verantwortlich und ein wesentlicher Faktor für die bei akuter Pankreatitis entstehenden Parenchym- und Fettgewebenekrosen. Besonders hohe Aktivitäten werden bei der nekrotisierenden Pankreatitis gefunden. Es soll eine Korrelation zwischen der Höhe der Aktivitäten und dem Verlauf der Erkrankung bestehen.

14.3.2. Untersuchungen zur Prüfung der exokrinen Pankreasfunktion

14.3.2.1. Sekretin-Pankreozymin-Test

Indikation

Verdacht auf exokrine Pankreasinsuffizienz

Patientenvorbereitung

Der Patient soll nüchtern sein und einen Tag vorher keine verdauungsfördernden Medikamente einnehmen.

Innovative Diagnostik

Pankreatische Elastase 1

nicht - invasive Pankreasdiagnostik

- zuverlässig
- kostengünstig

Oberbauchschmerz!
Verdauungsstörungen!
Ist das Pankreas beteiligt?

ScheBo® Pankreatische Elastase 1-Stuhltest

- Diagnose oder Ausschluss von exokriner Pankreasinsuffizienz (chronische Pankreatitis, Mukoviszidose, Diabetes mellitus, Gallensteinpatienten).
- Eine eventuell bestehende Substitutionstherapie stört nicht.
- Eine einzelne Stuhlprobe genügt - kein Sammelstuhl.

ScheBo® Pankreatische Elastase 1-Serumtest

- Diagnose oder Ausschluss einer akuten Pankreatitis.
- Abklärung der Pankreasbeteiligung bei Oberbauchschmerzen.
- Diagnose einer ERCP- oder Gallenstein-induzierten Pankreatitis.

Rufen Sie uns an!

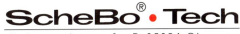

Netanyastrasse 3 · D-35394 Giessen
Telefon 0641-4996-0 · Telefax 4996-77
www.schebo.de

Untersuchungsmaterial

Duodenalsekret

Prinzip

Durch intravenöse Injektion von Sekretin und Pankreozymin wird das exokrine Pankreas maximal stimuliert und in dem durch Duodenalsonde gewonnenen Sekret

- Bikarbonat

sowie die Enzyme

- α-Amylase
- Lipase
- Chymotrypsin
- Trypsin

bestimmt. Sekretin stimuliert die Sekretion des Duodenalsaftes und des Bikarbonates; Pankreomycin die Sekretion der Enzyme.

Testdurchführung

Dem Patienten wird unter Röntgenkontrolle der eine Schlauch einer doppelläufigen Sonde nach LAGERLÖF bis in den Magen, der andere bis in das Duodenum vorgeschoben. Um Verluste an Pankreassekret zu vermeiden, sollte der Patient während der Untersuchung auf der rechten Seite liegen. Zuerst werden der vorhandene Magensaft und das Duodenalsekret abgesaugt und verworfen. Anschließend wird 20 min das Duodenalsekret gesammelt. Nach i.v.-Injektion von 1 KE/kg Körpergewicht Sekretin gewinnt man in 3 Perioden von je 20 min Dauer unter Eiskühlung das Duodenalsekret. Nach Injektion von 1 KE/kg Körpergewicht Pankreozymin folgt eine Sammelperiode von 60 min. Die Sekretvolumina werden gemessen und in dem Sekret, nach der Sekretin-Stimulation, die Bikarbonatkonzentration und -ausscheidung sowie nach der Pankreozymin-Stimulation, die Aktivität der Enzyme bestimmt.

Referenzbereiche

- Sekretvolumen: 2-5 ml/min
- Bikarbonatkonzentration: 80-150 mmol/l
- Bikarbonatsekretion: 130-400 µmol/min
- Enzymsekretion: man informiere sich in dem zuständigen Laboratorium

Bewertung

Der Test gilt als ein sehr sensibles und spezifisches, aber auch zeit- und methodisch aufwendiges Verfahren zur Überprüfung der exkretorischen Pankreasfunktion. Bei einer exokrinen Pankreasinsuffizienz kommt es, in Abhängigkeit vom Schweregrad, zu einer Verminderung des Sekretvolumens und der Bikarbonat- und Enzymausschüttung. Eine Differenzierung zwischen chronischer Pankreatitis und Pankreaskarzinom ist mit diesem Test nicht möglich.

Störfaktoren

- unvollständiges Sammeln des Sekrets
- Rückfluß von Duodenalsekret in den Magen
- Zufluß von Magensaft (verhindert eine zuverlässige Bestimmung der Bikarbonatkonzentration und der Enzymaktivität)
- Zufluß bikarbonathaltiger Galle

Anstelle von Pankreozymin kann auch das synthetische DEKA-Peptid Ceruletid (Caerulein) verwendet werden.

14.3.2.2. NBT-PABA-Test

Das oral applizierte synthetische Tripeptid N-Benzoyl-L-Tyrosyl-para-Aminobenzoesäure (NBT-PABA) wird im Duodenum durch Chymotrypsin des Pankreassekretes hydrolytisch gespalten. Die dabei gebildete p-Aminobenzoesäure wird weitgehend resorbiert und z.T. in der Leber an Glukuronsäure gebunden. Freie und gebundene para-Aminobenzoesäure werden über die Niere ausgeschieden und können im Urin bestimmt werden. Der nach 6 Stunden ausgeschiedene Anteil an aufgenommener Testsubstanz ist ein Maß für die exokrine Pankreasfunktion.

Referenzbereich: PABA-Ausscheidung im 6-Stunden-Urin > 50 %

Falsch positive Testergebnisse werden bei verminderter Säuresekretion der Magenschleimhaut, nach Magenresektion, bei Malabsorption, Leber- und Niereninsuffizienz sowie bei Diabetes mellitus gefunden. Bestimmte Bakterien im Darm spalten die NBT-PABA, was zu falsch normalen Testwerten führt. Zahlreiche Medikamente, z.B. Sulfonyl-Harnstoff, Sulfonamide oder Diuretika, interferieren mit der chemischen Bestimmung der para-Aminobenzoesäure im Urin. Der Test wird nur noch selten durchgeführt. Eine zuverlässige Aussage wird bei schwerer und höchstens mäßiger Pankreasinsuffizienz erreicht.

14.3.2.3. Fluoreszeindilaurat-Test (Pankreolauryl-Test)

Oral zugeführtes Fluoreszeindilaurat wird im Dünndarm durch eine vom Pankreas sezernierte Sterinesterhydrolase in Fluoreszein und Laurinsäure gespalten. Fluoreszein wird mit Hilfe von Gallensäuren z.T. resorbiert, in der Leber glukuronidiert und renal eliminiert. Nach Einnahme der Testsubstanz wird der Urin 10 Stunden gesammelt und in einer Probe nach Hydrolyse des Fluoreszeinglukuronids das Gesamtfluoreszein bestimmt. Nach mindestens eintägiger Pause wird der obige Test unter analogen Bedingungen mit Fluoreszein-Natrium durchgeführt, um Lebererkrankungen sowie Niereninsuffizienz auszuschalten. Aus der Farbstoffausscheidung beim eigentlichen Test (T) und der Kontrolle (K) wird der T/K-Quotient × 100 ermittelt. Bei einem Resultat < 20 soll eine Pankreasinsuffizienz vorliegen. Ein falsch negatives Testergebnis ist anzunehmen, wenn während der Durchführung der Untersuchung eine Pankreasenzym-Substitution fortgesetzt wird. Falsch pathologische Ergebnisse sind nach Magenresektion, biliären Erkrankungen sowie entzündlichen Darmerkrankungen zu erwarten. Hochdosierte Vitamin- B_2-Gaben stören. Auch dieser Test erlaubt nur Aussagen für das Vorliegen einer schweren und mäßigen Pankreasinsuffizienz.

14.3.2.4. ^{13}C-Pankreasfunktions-Atemtest

Bei den Atemtests gibt es verschiedene Tests, die entweder die Sekretionsleistung in bezug auf Amylase oder Lipase prüfen. Für die Amylase ist der Maisstärke-Atemtest verwendbar, während für Lipase eine Reihe von verschiedenen Testsubstanzen angeboten werden (^{13}C-Triolein, ^{13}C-Hiolein, ^{13}C-Trioktanoin, ^{13}C-Cholesteryl, ^{13}C-Oktanat). Im wesentlichen verlaufen alle Tests nach dem gleichen Schema. Daher wird hier nur der Atemtest mit Maisstärke angegeben.

Indikation

Verdacht auf eine exokrine Pankreasinsuffizienz

Patientenvorbereitung

Die Patienten sollen für den Test nüchtern sein. Substitutionsmedikation sollte bei Erstdiagnose vor dem Test nicht eingenommen werden. Zur Therapiekontrolle darf die Substitution nicht unterbrochen werden.

Testmaterial

50 g Maisstärke, 5 Vacutainer®-Röhrchen (10 ml), Strohhalm

Prinzip

Maisstärke wird durch die Amylase in Glukose gespalten. Diese wird dann resorbiert und letztendlich zu CO_2 abgebaut. Natürliche Maisstärke enthält einen natürlich erhöhten Anteil an ^{13}C. Sie ist daher in ihrer natürlichen Form geeignet. Eine gesonderte Anreicherung des ^{13}C ist nicht notwendig. Das durch die Verstoffwechslung der Maisstärke entstehende $^{13}CO_2$ führt zu seiner Anreicherung in der Atemluft. Hohe Anreicherung zeigt somit eine hohe Amylaseaktivität, während niedrige oder fehlende Anreicherung eine Störung der Amylase-Sekretion und damit eine exokrine Pankreasinsuffizienz anzeigt.

Durchführung

Vor Beginn des Tests wird die Maisstärke in Wasser eingerührt und ggf. unter gelindem Erwärmen gelöst bzw. suspendiert. Die Suspension kann geschmacklich aufgewertet werden (z.B. Süßstoff oder Fruchtsaft).

Zuerst atmet der Patient ruhig durch den Strohhalm in das mit 0-Wert beschriftete, geöffnete Vacutainer®-Röhrchen aus, bis ein Beschlagen der Glaswand zu erkennen ist. der Vacutainer® wird dann zügig wieder verschlossen. Dann nimmt der Patient möglichst schnell die Stärke-Suspension zu sich. Nach 30, 60, 90 und 120 min werden weitere Atemproben wie beschrieben genommen.

Die Analyse erfolgt mit Hilfe der Isotopen-Massenspektrometrie in speziellen Zentren.

Referenzbereiche

- 60 min: > 4 ‰ $^{13}CO_2$ in der Atemluft
- 120 min: > 6 ‰ $^{13}CO_2$ in der Atemluft

Bewertung

Steigt der $^{13}CO_2$-Gehalt in der Atemluft in der o.g. Weise an, so liegt eine normale Sekretionsleistung des Pankreas vor. Durchgängig niedrigere Werte weisen auf eine Sekretionsinsuffizienz hin. Liegt nur ein erniedrigter 60-min-Wert vor, der 120-min-Wert ist aber normal, so sollte auf eine partielle

Gastroparese untersucht werden; die Pankreas-Sekretionsleistung ist aber normal.

Störungsquellen

Der Maisstärke-Atemtest sollte bei Patienten mit Diabetes mellitus nicht angewendet werden, da bei normaler exokriner Pankreasfunktion eine erhöhte Glukosezufuhr erzeugt wird und die Metabolisierung der Glukose zum CO_2 gestört ist. Es werden neben dem Hyperglykämie-Risiko falsch positive Werte erzeugt. Für diese Patienten empfiehlt sich die Anwendung der Lipase-Tests.

14.3.3. Stuhluntersuchungen

14.3.3.1. Stuhlgewicht und Stuhlvisite

Die Bestimmung des Stuhlgewichtes gilt als einfacher Suchtest auf eine Maldigestion infolge einer Pankreasinsuffizienz und/oder einer Malabsorption durch Dünndarmerkrankungen.

Die Wägung sollte mit 3 aufeinanderfolgenden Tagesportionen erfolgen. Beim Gesunden beträgt das Stuhlgewicht/24 h bei Zufuhr von gemischter Kost 50 - 200 g. Werte > 300 g sind als pathologisch anzusehen. Besonders fettig glänzende voluminöse und übel riechende Stühle weisen auf eine Maldigestion hin.

14.3.3.2. Pankreatische Elastase 1 im Stuhl

Indikation

Verdacht auf eine exokrine Pankreasinsuffizienz

Patientenvorbereitung

Absetzen der Substitutionspräparate nicht erforderlich

Untersuchungsmaterial

Eine erbsengroße Stuhlprobe (kein Sammelstuhl)

Prinzip

Die pankreatische Elastase 1 wird mittels eines hochspezifischen Sandwich ELISA, basierend auf zwei monoklonalen Antikörpern, im Stuhl bestimmt. Da die pankreatische Elastase 1 darmstabil ist, korreliert die fäkale Elastase 1- Konzentration sehr gut mit der duodenalen Konzentration und eignet sich daher als Maß der exokrinen Pankreasfunktion.

Referenzbereich

- > 200 µg/g Stuhl

Bewertung

Sensitivität und Spezifität höher als bei der Chymotrypsinbestimmung. Die pankreatische Elastase 1-Bestimmung erlaubt nicht selten auch die Diagnose einer milden sowie fast immer die einer mittleren Pankreasinsuffizienz und ist aus heutiger Sicht das praktikabelste indirekte Pankreasfunktionstestverfahren.

14.3.3.3. Chymotrypsin im Stuhl

(☞ Kap. 7.2.8.)

Bewertung

Erniedrigte Werte bei

- deutlich ausgeprägter exkretorischer Pankreasinsuffizienz (bei einer leichten bis mäßigen Pankreasinsuffizienz können auch normale Werte gemessen werden)

Falsch erniedrigte Werte bei normaler Pankreasfunktion bei

- Diarrhoe
- Zustand nach Billroth-II-Operation
- Eiweißmangel
- Kachexie
- totalem Verschlußikterus
- Anorexia nervosa
- Zöliakie
- Stuhlausscheidung über 300 g/24 h
- einheimischer Sprue

Eine Enzymsubstitution führt zu falsch normaler Chymotrypsinausscheidung im Stuhl.

14.3.3.4. Stuhlfettausscheidung

Indikation

Verdacht auf eine exokrine Pankreasinsuffizienz, Malabsorption

Patientenvorbereitung

Der Patient soll während des Stuhlsammelns täglich 70-150 g Fett mit der Nahrung erhalten. 3 Tage vorher müssen enzymsubstituierende Medikamente abgesetzt werden.

Untersuchungsmaterial

Drei 24-Stunden-Stühle

Durchführung

Der Stuhl wird homogenisiert, gewogen und in einem aliquoten Teil die Fette durch Kochen mit alkoholischer Kalilauge verseift. Nach Ansäuern mit Salzsäure werden die gebildeten undissoziierten Fettsäuren mit Petroläther extrahiert. Das Lösungsmittel wird abgedampft, der Rückstand mit Ethanol aufgenommen und die Fettsäuren mit Natronlauge unter Verwendung von Thymolblau als Indikator titriert. Die Fettsäurenausscheidung berechnet sich aus dem Verbrauch von Natronlauge.

Bewertung

Eine Fettsäureausscheidung < 7 g/24 h gilt als unauffällig. **Erhöhte Werte**, d.h. > 10 g/24 h, finden sich bei

- stark reduzierter Lipasesekretion des Pankreas
- vermindertem Gehalt an konjugierten Gallensäuren im Dünndarm (Leberparenchymerkrankungen, Gallengangsverschluß, Überbesiedlung des Dünndarms mit Bakterien der Bacteroidesgruppe)
- gestörter Resorption im Dünndarm (**Malabsorption**), z.B. Sprue

Eine Unterscheidung von Malabsorption und Maldigestion ist mit der Bestimmung des Stuhlfettes nicht möglich. Dafür sind weitere Untersuchungen erforderlich, u.a. Sekretin-Pankreozymin-Test, Xylosetest. Eine Reduzierung der Fettausscheidung nach Substitution von Pankreasenzymen spricht für eine Einschränkung der exokrinen Pankreasfunktion (Maldigestion). Mikroskopisch kann die Ausscheidung von Neutralfetten bzw. Fettsäuren nicht zuverlässig beurteilt werden.

14.3.4. Nachweis einer zystischen Pankreasfibrose (Mukoviszidose)

Die zystische Pankreasfibrose mit einer Inzidenz von 1 : 3000 zählt zu den häufigsten autosomal rezessiv vererbbaren Stoffwechselerkrankungen. Die zystische Fibrose betrifft alle exokrinen Drüsen, die ein muköses oder seröses Sekret abgeben, u.a. exokrines Pankreas, Intestinaltrakt, Respirationstrakt, Parotis und Schweißdrüsen.

14.3.4.1. Albumin im Mekonium (BM-Test)

Indikation

Neugeborenenscreening zur Früherkennung der Mukoviszidose (in einigen Einrichtungen wird dieser Test routinemäßig am ersten bzw. fünften Lebenstag durchgeführt).

Untersuchungsmethode

Mit einem Teststreifen, der ein Tetrabromphenolphthaleinäthylester enthält, kann ein erhöhter Albumingehalt nachgewiesen werden.

Bewertung

Normalerweise werden < 20 mg Albumin/g Mekonium-Trockengewicht ausgeschieden. Bei erhöhter Ausscheidung färbt sich der Teststreifen tief blau. **Falsch positive Werte** sind bei

- intrauterinen Infektionen
- Malabsorptionssyndrom
- Anwendung von albuminhaltiger Babycreme im Analbereich

möglich, **falsch negative Werte** bei der

- Durchführung des Tests mit nicht dem ersten abgehenden Mekonium sowie bei
- Erkrankungen an Mukoviszidose mit normaler Albuminausscheidung

Falsche Lagerung (> 30 °C) und Überschreitung des Verfallsdatums der Teststreifen kann die Ablesung beeinträchtigen. Aufgrund der geringen diagnostischen Sensitivität ist die Anwendung der Methode umstritten.

14.3.4.2. Pankreatische Elastase 1 im Stuhl

(☞ Kap. 14.3.3.2.)

Indikation

Überprüfung der exokrinen Pankreasfunktion bei Verdacht auf Mukoviszidose

Bewertung

Bei Mukoviszidose mit Pankreasbeteiligung liegt die Elastase-Konzentration unterhalb der Referenzkonzentration von 200 µg/g Stuhl. Die Bestimmung eignet sich für Säuglinge ab dem ersten Lebensmonat.

14.3.4.3. Schweißtest

Schweißgewinnung durch Pilocarpin-Iontophorese und Messung der elektrischen Leitfähigkeit.

Untersuchungsmethode

An der volaren Seite des Unterarmes werden im Abstand von 15 mm Metallelektroden befestigt. Unter der Anode wird ein mit Pilocarpin-Lösung (20 mmol/l) getränkter Zellstofftupfer angebracht. Nach einem 10minütigen Stromfluß von 2 mA werden die Elektroden entfernt, die Hautpartien gründlich mit destilliertem Wasser gereinigt und danach eine Zelluloseazetatfolie aufgelegt, die mit einer Polyäthylenfolie abgedeckt wird, um eine Verdunstung von Wasser zu vermeiden. Nach 30 bis 60 min wird durch elektrische Leitfähigkeitsmessung die Natriumchloridkonzentration im Schweiß ermittelt.

Bewertung

- Referenzbereich: < 40 mmol NaCl/l
- verdächtige Werte: 40-60 mmol NaCl/l
- pathologische Werte: > 60 mmol NaCl/l

Erwachsene können **falsch positive Werte** bis 80 mmol NaCl/l aufweisen. **Erhöhte Werte** können auch gefunden werden, u.a. bei

- Nebennierenrindeninsuffizienz
- Glukose-6-phosphatase-Mangel
- Mangelernährung
- Hypothyreose

Der Schweißtest sollte an zwei aufeinander folgenden Tagen durchgeführt werden.

14.3.4.4. Gentechnologische Untersuchungen

Seit der Isolierung des CFTR-Gens und der Identifizierung von Mutationen in diesem Gen als Ursache der Cystischen Fibrose (CF) ist es prinzipiell möglich, die Erkrankung durch Mutationsanalyse, d.h. durch direkte Gendiagnostik zu erkennen. Die gebräuchlichste Methode zur Identifizierung bereits bekannter Mutation ist dabei die Amplifikation der betreffenden Genabschnitte mit Hilfe der **Polymerase-Kettenreaktion** (☞ Kap. 5.1.) und nachfolgender Verdauung mit Restriktionsenzymen und Auftrennung der Fragmente. Voraussetzung ist hierbei, daß die Mutation die Erkennungssequenz des betreffenden Enzyms verändert. Die praktische klinische Bedeutung der Mutationsanalyse in der primären Diagnostik der Cystischen Fibrose ist allerdings gering. Besonders die hohe Zahl (bisher über 500) bekannter Mutationen im CFTR-Gen macht die gezielte Suche nach Mutation zu einer umfangreichen Aufgabe. Die Mutationsanalyse hat jedoch ihren festen Platz bei der molekularen Charakterisierung von Indexpatienten mit gesicherter CF in Familien, weil in Kenntnis der Mutation beim Indexfall die pränatale Diagnostik aus Chorionzotten dann entscheidend vereinfacht ist.

14.3.5. Tumormarker

Für den Nachweis eines Pankreskarzinoms stehen die

- Computertomographie
- Feinnadelbiopsie sowie die
- Oberbauchsonographie

im Vordergrund. Tumormarker sind als Screeningparameter nicht geeignet, sie können zur Verlaufsbeobachtung eingesetzt werden (☞ Kap. 23.1.).

14.4. (Okkultes) Blut im Stuhl

Indikationen

- Verdacht auf okkulten (nichtsichtbaren) intestinalen Blutverlust
- Suchtest auf kolorektale Karzinome **(Screening bei Personen älter als 50 Jahre)**

Untersuchungsmethode

Klinisch-chemischer Nachweis (Prinzip Haemocult)
Hämoglobin hat die Eigenschaft, die Oxidation von Guajacol (Guajakharz) zu einem blauen Farbstoff zu katalysieren (Pseudoperoxidase-Aktivität des Hämoglobins).

Durchführung

Der Patient darf 3 Tage vor der ersten Stuhlentnahme und während der Testtage keine myoglobin- und hämoglobinreiche Nahrungsmittel (u.a. Fleisch, Wurst) zu sich nehmen. Durch Verwendung sog. Testbriefe kann der Patient selbst die mit Hilfe eines Spatels von 2 verschiedenen Stellen entnommenen erbsengroßen Stuhlproben auf ein markiertes Feld streichen, das mit Guajakharz präpariert ist. Dies wird an den 2 folgenden Tagen wiederholt. Die "Briefe" können innerhalb einer Woche zu der untersuchenden Stelle verschickt werden. Dort wird auf die Stuhlprobe H_2O_2 haltige Entwicklerlösung getropft. Bei Anwesenheit von Blut kommt es innerhalb von 30 s zu einer Blaufärbung. Jedes positive Ergebnis muß abgeklärt werden.

Bewertung

Positive Ergebnisse u.a. bei

- Blutungen (auch intermittierend) aus dem Gastrointestinaltrakt (Ulcera, Ösophagus Varizen, kolorektale Karzinome, Adenome, Polypen, Divertikel)

Falsch positive Ergebnisse u.a. bei

- Zahnfleisch-, Nasen- und Hämorrhoidalblutungen
- hämoglobin- oder myoglobinhaltiger Nahrung
- Einnahme eisen- oder kupferhaltiger Medikamente
- Falsch negative Ergebnisse u.a. bei:
- unbrauchbar gewordenen Testbriefen
- Ausscheidung größerer Mengen von Vitamin C (Reduktion des H_2O_2)
- Die diagnostische Sensitivität für kolorektale Karzinome liegt bei Patienten mit gesicherten Tumoren bei 76 %, bei asymptomatischen Teilnehmern am Screeningprogramm mit Tumorfrühstadium bei 50 %. Die analytische Empfindlichkeit liegt bei 2-5 mg Hämoglobin/g Stuhl.

Radiochemische Verfahren

Nach Injektion von ^{51}Cr bzw. $^{99}Tc^m$- markierten Eigenerythrozyten wird die Radioaktivität in einer Probe des homogenisierten Stuhles gemessen. Störung durch biliäre Exkretion von markierten Verbindungen möglich.

Immunchemische Verfahren

Bestimmung von Hämoglobin in Stuhlextrakten mit spezifischen Antikörpern gegen Humanhämoglobin, so daß keine diätetischen Restriktionen notwendig sind. Störungen beim Abbau von Hämoglobin im Verdauungstrakt.

15. Leber und Gallenwege

15.1. Allgemeines

Die Leber hat im Rahmen des intermediären Stoffwechsels zahlreiche verschiedenartige Funktionen zu erfüllen, u.a. auf dem Gebiet:

- des **Kohlenhydratstoffwechsels** (Glukosehomöostase, Glykogensynthese, Glykogenolyse, Glukoneogenese, Pentosephosphatzyklus, Metabolisierung von Zuckern wie Glukose, Galaktose, Fruktose und Sorbit)
- des **Protein- und Aminosäuren- und N-Stoffwechsels** (Synthese der meisten Plasmaproteine, Gerinnungsfaktoren I, II, V, VII, X, XI, XII, XIII, Katabolismus von Plasmaproteinen, Synthese von Harnstoff, Harnsäure, Kreatinin, Metabolisierung von Aminosäuren)
- des **Lipid- und Lipoproteinstoffwechsels** (Synthese von Fettsäuren, Triglyceriden, Phosphatiden, Gallensäuren, Cholesterin, Ketonkörpern und Lipoproteinen, β-Oxidation der Fettsäuren)
- der **Biotransformation und Eliminierung** (Metabolische Aktivierung und Inaktivierung endogener und exogener Substanzen durch oxidative, reduktive und hydrolytische Molekülveränderungen, Glukuronidierung, Sulfatierung, Methylierung)

Bedingt durch das umfangreiche Leistungsspektrum der Leber leitet sich eine breite Palette von unterschiedlichsten Laboruntersuchungen und Funktionstests für die Diagnostik, Verlaufsbeobachtung und Therapiekontrolle von Leber- und Gallenwegserkrankungen ab. Es muß deutlich darauf hingewiesen werden, daß keine Methode bekannt ist, mit der eine globale Aussage über den Zustand der Leber oder deren Funktion gemacht werden kann. Mit den einzelnen Laboruntersuchungen können nur mehr oder weniger Teilfunktionen der Leber, sowie die Art und der Grad der Schädigung erfaßt werden.

Nur in Kombination von klinischen-, Labor- und morphologischen Untersuchungen ist eine Aussage möglich.

15.2. Laboruntersuchungen

15.2.1. Bestimmung von Enzymaktivitäten im Serum

(☞ Kap. 7.)

Die Leber- und Gallenwegserkrankungen können als Domäne der Enzymdiagnostik angesehen werden. Die Ursache ist nicht zuletzt in der reichen Enzymausstattung der Leber sowie der Struktur dieses Organs begründet.

Als Screeningprogramm zur Erfassung von Leber- und Gallenwegserkrankungen hat sich folgende Enzymkombination bewährt:

- *ALAT*
  sensibler Indikator zum Nachweis von Permeabilitätsstörungen der Leberparenchymzelle
- *γ-GT*
  Nachweis einer Cholestase und reaktiver Veränderungen
- *CHE*
  Nachweis einer verminderten Syntheseleistung der Leber

Zur Beurteilung der Aktivität und der Schwere des Zellschadens sowie für differentialdiagnostische Fragestellungen können zusätzlich bestimmt werden:

Aspartat-Aminotransferase (ASAT), Glutamat-Dehydrogenase (GLDH), Laktat-Dehydrogenase (LDH), Alkalische Phosphatase (AP) und deren Isoenzyme, Isozitrat-Dehydrogenase (ICDH).

Zur Differenzierung einer akuten und chronischen Lebererkrankung bzw. eines vorwiegend entzündlichen- und nekrotisierenden Prozesses hat sich der **De-Ritis-Quotient**:

$$\frac{ASAT}{ALAT} \text{ bzw. } \frac{GOT}{GPT} \text{ bewährt.}$$

- Quotient < 1: Entzündungstyp, leichter Schaden
- Quotient > 1: Nekrosetyp, schwerer Schaden

Zur Beurteilung des Schweregrades der Leberzellschädigung eignet sich der

Schmidtsche Quotient:

$$\frac{\text{ASAT} + \text{ALAT}}{\text{GLDH}} \text{ bzw. } \frac{\text{GOT} + \text{GPT}}{\text{GLDH}}$$

- Quotient > 50
  akute Virushepatitis, auch cholestatische Verlaufsform, akute **alkoholtoxische Hepatitis**
- Quotient 20-50
  akute Schübe bei chronischen Leberentzündungen, cholestatische Hepatosen, **Leberzirrhose**
- Quotient < 20
  Verschlußikterus, Metastasenleber, biliäre Zirrhose, akute Intoxikationen, Rechtsherzversagen

Je kleiner der Quotient, umso größer ist der Anteil der Nekrose an der allgemeinen Zellschädigung.

Bei der Bewertung dieses Quotienten und dessen Dynamik müssen die unterschiedlichen Halbwertszeiten der ALAT (47 ± 10 h) und der GLDH (18 ± 1 h) im Serum berücksichtigt werden.

15.2.2. Gallenfarbstoffe im Serum und Urin

15.2.2.1. Bilirubin

Bilirubin, ein gelbes Tetrapyrrolderivat entsteht beim Abbau des Hämoglobins aus gealterten oder kurzlebigen Erythrozyten, sowie anderer Hämoproteine wie Myoglobin, Zytochrome und Katalasen, vorwiegend in der Milz, in den Makrophagen des RES und im Knochenmark. Das wasserunlösliche Bilirubin wird in Plasma an Albumin gebunden, zur Leber transportiert und mittels eines Carriersystems von der Leberzelle aufgenommen. Es folgt die durch UDP-Glukurosyl-Transferase katalysierte Bildung von Bilirubinmonoglukuronid, das weiter mittels einer Transferase in Bilirubindiglukuronid umgewandelt wird. Dieses sog. konjugierte wasserlösliche Bilirubin wird mit der Galle in den Darm ausgeschieden, durch Bakterienenzyme die Glukuronsäure abgespalten (β-Glukuronidase) und das freie Bilirubin über Mesobilirubin und kurzlebige Zwischenprodukte zu Urobilinogen (Mesobilirubinogen) reduziert (Reduktasen). Aus dem Urobilinogen entsteht durch weitere Hydrierung Stercobilinogen, das mit dem Fäzes ausgeschieden und zu braunem Stercobilin oxidiert wird (Stuhlfarbe).

Ein Teil des Urobilinogens wird intestinal reabsorbiert, über die Pfortader zur Leber transportiert und erneut über die Gallenwege ausgeschieden (enterohepatischer Kreislauf). Normalerweise werden nur Spuren (2-4 mg/24 h) von Urobilinogen über die Nieren mit dem Harn ausgeschieden (☞ auch Lehrbücher der Biochemie).

15.2.2.1.1. Bestimmung von Bilirubin im Serum

Bei dem im Serum/Plasma vorkommenden Bilirubin wird unterschieden:

- konjugiertes Bilirubin: mit einem oder zwei Molekülen Glukuronsäure oder anderen Säuren verestertes Bilirubin (wasserlöslich)
- unkonjugiertes Bilirubin: vorwiegend elektrostatisch an Albumin gebunden (wasserunlöslich)
- eine kleine Fraktion ist kovalent an Albumin gebunden, sog. δ-Bilirubin (wasserlöslich)
- Spuren von ungebundenem Bilirubin

Bei der Bestimmung des Bilirubins reagiert das konjugierte Bilirubin direkt mit diazotierter Sulfanilsäure (direktes oder direkt reagierendes Bilirubin), während das unkonjugierte Bilirubin erst nach Zusatz eines Akzelerators, wie Methanol oder Koffein-Benzoat mit dem Diazo-Reagenz reagiert (indirektes oder indirekt reagierendes Bilirubin, freies Bilirubin).

In der Praxis wird bestimmt:

- Gesamtbilirubin (Zusatz des Akzelerators)
- direktes Bilirubin (ohne Zusatz)

Gesamtbilirubin - direkt reagierendes Bilirubin = indirektes (freies) Bilirubin.

Indikation

- Diagnostik und Verlaufsbeurteilung des Ikterus

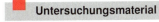
Untersuchungsmaterial

- Serum

Methoden

- *Gesamtbilirubin nach Jendrassik und Grof*
  Das Gesamtbilirubin wird nach Zugabe von Koffein-Natriumbenzoat (Akzelerator) mit diazotierter Sulfanilsäure gekoppelt. Durch Zusatz

von Ascorbinsäure wird überschüssiges Diazoreagenz zerstört und damit die Reaktion abgebrochen. Nach Zugabe von alkalischer Tartratlösung entsteht blaues Azobilirubin, dessen Farbintensität bei 600 nm gemessen wird. Auswertung mit Bilirubinstandard.

Störfaktoren: Lichtexposition (Tages-, UV-, Kunstlicht) führt zur Zerstörung des Bilirubins. Starke Hämolyse sowie Lipämie stören.

Bei urämischen Patienten oder Patienten mit Darmverschluß werden als Folge erhöhter Indikankonzentration zu hohe Werte gefunden.

Arzneimittel oder deren Metaboliten, die mit diazotierter Sulfanilsäure reagieren, wie p-Aminosalizylsäure, Chloramphenicol, Propanolol führen zu falsch hohen Werten.

Bestimmung von Bilirubin im Plasma bei Neugeborenen

Untersuchungsmaterial

Heparinplasma, Kapillarblutentnahme mit Mikrovetten CB 300 mit Lichtschutz.

Durchführung

In Kunststoff-Halbmikroküvetten werden 20 µl Plasma mit 1,00 ml Phosphatpuffer (0,67 mol/l; pH = 7,4) gemischt. Die Extinktion des Ansatzes wird umgehend bei den Wellenlängen 462 nm (E1) und 560 nm (E2) in 1 cm Schichtdicke gemessen. Es wird die Extinktionsdifferenz (E1-E2) gebildet und durch Multiplikation mit einem aus einer Eichkurve ermittelten Faktor die Bilirubinkonzentration berechnet.

Die Zweiwellenlängenmessung und Differenzbildung korrigiert den durch Hämolyse bedingten Störeinfluß.

Die Bestimmung ist bis zum 10. Lebenstag möglich.

- *Enzymatische Bestimmung*

  Konjugiertes und unkonjugiertes Bilirubin wird in Gegenwart von Bilirubinoxidase durch Sauerstoff zu Biliverdin und weiter zu einem purpurfarbenen Farbstoff oxidiert, dessen Farbintensität photometrisch bei 415 oder 425 nm bestimmt wird.

Referenzbereiche

- *Termingerechte Geburten:*

  1. Tag: < 80 µmol/l (< 4,6 mg/dl)
  2. Tag: < 130 µmol/l (< 7,6 mg/dl)
  3. Tag: < 165 µmol/l (< 9,7 mg/dl)
  4.-8. Tag: < 200 µmol/l (< 11,7 mg/dl)
  9.-10. Tag: < 165 µmol/l (< 9,7 mg/dl)

  Bei Frühgeburten liegen die Ergebnisse höher.

- *Erwachsene:*

  Gesamt Bilirubin: < 17 µmol/l (< 1,0 mg/dl)
  Konjug. Bilirubin: < 3,4 µmol/l (< 0,2 mg/dl)

Bewertung

Hyperbilirubinämie

Vorwiegend unkonjugiertes (indirektes) Bilirubin:

- gesteigerte Bilirubinproduktion (prähepatisch) bei
  - Überschreitung der Bilirubineliminationskapazität
  - vermehrtem Abbau von Erythrozyten (hämolytische Anämie)
  - Abbau größerer extravasaler Blutmassen (Hämatome)
  - ineffektiver Erythropoese
  - Transfusionsreaktion
- Einschränkung der hepatozellulären Bilirubinaufnahme:
  - **Gilbert-Syndrom** (hereditär)
  - Meulengracht-Syndrom (Icterus juvenilis intermittens)
- Einschränkung der Bilirubinkonjugation:
  - **Crigler-Najjar-Syndrom** (hereditärer Mangel an Glukuronyl-Transferase)
  - Icterus neonatorum (physiologisch, kurzzeitig nach der Geburt, UDP-Glukuronyl-transferase-Mangel)
  - durch Medikamente (Chloramphenicol, Vitamin K)
  - Leberzellschäden mit verminderter Glukuronyltransferaseaktivität (Zirrhose, alkoholische Fettleber, akute Hepatitis)

Vorwiegend konjugiertes (direktes) Bilirubin:

- Einschränkung der bilären Exkretion
  - hereditär: **Dubin-Johnson-Syndrom**

- intrahepatische Cholestase, Medikamente, wie anabole Steroide, Östrogene, D-Penicillamin, Indometacin
- akute Virushepatitis
- Lebertumoren, -metastasen
- Obstruktion extrahepatischer Gallenwege, posthepatische Hyperbilirubinämie
  - Konkremente
- Tumoren
- Kompression des Ductus choledochus (Pankreastumoren, Pankreatitis)
- Cholangitis

15.2.2.1.2. Nachweis von Bilirubin im Urin

Nachweis mit Teststreifen

Das Testprinzip beruht auf einer Kupplungsreaktion eines stabilisierten Diazoniumsalzes mit konjugiertem wasserlöslichen Bilirubin zu einem rot-violetten Farbstoff im sauren Bereich.

Die Ablesung kann visuell oder instrumentell erfolgen. Die untere Nachweisgrenze liegt bei 5 mg/l.

Bewertung

Beim Anstieg des konjugierten Bilirubins von ca. 5 mg/l (8,5 µmol/l) im Plasma (☞ Hyperbilirubinämie) kommt es zu einer Ausscheidung des konjugierten Bilirubins mit dem Harn. Der Harn nimmt in Abhängigkeit von der Bilirubinkonzentration eine bräunlich-gelbe bis braune Farbe an.

Falsch-negativer Nachweis bei
- längerem Stehen des Harns im Licht (Oxidation des Bilirubins zu Biliverdin)
- größeren Mengen an **Askorbinsäure** oder Nitrit (Harnwegsinfektion) wird die Empfindlichkeit des Nachweises herabgesetzt.

Falsch-positiver Nachweis bei
- Ausscheidung von Medikamenten und Nahrungsmitteln mit roter Eigenfärbung

15.2.2.1.3. Nachweis von Urobilinogen im Urin

Urobilinogen bildet mit 4-Dimethylaminobenzaldehyd in salzsaurer Lösung (Ehrlichs-Reagenz) einen mit Chloroform extrahierbaren roten Farbstoff. (☞ auch Nachweis von Porphobilinogen, Kap. 12.7.2.2.).

Der Nachweis mit Teststreifen beruht auf einer analogen Reaktion.

Bewertung

- Der Nachweis von Urobilinogen hat sich in der "Vorfelddiagnostik" von Leber- und Gallenwegserkrankungen bewährt.
- Normalerweise werden nur Spuren (2-4 mg/d) von Urobilinogen mit dem Urin ausgeschieden.

Erhöhte Ausscheidung bei
- vermehrtem Anfall von konjugiertem Bilirubin (Leberparenchymschäden, Leberzirrhose)

Fehlende Urobilinogenausscheidung bei Verschluß der Gallenwege (Verschlußikterus).

Falsch positiver Nachweis
- durch Reaktion mit p-Aminosalizylsäure und Sulfonylharnstoffen

Falsch negativer Nachweis bei
- zu langem Stehen des Urins in Folge Oxidation des Urobilinogens zu Urobilin (frischen Urin verwenden!)
- größeren Mengen an Nitrit

Bei fehlender bakterieller Reduktion des Bilirubins im Darm kann kein Urobilinogen nachgewiesen werden (☞ Kap. 15.2.2.1.).

15.2.3. Plasma-/Serumproteine

Die Leber ist am intermediären Stoffwechsel der Proteine entscheidend beteiligt (☞ Kap. 15.1.). Nahezu alle Plasmaproteine mit Ausnahme der Immunglobuline und einiger Gerinnungsfaktoren werden in der Leber gebildet. Lebererkrankungen müssen daher zwangsläufig zu Konzentrationsveränderungen der Proteine im Plasma führen.

Indikationen für die Bestimmung

- Überprüfung der intrahepatischen Synthese von Plasmaproteinen (Cholinesterase, Albumin, Gerinnungsfaktoren)
- Erfassung der Immunantwort bei Lebererkrankungen
- Kontrolle der Transportsysteme (Coeruloplasmin, Transferrin)

15.2.3.1. Proteinelektrophorese, Einzelproteine

Indikationen für die Untersuchungen, Methodik und Interpretation der Ergebnisse (☞ Kap. 3.2.2. und 6.2.3.).

15.2.3.2. Immunglobuline (IgA, IgG, IgM)

In Abhängigkeit von der Art und der Schwere der Lebererkrankungen kommt es zu krankheitstypischen, aber nicht krankheitsspezifischen Veränderungen hinsichtlich der Konzentration der Immunglobuline im Plasma und deren Relation zueinander (☞ Kap. 6.2.4.13.).

Verhalten der Immunglobuline bei Lebererkrankungen (☞ Abb. 15.1).

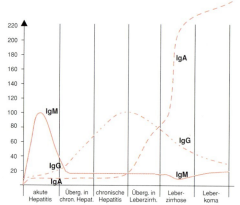

Abb. 15.1: Abweichung der Immunglobuline in Prozent von der mittleren Normalkonzentration bei Lebererkrankungen.

15.2.4. Funktionstests

15.2.4.1. Bromsulphthalein-Test

Der Bromsulphthaleintest zur Prüfung des Eliminationsvermögens der Leber wird auf Grund aufgetretener anaphylaktischer Reaktionen auf die Testsubstanz nicht mehr durchgeführt.

15.2.4.2. Indocyaningrün-Test (ICG-Test)

Bei diesem Test soll die Durchblutung bzw. das Extraktionsvermögen der Leber bestimmt werden. Dazu werden dem Patienten 0,5 mg Farbstoff/kg KM intravenös injiziert und Blutentnahmen vor sowie 2, 4, 6, 8 und 10 min nach Injektion durchgeführt. In den jeweiligen Serumproben wird die Extinktion bei 810 nm bestimmt. Die Auswertung erfolgt graphisch durch Auftragen der Extinktionswerte auf halblogarithmischem Papier gegen die Zeit. Es wird die Zeit ermittelt, bei der die Extinktion auf die Hälfte der Ausgangsextinktion abgesunken ist (Halbwertszeit).

Referenzbereich (Halbwertszeit)

- 2,5-4,1 min
- pathologischer Bereich: > 5 min

Bewertung

Verlängerte Halbwertszeiten werden bei Reduktion der funktionstüchtigen Lebermasse gefunden.

Der Farbstoffeliminationstest ist bei manifester Cholestase kontraindiziert.

Die Extraktion von Indocyaningrün in der Leber ist bei einmaliger Passage nicht vollständig; die Leberdurchblutung wird daher unterschätzt.

15.2.4.3. Oraler Galaktosebelastungstest

Mit dem Test soll die Funktion des Leberparenchyms erfaßt werden, oral zugeführte Galaktose in Glukose umzuwandeln.

Die entscheidenden Enzymreaktionen dabei sind:

Galaktose + ATP $\xrightarrow{1}$ Galaktose-1-Phosphat

Galaktose-1-Phosphat $\xrightarrow{2}$ UDP-Galaktose

UDP-Galaktose $\xrightarrow{3}$ UDP-Glukose

UDP-Glukose → Glukose-1-Phosphat

Glukose-1-Phosphat → Glukose-6-Phosphat → Glukose

[1] Galaktokinase, [2] Galaktose-1-Phosphat-Uridyl-Transferase, [3] UDP-Glukose-4-Epimerase

Durchführung des Tests

Der nüchterne Patient soll vor Beginn des Testes die Blase vollständig entleeren. Danach werden ihm 40 g Galaktose, in ca. 250 ml Tee oder Wasser gelöst, verabreicht. Nach 90 min wird die Galaktosekonzentration im Blut bestimmt und/oder die Galaktoseausscheidung im Urin bis 24 Stunden verfolgt.

Normalerweise beträgt die Galaktosekonzentration im Serum 90 min nach der Aufnahme < 1,7 mmol/l (< 0,3 g/l) und die Ausscheidung < 17 mmol (3 g)/24 h, bzw. < 14 mmol (2,5 g)/2 h-Urin.

Bewertung

Bei einem angeborenen Mangel an Galaktokinase und Galaktose-1-Phosphat-Uridyl-Transferase liefert der Test keine brauchbaren Ergebnisse.

Entleerungsstörungen des Magens können den Test beeinflussen.

Bei ca. 30 % der Patienten mit Leberzirrhose werden normale Werte, bei ca. 1/3 der gesunden Patienten pathologische erhalten.

Die Wertigkeit des Testes liegt wegen seiner geringen intraindividuellen Schwankungen vorwiegend in der Langzeitkontrolle von Patienten mit Leberzellinsuffizienz.

Kontraindiziert bei Diabetes mellitus!

15.2.4.4. ^{13}C-Atemtests

Mit diesem Tests soll die Funktion des oxidativen Stoffwechselsystems P450 überprüft werden. Als Testmaterialien dienen vorwiegend ^{13}C-Coffein und ^{13}C-Methacetin, die durch P450 zu ^{13}CO$_2$ metabolisiert werden. ^{13}CO$_2$ wird in der ausgeatmeten Luft bestimmt (☞ u.a. 14.1.3.).

15.2.5. α$_1$-Fetoprotein (AFP)

Einsatz als Tumormarker zum Nachweis und zur Verlaufskontrolle eines primären Leberzellkarzinoms (☞ Kap. 23.1.8.).

15.2.6. Ammonium/Ammoniak

Ammonium (Summe von freiem NH$_3$ und Ammoniumionen) entsteht vorwiegend beim bakteriellen Abbau von Proteinen und Aminosäuren, bei der Proteolyse von Nahrungsmitteln durch Enzyme der Darmschleimhaut sowie in der arbeitenden Muskulatur und in der Niere. Das vom Darm über das Pfortaderblut in die Leber gelangte Ammonium wird in dem Harnstoffzyklus (Krebs-Henseleit-Zyklus) in Harnstoff umgewandelt, ein Teil reagiert mit Glutaminsäure unter Bildung von Glutamin (Leber, Gehirn, ruhende Muskulatur) (☞ auch Lehrbücher der Biochemie).

Indikationen

- Diagnose und Verlaufsbeurteilung des Leberkomas, Therapiebeurteilung
- Differentialdiagnose komatöser Zustände
- Konvulsionen, Lethargie, Koma, Enzephalopathien im Säuglings- und Kleinkindalter

Patientenvorbereitung

- ruhender Patient ohne vorherige starke Muskelarbeit

Untersuchungsmaterial

EDTA- Plasma, venöse Blutabnahme ohne Stauung. Das Blut soll im Eisbad ins Labor kommen und möglichst innerhalb von 15 min zentrifugiert werden. Alle Gefäße mit Probematerial und Reagenzien müssen verschlossen sein, um die Aufnahme von Ammoniak zu vermeiden (geschlossenes Abnahmesystem).

Bestimmungsmethode

Enzymatische Bestimmung mit Glutamat-Dehydrogenase (GLDH)

$$\text{2-Oxoglutarat} + \text{NH}_4^+ + \text{NADPH} \xrightarrow{\text{GLDH}} \text{L-Glutamat} + \text{NADP}^+ + \text{H}_2\text{O}$$

Die Abnahme der NADPH-Absorption wird bei 343, 340 oder 366 nm gemessen (Optischer Test) und ist der NH$_4^+$-Konzentration direkt proportional.

Referenzbereiche

- Referenzbereiche (Plasma aus venösem Blut):
  - Männer: 15-60 µmol/l
  - Frauen: 11-51 µmol/l

Bei Neugeborenen sind Werte bis 150 µmol/l möglich.

Bewertung

Hyperammoniämien bei

- Lebererkrankungen, z.B. Leberausfallskoma (Leberzirrhose), Leberzerfallskoma (akute Leberdystrophie)
- portokavalem Shunt
- Schock
- Ammoniak-Intoxikation

- erhöhtem bakteriellen Eiweißabbau (gastrointestinale Blutungen, Pankreasinsuffizienz)
- genetischen Enzymdefekten des Harnstoffzyklus
  Carbamylphosphatsynthetase, Ornithincarbamyltranferase, Argininosuccinatsynthetase, Argininosuccinatlyase, Arginase

Falsch hohe Werte bei

- erhöhter Gamma-GT (Ammoniak-Bildung aus Glutamat)

Hämolyse stört.

15.2.7. Virushepatitiden

Bei verschiedenen viralen Infektionen (infektiöse Mononukleose, Zytomegalie, Herpes simplex u.a.) kommt es zu Begleithepatitiden (entzündliche Lebererkrankungen). Im engeren Sinne zählt man zu den Virushepatitiden die Hepatitis A, Hepatitis B, Hepatitis C, Hepatitis D, Hepatitis E. In der neueren Literatur wird noch über den Nachweis eines Hepatitis G-Virus berichtet.

Eine Übersicht über diese fünf Hepatitis-Typen und deren wichtigste Charakteristika wird in der Tab. 15.1 gegeben.

Epidemiologische Studien lassen noch weitere Hepatitis-Typen annehmen, die vorerst als **Hepatitis NON ABCDE** bezeichnet werden. Ihr Anteil beträgt ca. 10 %.

Virusantigene und Antikörper

Der Bestimmung von Virusantigenen und ihrer Antikörper kommt im Rahmen der Diagnostik, Typisierung, Verlaufskontrolle und Prognose einer Virushepatitis sowie der Beurteilung von Immunität und Infektiosität eine große Bedeutung zu (☞ Tab. 15.1, 15.2 und 15.3).

Über den Verlauf von Antigenen und Antikörpern ☞ Abb. 15.2-15.6.

Die Abbildungen wurden uns freundlicherweise von der Firma Abbott GmbH Diagnostika zur Verfügung gestellt.

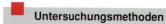
Untersuchungsmethoden

- Hepatitis-Antigene und -Antikörper: ELISA
- Hepatitis-DNA und -RNA: PCR

Hepatitis-Typ				
A	B	C	D	E
Anti-HAV-IgM	HBsAg und Anti-HBc-IgM	Anti-HCV HCV-PCR (nur auf besondere Anforderung)	Anti-HDV (nur bei positiver Hepatitis-B-Serologie)	Anti-HEV (nach Auslandsaufenthalt)

Tab. 15.2: Verdacht auf Hepatitis, Suchdiagnostik.

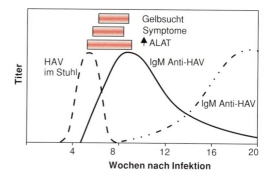
Abb. 15.2: Hepatitis A: Verlauf der Virusmarker.

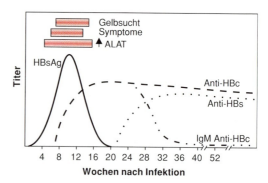
Abb. 15.3: Hepatitis B. Verlauf der Virusmarker.

15.2. Laboruntersuchungen

Hepatitis-Typ	A	B	C	D	E
Abkürzung	HAV	HBV	HCV	HDV	HEV
Erreger	RNA-Picorna-Virus	DNA-Hepadna-Virus	RNA-Flavi-Virus	RNA-Virus, inkomplett mit HBsAg umhüllt	RNA-Calizi-Virus
Übertragung (Infektionsquelle)	fäkal-oral kontaminierte Lebensmittel, Stuhl	parenteral, Intimkontakt, perinatal (Blut, Blutprodukte, Samenflüssigkeit, Speichel)	parenteral (Blut, Gerinnungspräparate) ca. 40 % noch unbekannt	parenteral, perinatal, Intimkontakt, nur bei gleichzeitiger HBV-Infektion möglich	fäkal-oral (Verseuchung des Trinkwassers)
Inkubationszeit (Tage)	15-49	25-160	42-84	60-110	10-56
fulminant	ja (selten)	ja (in etwa 1 %)	ja (sehr selten)	ja (bes. bei Superinfektion)	ja (ca. 20 % bei Schwangeren)
chronischer Verlauf	nein (protrahierter Verlauf möglich)	ja bis 10 %	ja bis 80 %	ja	nein
immunologische Diagnostik	Anti-HAV-IgM Anti-HAV	HBs-Ag (Subtypen, adw, adr, ayw, ayr) Anti-HBs (qualitativ, quantitativ); HBeAg, Anti-HBe, Anti-HBc-IgM, Anti-HBc, HBV-DNA, HBV-DNA-Polymerase	Anti-HCV HCV-RNA	Anti-HDV-IgM Anti-HDV HDV-RNA gesamte HBV-Serologie	Anti-HEV-IgM Anit-HEV-IgG HEV-RNA
Stuhl/Leber	HAV (Stuhl)	HBc-Ag (Leber)	HCV-RNA (Leber)	HD-Ag (Leber)	HEV (Stuhl)

Tab. 15.1 Charakteristika der Hepatitis-Typen und deren immunologische Diagnostik. (Abkürzungen: Ag = Antigen, s = engl. surface (Oberfläche), c = engl. core (Kern), e = engl. envelope).

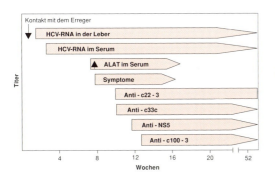

Abb. 15.4: Hepatitis C. Verlauf der Virusmarker. Anti- = Antikörper gegen diverse Virusproteine.

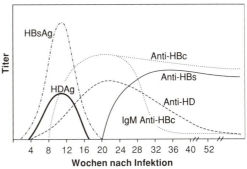

Abb. 15.5: Hepatitis D / Hepatitis B-Koinfektion. Verlauf der Virusmarker.

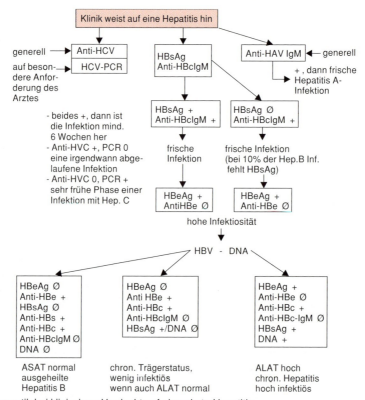

Tab. 15.3: Diagnostik bei klinischem Verdacht auf eine akute Hepatitis.

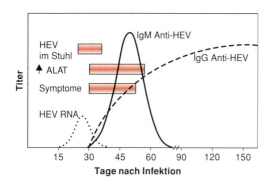

Abb. 15.6: Hepatitis E. Verlauf der Virusmarker.

16. Herz

Myokardinfarkt

Der stetige Anstieg der Todesfälle bei Patienten mit Erkrankungen des Herz-Kreislaufsystems ist v.a. auf eine Zunahme der sog. ischämischen Herzerkrankungen, besonders des Herzinfarktes, zurückzuführen.

Hinsichtlich der Bedeutung von Risikofaktoren für das Entstehen einer koronaren Herzkrankheit wird auf das Kap. 9. sowie das Lehrbuch für Pathologische Biochemie hingewiesen.

Voraussetzung für eine erfolgreiche Thrombolysetherapie des Myokardinfarktes ist seine rechtzeitige und zuverlässige Diagnose.

Die Diagnose des Myokardinfarktes basiert auf:
- Anamnese
- EKG-Befund
- biochemischen Untersuchungen

Da die Anamnese oft unklar, das EKG in ca 20 % der Fälle nicht eindeutig oder stumm ist, kommt den biochemischen Untersuchungen eine große Bedeutung zu. Keine der derzeit zur Diagnose des Myokardinfarktes eingesetzten biochemischen Kenngrößen besitzen jedoch die Kriterien eines "idealen Markers" (☞ Tab. 16.1). Diese sind:

- hohe diagnostische Sensitivität und Spezifität
- sofortiger und signifikanter Anstieg der Konzentration bzw. Aktivität im Serum nach Eintritt eines Myokardinfarktes
- geeignet zur Früh- und Spätdiagnostik eines Myokardinfarktes
- Die Bestimmung bzw. der Nachweis muß ohne großen technischen Aufwand rund um die Uhr durchführbar sein

Diese biochemische Kenngröße sollte gleichzeitig für die Größenbestimmungen und Verlaufskontrolle eines Myokardinfarktes sowie für die Abschätzung des Lyseerfolges geeignet sein.

Kenngröße	Beginn verwertbarer Aktivitäts- bzw. Konzentrationsveränderungen i. Serum (Stunden)	Maximum verwertbarer Aktivitäts- bzw. Konzentrationsveränderungen i. Serum (Stunden)	Normalisierung (Tage)
CK	4-8	16-36	3-6
CK-MB	4-8	12-18	2-3
ASAT	4-8	16-48	3-6
LDH	6-12	24-60	7-15
α-HBDH	6-12	30-72	10-20
Myoglobin	1,5-2	5,4	16,2
Myosin	1,1 ± 0,4 d	4,6 ± 0,5 d	10,0 ± 1,6
kard. Troponin T	3-10	3-4 d	7-20

Tab. 16.1: Verlauf von biochemischen Kenngrößen im Serum nach einem akuten Myokardinfarkt.

16.1. Kreatin-Kinase (CK)

Die CK wird z.Zt. noch am häufigsten zur klinisch-chemischen Diagnostik und Verlaufskontrolle des Myokardinfarktes eingesetzt, obwohl das Enzym nicht herzmuskelspezifisch ist (☞ Kap. 7.2.10.).

Erhöhte Aktivitäten im Serum werden gefunden bei:

- **Herzmuskelschädigungen**
  - Myokardinfarkt
  - Myokarditis, Endokarditis, Perikarditis
  - diagnostischen und therapeutischen Eingriffen (Herzkatheter, Koronarangiographie, Reanimation)
- **akuten Skelettmuskelschädigungen**
  - körperlicher Belastung (in Abhängigkeit von der Belastungsstruktur und dem Trainingszustand)
  - intramuskulären Injektionen (in Abhängigkeit von der Substanz, deren Konzentration und dem Injektionsvolumen)
  - Traumen, operativen Eingriffen (auch Verbrennungen, Stromunfällen)

- entzündlichen Myositiden
- Intoxikationen (Barbituraten, Ethanol, Heroin, organischen Lösungsmitteln)
- **chronischen Skelettmuskelerkrankungen**
  - Muskeldystrophie, Typ Duchenne, Typ Bekker
  - Polymyositis, Dermatomyositis
  - Medikamenten, Drogen
- **Schädigung anderer Gewebe**
  - nekrotisierender Pankreatitis, akuter Leberzellnekrose, Kolonkarzinom, neurologischen Erkrankungen (bedingt durch den Anstieg der CKBB)

Falsch erhöhte Aktivitäten können durch Adenylatkinase verursacht werden, die in der Leber, den Erythrozyten und der Skelettmuskulatur vorkommt.

Dieses Enzym katalysiert die Reaktion:

2 ADP → ATP + AMP.

ATP greift in die Reaktionskette bei der Bestimmung der CK ein und führt zu erhöhten CK-Aktivitäten (☞ Kap. 7.2.10.). Durch Zugaben von Adenylatkinase-Hemmern kann diese Störung nicht restlos beseitigt werden.

16.2. Kreatin-Kinase-MB (CK-MB)

16.2.1. CK-MB (Aktivität)

Auch die CK-MB ist nicht herzmuskelspezifisch. Eine Herzmuskelschädigung ist wahrscheinlich, wenn die Gesamt-CK-Aktivität über 100 U/l bzw. 1,94 µkat/l (Meßtemperatur 25 °C) angestiegen ist und der Anteil der CK-MB an der Gesamt-CK 6-22 % beträgt. Bei gleichzeitiger Schädigung der Skelettmuskulatur kann der Anteil deutlich unter 6 % liegen. Aktivitäten der CK-MB von mehr als 25 % weisen auf eine Makro-CK oder CK-BB im Serum hin. Nachweis mit elektrophoretischen Methoden.

16.2.2. CK-MB (Masse)

Auch eine erhöhte CK-MB-Massenkonzentration sollte nur in Zusammenhang mit der CK-Gesamt-Aktivität beurteilt werden. Die mit einem Mikropartikel Enzym-Immunoassay bestimmte CK-MB-Massenkonzentration wird durch andere Isoenzyme der CK und durch Makro-CK nicht gestört.

16.3. Aspartat-Aminotransferase (ASAT)

☞ auch Kap. 7.2.2. und Tab. 16.1

Zwischen der CK und ASAT besteht eine weitgehende Parallelität im Verlauf eines Herzinfarktes. Die ASAT besitzt im Rahmen der Infarktdiagnostik eine relativ hohe Sensitivität (96 %) und eine geringe Spezifität (86 %). Letztere kann bei erhöhten CK-Aktivitäten mit Hilfe des CK-ASAT-Quotienten verbessert werden. Dieser liegt bei Ausschluß anderer Erkrankungen mit erhöhter ASAT-Aktivität bei einem Myokardinfarkt < 10, bei Mitbeteiligung der Skelettmuskulatur > 10.

16.4. Laktat-Dehydrogenase (LDH)

☞ Kap. 7.2.15.

Die LDH besitzt eine geringe diagnostische Spezifität. Im Gegensatz zur CK und ASAT ist die LDH ein Enzym der späten Phase und damit für die Spätdiagnose des Myokardinfarktes geeignet (☞ Tab. 16.1).

16.5. α-Hydroxybutyrat-Dehydrogenase (α-HBDH)

☞ Kap. 7.2.16. und Tab. 16.1

16.6. Myoglobin

Myoglobin (M.G. 17800 D) ist im Gegensatz zum Hämoglobin ein einkettiges Hämprotein, das im Sarkoplasma von Myokard und der Skelettmuskulatur vorkommt. Es bindet reversibel Sauerstoff und erleichtert dessen Diffusion. Auf Grund des relativ niedrigen Molekulargewichtes und der überwiegenden Lokalisation im Zytoplasma kann Myoglobin bei einer Zellschädigung schnell in den extrazellulären Raum übertreten.

Myoglobin gilt als frühester Marker eines akuten Myokardinfarktes (☞ Tab. 16.1). Die Ausscheidung erfolgt über die Nieren.

  Indikationen

- Verdacht auf einen Myokardinfarkt
- Beurteilung der Thrombolysetherapie
- Rhabdomyolyse

- Hereditäre Muskelerkrankungen
- Verlaufsbeurteilung von Herzmuskel- und Skelettmuskelerkrankungen
- Leistungsbeurteilung in der Sportmedizin

Untersuchungsmaterial

- Serum, Plasma, Urin

Bestimmungsmethoden

- *Semiquantitativer Latex-Agglutinationstest (Schnelltest)*
  Immunchemische Reaktion zwischen Myoglobin und an Latexpartikel gebundenen Antikörpern gegen Myoglobin. Sichtbare Agglutination der Latexpartikel bei einer Myoglobinkonzentration ≥ 90 mg/l Serum.
  Rheumafaktoren können unspezifische Agglutinationen bewirken

- *Immunoturbidimetrische Bestimmung*
  Der Test beruht auf der Reaktion zwischen dem Myoglobin im Serum oder Plasma und den an Polystyrol-Partikeln gebundenen spezifischen Antikörpern.
  Die Meßzeit mit einem Turbidimer beträgt max. 180 Sekunden.

Weitere Bestimmungsmethoden: *Immunnephelometrie, RIA*

Referenzbereiche

- Frauen: 7-64 µg/l
- Männer: 16-66 µg/l

Bewertung

Myoglobin ist ein wichtiger Marker für die Frühdiagnose, Größenbestimmung, Verlaufskontrolle eines Myokardinfarktes sowie für die Abschätzung des Thrombolyseerfolges.

Erhöhte Werte bei
- Myokardinfarkt
- Skelettmuskelschäden (Überanstrengungen, Muskelischämie, Crushsyndrom, Verbrennungen)
- progressiver Muskeldystrophie
- Intoxikationen (Schlafmittel, Kohlenmonoxid, Ethanol)
- Elektrolytstörungen (Hypokaliämie, Hypernatriämie, Hyperphosphatämie)

- fieberhaften Infektionen (u.a. Influenza, Herpes simplex, Typhus, Tetanus)
- endokrinen Störungen (u.a. diabetisches Koma, Hypothyreose)
- **akutem und chronischem Nierenversagen (Dialysepatienten)**

Myoglobinurie ☞ Kap. 17.3.4.

16.7. Myosin

Myosin ist ein hochmolekulares Protein (ca. 500.000 D), das ca. 35 % des Muskeleiweißes ausmacht und zusammen mit Actin, Tropomyosin sowie dem Troponinkomplex, den kontraktilen Apparat bildet. Myosin ist ein dimeres Molekül, das insgesamt aus zwei schweren und vier leichten Ketten aufgebaut ist. Die Bestimmung der Leicht- bzw. Schwerketten wird im Rahmen der Myokardinfarktdiagnostik eingesetzt.

Indikationen

- Spätdiagnose des Myokardinfarktes
- Verlaufskontrolle eines Myokardinfarktes
- Bestimmung der Nekrosemasse

Bestimmungsmethode

Bestimmungsmethode der Myosin-Schwerketten
- IRMA (ERIA, Diagnostics Pasteur)

Referenzbereiche

- Männer 30-60 Jahre: 18-400 µU/l
- Frauen 30-60 Jahre: 10-250 µU/l

  (1 µU/l = 1µg/l)

Bewertung

Erhöhte Werte bei
- Myokardinfarkt (☞ auch Tab. 16.1)
- Polytraumatisierten Patienten
- hoher physischer Belastung (wahrscheinlich Kreuzreaktion mit dem Myosin der Skelettmuskulatur)

Die Nekrosemasse berechnet sich aus den an mehreren Tagen bestimmten Myosinwerten.

16.8. Kardiale Troponine

Troponin ist ein Proteinkomplex der Myofibrille, der zusammen mit anderen Proteinen den kontraktilen Apparat bildet (☞ auch Myosin).

Der Proteinkomplex besteht aus drei Untereinheiten:

- TnT (Tropomyosinbindende Untereinheit)
- TnI (Actomyosin ATPase hemmende Untereinheit)
- TnC (Ca^{++} bindende Untereinheit)

Für diagnostische Zwecke werden die herzmuskelspezifischen Troponine T (cTnT) und I (cTnI) genutzt.

16.8.1. Kardiales Troponin T

Es kommt auch zu 7-10 % in gelöster Form im Zytosol vor.

Indikationen

- Verdacht auf Myokardinfarkt
- Nachweis eines Mikroinfarktes bei instabiler Angina pectoris
- Beurteilung der Thrombolysetherapie
- Abschätzung der Infarktgröße
- Myokardschäden bzw. Myokardinfarkt bei Herzoperationen

Untersuchungsmaterial

- Serum (Hämolyse stört) für quantitative Untersuchungen
- EDTA-Blut für Troponin Schnelltest

Bestimmungsmethode

- *Enzymimmunoassay*

Die Bestimmung beruht auf der Immunreaktion des kardialen Troponin T mit einem fixierten biotinylierten monoklonalen Troponin T-Antikörper und einem peroxydase-konjugierten, spezifischen monoklonalen Antikörper (Sandwich-Komplex).

Eine geringe Kreuzreaktion (unter 2 %) mit Skelettmuskeltroponin ist möglich

Referenzbereich

- < 0,1 µg/l

Troponin T-Schnelltest (Fa. Boehringer Mannheim)

Nach der Eingabe von 150 µl EDTA Blut in eine kleine Kammer, werden in dem Untersuchungsmaterial zwei für das kardiale Troponin T spezifische Antikörper gelöst, von denen einer goldmarkiert und der andere biotinyliert ist. Nach Abtrennen der zellulären Bestandteile durchfließt das Plasma eine sichtbare Nachweiszone. Die Anwesenheit von cTnT wird durch das Erscheinen eines roten Signalstriches angezeigt. Der Schwellenwert des Testes liegt bei 0,2 µg/l. Das Ergebnis kann 20 min nach Eingabe des Blutes abgelesen werden.

Bewertung

Erhöhte Werte bei

- Myokardinfarkt (☞ Tab. 16.1)
- Mikroinfarkt bei instabiler Angina pectoris
- Myokardschaden bei Trauma und Operation
- extremer Schädigung der Skelettmuskulatur (Kreuzreaktion?)
- chronischen Skelettmuskelschädigungen z.B. Duchennesche Muskeldystrophie, Polymyositis (Kreuzreaktion?)
- Patienten mit Hämodialyse bei terminaler Niereninsuffizienz

Nach Eintritt eines Myokardinfarktes wird zuerst das im Zytosol vorhandene cTnT freigesetzt, später dann das strukturgebundene. Häufig wird daher ein zweigipfeliger Verlauf mit den Maxima bei 10-24 Std. und 40-120 Std. beobachtet. Die Beurteilung der Thrombolysetherapie ist durch Bildung des Quotienten aus dem 14- und dem 32 Std. Wert möglich. Ein Quotient > 1,0 ist ein Hinweis für eine erfolgreiche Rekanalisation des vorher verschlossenen Koronargefäßes.

16.8.2. Kardiales Troponin I

Indikationen und klinische Wertigkeit entsprechen in etwa denen des cTnT. Die Bestimmung erfolgt mit entsprechenden monoklonalen Antikörpern. Nach Literaturangaben soll die diagnostische Spezifität im Vergleich zu der des cTnT höher sein.

17. Niere

Zu den wichtigsten Aufgaben der Niere zählen:
- Aufrechterhaltung der Homöostase des Wasser-, Elektrolyt- und Säuren-Basen-Haushaltes
- Ausscheidung von Stoffwechselendprodukten und körperfremden Stoffen
- Regelung des Kalzium- und Phosphatstoffwechsels

Es gibt keine Untersuchungsmethode, mit der global das Vorliegen einer Funktionsstörung ausgeschlossen werden kann. Mit den aufgeführten Laboruntersuchungen können jeweils nur Teilfunktionen der Nieren überprüft werden.

17.1. Allgemeine Untersuchungen des Urins

17.1.1. Geruch

Leicht aromatisch, abhängig von der Ernährung (Gewürze) und Medikamenten (B-Vitamine), obstartig bei Azetonurie (Diabetes mellitus, Hunger), Geruch nach Ammoniak bei bakterieller Zersetzung des Harnstoffes, nach Jauche bei der Ausscheidung von Eiter und Blutzersetzungsprodukten.

17.1.2. Farbe

Abhängig von der Art und Konzentration der ausgeschiedenen Stoffe, normalerweise blaßgelb bis gelbbraun (Urochrom, Urobilin), Farbänderungen durch pathologische Prozesse, Nahrungsmittel, Medikamente ☞ Tab. 17.1.

farblos-blaßgelb	Polyurie bei Diabetes insipidus, Niereninsuffizienz, Wasserdiurese
rot	Blut, Hämoglobin, Pyrazolonkörper, rote Rüben
braun	Bilirubin, Porphyrin, Methämoglobin
braun-schwarz	Melanin, Homogentisinsäure
grünlich	Biliverdin, Methylenblau, Lysol-Vergiftungen

Tab. 17.1: Harnfarbe.

17.1.3. Trübungen

Frischer Urin von Gesunden ist klar, beim Stehen des Urins können sich leichte Flocken (Muzinkörper) abscheiden. Rotbraunes Sediment (Ziegelmehl) weist auf Urate hin.

Urintrübungen: durch Salze, Lipide, Schleim, zelluläre Bestandteile, Eiter, Bakterien.

Durch einfache Vorproben kann die Ursache von Trübungen geklärt werden.
- Erwärmen: Auflösung von Harnsäure, Uraten
- 5-10 % Essigsäure: es lösen sich Karbonate, Phosphate
- 1-2 mol/l Salzsäure: es lösen sich Oxalate
- Alkohol/Äther: es lösen sich Lipide
- Mikroskopische Untersuchung (☞ Urinsediment) dient der Differenzierung von zellulären Bestandteilen und Kristallen

17.1.4. Reaktion (pH-Wert)

Zur groben Orientierung, Messung mit pH-Papier oder Urin-Teststreifen, exakte Messung mit pH-Meter.

Normalerweise schwankt der pH-Wert bei frischem Urin zwischen 4,5 und 8,0. Nach laktovegetabiler Kost reagiert der Urin neutral bis schwach alkalisch, nach fleischhaltiger Ernährung schwach sauer. Alkalischer Urin kann durch bakterielle Spaltung des Harnstoffes in den ableitenden Urinwegen bzw. zu langes Stehen der Urinprobe bedingt sein.

17.1.5. Relative Dichte (spezifisches Gewicht)

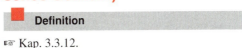

☞ Kap. 3.3.12.

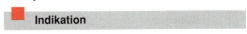

Beurteilung der Konzentrierungsfähigkeit der Niere (☞ auch Kap. 17.1.7.).

Bestimmungsmethode

- *Messung mit dem Urometer (Urinspindel, Ärometer):*
  Das Urometer muß frei im Urin schwimmen; Schaumbildung erschwert die Ablesung auf der Skala. Urometer sind auf eine bestimmte Temperatur geeicht (an der Spindel angegeben). Temperaturabweichungen müssen korrigiert werden (s.u.).

Referenzbereich

- 1,001–1,040

Bewertung

Glukos- und (oder) Proteinurie führen zu einer Erhöhung der Dichte.

Korrektur, s.u.; ebenso Röntgenkontrastmittel und hochmolekulare Plasmaexpander. Letztere können rechnerisch nicht berücksichtigt werden.

Korrektur der gemessenen relativen Dichte auf die vorgeschriebene Meßtemperatur sowie glukose- und proteinfreien Harn

- Temperatur: + 3° höher + 0,001
- glukosefrei: pro 55,5 mmol Glukose/l – 0,0037
- proteinfrei: pro 10 g Protein/l – 0,0026

17.1.6. Osmolalität

Definition, Indikation, Bewertung: ☞ Kap. 10.2.

Bestimmung mit dem Osmometer: ☞ Kap. 3.35.

Im Gegensatz zur relativen Dichte führen Proteine, Kontrastmittel, Medikamente nicht zu falsch hohen Ergebnissen. Die Glukosurie beeinflußt dagegen beide Bestimmungen.

17.1.7. Konzentrationsversuch

Es soll die Reaktionsfähigkeit der distalen Tubuli und der Sammelrohre auf Wasserentzug (Durstversuch) geprüft werden.

Indikationen

- Bei polyurisch-polydipsischem Syndrom ohne Niereninsuffizienz
- Hyponatriämie

Durchführung

Am Vortag darf der Patient ab 16.00 Uhr keine Flüssigkeit mehr zu sich nehmen. Diuretika und coffeinhaltige Medikamente sind abzusetzen. Um 22.00 Uhr wird die Blase entleert. Um 6.00 Uhr des nächsten Tages werden die relative Dichte bzw. die Osmolalität des Urins gemessen.

Bei Werten >1,025 (Dichte) bzw. >1200 mosmol/kg (Osmolalität) kann der Versuch abgebrochen werden, sonst erfolgen weitere Bestimmungen in Abständen von 4 Stunden.

Bewertung

Mit zunehmendem Alter nimmt die Konzentrierungsfähigkeit ab.

Falsch-pathologische Ergebnisse können bei Ödemen, Aszites, Herzinsuffizienz, Leberschäden, Schilddrüseninsuffizienz, Nebennierenfunktionsstörungen auftreten.

Diabetes insipidus ist eine Kontraindikation.

17.2. Mikroskopische Untersuchung des Urins

17.2.1. Sediment

Der Sedimentuntersuchung kommt für die Diagnose und Verlaufsbeobachtung von Nierenerkrankungen eine wichtige Bedeutung zu. Die Differenzierung und Beurteilung, besonders pathologischer Sedimente, sollte nicht allein dem Laboratorium überlassen, sondern von jedem Arzt beherrscht werden.

Es ist falscher Ehrgeiz, jeden Bestandteil des Sediments identifizieren zu wollen.

Indikationen

- Routineuntersuchung bei Verdacht auf Nierenerkrankungen (gehört zum sog. Urinstatus)
- gezielte Untersuchung bei positivem Ergebnis des Urin-Teststreifens (Leukozyten, Erythrozyten, Protein)
- Verlaufskontrolle

17.2. Mikroskopische Untersuchung des Urins

Material

Spontanurin, möglichst erster Morgenurin, Material muß innerhalb von 2 Stunden untersucht werden!

Durchführung

Von dem frischen, aufgeschüttelten Urin werden ca. 10 ml in ein spitzkonisches Zentrifugenglas gegeben. Nach 5 min Zentrifugation bei 2000-3000 U/min wird der Überstand zügig und vollständig dekantiert und abgetropft. Gründliches Homogenisieren des Sediments mit dem Restüberstand geschieht durch mehrmaliges Aufsaugen und Ausblasen mit einer Pasteurpipette. Anschließend wird ein Tropfen der Suspension auf einen Objektträger gebracht und mit einem Deckglas versehen. Das Sediment wird unter dem Mikroskop zunächst mit dem 10er Objektiv und 10er Okular (Übersichtsbetrachtung), dann mit dem 40er Objektiv und 10er Okular betrachtet. Es soll dabei an der Mikrometerschraube leicht hin und her gedreht werden. Die Häufigkeit der jeweiligen Bestandteile wird als Zahl/Gesichtsfeld angegeben.

Eine optimale Betrachtung des Sediments ist mit einem Phasenkontrastmikroskop mit Polarisationseinrichtung möglich. Durch Anfärben des Sediments (kommerzielle Farblösung) können Leukozyten und Zellzylinder deutlicher von anderen Bestandteilen unterschieden werden.

Normalbefunde pro Gesichtsfeld

Bei 400facher Vergrößerung (40er Objektiv und 10er Okular):

- *Erythrozyten:* bis 2, bei hoher Osmolalität bis 5
- *Leukozyten:* bis 5, bei hoher Osmolalität bis 10
- *Epithelien:* bis 15 Plattenepithelien
- *Hyaline Zylinder:* vereinzelt
- in geringen Mengen: Harnsäurekristalle, Urate, Kalziumoxalat,- karbonat, -sulfat, - phosphat; Magnesiumammoniumphosphat (Tripelphosphat)

17.2.2. Beschreibung von Sedimentbestandteilen

- *Erythrozyten*
  gelblich scharf begrenzte Scheiben, beim Drehen an der Mikrometerschraube ist eine Doppelkonturierung zu erkennen. Stechapfelform im hypertonen Urin, im hypotonen schwellen sie an und zerfallen. Auskunft über die Herkunft der Erythrozyten ist anhand ihrer unterschiedlichen Form möglich. Dysmorphe Erythrozyten sprechen für eine glomeruläre Hämaturie, eumorphe Erythrozyten für eine nichtglomeruläre Hämaturie (☞ Anhang, Abb. 3 und Abb. 4).
  Ein Anteil von > 70 % dysmorpher Erythrozyten bei einer Mikrohämaturie spricht für eine Glomerulonephritis, ein Anteil < 20 % schließt diese aus. Bei 20-50 % ist eine Glomerulopathie möglich, bei 51-70 % ist diese hochverdächtig

- *Leukozyten*
  deutlich größer als Erythrozyten, rund, leicht granuliert

- *Epithelien*
  Plattenepithelien: groß, kleinkernig; Übergangsepithelien: oval, rund, geschwänzt

- *hyaline Zylinder*
  homogen, durchscheinend, gerade

- *Erythrozyten-Zylinder*
  durch Auflagerung von Erythrozyten auf die Grundsubstanz, gelblich

- *Leukozyten-Zylinder*
  Kernstrukturen der Leukozyten sichtbar

- *Epithelzylinder*
  scharf gezeichnete Zylinder mit eingeschlossenen rundkernigen Zellen

- *granulierte Zylinder*
  scharf begrenzte Zylinder mit eingelagerten Granula

- *Wachszylinder*
  breite durchsichtige Zylinder mit scharfen Außenkonturen

- *Bakterien*
  runde oder stabförmige Körper mit Eigenbewegung

- *Hefezellen*
  oval, ungleich groß, aneinandergelagert, im Gegensatz zu Erythrozyten nicht doppelbrechend, farblos, in Essigsäure nicht löslich

- *Urate*
  amorph, gelb-rötlich (Ziegelmehl)

- *Harnsäure*
  gelb-braune Kristalle, z.T. wetzsteinförmig

- *Tripelphosphat*
  farblos, sternförmig, sargdeckelförmig

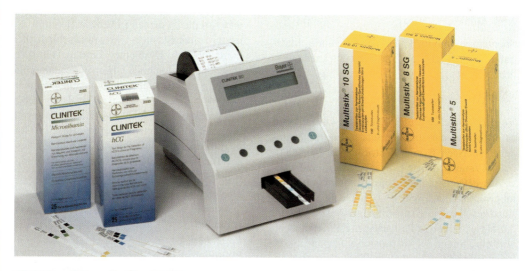

Clinitek® 50:
Das Herzstück für die Harnanalyse

Präzision und Schnelligkeit, Wirtschaftlichkeit und Flexibilität: Die Anforderungen an die moderne Diagnostik sind komplex und bieten immer neue Herausforderungen. **Clinitek® 50** aus dem Hause Bayer begegnet diesen Ansprüchen auf zeitgemäße Weise: Das kompakte Minilabor ersetzt die visuelle Auswertung von Harnteststreifen durch die Harnanalyse per Reflexionsphotometrie. Es bietet hierdurch die Sicherheit objektiver und standardisierter Ergebnisse in der Harndiagnostik.

Clinitek® 50 dokumentiert die ermittelten Resultate unmittelbar nach der Analyse über den internen Drucker. Die Ergebnisse lassen sich außerdem über das LCD-Display einzeln aufrufen oder direkt an die EDV übermitteln. Subjektive Gegebenheiten wie Sehgewohnheiten, aber auch Lichtverhältnisse oder Ablesezeiten haben durch die präzise Meßtechnik keinen Einfluß auf die Diagnose. Das Minilabor reduziert den Zeit- und Kostenaufwand während der täglichen Arbeit und ist zudem besonders wirtschaftlich: Nur zirka zehn Prozent aller Patienten weisen pathologische Harnwerte auf, die **Clinitek® 50** herausfindet. Hiervon profitieren sowohl Arztpraxen als auch kleinere Labors.

Clinitek® 50 überzeugt durch hohen Bedienungskomfort, saubere Arbeitsweise und außergewöhnliche Flexibilität. Mit **Multistix® 10 SG**, dem klassischen Harnteststreifen, lassen sich der Gehalt an Eiweiß, Nitrit, Leukozyten, Erythrozyten, Glucose, Keton, Bilirubin und Urobilinogen, aber auch die Parameter pH und spezifisches Gewicht im Urin bestimmen.

Daneben stehen zwei neue **Clinitek®** Harnteststreifen zur Verfügung. Sie werden über eine Farbcodierung am Streifenende vom Gerät automatisch identifiziert. Lästiges Umstellen ist überflüssig.

Zuverlässige Ergebnisse zur Schwangerschaftsfrüherkennung bietet **Clinitek® hCG**. Die einzigartige instrumentelle Auswertung des Harnteststreifens vereinfacht die Testdurchführung in hohem Maße. Testwiederholungen, vor allem bei Werten nahe der Testnachweisgrenze, erübrigen sich.

Zur Früherkennung von Nierenschäden kommt **Clinitek® Microalbumin** zum Einsatz. Die zusätzliche Bestimmung des Kreatiningehaltes im Urin und die anschließende Berechnung des Albumin-/Kreatinin-Quotienten ermöglichen eine verlässliche Beurteilung des ermittelten Albuminwertes – aus jeder beliebigen Urinprobe.

Niedergelassene Ärzte profitieren in besonderer Weise von **Clinitek® 50**. Denn die Effektivität des vielseitigen Minilabors schenkt ihnen mehr Zeit für ihre wichtigste, zentrale Aufgabe:
die Betreuung der Patienten.

Hersteller:
Bayer Vital GmbH & Co. KG
Geschäftsbereich Diagnostics
Siemensstraße 3
D-35463 Fernwald
Telefon (06 41) 40 03-0
Telefax (06 41) 40 03-111

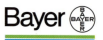

- *Kalziumoxalat*
  Briefumschlagform, stark lichtbrechend
- *Kalziumphosphat*
  kleine weiße bis graue Körnchen, bevorzugt im alkalischen Urin
- *Kalziumsulfat*
  lange dünne Nadeln im sauren Urin
- *Zystin*
  im schwach sauren Urin charakteristische sechseckige, farblose, oft geschichtete Tafeln

☞ auch Anhang, Abb. 5

17.2.3. Zählung der Erythrozyten und Leukozyten im Urin mittels Zählkammer

Da die Angaben der Zellzahl pro Gesichtsfeld besonders bei vermehrter Auscheidung zu ungenau sind, werden die Zellen mittels Zählkammer mikroskopisch gezählt:

- *Spontanurin*

Eine Zählkammer wird mit frischem gut gemischtem Urin gefüllt und die Zellen mikroskopisch gezählt. Mit den Daten der Zählkammer kann die Ausscheidung der Zellen pro µl berechnet werden (☞ Kap. 3.3.9.).

- *Addis count*

Das Volumen des in einer definierten Sammelperiode (zwischen 2 und 4 Stunden) ausgeschiedenen Urins wird genau gemessen. Von dem Sammelurin werden genau 10 ml zentrifugiert, 9 ml Überstand vorsichtig abgegossen. Nach Resuspension des Urinsediments in dem noch verbliebenen Milliliter (die Bestandteile sind 10-fach angereichert) wird eine Zählkammer gefüllt und die Zellzahl pro µl bestimmt.

Die Zellausscheidung pro Minute kann rechnerisch ermittelt werden. (Das Zählergebnis muß in diesem Fall durch 10 dividiert werden (Anreicherung)).

$$\text{Zellausscheidung/min} = \frac{\text{Zellzahl}/\mu l \cdot \text{Urinvolumen (ml)} \cdot 1000}{\text{Sammelzeit(min)}}$$

Die Zellausscheidung kann auch in unzentrifugiertem Urin bestimmt werden. (Wegfall des zeitaufwendigen Zentrifugierens. Die Division durch den Faktor 10 entfällt.)

 Referenzbereiche

- *Spontanurin*
- bis 5 Erythrozyten pro µl
- bis 10 Leukozyten pro µl

Addis count (gilt auch für die Methode mit nicht zentrifugiertem Urin)

- Normalbereiche:
  - Erythrozyten: 0 bis 1000/min
    0 bis 1,5 Mpt./d
  - Leukozyten: 0 bis 2000/min
    0 bis 3 Mpt./d
- Grenzbereiche
  - Erythrozyten: 1100 bis 1800/min
    1,6 bis 2,6 Mpt./d
  - Leukozyten: 2100 bis 3200/min
    3,1 bis 4,6 Mpt./d
- erhöhte Bereiche
  - Erythrozyten: > 1800/min
    > 2,6 Mpt./d
  - Leukozyten: > 3200/min
    > 4,6 Mpt./d

17.2.4. Bewertung des Sediments und der Zellausscheidung

- *Erythrozyten*
  vermehrte Ausscheidung, ☞ Kap. 17.3.6.
- *Leukozyten*
  vermehrte Ausscheidung: Pyelonephritis, Zystitis, Prostatitis, Urethritis, Nephrolithiasis, gynäkologische Erkrankungen
- *Zylinder*
  - hyaline Z.
    Ausgüsse der Sammelrohre, die im hochgestellten sauren Urin aus Tamm-Horsfall-Glykoprotein entstehen, vermehrt bei starker Proteinurie, auch bei Fieber, starker körperlicher Anstrengung, Herzinsuffizienz
  - Leukozyt Z.
    bei intrarenalen Entzündungen, akute Glomerulonephritis, akute interstitielle Nephritis
  - Epithel Z.
    nach akutem Nierenversagen, Glomerulo-, Pyelonephritis
  - Erythrozyten Z.
    bei jeglicher renaler Hämaturie, Glomerulonephritis

- granulierte Z.
  nephrotisches Syndrom, Glomerulonephritis
- Wachs Z.
  chronische Nierenerkrankung

- *Epithelien*
  keine große diagnost. Bedeutung, vermehrt bei Harnwegsinfekten

- *Kristalline und anorg. Bestandteile*
  Die Art, Form und Menge der ausgeschiedenen Kristalle ist weitgehend von der Nahrung (Medikamente) sowie der Reaktion und Dichte des Urins abhängig.
  Nur in einzelnen Fällen sind Rückschlüsse auf bestimmte Erkrankungen möglich.

- *Cholesterin*
  bei Leberzirrhose, Hypercholesterinämie

- *Zystin, Leucin, Tyrosin bei Zystin-, Leucin- Tyrosinurie*
  Leberzerfall

- *Urate, Harnsäure, Kalziumoxalat, Phosphate*
  z.T. massenhaft bei Auflösung von Konkrementen

17.3. Hämaturie und Hämoglobinurie

17.3.1. Makrohämaturie

Mit bloßem Auge erkennbare Ausscheidung von Erythrozyten, rote Farbe des Urins (ab ca. 1 ml Blut/l Harn). Positive Eiweißprobe (☞ auch Harnfarbe Kap. 17.1.2.).

17.3.2. Mikrohämaturie

Nur mikroskopisch erkennbare Ausscheidung von Erythrozyten (☞ Urinsediment, Kap. 17.2.1.).

17.3.3. Hämoglobinurie

Ausscheidung von freiem Hämoglobin und seinen Derivaten. Nach Zentrifugieren des Urins verbleibende Rotfärbung (☞ Urinfarbe, Kap. 17.1.2.).

17.3.4. Nachweise einer Hämaturie und Hämoglobinurie

- *mit Teststreifen*

Das Testfeld enthält ein organisches Hydroperoxid, das durch die katalytische Aktivität des Hämoglobins ein Chromogen (Toluidin, Benzidin) zu einem blauen Farbstoff oxidiert. Nachweis von Erythrozyten - punktförmige Verfärbung des Testfeldes, Hämoglobin und Myoglobin! - durchgehende Verfärbung des Testfeldes. Positive Reaktion ab ca. 5 Ery./µl (3 Ery./Gesichtsfeld)

Falsch neg. Ergebnisse: Ausscheidung von Ascorbinsäure

Falsch pos. Ergebnisse: unsaubere Sammelgefäße, die noch peroxidhaltige Waschmittel enthalten.

- *Hämoglobin*

Spektroskopischer Nachweis der Absorptionsbanden des Hämoglobins

17.3.5. Dreigläserprobe

Der Urin einer Miktion wird auf 3 Portionen (Gläser) verteilt.

■ **Bewertung**

- *1. Portion blutig:*
  Blutungen im Urethralbereich, Prostata
- *1. und 2. Portion blutig:*
  Blutungen im Blasenbereich
- *1., 2. und 3. Portion blutig:*
  Blutungen im Nierenbecken

Nur orientierende Aussage.

17.3.6. Ursache von Hämaturien und Hämoglobinurien

■ **Extrarenal**

- hämorrhagische Diathese (Antikoagulantientherapie)
- hämolytische Anämien, z.B. paroxysmale nächtliche Hämoglobinurie

■ **Renal**

- Glomerulonephritis (mesangiale IgA-Glomerulonephritis, Poststreptokokken-GN)
- Glomerulosklerose
- Nierentrauma, (Nierenpunktion), Zustand nach Nierenbiopsie
- Tumoren
- Pyelonephritis
- Analgetika-Nephropathie (mit Papillennekrose)
- akute intrarenale Obstruktion
- maligne Hypertonie
- Nierentuberkulose

■ Postrenal

- Urolithiasis
- Zystitis
- Urethritis
- Prostatatumoren oder -hyperplasie
- Blasentuberkulose
- Blasendivertikel
- Blasenkarzinom

17.4. Proteine im Serum und Urin

Für die Proteine im Serum sind die Indikationen, die Untersuchungsmethode sowie die Interpretation der Ergebnisse im Kap. 6.2.2. dargestellt.

Normalerweise wird im Urin eine Eiweißausscheidung < 150 mg/d gefunden (physiologische Proteinurie). Dabei handelt es sich vorwiegend um Albumin (bis 30 mg/d) und im distalen Tubulusepithel synthetisierte Glykoproteine (Tamm-Horsfall-Glykoprotein).

Indikation

- Suchtest auf Nierenerkrankungen

Qualitativer Proteinnachweis

- *Sulfosalizylsäure-Probe:*

Zentrifugierter Harn wird in einem Reagenzglas mit einigen Tropfen 20 %iger Sulfosalizylsäure versetzt. Bei Anwesenheit von Proteinen kommt es zu einer Trübung bzw. Ausflockung.

Störmöglichkeiten:
falsch positiv: Röntgenkontrastmittel, Toluidin

Die Methode ist sehr sensitiv (Nachweisgrenze bei 5-10 mg/dl), so daß bei hochkonzentriertem Harn auch die physiologische Proteinurie erfaßt werden kann.

17.4.1. Nachweis mit Teststreifen

Die Reaktionszone des Streifens enthält einen Indikator, der normalerweise bei einem bestimmten pH-Wert seine Farbe ändert. Durch eine Pufferzone wird dieses verhindert. Bei Anwesenheit von Proteinen kommt es zwischen den Aminogruppen und den Indikatoren zu einer Salzbildung, die zu einem Farbumschlag führt (Eiweißfehler der Indikatoren).

Der Teststreifen reagiert auf Albumin besonders empfindlich, bei Globulin weniger, bei sauren Proteinen und **Bence-Jones-Protein** nicht.

Die **untere Nachweisgrenze** liegt bei ca. 200 mg/l.

Störfaktoren - falsch positive Reaktion - durch stark alkalischen Urin (bei überlagertem Urin infolge bakterieller Urolyse).

17.4.2. Quantitative Untersuchungen

Methode der Wahl ist die **Biuret-Methode**, mit der alle Verbindungen (Proteine, Peptide u.a.) mit mindestens 2 (die Angaben schwanken zwischen 2 und 6) Säureamidbindungen unabhängig von der Struktur und Größe der Proteine erfaßt werden.

Untersuchungsmaterial

Zentrifugierter 24-Stunden-Sammelurin oder zweiter Morgenurin.

Prinzip: Die Harnproteine werden mit eiskalter Perchlorsäure ausgefällt, abzentrifugiert und in Biuret-Reagenz (Kupfersulfat, NaOH, K-Na-Tartrat, K. Jodid) gelöst.

Cu^{++}-Ionen bilden im alkalischen Bereich mit den Säureamidbindungen (-CO-NH-) einen rotvioletten Komplex, der bei 540-560 nm photometriert wird.

Die Extinktion ist proportional der Anzahl der Peptidbindung und damit auch der Proteinkonzentration.

Die **untere Nachweisgrenze** liegt bei 100 mg/l.

Störfaktoren: Erhöhte Werte bei Infusionstherapie mit Dextranen, Lipiden, Medikamenten (Ureidopenicilline, Cephalosporine).

17.4.3. Differenzierung einer Proteinurie (Proteinausscheidungsmuster)

Der Nachweis und die Bestimmung von Einzelproteinen sowie die Erstellung von Proteinmustern sind besser geeignet zur Abgrenzung der physiologischen von der beginnenden pathologischen Proteinurie und deren möglicher Ursache sowie der Lokalisation der renalen Schädigung als die Bestimmung der Gesamteiweißausscheidung.

17.4.4. Nachweis von Bence-Jones-Protein

Unter Bence-Jones-Protein werden monoklonal synthetisierte Leichtketten (Typ Kappa bzw. Lambda) d.h. im Überschuß gebildete freie Leichtketten eines Typs verstanden. Die Molekulargewichte liegen bei 22 000 D, ☞ auch Kap. 6.2.4.14.

Indikationen

- Diagnostik, Klassifizierung monoklonaler Gammopathien
- Diskrepanz zwischen negativem Protein-Teststreifen-Befund und deutlich pos. Sulfosalizylsäure

Durchführung

- *Nachweis nach Snapper*:

Bei positiver Sulfosalizylsäure-Probe wird die Kochprobe durchgeführt. Beim Erhitzen des Urins auf 50-60 °C werden die Bence-Jones-Proteine ausgefällt, die sich bei weiterem Erhitzen wieder auflösen und bei Abkühlen auf 60 °C erneut ausfallen. Die Untersuchung liefert häufig negative Ergebnisse.

Zuverlässiger wird eine Bence-Jones-Proteinurie mit der SDS-Gradienten-Elektrophorese nachgewiesen (s. u.).

17.4.5. Albumin "Mikroalbuminurie"

Indikation

- frühzeitige Erkennung einer möglichen diabetischen Nephropathie oder renalen Schädigung bei Hypertonie

Der Ausdruck "Mikroalbuminurie" bezieht sich nicht auf die Molekülgröße des Albumins (es gibt kein Mikroalbumin!), sondern auf die ausgeschiedene Menge des Proteins.

Da die Protein-Teststreifen zu unempfindlich sind, um frühzeitig eine gering erhöhte Albuminexkretion festzustellen, werden immunologische Verfahren eingesetzt.

Es ist zweckmäßig, ausgeschiedenes Albumin auf Kreatinin zu beziehen.

Referenzbereich

- < 20 mg/g Kreatinin bzw. 2,26 mg/mmol Kreatinin

Bewertung

Eine erhöhte Albuminausscheidung wird als frühester Marker für eine Veränderung der glomerulären Basalmembran gewertet.

17.4.6. Sodiumdodecylsulfat-Polyacrylamidgel-Gradienten-Elektrophorese (SDS-PAGE)

Leistungsfähiges Verfahren zur Auftrennung von Harnproteinen gemäß ihrer Molekülgröße und zur Erkennung von Proteinmustern.

Methode

Spontan- oder 24 h-Sammelurin wird mit Natrium-Dodecylsulfat (engl.: sodium dodecyl sulfate) versetzt, das sich im Überschuß an die Proteine anlagert und mit seiner negativen Ladung die Ladung der Proteinmoleküle überdeckt. Als Trennmedium dient Polyacrylamidgel. Entsprechend dessen Porengröße werden die Proteine in Abhängigkeit von ihrer Molekülgröße unterschiedlich stark zurückgehalten. Nach der Trennung werden die Proteine angefärbt (Coomassie-Brilliant blau, Silbersalze). Der Einsatz von Kalibratorproteinen auf Parallelbahnen ermöglicht die Bestimmung relativer Molekülmassen von Proteinen in der Probe.

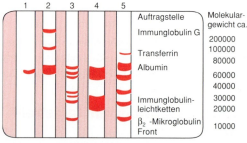

Abb. 17.1: Darstellung verschiedener Formen der Proteinurie mit der SDS-Polyacrylamidgel-Elektrophorese (nach Boesken et al., 1973) (nach Greiling H, Gressner AM. Lehrbuch der Klinischen Chemie und Pathobiochemie. 3. Aufl. Stuttgart, New York: Schattauer 1995).
1. Normaler Urin, 2. Unselektive glomeruläre Proteinurie, 3. Tubläre Proteinurie, 4. Prärenale tubuläre Proteinurie, 5. Gemischte glomerulo-tubuläre Proteinurie.

17.4.7. Formen der Proteinurie

- *prärenale Proteinurie*
  Hämoglobin-Myoglobin-Bence-Jones Proteinurie bei Überschreitung der proximal-tubulären Proteinrückresorptionskapazität (Überlaufproteinurie)
- *glomeruläre Proteinurie*
  Durch Veränderung der elektrostatischen Filterfunktion bzw. strukturelle Änderung der Basalmembran kommt es zum Durchtritt von Proteinen > 67000 D.
  Beim Überschreiten der Proteinrückresorptionskapazität kommt es zu einer glomerulären Proteinurie, die durch eine erhöhte Albuminausscheidung mit normaler (selektiv) oder gesteigerter Ausscheidung von IgG (nicht selektiv) charakterisiert ist
- *tubuläre Proteinurie*
  Sie entsteht durch Störungen des tubulären Rückresorptionsmechanismus.
  Ausscheidung von kleinmolekularen Proteinen (β_2-Mikroglobulin, α_1-Mikroglobulin)
- *postrenale Proteinurie*
  Charakteristisch bei Entzündungen oder Blutungen im Bereich der ableitenden Harnwege. Auftreten von Serumproteinen mit einem Molekulargewicht > 250 000 D

17.5. Serumuntersuchungen zur Einschätzung der Nierenfunktion

17.5.1. Kreatinin

Kreatinin entsteht im Muskel aus Kreatin und Kreatinphosphat (wichtiger Energiespeicher) durch Wasserabspaltung. Kreatinin wird glomerulär filtriert, nicht tubulär zurückresorbiert, bei erhöhtem Serumspiegel auch tubulär sezerniert.

Indikationen

- Überprüfung der Nierenfunktion (GFR)
- Verlaufskontrolle bei Nierenerkrankungen
- erforderlich für die Berechnung der Kreatininclearance

Untersuchungsmaterial

- Serum, Urin

Bestimmungsmethoden

- *Jaffe'-Reaktion:*

Kreatinin bildet in alkalischer Lösung mit Pikrinsäure einen orange-roten Komplex, dessen Farbintensität photometrisch bei 520-540 nm bestimmt wird. Die Extinktion ist in einem gewissen Bereich proportional der Kreatininkonzentration.

Das Verfahren ist kostengünstig, jedoch unspezifisch, da zahlreiche Substanzen, sog. Nichtkreatininchromogene, u.a. Azetessigsäure, Azeton, Ascorbinsäure, Fruktose, Glukose, Hämoglobin (bei hämolytischen Proben), Medikamente (α-Methyldopa, Barbiturate, Cephalosporine), ähnliche Reaktion geben. Bei Nierengesunden beträgt der Anteil dieser Chromogene ca. 20 % der gemessenen Kreatininkonzentrationen.

Zahlreiche Varianten wurden entwickelt, um die Spezifität der Methode zu erhöhen, u.a.

- vorherige Abtrennung des Kreatinins durch Absorption an Llodys-Reagenz (Aluminiumsilikat, Füllererde)
  Das Verfahren ist zu aufwendig für die Routine
- kinetische Methode
  Sie beruht auf der unterschiedlichen Geschwindigkeit, mit der Kreatinin und die Störsubstanzen mit alkalischer Pikrinsäure reagieren. So wird im Verlauf der kinetischen Messung das "wahre" Kreatinin nach den schnellreagierenden Nichtkreatininchromogenen und vor den langsam reagierenden Störsubstanzen erfaßt.
  Das Verfahren findet vorwiegend bei automatischen Bestimmungen Anwendung
- *Enzymatische Methoden*

Es sind mehrere Verfahren bekannt, die auf Grund ihrer hohen Kosten und mäßigen Präzision (trotz hoher Richtigkeit) im Vergleich mit den Referenzmethoden (Gaschromatographie, Massenspektrometrie) die Jaffe'-Reaktion bisher nicht abgelöst haben

- *Umwandlung des Kreatinins in Kreatin mit Hilfe einer Kreatinkinase*:

  Kreatinin + H$_2$O $\xrightarrow{\text{Kreatinase}}$ Kreatin

  Kreatin + ATP $\xrightarrow{\text{Kreatin-kinase}}$ Kreatinphosphat + ADP

  ADP + Phosphoenolpyruvat $\xrightarrow{\text{Pyruvat-kinase}}$ ATP + Pyruvat

  Pyruvat + NADH + H$^+$ $\xrightarrow{\text{Lactat-dehydrogenase}}$ Lactat + NAD$^+$

  Die NADH-Abnahme wird im UV-Bereich bei 340 nm gemessen und ist der Kreatininkonzentration im Untersuchungsmaterial proportional

- Durch Kopplung der Umwandlung mit Kreatinkinase an eine bakterielle Kreatinase erhält man Sarkosin, das mit einer Sarkosinoxidase gemessen werden kann

  Kreatinin + H$_2$O $\xrightarrow{\text{Kreatinase}}$ Kreatin

  Kreatin + H$_2$O $\xrightarrow{\text{Kreatinase}}$ Sarkosin + Harnstoff

  Sarkosin + O$_2$ + H$_2$O $\xrightarrow{\text{Sarkosin-oxidase}}$ Formaldehyd + Glycin + H$_2$O$_2$

  H$_2$O$_2$ + 2,4,6-Tribromo-3-hydroxy-benzoat + 4 Aminoantipyrin $\xrightarrow{\text{Peroxidase}}$ H$_2$O + Farbstoff

- Die Bildung von H$_2$O$_2$ wird durch Kopplung an eine modifizierte Trinder-Reaktion anhand der Zunahme der Extinktion des Farbstoffes abgelesen

Referenzbereiche

		chemische Methode	enzymatische Methode
Serum-Kreatinin	Männer	62-106 µmol/l (0,7-1,2 mg/dl)	49-97 µmol/l (0,55-1,1 mg/dl)
	Frauen	53-97 µmol/l (0,6-1,1 mg/dl)	42-80 µmol/l (0,49-0,9 mg/dl)
Kreatinin im Urin		7-20 mmol/24 h	

Bewertung

Serumkreatinin ist ein empfindlicher Parameter für die Überprüfung der Nierenfunktion. Es kommt jedoch erst zu einem Anstieg des Kreatinins, wenn die glomeruläre Filtrationsrate ≤ 50 % liegt (☞ Abb. 17.2).

Rückschlüsse sind auch nur dann statthaft, wenn steady-state-Bedingungen vorliegen, die Muskelmasse des Patienten normal ist und keine extremen Eßgewohnheiten vorliegen. In der Intensivmedizin und bei kachektischen Personen ist die Aussage eingeschränkt.

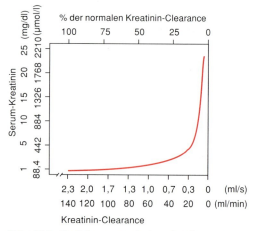

Abb. 17.2: Beziehungen zwischen dem Serum-Kreatininwert und der endogenen Kreatinin-Clearance. (aus "Diagnositik und Differentialdiagnostik der Nierenerkrankungen" von G. Stein und E. Ritz, G. Fischer Verlag, 1991, S. 67).

Erhöhte Werte des Serumkreatinins bei
- akutem Nierenversagen
- chronischer Niereninsuffizienz
- potentiell nephrotoxischen Pharmaka (u.a. Cytostatika, Phenacetin, Metallsalze)
- akutem Muskelzerfall (Myolyse)

Erniedrigte Werte des Serumkreatinins
- bei Reduktion der Muskelmasse
- vereinzelt zu Beginn der Schwangerschaft
- bei jugendlichen Diabetikern
- bei Säuglingen und Kleinkindern

17.5.2. Harnstoff

Wichtigstes Endprodukt des Protein- und Aminosäurestoffwechsels.

Harnstoff wird in den Mitochondrien der Leber über eine Kette von enzymatischen Reaktionen aus CO_2 und Ammoniak gebildet (Harnstoffzyklus), im Glomerulus vollständig filtriert, in Abhängigkeit von der Diurese zu 40-50 % im proximalen Tubulus reabsorbiert und teilweise wieder sezerniert. Im Gegensatz zum Kreatinin ist die Harnstoffkonzentration im Serum nicht nur vom Glomerulusfiltrat, sondern auch von der Diurese und von der Höhe des Eiweißabbaues abhängig.

Indikationen

- Diagnostik und Verlaufskontrolle einer Niereninsuffizienz
- Kontrolle des Proteinstoffwechsels, (Bilanzuntersuchungen)
- notwendig zur Bestimmung der osmotischen Lücke (☞ Kap. 10.2.)

Untersuchungsmaterial

- Serum oder Plasma (kein Fluoridplasma und Ammoniumheparinat)

Bestimmungsmethoden

- *semiquantitativ mit Teststreifen*

  Die im Testfeld enthaltene Urease spaltet Harnstoff, der entstandene Ammoniak führt zu einem Farbumschlag eines Indikators, an der Länge des gebildeten Farbumschlages kann die Harnstoffkonzentration abgeschätzt werden

- *vollenzymatische Bestimmung*

  $$\text{Harnstoff} + H_2O \xrightarrow{\text{Urease}} CO_2 + 2\,NH_3$$

  $$NH_4^+ + 2\text{-Ketoglutarat} + NADPH + H^+ \xrightarrow{\text{Glutamat–Dehydrogenase}} \text{Glutamat} + NADP^+ + H_2O$$

  Photometrisch (340 nm) wird die Abnahme der NADPH-Konzentration gemessen. Die Extinktionsabnahme entspricht der Harnstoffkonzentration

- *Berthelot-Reaktion*

  $$\text{Harnstoff} + H_2O \xrightarrow{\text{Urease}} 2\,NH_3 + CO_2$$

  Berthelot-Reaktion:
  Umsetzung von NH_3 mit Hypochlorit und Phenol führt zur Bildung eines blauen Farbstoffes, dessen Intensität photometrisch zwischen 530 und 570 nm bestimmt werden kann

Störungen: mit Ammoniak verunreinigte Luft, Schwermetalle können die Urease hemmen.

Referenzbereich

Abhängig von der Eiweißzufuhr
- global: 3,6-8,9 mmol/l (10-25 mg/dl)

Bewertung

Die Serumharnstoffkonzentration ist wenig geeignet, das Ausmaß der Nierenfunktionseinschränkung zu ermitteln (s.o.).

Erhöhte Werte bei

- akutem Nierenversagen
- chronischer Niereninsuffizienz
- Blutungen, Erbrechen, Diarrhoe, mangelnder Flüssigkeitszufuhr, Herzinsuffizienz (prärenal bedingt)
- Aufnahme proteinreicher Kost
- verstärktem Proteinabbau (Fieber, Strahlentherapie, Zytostatikabehandlung, Hunger)
- Harnabflußstörungen

Erniedrigte Werte

- bei akutem Leberversagen
- physiologischerweise bei Kindern und Schwangeren
- bei proteinarmer Ernährung (Anorexie)

Harnstoff erhöht Kreatinin normal	Kreatinin erhöht Harnstoff normal
durch Einflußgrößen	
• Antidiurese (Exsikkose)	• erhöhte Muskelmasse bzw. Muskelerkrankungen (Schwerathleten, Myopathie, ungewöhnliche körperliche Tätigkeit)
• proteinreiche Nahrung (Blutungen im Magen-DarmTrakt)	• eingeschränkte Nierenfunktion bei proteinfreier Nahrung
• postoperativer Zustand	• eingeschränkte Nierenfunktion bei gestörter Harnstoffsynthese (hepatorenales Syndrom)
• Herzinsuffizienz • Aminosäureinfusion • Hypotonie	• eingeschränkte Nierenfunktion bei anaboler Stoffwechsellage (Anabolikatherapie, Insulintherapie, Glukoseinfusion)
• Glukokortikoidtherapie	
durch Störfaktoren	
• Meßfehler durch Ammoniakkontamination (Rauchen)	• Meßfehler durch Hemmstoffe der Urease in der Blutprobe (z.B. Fluorid, Formaldehyd, Thymol)
	• Pseudokreatinine erhöht (Ketose, Diabetes mellitus, Medikamente)

Tab. 17.2: Ursachen für isoliert erhöhte Harnstoff- und Kreatininkonzentrationen im Serum (aus: H. Greiling u. A. M. Gressner: Lehrbuch der Klinischen Chemie und Pathobiochemie, F.K. Schattauer Verlagsgesellschaft mbH, Stuttgart, 3. Aufl., 1995).

17.6. Clearance-Verfahren

Definition

Die renale Clearance (der Klärwert) gibt dasjenige Plasmavolumen in ml an, das in einer Sekunde (Minute) von einer körpereigenen Substanz (endogene Clearance) oder von einer körperfremden Substanz (exogene Clearance) durch die Nierentätigkeit völlig befreit wird. Die Clearance-Ergebnisse werden auf eine Körperoberfläche von 1,73 m² - nach van Slyke Mittelwert von gesunden Referenzpersonen im Alter von 25 Jahren - bezogen, um sie unabhängig von den individuellen Unterschieden der Körpermaße (Größe, Gewicht) beurteilen zu können.

Berechnung der Clearance

$$Cl = \frac{U \cdot V}{P} \cdot F; \quad F = \frac{1{,}73 \text{ m}^2}{\text{Körperoberfläche (m}^2)^*}$$

Cl = Clearance (ml/s); U = Urinkonzentration der Substanz; P = Plasmakonzentration der Substanz; V = Urinzeitvolumen (ml/s), * aus Nomogramm, ☞ Abb. 17.3

• *Berechnung der Körperoberfläche aus Körpermasse und -größe*

$$KO (m^2) = \frac{167{,}2 \cdot \sqrt{a} \cdot \sqrt{b}}{10000}$$

a = Körpermasse in kg; b = Körpergröße in cm

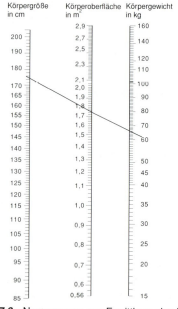

Abb. 17.3: Nomogramm zur Ermittlung der Körperoberfläche aus den Werten für Körpergröße und Körpergewicht (nach Botthby u. Berkson, 1936).
Die eingezeichnete Verbindungslinie ergibt bei einer Höhe von 174 cm und einem Gewicht von 66 kg eine Körperoberfläche von 1,75 m². (aus: Diagnostik und Differentialdiagnostik der Nierenerkrankungen, G. Stein und E. Ritz, G. Fischer Verlag, 1991, S. 68)

17.6.1. Endogene Kreatinin-Clearance

Indikationen

- Abschätzung der glomerulären Filtrationsrate bei noch normaler oder leicht erhöhter Kreatininkonzentration im Serum (bei Hypertonie, Diabetes mellitus, Gicht, Nephrolithiasis)
- Kontrolle der Nierenfunktion nach akuten Nierenerkrankungen
- Verlaufskontrolle der chronischen Niereninsuffizienz

Präanalytik

- Es ist nicht erforderlich, eine bestimmte Diät einzuhalten
- Vor und am Untersuchungstag soll für eine ausreichende Flüssigkeitszufuhr gesorgt werden, soweit es der Zustand des Patienten erlaubt (ca. 1500 ml/d)
- Der Urin soll während eines definierten Zeitraumes zuverlässig gesammelt werden

    Hauptfehlerquelle besonders bei ambulanten Patienten, daher ausreichende Information des Patienten

    Beispiel: Der Patient soll um 8.00 Uhr morgens seine Blase vollständig entleeren (dieser Urin wird verworfen), danach beginnt die Sammelperiode.

- 24stündige Sammelperiode oder
- 6 Sammelperioden à 4 Stunden

    Am nächsten Morgen 8.00 Uhr wird die Blase wieder vollständig entleert

- Vor und während der Sammelperiode sollen alle Medikamente abgesetzt werden, die die Nierenfunktion beeinflussen
- keine ungewohnte Muskelarbeit während der Sammelperiode
- Die Blutentnahmen für die Kreatininbestimmung sollten kurz vor oder kurz nach der Sammelperiode erfolgen
- Die Urinprobe für das Labor sollte am Ende der jeweiligen Sammelperiode nach vorheriger exakter Messung des Urinvolumens entnommen werden
- Zur Ermittlung des Korrekturfaktors teilt die Station dem Labor das Gewicht und die Größe des Patienten mit!

Bestimmungsmethoden für Kreatinin

☞ Kreatinin Kap. 17.5.1.

Berechnung der Kreatinin-Clearance

$$Cl_{Kreatinin}\ (ml/s) = \frac{U \cdot V}{P} \cdot F$$

U = Kreatinin-Konzentration im Urin (µmol/l)

P = Konzentration im Serum (µmol/l)

V = Urinzeitvolumen (ml/s)

$$F = \frac{1{,}73\,m^2}{\text{Körperoberfläche (m}^2)}$$

Referenzbereiche Kreatinin-Clearance

- Frauen: 1,09–2,57 ml/s (65,4–154,2 ml/min)
- Männer: 1,35–2,87 ml/s (81,0–172,2 ml/min)

Bewertung

Unspezifische Kreatininbestimmungen führen zu höheren Clearancewerten, die nicht dem wahren Glomerulusfiltrat entsprechen; analoges gilt für erhöhte Serumspiegel (ein Teil des Kreatinins wird tubulär sezerniert), Medikamente (u.a. Prednison) können zur Änderung der tubulären Sekretion führen.

Clearancewerte sind altersabhängig. Nach einer Faustregel nimmt die glomeruläre Filtrationsrate ab dem 40. Lebensjahr jährlich um ca. 0,8 ml/min bzw. 0,0133 ml/s pro 1,73 m^2 Körperoberfläche ab.

Beziehungen zwischen dem Serumkreatininwert und der endogenen Kreatinin-Clearance.

☞ Abb. 17.2

Schätzung der Kreatinin-Clearance aus dem Serumkreatininwert

(nach Cockcroft, D.W., M.H. Gault)

Erwachsene:

- Frauen:

$$Cl\ (ml/min) = 0{,}85 \times \frac{(140 - \text{Alter}) \times KG\ (kg)}{72 \times \text{Serumkreatinin (mg/dl)}}$$

- Männer:

$$Cl\ (ml/min) = \frac{(140 - \text{Alter}) \times KG\ (kg)}{72 \times \text{Serumkreatinin (mg/dl)}}$$

Kinder ab 1. Lebensjahr:

$$\text{Cl (ml / min / 1,73m}^2) = \frac{0{,}55 \times \text{Körperlänge(cm)}}{\text{Serumkreatinin(mg / dl)}}$$

KG = Körpergewicht

17.6.2. Exogene Clearance

Bei diesem Verfahren muß durch Dauerinfusion einer Testsubstanz deren Plasmaspiegel konstant sowie Zufuhr und Ausscheidung im Fließgleichgewicht (steady-state) gehalten werden.

Für Routineuntersuchungen zu aufwendig.

- **Inulin-Clearance**

Inulin (Polyfruktosan) wird ausschließlich durch glomeruläre Filtration ausgeschieden, also weder tubulär sezerniert noch resorbiert. Bestimmung des tatsächlichen Glomerulusfiltrates.

Referenzbereich: 1,5-2,17 ml/s (90-130 ml/min)

- **Paraamino-Hippursäure (PAH)-Clearance**

PAH wird bei einer Nierenpassage sofort durch glomeruläre Filtration und tubuläre Sekretion vollständig ausgeschieden. Bestimmung des renalen Plasmastromes.

Referenzbereich:
8,33-11,67 ml/s (500-1000 ml/min)

Zur Bestimmung der glomerulären Filtrationsrate werden auch nuklearmedizinische Verfahren mit ^{99m}Tc (m = metastabil) oder ^{169}Yb-Diethylentri-amino-pentaazetat (DTPA) sowie ^{51}Cr-EDTA angewandt.

17.7. Konkrementanalyse

Steinleiden (Nephrolithiasis) sind in den industrialisierten Ländern sehr verbreitet. Es wird damit gerechnet, daß etwa 10 % der Bevölkerung davon betroffen sind. Die Pathogenese der Steinbildung ist nach wie vor unklar.

Die Therapie und Prophylaxe von Harnsteinen sind abhängig von der Zusammensetzung der Steine. Daher ist die Analyse des Harnsteines wichtig; daneben aber auch andere klinisch-chemische Serum- und Urinuntersuchungen, die Auskunft geben können über die möglichen Ursachen der Harnsteinbildung (☞ Tab. 17.3).

Mögliche Ursachen sind u.a.:
- Harnwegsinfektion, die Kristallisationskeime schafft
- verminderter Harnfluß
- gesteigerte renale Ausscheidung, u.a. von Ca, Oxalat, Harnsäure
- extreme pH-Werte im Urin
- Mangel an Hemmstoffen, wie Glykoproteine, Zitrat
- Stoffwechselkrankheiten
- alimentäre Ursachen

Serum	Urin	
• Kalzium	• Kultur	
• anorgan. Phosphor	• pH-Wert	
	• anorgan. Phosphor	
• Magnesium	• Kalzium	
• Bikarbonat	• Harnsäure	
• pH-Wert	• Oxalat	
• Harnsäure	• Zitrat	im 24 h-Sammelurin
• Kreatinin	• Magnesium	
• Gesamt-Protein	• Kreatinin (zur Beurteilung, ob der Urin vollständig gesammelt wurde)	
• alkal. Phosphatase	• Zystin (qualitativ), quantitativ bei Zystinurie	

Tab. 17.3: Untersuchungsprogramm zur Beurteilung der Stoffwechsellage bei Urolithiasis.

Untersuchungsmethoden

- 1. chemische Untersuchungen
- 2. Infrarotspektroskopie
- 3. Röntgenstrukturanalyse

zu 1. qualitative Verfahren: durch Verasche der Konkremente kann zwischen organischen (u.a. Harnsäure) und anorganischen Bestandteilen grob unterschieden werden. Der Nachweis einzelner

17.7. Konkrementanalyse

Mineralname	Chemischer Name	Formel	Häufigkeit (absolut)	Häufigkeit [%]	Geschlechts-ratio [m/w]
	Harnsäure	$C_5H_4N_4O_3$	10916	11,4	2,6
	Harnsäuredihydrat	$C_5H_4N_4O_3 \cdot 2\,H_2O$	2534	2,6	1,7
	Ammoniumdihydrogenurat	$C_5H_7N_5O_3$	369	0,4	1,6
	Natriumdihydrogenurat-monohydrat	$NaC_5H_3N_4O_3 \cdot H_2O$	24	0,02	1,4
	Zystin	$C_6H_{12}N_2O_4S_2$	180	0,2	1,0
	Xanthin	$C_5H_4N_4O_2$	2	—	—
	Eiweiß		476	0,5	0,8
Whewellit	Kalziumoxalatmonohydrat	$CaC_2O_4 \cdot H_2O$	56056	58,6	2,1
Weddelit	Kalziumoxalatdihydrat	$CaC_2O_4 \cdot 2\,H_2O$	13255	13,8	2,4
Whitlockit	Trikalziumphosphat	$Ca_3(PO_4)_2$	65	0,07	0,6
Hydroxylapatit	Pentakalziumhydroxid-phosphat	$Ca_5(PO_4)_{OH}$	1494	1,6	0,7
Karbonatapatit (Dahlit)	basisches Kalziumphosphat mit Karbonat	$Ca_{4,75}(PO_4)_{2,65}(OH)_{0,85}(CO_3)_{0,35}$	3320	3,5	0,7
	Oktakalziumphosphat	$Ca_8H_2(PO_4)_6 \cdot 5\,H_2O$	2	—	—
Newberyit	Magnesiumhydrogenphosphat-trihydrat	$MgHPO_4 \cdot 3H_2O$	4	—	—
Struvit	Magnesiumammonium-phosphathexahydrat	$MgNH_4PO_4 \cdot 6\,H_2O$	4875	5,1	1,2
	Magnesiumammonium-phosphatmonohydrat	$MgNH_4PO_4 \cdot H_2O$	14	0,01	2,5
Brushit	Kalziumhydrogenphosphat-dihydrat	$CaHPO_4 \cdot 2\,H_2O$	242	0,2	1,9
Calcit, Vaterit, Aragonit	Kalziumkarbonat	$CaCO_3$	94	0,1	0,7
Opal, Trydimit	Siliziumdioxid	SiO_2	1836	1,9	0,6

Tab. 17.4: Harnsteinarten und ihre Häufigkeit nach Hauptbestandteilen, sowie das Geschlechtsverhältnis der Patienten (Röntgendiffraktion und Infrarotspektroskopie, n = 95780). (Schneider und Berg 1982), nach "Das kristalline Harnsediment", Wissenschaftliche Beiträge der Friedrich-Schiller-Universität Jena, 1982.

Komponenten erfolgt durch Lösungsversuche (12,5 %ige HCL) und durch spezielle Nachweisreaktion (kommerzielle Testbestecke). Die Verfahren sind relativ ungenau.

zu 2. und 3.: Diese Verfahren werden in speziellen Zentren durchgeführt. Bei der Ultrarotspektroskopie wird das Absorptionsverhalten der einzelnen Steinbestandteile im Infrarotbereich (2500-16000 nm) bestimmt. Die benötigte Materialmenge liegt bei ca. 1 mg. Die untere Erfassungsgrenze der einzelnen Komponenten liegt bei 5 %. Über die Steinhäufigkeit gibt Tab. 17.4 Auskunft.

17.8. Prostata

Im Rahmen der Labordiagnostik von Prostataerkrankungen wird vorrangig die Bestimmung der sauren Phosphatase (Isoenzym 2) und des prostataspezifischen Antigens durchgeführt.

17.8.1. Saure Phosphatase (SP)

☞ auch Kap. 7.2.4.

Saure Phosphatasen kommen ubiquitär vor. Das Isoenzym 2 ist identisch mit der prostataspezifischen sauren Phosphatase (PAP).

Indikationen

- Diagnostik, Verlaufs- und Therapiekontrolle von Prostataerkrankungen

Bestimmungsmethoden

Bei der Bestimmung der sauren Phosphatase (☞ Kap. 7.2.4.) wird die Aktivität der PAP durch L-(+) Tartrat gehemmt. Da aber auch andere Isoenzyme der SP im geringen Umfange gehemmt werden, ist diese "tartratlabile Fraktion" nicht identisch mit der PAP. Durch immunologische Methoden (EIA, RIA, IRMA) ist eine spezifische Bestimmung der PAP möglich.

Untersuchungsmaterial

- Serum, Plasma (kein Heparin oder Fluorid)
- keine hämolytischen Proben bei der enzymatischen Bestimmung

Da bei Lagerung die saure Phosphatase bei einem pH 7 labil ist, muß durch Zugabe von Natriumhydrogensulfat oder Essigsäure die Probe auf pH 4-5 eingestellt werden.

Referenzbereiche

Aktivität der tartrathemmbaren sauren Phosphatase: bis 1,6 U/l (16,7 µmol/s·l)

Immunologische Verfahren in Abhängigkeit von der Methode bis 10 µg/l.

Bewertung

Erhöhte Werte bei

- Prostatakarzinom, Prostatitis
- benigner Prostatahyperplasie
- nach Palpation und Massage der Prostata, u.a. Blasenkatheterisierung, Prostatabiopsie

  Es wird gefordert, die Bestimmung erst 48 Std. nach einer Manipulation an der Prostata (gilt auch für eine anstrengende Radtour) durchzuführen

17.8.2. Prostataspezifisches Antigen (PSA)

☞ Kap. 23.1.11.

18. Binde- und Stützgewebe

Bindegewebe besteht aus Fibroblasten und Fibrozyten und den von diesen produzierten Extrazellularsubstanzen, wie Glykoproteinen, Glykosaminoglykanen, Proteoglykanen, gewebespezifischen Kollagentypen und Elastin.

Im **Knochengewebe** sind die knochenbildenden *Osteoblasten* und die knochenresorbierenden *Osteoklasten* in die Extrazellularsubstanz aus kollagenen Fasern (Typ I) und Kalzium-Phosphat-Salzen (Apatit) eingelagert. Von den Knochenzellen wird neben der alkalischen und sauren Phosphatase ein Vitamin K-abhängiges kalziumbindendes Protein, *Osteocalcin*, gebildet. Als Indikatoren des Kollagenstoffwechsels werden die Konzentration bzw. die Ausscheidungsmenge von *Hydroxyprolin*, *Pyridinolin-Crosslinks* und der *Prokollagen-I-Extensionspeptide* verwendet.

Binde- und Stützgewebe haben untereinander enge (patho)physiologische Beziehungen, die sich beispielsweise manifestieren als

- genetische Störungen: Mukopolysaccaridosen, Ehlers-Danlos-Syndrome, Marfan-Syndrom
- altersbedingte Veränderungen
- degenerative oder entzündliche Stoffwechselstörungen: Osteoarthrose, Chondrokalzinose
- endokrine Fehlsteuerungen und Vitaminmangel: Osteoporose, Osteomalazie, Rachitis

18.1. Kalzium

Etwa 99 % des Körperkalziums sind in Skelett und Zähnen als Kalziumphosphat gebunden. Die Kalziumresorption im Dünndarm erfolgt unter Mitwirkung von 1,25-Dihydroxy-Vitamin D_3. Das glomerulär filtrierte Kalzium wird zu 98 % rückresorbiert. Durch komplizierte Beziehungen zwischen Dünndarm, Skelett, Nieren und dem endokrinen System, besonders den Nebenschilddrüsen, wird die Homöostase des ionisierten Kalziums aufrechterhalten (☞ Kap. 20.8.).

18.1.1. Kalzium im Serum

Kalzium ist im Serum zu 40-45 % an Proteine und zu 5-10 % an Komplexbildner, wie Zitrat, Phosphat oder Laktat, gebunden. Nur die Hälfte des Gesamtkalziums ist ionisiert und steht für biologische Aktivitäten (elektrische Erregungskopplungen, Aktivierung von Enzymen und Blutgerinnungsfaktoren, hormonelle Regulation) zur Verfügung. Das ionisierte Kalzium ist ein besserer Indikator des klinischen Zustandes und der hormonellen Regulation als das Gesamtkalzium.

Indikationen

- Screening ab dem 50. Lebensjahr im Hinblick auf die Osteoporose
- Tetanie-Syndrom
  Die Abhängigkeit der neuromuskulären Erregbarkeit von anderen Elektrolyten und dem pH-Wert ist durch den Szent-Györgyi-Quotienten definiert

$$\frac{[K^+] \cdot [HCO_3^-] \cdot [HPO_4^-]}{[Ca^{2+}] \cdot [Mg^{2+}] \cdot [H^+]}$$

  Eine Erhöhung des Quotienten (z.B. durch Alkalose, K↑, Ca↓ oder Mg↓) steigert die neuromuskuläre Erregbarkeit und damit die Tetanieneigung.

- Spontanfrakturen, Knochenschmerzen, röntgenologische Knochenveränderungen, Wachstumsstörungen
- Nephro- und Urolithiasis, chronische Niereninsuffizienz
- Ulkusleiden, Pankreatitis
- Tumoren, Metastasen, Plasmozytom
- Verdacht auf Hypoparathyreoidismus nach Schilddrüsenoperationen
- Kontrollen bei Therapie mit Vitamin D, Vitamin A, Diuretika und Antiepileptika

Präanalytik

Bei der Blutgewinnung führen längere Venenstauung und aufrechte Körperhaltung zu Erhöhungen des Gesamtkalziums. Postprandial steigen die Serumkalziumspiegel bis zu 0,13 mmol/l an, dehalb Blutentnahme im Nüchternzustand.

Da die Bindung des Kalziums an die Plasmaproteine vom pH-Wert abhängig ist, muß zur Bestimmung des *ionisierten Kalziums*

- das heparinisierte Blut zur Vermeidung einer pH-Änderung anaerob entnommen *oder*
- durch gleichzeitige Messung des aktuellen pH-Wertes eine Normierung auf pH 7,40 vorgenommen werden

Bestimmungsmethoden

Gesamtkalzium

- Atomabsorptionsspektrometrie als Referenzmethode
- Flammenemissionsspektrometrie; zur Anregung ist eine Azetylenflamme notwendig. Interferenzen mit der benachbarten Natriumlinie müssen durch Kompensationslösungen bzw. internen Standard ausgeglichen werden
- Photometrie mit chromogenen Komplexbildnern

Ionisiertes Kalzium

Bestimmung mit einer Meßkette, die aus einer Flüssigionenaustauscherelektrode mit poröser Membran und einer Bezugselektrode besteht. Die Ca-Ionen des Serums reagieren mit dem Ionenaustauscher, die entstehende Potentialdifferenz ist ein Maß für die Aktivität der Ca-Ionen. Moderne Analysensysteme messen simultan den pH-Wert und normieren das ionisierte Kalzium auf pH 7,4.

Das ionisierte Kalzium hat eine höhere diagnostische Sensitivität und Spezifität als das Gesamtkalzium. Zur Erfassung der wahren Kalziumaktivität sollte in folgenden Fällen das ionisierte Kalzium bestimmt werden:

- bei Neu- und Frühgeborenen
- nach Massivtransfusionen (Kalziumkomplex mit Zitrat)
- bei kardiopulmonalem Bypass
- bei Dysproteinämien bzw. bei Serumalbumin < 35g/l oder > 50 g/l
- bei Verdacht auf leichten primären Hyperparathyreoidismus

Referenzbereiche

Gesamtkalzium		
	mmol/l	mg/dl
Erwachsene	2,20-2,75	8,8-11,0
Kinder 1. Tag bis 4. Wo	1,80-2,80	7,2-11,2
ab 1 Jahr	2,10-2,60	8,4-10,4
ionisiertes Kalzium		
Erwachsene	1,17-1,29	4,7-5,2
Neugeborene	1,06-1,36	4,2-5,5
Säuglinge	1,15-1,45	4,6-5,8

Bewertung

Zur *Interpretation* sind heranzuziehen:

- Phosphatkonzentration im Serum
- renale Ausscheidung von Kalzium und Phosphat
- Dysproteinämien, die zur Verschiebung des Verhältnisses Gesamtkalzium/ionisiertes Kalzium führen
- Veränderungen des pH-Wertes

Proteinverminderungen, besonders des Albumins, führen zur Erniedrigung des Gesamtkalziums bei gleichbleibender Aktivität der ionisierten Fraktion.

Zur besseren Vergleichbarkeit des Gesamtkalziums kann nach Payne auf eine Albuminkonzentration von 40 g/l korrigiert werden.

korr. Ca (mmol/l) = gemessenes Ca (mmol/l) - 0,025 x Albumin (g/l) + 1,0

korr. Ca (mg/dl) = gemessenes Ca (mg/dl) - Albumin (g/dl) + 4,0

Erhöhte Kalziumwerte

Kalziumkonzentrationen > 3 mmol/l (12,0 mg/dl) führen zu gastrointestinalen, renalen (Nephrokalzinose, Nephrolithiasis) und neurologisch-psychischen Störungen sowie zu kardialen Erregungsleitungsveränderungen.

Hyperkalziämische Krisen (> 4mmol/l, 16,0mg/dl) sind lebensbedrohend (Exsikkose, Niereninsuffizienz, Kammerflimmern, Koma).

Extraossäre Verkalkungen werden bei Zunahme des Kalzium-Phosphat-Produktes auf Werte über 60 (mg/dl) bzw. 4,85 (mmol/l) gesehen. Dagegen spricht eine Verminderung unter 24 (mg/dl) bzw. 1,95 (mmol/l) für eine mangelhafte Mineralisation.

Ursachen:
- Tumorhyperkalziämien mit erniedrigtem Phosphat betreffen etwa die Hälfte aller Kalziumerhöhungen. Ursachen sind
  - Osteolysen durch Metastasen (Mammakarzinom, multiples Myelom)
  - Bildung eines *Parathormone-related Proteins* (Nieren-, Blasen-, Ovarialkarzinome)
- Primärer Hyperparathyreoidismus (☞ Kap. 20.8.1.), etwa 20-30 % der Hyperkalziämien
- Vitamin D-Überdosierung (☞ Kap. 20.8.2. und 20.8.3.). Bei der Sarkoidose wird im Granulomgewebe 1,25-Dihydroxy-Vitamin D_3 gebildet
- Behandlung mit Thiaziden

Erniedrigte Kalziumwerte

Kalziummangel (ionisiert. Kalzium < 0,9 mmol/l) kann klinisch mit neuromuskulärer Übererregbarkeit, Mineralisationshemmung der Knochen, kardialen Erregungsleitungsstörungen (Kammerflimmern) und sekundärem Hyperparathyreoidismus verknüpft sein.

Ursachen:
- Kalziumabsorptionsstörung, wie Sprue, Zöliakie, akute und chronische Pankreatitis
- Osteomalazie durch Vitamin D-Mangel, Störungen des Vitamin D-Stoffwechsels und renale tubuläre Defekte mit Phosphatretention
- Osteoblastische Metastasen (Prostata-, Schilddrüsenkarzinom)
- Hypoparathyreoidismus mit erhöhter Phosphatkonzentration (häufig als neonatale Form und nach Schilddrüsenoperationen)
- Pseudohypoparathyreoidismus durch Resistenz der Endorgane gegen Parathormon
- Sekundärer Hyperparathyreoidismus
- Massivtransfusionen von zitrathaltigem Blut erniedrigen nur das *ionisierte Kalzium*, was besonders bei Lebertransplantationen zu beachten ist

18.1.2. Kalziumausscheidung im Urin

Indikationen

- Abweichungen der Kalzium- und Phosphatkonzentrationen im Serum
- Knochenschmerzen
- Harnsteinleiden
- Niereninsuffizienz
- Chronische Durchfälle

Präanalytik

Der 24 Stunden-Sammelurin muß mit 10 ml konzentrierter Salzsäure erwärmt werden, um schwerlösliche Kalziumsalze aufzulösen.

Die Kalziumausscheidung zeigt ein Maximum am Vormittag und ein Minimum zwischen 21.00 und 6.00 Uhr.

Bestimmungsmethoden

- Atomabsorptionsspektrometrie
- Flammenphotometrie mit einer genau eingestellten Kompensationslösung

Referenzbereiche

- *24 Stunden-Urin*
  - Frauen: < 6,2 mmol/d (< 250 mg/24 h)
  - Männer: < 7,5 mmol/d (< 300 mg/24 h)

Bewertung

Die Kalziumausscheidung ist zirkadianen, saisonalen, geographischen, ethnischen und diätetischen Einflüssen unterworfen. Die *absorptive Hyperkalziurie* geht nach diätetischem Kalziumentzug zurück. Die *resorptive* Form beruht auf einer Kalziummobilisation aus dem Knochen und kann durch Diätveränderungen nicht beeinflußt werden.

Die tubuläre Rückresorption des Kalziums wird durch Parathormon gesteigert, dagegen bei erhöhter Ausscheidung von Natrium oder Harnsäure vermindert.

Ursachen der *Hyperkalziurie* sind die erhöhte glomeruläre Filtration bei Hyperkalziämie oder eine gestörte tubuläre Rückresorption bei Normokalziämie. Jede Hyperkalziurie kann zu Nephrolithiasis oder Nephrokalzinose führen: 40-75 % der Patienten mit kalziumhaltigen Nierensteinen haben eine Hyperkalziurie bei normalen Serumkalziumkonzentrationen.

18.2. Anorganisches Phosphat

Über 85 % des anorganischen Phosphats sind im Skelettsystem in Form des Hydroxylapatits gebunden, nur 0,1 % befinden sich in der extrazellulären Flüssigkeit. Phosphate sind Regulatoren der oxidativen Phosphorylierung sowie Puffer in den Zellen, im Blut und Urin. Die Phosphatrückresorption in den Tubuli wird durch 1,25-Dihydroxy-Vitamin D gesteigert, dagegen durch Parathormon, Calcitonin, Estrogene und Thyroxin gehemmt.

18.2.1. Anorganisches Phosphat im Serum

Indikationen

- Knochenerkrankungen
- Chronische Niereninsuffizienz
- Nebenschilddrüsenerkrankungen, Zustand nach Schilddrüsenoperationen
- Nephro- und Urolithiasis
- Schwerkranke Patienten besonders bei parenteraler Ernährung, Alkoholabusus

Präanalytik

Bei längerem Stehen von Vollblut wird Phosphat aus den Erythrozyten freigesetzt; hämolytisches Serum ist nicht verwertbar. Während der Gerinnung geben die Thrombozyten Phosphat frei, so daß Plasma niedrigere Phosphatkonzentrationen als Serum hat. Nach kohlenhydratreicher Kost sinkt der Phosphatwert, deshalb Blutentnahme nur bei nüchternen Patienten. Wegen des zirkadianen Rhythmus (morgens Minimum, nachts Maximum) muß die Blutentnahme immer zur gleichen Tageszeit erfolgen. Die Bestimmungsmethode wird durch Zitrat, Oxalat, Mannitol und monoklonale Immunglobuline gestört.

Bestimmungsmethode

Der durch Zugabe von Molybdänsäure gebildete Phosphor-Molybdänsäure-Komplex wird mit Reduktionsmitteln zu Molybdänblau reduziert und bei 580 nm photometriert.

Referenzbereiche

	mmol/l	mg/dl
Erwachsene	0,87-1,45	2,7-4,5
Neugeborene	1,6-3,1	5,0-9,6
Säuglinge	1,6-3,5	5,0-10,8
Kinder bis 15 J.	1,1-2,0	3,4-6,2

Bewertung

Der Phosphatwert allein liefert keine diagnostische Aussage. Zur Befunderstellung müssen

- die Kalziumkonzentration in Serum und Urin
- die Aktivität der alkalischen Phosphatase und
- die Nierenfunktion

berücksichtigt werden.

Erhöhte Serumphosphatkonzentrationen

Hyperphosphatämien hemmen die 1-Hydroxylierung von Vitamin D und führen zu Hypokalziämie, Hyperparathyreoidismus und Osteoporose!

Ursachen:

- Chronische Niereninsuffizienz
- Hypo- und Pseudohypoparathyreoidismus
- Akromegalie
- Knochenmetastasen bei Mamma- und Bronchialkarzinomen und Hypernephromen

Erniedrigte Serumphosphatkonzentrationen

Langdauernde Hypophosphatämien können zu

- metabolischen Azidosen
- verminderter Gewebeoxygenierung infolge 2,3-Diphosphoglyzeratmangel (Herzinsuffizienz)
- gestörter Phagozytose sowie
- Osteoporose und Osteomalazie

führen.

Ursachen:

- gesteigerte renale Verluste, Vitamin D-refraktäre Rachitis, Phosphatdiabetes, renale tubuläre Azidose
- Vitamin D-Mangel-Rachitis mit Erhöhung der alkalischen Phosphatase
- primärer Hyperparathyreoidismus mit Hyperkalziämie

- Resorptionsstörungen bei Malabsorptionssyndrom, chronischem Alkoholismus und parenteraler Ernährung
- diabetische Ketoazidosen

18.2.2. Anorganisches Phosphat im Urin

Da die alleinige Bestimmung der renalen Phosphatausscheidung wegen der vielfachen Einflußfaktoren wenig aussagekräftig ist, werden die Bestimmung der Phosphat-Clearance und der tubulären Phosphat-Rückresorption empfohlen.

18.2.3. Phosphat-Clearance

Ermittlung aus 2 einstündigen Urinsammelperioden und einer Serumphosphatbestimmung. Abhängigkeit von der Nierenfunktion.

Referenzbereich

- 5,4-16,2 ml/min (90-270 µl/s)

Bewertung

Erhöhungen der Phosphat-Clearance bei
- primärem und sekundärem Hyperparathyreoidismus
- Phosphatdiabetes, Fanconi-Syndrom
- renal tubulärer Azidose

Erniedrigungen der Phosphat-Clearance bei
- Nierenversagen
- Hypoparathyreoidismus
- Wachstumsschub, Akromegalie
- Gravidität und Laktation

18.2.3.1. Prozentuale tubuläre Phosphatrückresorption (TRP %)

Um auch die Nierenfunktion zu berücksichtigen, wird neben der Phosphat-Clearance die Kreatinin-Clearance bestimmt und die prozentuale tubuläre Rückresorption errechnet. Bei primärem Hyperparathyreoidismus, Phophatdiabetes und renal tubulärer Azidose liegen die Werte unter dem Referenzbereich von 82-90 %.

18.3. Magnesium

Magnesium befindet sich ungefähr zur Hälfte im intrazellulären Raum. Im Knochen ist Magnesium innerhalb des Kristallgitters oder leichter austauschbar an der Oberfläche der Apatitkristalle eingebaut. Serum-Magnesium ist zu 30 % an Proteine und zu 15 % an Komplexbildner gebunden.

Indikationen

- Verdacht auf Magnesium- oder Kalziummangel
- Therapie mit Laxanzien, Diuretika oder nephrotoxischen Medikamenten
- Niereninsuffizienz
- Alkoholabusus
- parenterale Ernährung
- Präeklampsie und Eklampsie

Präanalytik

Wegen der Bindung von Magnesium an Eiweiße werden bei aufrechter Körperposition und längerer Venenstauung höhere Werte gefunden. Hämolyse und längeres Stehenlassen des Vollblutes täuschen wegen des 3fach höheren Magnesiumgehaltes der Erythrozyten falsch hohe Werte vor.

Bestimmungmethoden

- Atomabsorptionsspektrometrie als Referenzmethode
- Photometrische Bestimmungen mit komplexbildenden Chromogenen
- Methoden zur Bestimmung des ionisierten Magnesiums sind in Erprobung

Referenzbereiche

- *Serum*
  - Erwachsene: 0,70-1,05 mmol/l (1,70-2,55 mg/dl)
  - Kinder: 0,66-1,03 mmol/l (1,6-2,5 mg/dl)
- *Sammelurin*: 2,5-8,5 mmol/d (61-207 mg/24 h)

Bewertung

Hypomagnesiämien sind häufig mit Hypokalziämien und Hypokaliämien assoziiert.

Symptome des *Magnesiummangels* sind z.B. Muskelkrämpfe, Tetanien, kardiale Arrhythmien, Muskelschwäche und Parästhesien.

Ursachen der *Magnesiumverminderung:*

- renale Verluste durch nephrotoxische Medikamente, wie Aminoglykoside und Cyclosporin, oder durch forcierte Diurese
- mangelhafte Zufuhr und Resorption bei Alkoholismus, Diarrhoen, Laxanzienabusus, parenteraler Ernährung
- Hyperparathyreoidismus, Hyperthyreose, Diabetes mellitus

Da ein intrazellulärer Magnesiummangel bei normalen Serumwerten vorkommen kann, wird auch die Bestimmung in Erythrozyten oder mononukleären Zellen empfohlen.

Eine renale Magnesiumausscheidung unter 0,5-1 mmol/d (12-24 mg/24 h) bei normaler Nierenfunktion ist ein Indikator für einen *alimentären Magnesiummangel*. Zur Bestätigung kann bei normaler Nierenfunktion eine *Magnesiumbelastung* (Infusion von 730 mg Magnesiumsulfat über 12 h) durchgeführt werden. Beträgt die Retention mehr als 55 % (365 mg), liegt wahrscheinlich ein Magnesiummangel vor.

Hypermagnesiämien findet man bei:

- terminaler Niereninsuffizienz
- Gabe von Mg-haltigen Antazida
- Zufuhr von Mg-angereicherten Lösungen

Bei schweren Hypermagnesiämien (> 2,5 mmol/l; 6,1 mg/dl) kommt es zu Adynamie, Hyporeflexie, Atemdepressionen und Herzstillstand.

18.4. Osteocalcin

Osteocalcin ist ein Vitamin K- und Vitamin D-abhängiges Knochenprotein, dessen Serumkonzentration das Ausmaß der *Knochenbildung* reflektiert.

Indikationen

- Osteoporose (Differenzierung zwischen high und low turnover und Therapiekontrolle)
- Knochenmetastasen
- primärer Hyperparathyreoidismus
- unklare Erhöhungen der alkalischen Phosphatase

Präanalytik

Blutentnahme am frühen Morgen, das Serum darf nur bei -20 °C aufbewahrt werden. Cumarinderivate hemmen die Osteocalcinsynthese. Wegen der raschen Elimination über die Niere kommt es bei renaler Insuffizienz zu einem schnellen unspezifischen Anstieg.

Bestimmungmethoden

RIAs bzw. ELISAs messen entweder das intakte Molekül oder das C-terminale Ende.

Referenzbereich

- 2-9 µg/l, stark vom verwendeten Test abhängig.

Bewertung

Da Osteocalcin **knochenspezifisch** ist, können unklare Erhöhungen der knochenunspezifischen alkalischen Phosphatase bei Erkrankungen anderer Organe abgeklärt werden. Die unter den Indikationen genannten Krankheiten haben erhöhte Osteocalcinwerte.

Beim Morbus Paget ist die alkalische Phosphatase dem Osteocalcin in Diagnose und Therapieüberwachung überlegen.

18.5. Knochenspezifische alkalische Phosphatase

Es handelt sich um das *knochenspezifische Isoenzym* der alkalischen Phosphatase (☞ Kap. 7.2.3.), das in den *Osteoblasten* lokalisiert ist. Die Serumkonzentration korreliert mit der Osteoblastenaktivität (etwa 10fach erhöht bei Heranwachsenden). Bei Ausschluß von Leber- und Gallenerkrankungen genügt zur Beurteilung der Knochenaktivität die Bestimmung der Gesamtphosphatase. Gegenüber Osteocalcin besitzt die alkalische Phosphatase eine bessere präanalytische Stabilität.

Bestimmungsmethoden

- Fällung des Knochenisoenzyms mit Lektin
- Immunologische Bestimmung (ELISA, IRMA) der Masse des Isoenzyms

Referenzbereiche

- *Männer:* < 150 U/l (37 °C)
- *Frauen, prämenopausal:* < 120 U/l (37 °C)
  postmenopausal: < 170 U/l (37 °C)

Bewertung

Erhöhung der Knochenphosphatase bei

- Morbus Paget (geeignet zur Therapiekontrolle)
- primärem Hyperparathyreoidismus
- Osteomalazie, Vitamin D-Mangel
- renaler Osteodystrophie
- Knochenmetastasen, Osteosarkom

Die **tartratresistente saure Phosphatase** (☞ Kap. 7.2.4.) stammt überwiegend aus den Osteoklasten und ist bei Patienten mit sekundärem Hyperparathyreoidismus und Osteoporose erhöht. Die diagnostische Wertigkeit ist noch unbestimmt.

18.6. Hydroxyprolin

Hydroxyprolin wird posttranslational im Kollagen gebildet. Deshalb wird das beim *Kollagenabbau* freiwerdende Hydroxyprolin nicht zur Neusynthese verwendet, sondern entweder metabolisiert oder zu 10-15 % im Urin ausgeschieden. Die Hydroxyprolinausscheidung erlaubt Hinweise auf den Kollagenumsatz bei Knochen-, Haut- und fibrotischen Organerkrankungen.

Indikationen

Verlaufsbeurteilung von

- Morbus Paget
- primärem Hyperparathyreoidismus
- Knochenmetastasen
- Knochenumsatz bei Dialysepatienten und bei Osteomalazie

Präanalytik

Die Hydroxyprolinausscheidung wird in zwei 24stündigen Sammelperioden gemessen. Einen Tag vor und während der beiden Sammelperioden darf über die Nahrung kein Kollagen zugeführt werden (Fleisch, Fisch, Wurst, Pudding, Eiscreme, Gelatine u.ä.).

Bestimmungmethoden

Die Extraktion des freien und des an Oligopeptide gebundenen Hydroxyprolins erfolgt durch Adsorption an ein Kationenaustauscherharz. Nach Hydrolyse der Oligopeptide in saurem Milieu wird das gesamte Hydroxyprolin mit Chloramin T in ein Pyrrolderivat überführt, das mit Ehrlichs-Reagenz einen Farbstoff bildet.

Mit ähnlicher Methodik können auch freies und totales Hydroxyprolin im Serum bestimmt werden.

Referenzbereiche

- *1-25 Jahre:*
  190-610 µmol/24h x m^2 Körperoberfläche
- *25-75 Jahre:*
  37-190 µmol/24h x m^2 Körperoberfläche

Bewertung

Die diagnostische Sensitivität variiert bei Knochenmetastasen und Osteomalazie zwischen 60 und 98 %. In der *Diagnostik* anderer Skeletterkrankungen ist die Hydroxyprolinausscheidung der alkalischen Phosphatase, dem Osteocalcin und/oder dem Parathormon unterlegen. Dagegen ist die Hydroxyprolinmenge ein guter Indikator für die *Aktivität* bestimmter Knochenprozesse und für den *Therapieerfolg*. So kann die Wirksamkeit der Calcitonin-Behandlung von Patienten mit Morbus Paget an der Höhe der Hydroxyprolinmenge abgeschätzt werden.

18.7. Pyridinolin und Desoxypyridinolin/Crosslinks

Beim Knochenabbau wird quervernetztes Kollagen I resorbiert und die weitgehend knochenspezifischen Pyridinium-Crosslinks im Urin in freier Form, oder gebunden an Peptide, ausgeschieden. Pyridinolin ist im Knorpel- und weniger im Knochenkollagen enthalten, während Desoxypyridinolin spezifisch für Knochenkollagen ist. Die höchsten Werte findet man frühmorgens. Die Werte im 24-Stunden-Sammelurin korrelieren gut mit den auf Kreatinin bezogenen Werten im Spontanurin.

Präanalytik

Proben müssen vor Licht geschützt werden. Die Ausscheidung ist unabhängig von der Leber- und

Nierenfunktion, jedoch bei immobilisierten Patienten falsch erhöht.

Bestimmungsmethoden

- HPLC
- ELISA

Referenzbereiche

Stark methodenabhängig, vom Labor erfragen. Anstieg der Werte im Klimakterium (Osteoporoserisiko!). Verhältnis Pyridinolin/Desoxypyridinolin 3:1 bis 4:1.

Bewertung

Die Crosslinks sind *Marker der Knochenresorption*, wobei Desoxypyridinolin knochenspezifischer als Pyridinolin ist. Neben der Osteodensitometrie werden sie zur Feststellung der Osteoporose (Risiko und Manifestation) und deren Therapiekontrolle verwendet. Weitere Erkrankungen mit Crosslinks-Erhöhungen sind primärer Hyperparathyreoidismus, Hyperthyreose und besonders Morbus Paget.

Zur Messung des Knochenabbaus werden noch folgende Parameter empfohlen

- Hydroxylysin-Glykoside
- Karboxy-terminales bzw. Amino-terminales quervernetztes Telopeptid

18.8. Osteoporose-Diagnostik

Osteoporose ist ein mit Frakturen einhergehender Verlust bzw. Verminderung von Knochenmasse, -struktur und -funktion.

Indikationen

- Rückenschmerzen und/oder Frakturen
- asymptomatisches Kleinerwerden
- familiäre Belastung
- Riskofaktoren
  - Sexualhormonmangel, Menopause
  - Cushing-Syndrom, Glukokortikoidtherapie
  - Hyperthyreose, Hyperparathyreoidismus
  - Malabsorption, Anorexie
  - Immobilisation
  - renale Osteopathie

Das **diagnostische Minimalprogramm** umfaßt

- Kalzium, Phosphat (Serum und Urin)
- knochenspezifische alkalische Phosphatase und Osteocalcin für den *Anbau* des Knochens
- Ausscheidung von Hydroxyprolin und Pyridinium-Crosslinks für den *Abbau* des Knochens
- Kreatinin, BSG, Differentialblutbild, Serumeiweißelektrophorese zum *Ausschluß sekundärer Osteoporosen*

Diagnostik zur **Ursachenfindung** bzw. **-bestätigung:**

Sexualhormonmangel	Estradiol, Testosteron
Glukokortikoidexzeß	Kortisol, Osteocalcin
Hyperthyreose	TSH, FT3, FT4
Hyperparathyreoidismus	PTH
Malabsorption	PTH, 25-(OH)D$_3$, 1,25-(OH)$_2$D$_3$

19. Skelettmuskel

Die klinisch-chemische Diagnostik von Skelettmuskelerkrankungen und -schäden beruht auf der Bestimmung von:

- Enzymaktivitäten:
  - CK und Isoenzym CK-MB
  - LDH
  - Aldolase
- Myoglobin
- Autoantikörpern und antinukleären Antikörpern (ANA)

19.1. Kreatin-Kinase (CK) und Isoenzym (CK-MB)

☞ auch Kap. 7.2.10. und 16.

Bei der X-chromosonal-rezessiv-vererbbaren Muskeldystrophie (infantiler, maligner Typ Duchenne, juveniler benigner Typ Becker-Kiener) werden schon Jahre vor der klinischen Symptomatik erhöhte CK-Aktivitäten im Blut gefunden.

Zur Früherkennung (4. bis 6. Lebenswoche) wird der Biolumineszenz-Test durchgeführt.

Dazu werden 2 aus der Ferse entnommene Blutstropfen mit Filterpapier aufgenommen und getrocknet. Durch Vorinkubation mit dem Luziferin-Luziferase-System wird das patienteneigene ATP verbraucht. Durch Zugabe von Kreatinphosphat und ADP entsteht bei Anwesenheit von CK ATP, das mit dem Biolumineszenz-Assay nachgewiesen wird (Bildung von Oxi-Luziferin + Licht).

Der Anteil der CK-MB-Aktivität an der Gesamt-CK-Aktivität im Serum kann bei der Muskeldystrophie Typ Duchenne bis 20 % betragen. Ungeklärt ist, inwieweit dabei eine Beteiligung des Herzmuskels vorliegt.

19.2. Laktat-Dehydrogenase (LDH)

☞ auch Kap. 7.2.15.

Bei allen primären und sekundären Skelettmuskelerkrankungen und -schäden ist mit einem Anstieg der LDH (bes. LDH 5) zu rechnen. Die Ergebnisse sind wegen des *ubiquitären* Vorkommens der LDH oft schwer zu interpretieren.

19.3. Aldolase

☞ Kap. 7.2.11.

19.4. Myoglobin

☞ Kap. 16.6.

Krankheit	Autoantikörper gegen	Methode	Häufigkeit (%)
Myasthenia gravis	Azetylcholin-Rezeptoren (AChRA)	IIF, RIA ELISA, Blot-Technik	85-95 (akut) 30-45 (Remission)
	Skelettmuskel (SMA) (häufig auch gegen Herzmuskel)	IIF (RIA,ELISA)	50-60
	ANA (ANF)	IIF	35-50
	dsDNS	IIF, RIA, ELISA	12
Polymyositis	ANA (ANF)	IIF	40
	dsDNA	IIF, RIA, ELISA	21
	Jo-1	Blot-Technik, Ouchterlony	bis 48
	PL-7	Blot-Technik, Ouchterlony	5 (hochspezif.)
	PL-12	Blot-Technik, Ouchterlony	5 (hochspezif.)
	Mi-2	Blot-Technik, Ouchterlony	16
	PM-Scl)*	Blot-Technik, Ouchterlony	

Tab.19.1: Autoantikörper und ihre Bestimmungsmethoden bei Myasthenia gravis und Polymyositis.
Jo-1: Histidyl-tRNS-Synthetase; *PL-7:* Threonyl-tRNS; *PL-12:* Alanyl-tRNS; *Mi-2:* Mi-2 (3 Proteine); *PM-Scl:* Komplex aus 11 nukleolären Antigenen; *IIF:* indirekter Immunfluoreszenz-Test.
)*Autoantikörper, die gegen dieses Antigen gerichtet sind, kommen besonders bei dem Sklerodermie/Polymyositis-Überlappungssyndrom vor.

19.5. Autoantikörper und antinukleäre Antikörper (ANA)

☞ auch Kap. 22.9.

Für die Diagnostik und Differentialdiagnostik von Autoimmunerkrankungen steht zur Zeit die Bestimmung von Autoantikörpern im Vordergrund, da der Nachweis autoreaktiver T-Zellen noch sehr aufwendig und im Routinelabor kaum durchführbar ist.

In der Tab. 19.1 sind die Autoantikörper angegeben, die bei Myasthenia gravis und Polymyositis von Bedeutung sind.

20. Endokrinologie

20.1. Allgemeines

Hormone werden in endokrinen Organen oder in Zellkomplexen synthetisiert (in einigen Fällen gespeichert) und direkt in das Blut sezerniert ("innere Sekretion"). Biosynthese und/oder Sekretion der Hormone werden häufig von übergeordneten endo- oder neurokrinen Organen in Form eines Rückkopplungssystems reguliert. Das Hormon wird in *freier Form* oder *gebunden an Transportproteine* zu den Zielzellen der Hormonwirkung transportiert. Da nur das *freie* Hormon wirksam ist, muß bei der Bestimmung zwischen der freien und der gebundenen Form differenziert werden (☞ Schilddrüsenhormondiagnostik).

Nach Bindung des Hormons an einen *spezifischen Zellrezeptor*, der sich

- an der Zellmembran (Proteohormone) oder
- im Zytosol oder Zellkern (Kortikoide, Schilddrüsenhormone)

befindet, werden entweder intrazelluläre *Signalmoleküle* (second messenger) wie

- zyklisches Adenosinmonophosphat (cAMP)
- zyklisches Guanosinmonophosphat (cGMP)
- Inositoltrisphosphat
- Kalzium-Calmodulin
- Tyrosinspezifische Proteinkinasen und -phophatasen

erzeugt oder durch Wechselwirkung von Hormon (Steroide, Schilddrüse) und Rezeptor im Zellkern die *Expression von Genen* verstärkt.

Die Botenstoffe werden nur in Einzelfällen, wie cAMP für das Parathormon, zur *Diagnostik* eingesetzt.

Die Hormonspiegel im Blut werden schließlich auch vom *Abbau* und/oder der *Ausscheidung* der Hormone beeinflußt.

Die **Diagnostik** endokriner Erkrankungen nutzt heute vorwiegend die hochempfindlichen **Immunoassays**, während die aufwendigen chemischen und biologischen Bestimmungen in den Hintergrund getreten sind. Die **Funktionsdiagnostik** bewertet die *Steuerungs-* und *Rückkopplungsmechanismen* der zu überprüfenden Regelkreise (Abb. 20.1) und erlaubt die Festlegung des *betroffenen Organs*. Daraus ergibt sich im klinischen

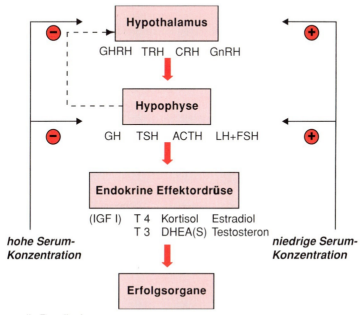

Abb. 20.1: Hormonelle Regelkreise.

Sprachgebrauch die folgende Einteilung von endokrinen Krankheiten:

- *primär:* periphere Hormondrüse (z.B. Schilddrüse)
- *sekundär:* Hypophyse
- *tertiär:* Hypothalamus

20.2. Hypothalamisch-hypophysäres System

Hypothalamische Hormone (*releasing hormone*, RH) steuern die Freisetzung der *glandotropen* hypophysären Hormone (ACTH, TSH, LH, FSH) sowie des Wachstumshormons (GH) und Prolaktins aus dem Hypophysenvorderlappen (HVL). Es sind kleinmolekulare Peptide, die in der Praxis bisher nicht direkt bestimmt werden (Abb. 20.1). Synthetisch hergestellte Freisetzungshormone (RH) werden zur gezielten oder globalen Stimulation der Hypophyse eingesetzt. Die Tests zur Stimulation einzelner glandotroper Hormone werden in den entsprechenden Hormongruppen besprochen.

20.2.1. Globaler Hypophysenstimulationstest

Die Stimulation erfolgt unter Einsatz von:

- CRH (Corticotropin-RH) → ACTH
- GHRH (Growth hormone RH) → GH
- GnRH (LHRH) → LH, FSH
- TRH → TSH, Prolaktin

Indikationen

- Partielle oder komplette **HVL-Insuffizienz** (Hypopituitarismus) verursacht durch:
  - Entzündungen (Meningoenzephalitis)
  - Tumore (Adenome, Makroprolaktinome)
  - Traumata, Blutungen
  - degenerative Prozesse (Sheehan-Syndrom)
  - Empty-Sella-Syndrom
  - kongenitale Störungen
- Verdacht auf einen **hypothalamischen Defekt** (Bestätigung bei Normalisierung der HVL-Hormone)

Durchführung

Die Freisetzungshormone werden innerhalb von 30 Sekunden nacheinander injiziert. Blutentnahmen zu folgenden Zeitpunkten: -120, -60, 0, 15, 30, 45, 60 Minuten zur Bestimmung von ACTH (Kortisol), STH, TSH, LH, FSH und Prolaktin. Das Ausbleiben des Anstieges einzelner Hypophysenhormone läßt partielle Defekte gut erkennen. Bei längerem Fehlen der hypothalamischen Stimulation kann die HVL-Reaktion bei einmaliger Injektion ausbleiben, so daß die RH mehrfach täglich oder als pulsatile Injektion gegeben werden müssen.

Seit der Verfügbarkeit der Freisetzungshormone werden **indirekte Stimulationstests** (*Insulinhypoglykämie-Test, Lysin-Vasopressin-Test*) seltener angewendet.

Bewertung

Der globale Test ist wenig geeignet zur Diagnose von Überfunktionszuständen des HVL.

Bei chronischem Hypopituitarismus kommt es wegen der fehlenden Stimulation zur Unterfunktion der betroffenen peripheren Hormondrüsen:

- sekundärer hypogonadotroper Hypogonadismus
- sekundäre Hypothyreose
- sekundäre NNR-Insuffizienz

Die phänomenologischen Auswirkungen dieser hypophysären Störungen sind ohne Funktionstests und Hormonbestimmungen nicht von direkten Defekten der peripheren Drüsen (als primärer Hypogonadismus, primäre Hypothyreose bezeichnet) zu unterscheiden. Allerdings sind in den meisten Fällen mehrere Hormonsysteme gleichzeitig betroffen.

20.2.2. Hypophysenvorderlappen-Hormone

20.2.2.1. Wachstumshormon (GH), Somatotropes Hormon (STH)

Wachstumshormon ist ein einkettiges Peptid mit 191 Aminosäuren. Die Sekretion wird durch das hypothalamische GHRH angeregt und durch Somatostatin gebremst. GH wird besonders nachts im Tiefschlaf in *pulsatilen* Stößen sezerniert, so daß die Konzentration sich innerhalb von Minuten um den Faktor 10 ändern kann. Basale Bestimmungen ohne Stimulation sind schlecht interpretierbar. Bei Hunger, Hypoglykämie, körperlicher Belastung, Angst und Streß steigt GH rasch an. Durch Nahrungsaufnahme bzw. orale Glukosegabe (75 g) wird GH supprimiert (< 1µg/l).

Die wesentlichen Wirkungen des GH auf Körperwachstum und Stoffwechsel werden indirekt durch die in der Leber gebildeten **Somatomedine** hervorgerufen. Dabei handelt es sich um Proinsulin-ähnliche Verbindungen, die wegen ihrer Insulin-ähnlichen Wirkungen auch als **Insulin-like growth factors** (IGF I, II) bezeichnet werden.

Unter der Wirkung von IGF I (Somatomedin C) wird in den Epiphysenfugen die Bildung des Säulenknorpels und die Aufnahme von Sulfat und Kalzium gefördert (Grundlage biologischer Testsysteme). Zahlreiche Fragen (Transportproteine, Rezeptoren, Inhibitoren im Serum) sind noch Forschungsgegenstand, so daß die eingehende Diagnostik der Somatomedine in Speziallabors gehört.

Indikationen

- proportionierter Minderwuchs (Zwergwuchs)
  Vor der endokrinologischen Untersuchung sollten alle anderen Ursachen ausgeschlossen werden
- Großwuchs bei Kindern, Akromegalie bei Erwachsenen

Für die Diagnostik und Therapiekontrolle wird auch die Bestimmung von **IGF I** mittels RIA nach einem Extraktionsschritt zur Entfernung der Bindungsproteine angewendet.

Präanalytik

Alle GH-Untersuchungen bedürfen sorgfältiger Patientenvorbereitung.

> Drei Tage vor dem Test sind **Medikamente** abzusetzen.

- *hemmend*
  α-Rezeptorblocker, Kortisol, Aminophyllin, Reserpin, Bromocryptin, Chlorpromazin
- *stimulierend*
  Estrogene, Antikonzeptiva, L-Dopa, Propranolol, Clonidin

Zur Vermeidung von Angst und Streß wird 30 Minuten vor Testbeginn eine Dauerkanüle (Infusion von Kochsalzlösung) gelegt.

Da die Serumspiegel von IGF I durch Tageszeit, Streß und Angst weniger beeinflußt werden, ist die einmalige IGF I-Bestimmung bei Aktivitätserhöhungen aussagekräftiger als die von GH. Bei niedrigem IGF I müssen Hypothyreose, chronische Leber- und Nierenerkrankungen, Mangelernährung und Typ I-Diabetes ausgeschlossen werden. Das aus EDTA-Blut gewonnene Plasma ist sofort einzufrieren.

Referenzbereiche

- **Wachstumshormon**
  - *Erwachsene basal:*   < 4 µg/l (oft unter der Nachweisgrenze)
  - *nach Stimulation:*   10-40 µg/l
- **IGF I**   170-350 µg/l

Kinder haben einen breiteren Referenzbereich, in der Pubertät werden häufig Werte bis 480 µg/l gefunden

Funktionstests

Funktionstests zur Voruntersuchung:

- körperliche Belastung
  (10 Minuten Fahrradergometer)
- Schlaftest
  GH steigt 30 Minuten nach dem Einschlafen an
- Tag-Nacht-Rhythmus
  In Ausweitung des Schlaftests wird eine Dauertropfinfusion angelegt und neben der Gesamtsekretion die Höhe und Fläche der Sekretionsspitzen beurteilt. Dieser Test scheint, bei Kombination mit einer objektiven Beurteilung der Schlaftiefe, der zuverlässigste Test zu sein

Definitive Tests:

- Arginin-hydrochlorid (0,5 g/kg)
- Insulin-Hypoglykämietest (0,1 E Insulin/kg i.v.) ist nur verwertbar, wenn eine deutliche Hypoglykämie (< 2,2 mmol/l) verifiziert wird
- Stimulation mit GHRH
  erlaubt die Differenzierung zwischen hypothalamischen und hypophysären Störungen. Bei längerer hypothalamischer Insuffizienz muß man die ruhende Hypophyse durch mehrfache pulsatile Gaben von GHRH aktivieren
- Suppression durch Glukose (oGTT)
  Nach Glukoseaufnahme (75 g) fällt GH innerhalb 60 Minuten auf Werte unter 1 µg/l, bei Akromegalie fehlt die vollständige Suppression (allerdings auch bei Anorexie und Thyreotoxikose)

Bewertung

Die Erfassung aller minderwüchsigen Kinder mit einem GH- und IGF I-Mangel hat an Bedeutung gewonnen, seit biotechnologisch hergestelltes menschliches GH zur Verfügung steht. Die Effektivität der GH-Gabe läßt sich gut an dem Anstieg des IGF I abschätzen. Bei den Laronschen Zwergen und bei Pygmäen ist IGF I bei hohen GH-Konzentrationen erniedrigt (GH-Resistenz).

Bei Akromegalie bzw. kindlichem hypophysären Großwuchs finden sich oft erhöhte GH-Werte; eine höhere Sensitivität hat der Tag-Nacht-Rhythmus mit nächtlichen Werten von 30-120 µg/l, und die Suppression durch Glukose

20.2.2.2. Prolaktin

Prolaktin wird im Hypophysenvorderlappen gebildet und hat strukturell und funktionell Ähnlichkeiten zum Wachstumshormon. Die Regulation der Sekretion übernehmen *hemmende* hypothalamische Faktoren, besonders Dopamin (die bei Fehlen zu einer Enthemmungshyperprolaktinämie führen) und das *stimulierende* TRH.

Klinisch bedeutungsvoll ist nur die *Hyperprolaktinämie*, die bei Frau und Mann zu einem hypothalamisch ausgelösten *Hypogonadismus* führt.

Indikationen

Frauen:

- Amenorrhoe, Oligomenorrhoe
- Anovulatorische Zyklen, Corpus-luteum-Insuffizienz
- Galaktorrhoe, Mastopathie
- leichte Virilisierung

Männer:

- Libido- und Potenzstörungen
- Hypogonadismus
- Gynäkomastie, Galaktorrhoe

Bei allen hypothalamisch-hypophysären Störungen oder bei röntgenologischen Auffälligkeiten im Bereich der Sella turcica sind Prolaktinbestimmungen indiziert.

Präanalytik

Vor der Blutentnahme ist zu fordern:

- Absetzen von Psychopharmaka, Hypertensiva, Dopaminantagonisten und -agonisten (Ergot-Alkaloide, Bromocriptin, Reserpin)
- Vermeidung von Untersuchungen der Mamma
- Vermeidung von Streß

Die Prolaktin-Konzentrationen sind frühmorgens am höchsten (abends nur halb so hoch); in Schwangerschaft und Stillperiode (physiologische Geburtenkontrolle) stark erhöht. Zyklusbedingte Schwankungen sind gering.

Nach *TRH-Stimulation* steigt nach 20 Minuten das Serum-Prolaktin auf das 2-5fache.

Bestimmungsmethoden

- Radio- oder Enzymimmunoassays

Referenzbereiche

- *Frauen*: 3,9-28 µg/l (83-650 mU/l)
  Schwangerschaft: bis 350 µg/l (7400 mU/l)
- *Männer*: 2,7-17 µg/l (57-360 mU/l)

Bewertung

Bei Störungen der *Sexualfunktion* und der *Fertilität* muß zunächst immer eine Hyperprolaktinämie ausgeschlossen werden.

Pathologische Hyperprolaktinämien sind meist durch Prolaktinome bedingt, wobei zwischen

- *Mikroadenomen*
  (vorwiegend bei Frauen)
- *Makroadenomen*
  (bei Frauen und Männern) mit Prolaktinwerten über 200 µg/l und weiteren *HVL-Defekten* und neurologischen Störungen

unterschieden wird.

■ **TRH**

☞ Kap. 20.3.1.

■ **ACTH**

☞ Kap. 20.4.1.

■ **FSH, LH**

☞ Kap. 20.6.1.1.

20.2.3. Hypophysenhinterlappen (HHL)-Hormone

20.2.3.1. Vasopressin, Adiuretin (ADH)

Klinische Bedeutung und Indikation

ADH wird im Hypothalamus gebildet, an Neurophysin II gebunden und in den HHL (Neurohypophyse) transportiert. Bildung und Sekretion des ADH werden durch niedriges Blutvolumen und/oder erhöhte Osmolalität stimuliert. Fördernde exogene Reize sind Schmerz, Angst, Nikotin und Morphin, während Ethanol hemmend wirkt.

ADH bewirkt über Rezeptoren an den distalen Tubuli und den Sammelrohren der Niere die Wasserrückresorption (etwa 20 l pro Tag).

Der durch Polyurie und Polydipsie charakterisierte **Diabetes insipidus** wird differenziert in:

- *zentrale Form*
  bei Störung des hypothalamisch-neurohypophysären Systems. Therapeutische Substitution mit 1-Desamino-8-D-Argininvasopressin (DDAVP)
- *renale Form*
  verursacht durch ADH-Resistenz bei Nephropathie mit tubulärer Schädigung

Die Bestimmung des Vasopressins ist in der Routine wenig verbreitet, vielmehr werden Funktionstests (Konzentrations-, Durstversuch) vorgezogen.

Bestimmungsmethode

- Radioimmunoassay nach Extraktion aus dem Plasma

Referenzbereich

- 2,6 ± 0,32 ng/l (bei einer Serumosmolalität von 292 mmol/kg)

Hyperhydratation führt zu Abfall (< 1,42 ng/l), Dehydratation (Durstversuch) zu Anstieg des ADH auf 4 ng/l und darüber.

- **Konzentrations- oder Durstversuch** ☞ Kap. 17.1.7.

Zusätzliche Tests mit *hypertoner Kochsalzlösung* sind selten notwendig.

- **Pitressintest (Vasopressintest, DDAVP)**

Ein negatives Ergebnis spricht für einen *renalen Diabetes insipidus* (Resistenz gegen ADH, selten kongenital, meistens erworben durch Nierenerkrankungen).

■ **Syndrom der inappropriaten ADH-Sekretion (SIADH), Schwartz-Bartter-Syndrom**

Unkontrollierte Mehrsekretion von ADH durch

- ektope Tumore, besonders kleinzellige Bronchialkarzinome
- Meningitis, Enzephalitis, Schädel-Hirn-Trauma
- Lungentuberkulose, Aspergillose

Symptome sind:

- Wasserintoxikation mit Hyponatriämie, Hypoosmolalität und niedrigem Serumkreatinin
- Natriurie (> 20 mmol/l) und eine gegenüber dem Serum erhöhte Urin-Osmolalität

Funktionen der Niere und Nebennierenrinde sind intakt.

20.3. Schilddrüsenhormone und übergeordnete Hormone

20.3.1. Allgemeines

Zur Synthese der Schilddrüsenhormone werden täglich 150-200 µg Jod benötigt. Der tägliche Jodbedarf des Erwachsenen von 150-300 µg (1,2-2,4 µmol) wird in Deutschland durch die Nahrung nicht ausreichend gedeckt. Besonders kritische Situationen sind Wachstumsalter, Pubertät, Schwangerschaft und Laktation. Der Jodmangel führt zu Strumabildung und Schilddrüsenautonomie. Die Thyreozyten nehmen den größten Teil des zirkulierenden Jodids auf, oxydieren es (Jodinium-Ion und Hypojodsäure) und jodieren an Thyreoglobulin gebundenes Tyrosin zu *Thyroxin* (3,5,3',5'-Tetrajodthyronin, T4) und *3,5,3'-Trijodthyronin* (T3). Nach Abspaltung der Verbindungen aus *Thyreoglobulin* werden täglich 100 µg T4 (Halbwertszeit 190 Stunden) und 10 µg T3 (Halbwertszeit 19 Stunden) sezerniert. In der Peripherie wird T4 zu T3 (26 µg pro Tag) und dem inaktiven reverse T3 (rT3; 3,3',5'-Trijodthyronin, 35 µg) dejodiert.

Die Schilddrüsenhormone sind im Blut an *Thyroxin-bindendes Globulin* (TBG), Thyroxin-bindendes Präalbumin (Transthyretin) und Albumin gebunden. Nur 0,02-0,05 % des Gesamt-T4 und 0,1-0,3 % des Gesamt-T3 sind in freier Form vorhanden und stoffwechselaktiv. Die Gesamtkonzentrationen von T4 und T3 geben das Sekretionsverhalten und die Konzentration der freien Hormone nur dann korrekt wieder, wenn die Bindungskapazität der Transportproteine nicht verändert ist (☞ TBG, Kap. 20.3.5.). Deshalb hat die Bestimmung der freien Hormone (FT4, FT3) einen hohen Stellenwert.

Die zentrale Steuerung der Schilddrüsenfunktion erfolgt über das hypothalamische *Thyreotropin-Releasing-Hormon* (TRH), das die Synthese und Sekretion des *Thyreoidea-stimulierenden Hormons* (Thyreotropin, TSH) im HVL stimuliert. Die negative Rückkopplung erfolgt über FT4 und FT3 am HVL, offenbar kompetitiv zu TRH (Abb. 20.1).

Weitere *Regulationsmöglichkeiten* sind:
- Veränderung des Verhältnisses von aktivem T3 zu dem inaktiven rT3 bei der Dejodierung von T4
- Blockierung des Jodeinbaus bei hohem Jodidangebot (Wolff-Chaikoff-Block, Plummersche Jodbehandlung)

Die **Strategie der Schilddrüsendiagnostik** beginnt mit:
- Anamnese und
- klinischer Untersuchung einschließlich Sonographie und Szintigraphie

Daraus ergeben sich die Fragestellungen:
- *Ausschluß* oder
- *Bestätigung*

einer *Funktionsstörung*. Danach ist die zugrundeliegende *Schilddrüsenkrankheit* zu klären (z.B. Hyperthyreose aufgrund eines autonomen Adenoms).

20.3.2. Thyreotropes Hormon und TRH-Test

Die basale TSH-Konzentration erlaubt den Ausschluß einer manifesten Hyper- bzw. primären Hypothyreose. Wenn die Werte im Graubereich liegen und die Konzentrationen von T4 und T3 normal sind, kann der Regelkreis mit dem TRH-Test überprüft werden.

Indikationen für TSH basal

- Ausschluß bzw. Nachweis von latenten bzw. manifesten Funktionsstörungen
- Überprüfung der Suppressions- bzw. Substitutionstherapie
- Screening auf konnatale Hypothyreose

Indikationen für den TRH-Test

- Definitiver Ausschluß von präklinischen Funktionsstörungen (besonders bei extrathyreoidalen Erkrankungen und Medikamenteneinflüssen)
- Differentialdiagnostik primärer und sekundärer Hypothyreosen

Seit Verwendung der ultrasensitiven TSH-Tests wird der TRH-Test seltener benötigt.

Präanalytik

Absetzen von *Medikamenten*:
- *suppressive Einflüsse:* L-Dopa, Azetylsalizylsäure, Kortikoide
- *stimulierende Einflüsse:* Dopaminantagonisten, Lithium, Spironolaktone, jodhaltige Präparate, Radiojod-Untersuchungen

Zur Überwachung der Therapie von Schilddrüsenerkrankungen soll die Blutentnahme 24 Stunden nach der letzten Medikamenteneinnahme erfolgen.

Bestimmungsmethoden

- *TSH*
  Immunoassays. Wichtig für die Erkennung der Hyperthyreose ist eine niedrige Nachweisgrenze (0,03 mU/l), d.h. die Tests müssen ultrasensitiv sein
- *TSH-Screening*
  Am 5. postnatalen Tag wird bei Neugeborenen Fersenblut auf eine Filterpapierkarte getropft und TSH in zentralen Laboratorien nach Extraktion der ausgestanzten Papierscheibe bestimmt
- *TRH-Tests*
  - intravenöse Gabe von 200 µg TRH (bei älteren Patienten 400 µg), Blutentnahme nach 30 Minuten; am meisten verwendet
  - nasale Applikation von 2 mg TRH, Blutentnahme zwischen 30-60 Minuten
  - orale Gabe von 400 mg TRH, Blutentnahme nach 3 Stunden

Referenzbereiche

- TSH
  - *Erwachsene:* 0,23-4,0 mU/l
  - *Neugeborene:* bis 20 mU/l
- TSH-Anstieg
  - im i.v. TRH-Test: 2,5-25 mU/l
  - im oralen TRH-Test: 2,5-30 mU/l

Bewertung

Normale basale TSH-Werte schließen manifeste Hyper- und Hypothyreosen weitgehend aus. Bei eindeutig pathologischen TSH-Werten (< 0,1 bzw. > 10 mU/l) wird die manifeste Hyperthyreose mit erhöhtem FT4 (T4) und T3 und die manifeste primäre Hypothyreose mit niedrigem FT4 bewiesen.

Unter Substitutionstherapie einer Struma bzw. nach Operation der Schilddrüse soll TSH im supprimierten Bereich, bei Therapie von Hypothyreosen im unteren Referenzbereich sein. Die thyreostatische Therapie der Hyperthyreose strebt die Normalisierung des TSH an (wird oft erst nach 6 Monaten erreicht, deshalb T3 bestimmen).

Suppressive Einflüsse auf das basale TSH und den TRH-Test:

- Hypophysäre und hypothalamische Erkrankungen (Differentialdiagnostik der sekundären und tertiären Hypothyreose)
- hohes Alter (evtl. TRH-Dosis erhöhen)
- Kachexie, Anorexie, Depression
- Morbus Cushing, Kortikoidtherapie

Beim *TRH-Test* kann die TSH-Antwort fehlen (Non-Responder):

- Zustand nach Hyperthyreose und nach vorangegangenem TRH-Test (deshalb Wiederholung erst nach mehreren Monaten!)
- Zustand nach Suppressionsbehandlung mit Schilddrüsenhormon. Nach 4-6 Wochen kann eine Erhöhung des basalen bzw. stimulierten TSH folgen

20.3.3. Gesamt-T4 und Freies T4 (FT4)

Die Konzentration des T4 ist (neben T4-Produktion und -Elimination) von der Bindungskapazität der Hormon-bindenden Proteine (besonders TBG) abhängig. Außer bei Schwerkranken hat deshalb FT4 eine größere diagnostische Aussagekraft als T4.

Indikationen

- Diagnose und Abschätzung des Ausmaßes einer Funktionsstörung
- Verlaufskontrolle von Funktionsstörungen und deren Therapie

Präanalytik

Blutentnahme möglichst am nüchternen Patienten. Bei Therapiekontrollen soll die letzte Einnahme des Hormonpräparates mindestens 24 Stunden zurückliegen. Nach jodhaltigen Kontrastmitteln muß wochenlang mit Störungen gerechnet werden. Bei heparinisierten Patienten kann die FT4-Bestimmung gestört werden.

Bestimmungsmethoden

- *Immunoassays*

Die modernen FT4-Assays sind geeignet, auch bei Veränderungen der TBG-Konzentrationen die FT4-Spiegel weitgehend richtig anzuzeigen.

Die Konzentration des FT4 ist der Konzentration des gebundenen T4 direkt und der T4-Bindungskapazität (TBK) bzw. der Konzentration des TBG umgekehrt proportional

$$\text{FT4 prop } \frac{T4}{TBK} \quad \text{(FT4–Index)}$$

$$\text{FT4 prop } \frac{T4}{TBG} \quad \text{(T4/TBG–Quotient)}$$

Diese (heute kaum noch genutzten) Quotienten entsprechen sehr genau dem direkt gemessenen FT4.

Referenzbereiche

- T4
  - *Erwachsene:* 58-155 nmol/l (45-117 µg/l)
  - *Neugeborene:* 138-332 nmol/l (107-258 µg/l)
- FT4
  - *Erwachsene:* 11,8-24,6 pmol/l (9-19 ng/l)
  - *Neugeborene:* 20,6-48,9 pmol/l (l6-38 ng/l)

Die erhöhten T4-Werte von Neugeborenen sinken innerhalb eines Monats auf das Erwachsenenniveau ab.

Bewertung

Etwa 85 % aller Hyperthyreosen werden durch T4 richtig angezeigt, 5-10 % sind T3-Hyperthyreosen.

Falsche Interpretationen können sich bei Veränderungen der Konzentration des TBG (☞ Tab. 20.1) bzw. bei Verdrängung von T4 vom TBG durch kompetitiv wirkende Medikamente ergeben.

Durch *Verdrängung der Schilddrüsenhormone* von den Bindungsstellen wird FT4 erhöht und T4 meistens vermindert:

- Heparin
- Freie Fettsäuren (Ketoazidose, Hunger)
- Sulfonylharnstoffe, Salizylate
- Phenytoin, Phenobarbital, Carbamazepin (fördern außerdem die Metabolisierung in der Leber: T4 ↓, FT4 ↓)

Bei Schwerkranken ohne Schilddrüsenstörungen können erhöhte FT4-Werte bei normalen T4-Werten gemessen werden, Interpretationen müssen sehr vorsichtig erfolgen.

In *Frühstadien* von Funktionsstörungen wie

- bei isolierter T3-Hyperthyreose (FT4 ↑, T4 normal)
- bei beginnender Hypothyreose (FT4 ↓, T4 noch normal)

reagiert FT4 empfindlicher als T4.

20.3.4. Gesamt-T3 und Freies T3 (FT3)

Indikationen

- isolierte T3-Hyperthyreose (bei normalem T4)
- Endokrine Ophthalmopathie
- Verdacht auf ein Rezidiv während der Verlaufskontrolle einer Hyperthyreose

Für die Hypothyreosediagnostik ist T3 weniger geeignet.

Präanalytik

Zirkadianer Rhythmus: Absinken während des Tages und Anstieg in der Nacht.

Störende Medikamente ☞ unter Thyroxin (Kap. 20.3.3.).

Blutentnahme frühestens 24 Stunden nach der letzten Einnahme von Schilddrüsenhormonpräparaten.

Bestimmungsmethoden

- Immunoassays

Referenzbereiche

- **T3**
  - *Erwachsene:* 1,3-3,1 nmol/l (0,8-2,0 µg/l)
  - *Neugeborene:* 1,2-4,0 nmol/l (0,8-2,6 µg/l)
- **FT3** (abhängig vom Testkit)
  - *Erwachsene:* 4,0-7,8 pmol/l (2,6-5,1 ng/l)
  - *Neugeborene:* 3,7-14,3 pmol/l (2,4-9,3 ng/l)

Bewertung

Durch die wesentlich schwächere Proteinbindung wird T3 durch Veränderungen der Bindungsproteine und durch freisetzende Medikamente weniger als T4 beeinflußt, weshalb die Bestimmung von **FT3 geringere Bedeutung als die von FT4** hat.

Erhöhte T3- und FT3-Werte sind klinisch relevant bei:

- T3-Hyperthyreosen, das sind etwa 5-10 % aller Hyperthyreosen, seltener bei der Basedowschen Erkrankung, häufiger bei der diffusen oder nodulären Autonomie
- Frühstadien einer Überfunktion
- euthyreoter endokriner Ophthalmopathie
- Diagnose eines Hyperthyreose-Rezidivs
- iatrogener Hyperthyreose durch Thyroxineinnahme

Die Konzentrationen von T3 und FT3 sind vor allem von der **Konversionsrate von T4 zu T3** in der Peripherie abhängig.

Verminderung der Konversion:

- schwere Erkrankungen (Niedrig-T3-Syndrom)
- Glukokortikoide, Propranolol, Amiodaron
- bei alten Menschen (> 70 Jahre)

Verstärkte Konversion:

- Jodmangel
- beginnende Hypothyreose
- zu Beginn einer thyreostatischen Therapie

Niedrig-T3-Syndrom

Stark erniedrigte T3-Spiegel (T4 zunächst noch normal, TSH oft niedrig) bei gleichzeitig erhöhtem rT3 finden sich bei

- Hunger, Anorexia nervosa, Kachexie

- terminaler Niereninsuffizienz bzw. Leberzirrhose
- Schock, Sepsis, Verbrennungen, Vita minima

Die Geschwindigkeit des T3-Abfalls gibt einen Hinweis auf die Prognose.

20.3.5. Thyroxinbindendes Globulin (TBG)

Klinische Bedeutung

TBG ist das wichtigste Transportprotein für T4 und T3. Die seltenen genetischen aber häufig erworbenen Veränderungen der TBG-Konzentration sind in Tab. 20.1 aufgeführt. Nach Entwicklung von einfachen Immunoassays für FT4 und FT3 wird die Bestimmung des TBG nur noch zur Abklärung nicht interpretierbarer Ergebnisse verwendet.

Bestimmungsmethoden

Radio- oder Enzymimmunoassays (bisher keine anerkannten Standards)

Referenzbereich

- 10-19 mg/l (abhängig vom Testkit!)

Erhöhung	Verminderung
Schwangerschaft	Proteinverluste (Nephrotisches Syndrom, Enteropathie)
Estrogenmedikation	dekompensierte Leberzirrhose
Hepatitis	Medikamente (Testosteron, Glukokortikoide)
kompensierte Leberzirrhose	kongenital (selten)
kongenital (1:40 000)	

Tab. 20.1: Wichtige Ursachen von Änderungen der TBG-Konzentration.

20.3.6. Schilddrüsen-Autoantikörper

20.3.6.1. Mikrosomale Antikörper (MAK bzw. TPO-AK), Thyreoglobulin-Antikörper (TAK bzw. TG-AK)

Es handelt sich um Autoantikörper gegen die thyreoidale Peroxidase (TPO-AK, auch als MAK bezeichnet) und gegen Thyreoglobulin (TG-AK bzw. TAK).

Indikationen

- chronische Thyreoiditis (Hashimoto), subakute Thyreoiditis (de Quervain)
- Suche nach einer autoimmunogenen Ursache bei erworbener Hypothyreose

Bestimmungsmethoden

- Enzymimmunoassays (Doppelantikörpertechnik, ELISA)
- indirekte Immunfluoreszenz

Referenzbereiche

- MAK-ELISA: < 150 kU/l (< 150 U/ml)
- TAK-ELISA: < 250 kU/l (< 250 U/ml)

Bewertung

Die chronisch lymphozytäre Hashimoto-Thyreoiditis und das Endstadium der primär atrophischen Hypothyreose haben in 90 % stark erhöhte MAK- und in etwa 50 % weniger deutlich erhöhte TAK-Titer. Bei Patienten mit M. Basedow findet man bei mehr als der Hälfte beide Autoantikörper (in unterschiedlicher Titerhöhe). Niedrigere, aber über dem Referenzbereich liegende Titer kommen auch bei 5-10 % der Schilddrüsengesunden vor.

20.3.6.2. TSH-Rezeptor-Antikörper (TRAK bzw. TSH-R-AK)

Der TSH-Rezeptor hat mehrere Epitope und besteht aus einem Glykoprotein- und einem Gangliosidanteil. Die heterogenen Antikörper haben bei Bindung an den Rezeptor entweder stimulierende oder hemmende Wirkungen

- Stimulierung analog zu TSH
  (früher als Long Acting Thyroid Stimulator, LATS, bzw. Thyroid Stimulating Immunoglobulins, TSI, bezeichnet)
  Folge ist eine Hyperthyreose vom Typ des M. Basedow
- Blockierung der Rezeptoren (selten)
- Vermehrung der Follikel mit Ausbildung einer Struma diffusa

Indikationen

- Abgrenzung des Morbus Basedow von einem autonomen Schilddrüsenadenom
- Überwachung der thyreostatischen Therapie der Autoimmunhyperthyreose

Bestimmungsmethode

- Radiorezeptorassay

Referenzbereiche

- negativ: Bindung < 10 %
- grenzwertig: Bindung 10-15 %
- positiv: Bindung > 15 %

Bewertung

Unbehandelte Basedow-Patienten haben in 70-80 % der Fälle positive TRAK-Befunde, Patienten mit hyperthyreoter Autonomie sind meistens TRAK-negativ. Positive TRAK-Befunde bei einer euthyreoten Orbitopathie machen eine immunogene Genese wahrscheinlich.

Unter einer erfolgreichen thyreostatischen Therapie des M. Basedow fallen die TRAK-Werte mit individuell unterschiedlicher Geschwindigkeit ab. Bleiben sie hoch oder steigen weiter an, muß der Therapieplan überdacht werden.

20.3.6.3. Autoantikörper gegen T4 und/oder T3

Die Prävalenz im unausgewählten Krankengut beträgt 0,1 %, ist aber bei M. Basedow und Hashimoto-Thyreoiditis höher. Hinweise auf diese Autoantikörper erhält man, wenn die gemessenen T4- und T3-Werte nicht mit dem klinischen Bild des Patienten und dem TSH-Basalwert bzw. der TSH-Antwort nach TRH-Stimulation übereinstimmen.

20.3.7. Thyreoglobulin (TG)

Thyreoglobulin wird nur in den Thyreozyten gebildet. Erhöhte Serumspiegel können bei allen Schilddrüsenerkrankungen (außer Athyreose) gefunden werden und sind deshalb in der Routinediagnostik bedeutungslos, aber als **Tumormarker** unverzichtbar (☞ Kap. 23.1.13.).

Indikationen

- Verlaufskontrolle differenzierter Schilddrüsenkarzinome
- Differentialdiagnostik der Neugeborenenhypothyreose (Athyreose)
- Hyperthyreosis factitia

Bestimmungsmethoden

- RIA, ELISA (Störungen bei Vorliegen von TG-Antikörpern)

Referenzbereich

- < 50 µg/l (Werte vom Test abhängig)

Bewertung

Nach vollständiger Entfernung des Schilddrüsengewebes (Operation oder Radiojodtherapie) darf kein TG mehr nachweisbar sein. Durch TSH-suppressive Schilddrüsenhormonbehandlung kann in 10 % der Fälle die TG-Synthese ebenfalls völlig unterdrückt werden.

20.4. Hypophysen-Nebennierenrinden-System

Einführung

In der Nebennierenrinde (NNR) werden die Glukokortikoide über das Hypothalamus-Hypophysen-System, dagegen die Mineralokortikoide über das Renin-Angiotensin-System gesteuert (Besprechung in Kap. 20.5.).

Diagnostische Entscheidungen lassen sich aus Einzelwerten wegen der ausgeprägten zirkadianen Rhythmik und der Beeinflussung durch Umweltbedingungen nur bei stark pathologischen Werten treffen. Deshalb wurden zahlreiche *Funktionstests* entwickelt, die die Funktion des Regelsystems prüfen (Abb. 20.1).

20.4.1. Adrenokortikotropes Hormon (ACTH)

ACTH, ein Peptid aus 39 Aminosäuren, wird im HVL synthetisiert und gespeichert. Die Sekretion von ACTH wird vorwiegend durch CRH (corticotropin releasing hormone) stimuliert und durch die Glukokortikoide direkt oder über den Hypothalamus gehemmt. In seltenen Fällen findet man bei

Karzinom-Patienten (besonders bei kleinzelligen Bronchialkarzinomen) exzessive Erhöhungen von ektopisch produziertem ACTH, das aufgrund struktureller Veränderungen oft eine verringerte biologische Aktivität zeigt.

Indikationen

- Differentialdiagnose des Hyperkortisolismus
- Differentialdiagnose der NNR-Insuffizienz
- Verdacht auf ektopische ACTH-Sekretion

Präanalytik

Das Blut muß in vorgekühlte Röhrchen mit EDTA und 400 kU/ml Aprotinin (Proteinase-Inhibitor) abgenommen, schnell zentrifugiert und tiefgefroren werden. Gleichzeitig wird Blut für die Kortisolbestimmung entnommen. Morgens werden (parallel zu Kortisol) 5-10fach höhere ACTH-Konzentrationen als abends gemessen. Wegen der pulsatilen Sekretion wird die Bestimmung aus einem Pool von 3 Blutentnahmen empfohlen.

Bestimmungsmethoden

- Radioimmunoassay
- Immunoradiometrischer Assay (IRMA)

Ektopisches ACTH mit strukturellen Veränderungen wird nur mit geringer Ausbeute erfaßt

Referenzbereiche

- RIA: bis 100 ng/l (morgens)
  bis 20 ng/l (abends)
- IRMA: bis 80 ng/l (morgens)

Bewertung

ACTH	Kortisol	Diagnose
↑	↑↑	hypothalamo-hypophysäres Cushing-Syndrom
↓↓	↑	NNR-Adenom oder -tumor
↑↑	↑↑	ektopisches ACTH-Syndrom
↑	↓↓	primäre NNR-Insuffizienz
↓↓	↓	sekundäre oder tertiäre NNR-Insuffizienz

Die Differenzierung zwischen sekundärer und tertiärer NNR-Insuffizienz erfolgt mit dem *CRH-Test* *(Kortikotropin-Releasing-Hormon-Test)* oder mit einer *Kombination von CRH und Lysin-Vasopressin (LVP)*.

- **CRH-LVP-Test**

Nach 2stündiger Ruhepause werden 50 µg CRH und 0,5 IE LVP intravenös injiziert und nach 15, 30, 45 und 60 Minuten Blut für die Bestimmung von ACTH und Kortisol entnommen.

Bewertung

Änderung von		Diagnose
ACTH	Kortisol	
=	=	hypophysärer ACTH-Mangel
↑	↑↑	hypophysäres Cushing-Syndrom
↑ (basal niedrig)	=	NNR-Adenom
=/↑ (basal hoch)	=	ektopisches ACTH-Syndrom
= bedeutet keine Änderung		

Die Hemmtests mit Dexamethason oder Metopiron werden im Kapitel Kortisol beschrieben.

20.4.2. Kortisol

Kortisol zirkuliert im Plasma zu etwa 10 % in freier Form, zum überwiegenden Teil ist es an **Transkortin** und Albumin gebunden. In der Leber werden etwa 80 % des Kortisols metabolisiert und mit Glukuronsäure und Sulfat verestert. Im Urin sind die Metaboliten als *17-Hydroxykortikosteroide* photometrisch und das *freie Kortisol* mit einem RIA bestimmbar. Diese quantitativen Bestimmungen im Sammelurin wurden inzwischen durch spezifische Bestimmungsmethoden im Blut ergänzt.

Präanalytik

3 Tage vor der Untersuchung werden *alle Medikamente* abgesetzt. Wegen des ausgeprägten zirkadianen Rhythmus ist die Tageszeit der Entnahme zu dokumentieren. Für ein *Tagesprofil* wird nach 12stündiger Nahrungskarenz um 8.00, (12.00), 18.00 und 24.00 Uhr Blut abgenommen. Die eingefrorenen Serumproben werden in einer Serie untersucht.

Orale Kontrazeptiva und Estrogentherapie erhöhen die Kortisol-Transkortin-Werte, während bei Hypoproteinämien (Nephrotisches Syndrom) abnorm niedrige Konzentrationen gemessen werden.

Das **Kortisol im Speichel** korreliert mit dem **freien Kortisol** und ist unabhängig von Proteinveränderungen.

Bestimmungsmethoden

- Immunoassays (RIA, EIA)

Referenzbereiche

- **Kortisol** (Serum)
  - *Erwachsene:* 190-690 nmol/l
    (68-250 µg/l)   *morgens*
    55-250 nmol/l
    (20-90 µg/l)   *abends*
  - *Kinder:* 140-410 nmol/l
    (50-150 µg/l)   *morgens*
  - *Neugeborene:* 130-180 nmol/l
    (47-64 µg/l)   *keine Rhythmik*
- **freies Kortisol** (Speichel)
  - *Erwachsene:* 10-27 nmol/l
    (4-10 µg/l)   *morgens*
    2-4 nmol/l
    (0,8-1,3 µg/l)   *abends*
- **freies Kortisol** (Sammelurin)
  - *Erwachsene:* 27-250 nmol/d
    (10-90 µg/24 h)
    abhängig von der verwendeten Meßmethode

Bewertung

Erhöhte Kortisolkonzentrationen und/oder die **Aufhebung der zirkadianen Rhythmik** sprechen für das Vorliegen eines **Cushing-Syndroms**. Ähnliche Ergebnisse werden oft bei Patienten mit *endogenen Depressionen* (Anforderungen der Tests erfolgen oft unter dem Verdacht "Morbus Addison") und *unter starkem Streß* (schwere Operationen und Allgemeinerkrankungen) gefunden.

Zur Diagnostik der **NNR-Insuffizienz** wird Kortisol mehrmals morgens bestimmt, zum Ausschluß dient der **ACTH-Stimulationstest** (Kap. 20.4.2.1.). Hyponatriämie und Hyperkaliämie sind wichtige Indikatoren.

> Zur Sicherung der Diagnose bzw. zur Differentialdiagnose werden Funktionstests herangezogen.

20.4.2.1. ACTH-Stimulationstest

Indikationen

- Verdacht auf eine primäre NNR-Insuffizienz (Morbus Addison)
- Differentialdiagnose des Cushing-Syndroms
- Verdacht auf nichtklassischen 21-Hydroxylase-Mangel oder andere Steroidbiosynthesedefekte (Abb. 20.2)

Durchführung

Nach der basalen Blutentnahme werden 0,25 mg synthetisches ACTH intravenös injiziert und nach 1 und 2 Stunden erneut Blut für die Kortisolbestimmung entnommen.

Bewertung

Bei Anstieg des Serum-Kortisols über 700 nmol/l (250 µg/l) bzw. um 280 nmol/l (100 µg/l) ist eine *NNR-Insuffizienz* ausgeschlossen. Nach längerem Ausbleiben der Stimulation durch hypophysäres ACTH ist es notwendig, die Ansprechbarkeit der ruhiggestellten NNR durch mehrfache ACTH-Gaben wiederherzustellen. (Diese Diagnose kann auch durch eine Plasma-ACTH-Bestimmung gesichert werden.)

Beim *Cushing-Syndrom* mit beidseitiger *NNR-Hyperplasie* kommt es zu einem überschießenden, bei einem *autonomen Adenom* zu keinem oder nur einem mäßigen Anstieg des Kortisols.

Bei Patienten mit einem *nichtklassischen* (ebenso bei Heterozygoten) *adrenogenitalen Syndrom* wird die 17-Hydroxyprogesteron-Sekretion (2,6-12,0 µg/l) überschießend stimuliert (☞ Kap. 20.4.4.).

20.4.2.2. Dexamethason-Hemmteste

Dexamethason in niedriger Dosierung (2 mg) wirkt beim Cushing-Syndrom nicht supprimierend (wie bei gesunden Probanden). Bei Erhöhung der Dosis auf 8 mg wird nur beim hypothalamisch-hypophysären Cushing-Syndrom eine Hemmung erreicht (< 50 % des Ausgangswertes).

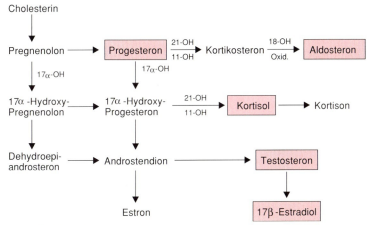

Abb. 20.2: Synthese der Steroidhormone.

■ Durchführung

Abnahme des Ausgangswertes um 8.00 Uhr, Gabe von 2 bzw. 8 mg Dexamethason um 23.00 Uhr und erneute Abnahme am nächsten Tag um 8.00 Uhr.

> Test nicht im Streß oder bei fieberhaften Erkrankungen durchführen.

■ Bewertung

Wenn das Serum-Kortisol beim 2 mg-Test unter 110 nmol/l (40 µg/l) abfällt, ist ein Cushing-Syndrom ausgeschlossen (wichtig für die Abklärung eines Cushingoids bei Adipositas). Zur Suppression der hypothalamisch-hypophysären Achse sind manchmal 8 mg Dexamethason nicht ausreichend (dann weitere Erhöhung auf 12 oder 16 mg).

Bei schweren *endogenen Depressionen* haben etwa 40 % der Patienten einen pathologischen Dexamethason-Hemmtest.

20.4.2.3. Metopiron-Test

Metopiron hemmt die 11 ß-Hydroxylase (Abb. 20.2) und verhindert die Synthese von Kortisol, Kortikosteron und Aldosteron. Damit entfällt die Feedback-Hemmung der Hypophyse und ACTH wird maximal sezerniert. Da jedoch Kortisol nicht gebildet werden kann, entstehen 11-Desoxykortisol und 11-Desoxykortikosteron. Neben ACTH bestimmt man entweder die 11-Desoxy-Derivate mit speziellen Tests im Plasma oder die 17-Hydroxykortikoide im Sammelurin. Ein Ausbleiben der Reaktion spricht für ein adrenales Cushing-Syndrom oder einen NNR-Tumor.

20.4.3. Dehydroepiandrosteron (DHEA) und Dehydroepiandrosteron-Sulfat (DHEA-S)

DHEA und DHEA-S werden vorwiegend in der NNR synthetisiert und in der Peripherie teilweise in Testosteron umgewandelt (Abb. 20.2). In der Schwangerschaft ist DHEA der wichtigste Präkursor für die Estrogenproduktion in der fetoplazentaren Einheit.

Die früher übliche Bestimmung der *17-Ketosteroide* im Urin (☞ Kap. 20.4.5.) wurde durch die *Bestimmung von DHEA-(S) abgelöst*.

■ Indikationen

- Differentialdiagnostik der **Hyperandrogenämie** (Virilismus, Hirsutismus, Akne)
  Gleichzeitig sollten Testosteron und 17-Hydroxyprogesteron bestimmt werden
- Verdacht auf NNR-Karzinom
- Adrenogenitales Syndrom

■ Präanalytik

- kein zirkadianer Rhythmus (DHEA-S)

■ Bestimmungsmethoden

- Immunoassays (RIA, ELISA)

Referenzbereiche

		DHEA	DHEA-S
Männer		0,3-3,9 µg/l	700-3900 µg/l
Frauen	prämenopausal	0,8-3,2 µg/l	bis 3000 µg/l
	postmenopausal	0,2-0,7 µg/l	bis 1000 µg/l

Bewertung

Die Bestimmung von DHEA-(S) erlaubt die Diskriminierung adrenaler oder ovarieller Ursachen für eine vermehrte androgene Aktivität bei der Frau, da DHEA-(S) zu mindestens 95 % in der NNR gebildet werden.

Erhöhte DHEA-(S)-Konzentrationen bei

- Androgen-produzierendem NNR-Karzinom (DHEA-S > 7000 µg/l)
- beidseitiger NNR-Hyperplasie
- adrenogenitalem Syndrom mit 21β- oder 11β-Hydroxylasemangel

Verminderung von DHEA-(S) bei

- chronischen Leberkrankheiten
- Anorexie
- Mammakarzinom

20.4.4. 17α-Hydroxyprogesteron

Angeborene *Enzymdefekte* (Abb. 20.2) betreffen die an der Synthese der Glukokortikoide aus Pregnenolon beteiligten Enzyme. Verschiedene Enzymdefekte verursachen das seltene (1:5000) angeborene **adrenogenitale Syndrom (AGS)**:

- *21β-Hydroxylase-Mangel* (95 % aller Fälle)
  Akkumulation von 17-Hydroxyprogesteron, Androstendion, Testosteron, Renin-Angiotensin und ACTH
- *11β-Hydroxylase-Mangel*
  Erhöhung von 11-Desoxykortisol, 11-Desoxykortikosteron und Testosteron
- *3β-Hydroxysteroiddehydrogenase-Mangel*
  Erhöhung von DHEA und Renin-Angiotensin

In Abhängigkeit von der Schwere des Enzymdefektes liegen die Konzentrationen der Gluko- und Mineralokortikoide entweder im unteren Referenzbereich (*nicht-salzverlierender Typ*) oder sind kaum noch nachweisbar (*Salzverlustsyndrom*, Na↓, K↑, Azidose, Exsikkose, Hypotonie → Lebensgefahr).

Durch Ausnutzung alternativer Stoffwechselwege kommt es zur Mehrproduktion von Androgenen (DHEA, Androstendion).

Virilisierung bis Maskulinisierung bei Mädchen, Penishypertrophie und Pubertas praecox bei Knaben.

Indikationen

- Diagnose des 21β-Hydroxylasemangels
- Überwachung der Therapie des AGS

Präanalytik

Blutentnahme stets am Morgen (abends wesentlich niedrigere Werte) und bei Frauen in der frühen Follikelphase. Neugeborenenscreening ab 3. Tag nach der Geburt.

Bestimmungsmethoden

- Immunoassays

Referenzbereiche

- *Männer:* 0,1-2,4 µg/l (0,32-7,7 nmol/l)
- *Frauen:* 0,2-3,5 µg/l (0,64-11,2 nmol/l)
- *Neugeborene:* 2,0-8,5 µg/l (6,4-27,2 nmol/l)
- *Säuglinge, 2 Monate:* < 3,5 µg/l (< 11,2 nmol/l)

Bewertung

17α-Hydroxyprogesteron-Konzentrationen unter 8 µg/l schließen bei Neugeborenen (ab dem 3. Lebenstag) das kongenitale AGS aus. Bei Kortikoidtherapie des AGS sollen 4 µg/l 17α-Hydroxyprogesteron nicht überschritten werden.

In etwa 50 % der Fälle des 21ß-Hydroxylasemangels liegt eine milde Form des AGS vor bzw. die Manifestation erfolgt erst im Erwachsenenalter, sog. *late onset-AGS*. Die basalen 17α-Hydroxyprogesteronkonzentrationen sind normal, nach *ACTH-Stimulation* kommt es zu einem übermäßigen Anstieg. Die Stimulation mit ACTH wird auch als *Heterozygotentest* für Risikofamilien empfohlen.

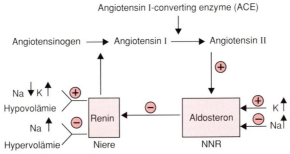

Abb. 20.3: Renin-Angiotensin-Aldosteron-System.

20.4.5. 17-Ketosteroide im Urin

Die 17-Ketosteroide stammen beim Mann zu 2/3, bei der Frau zu mehr als 3/4 aus dem Metabolismus von C19-Steroiden (Androstendion, DHEA, DHEA-S). Das restliche Drittel entsteht beim Mann aus Testosteron. Kortisol wird nur zu 5-10 % zu 17-Ketosteroiden abgebaut.

Im 24-Stunden-Sammelurin werden die 17-Ketosteroide nach Spaltung der Konjugate mit m-Dinitrobenzol nach Zimmermann in einen rotvioletten Farbkomplex umgewandelt.

Die Referenzbereiche der Männer (7-20 mg/24 h) sind etwas höher als die der Frauen (6-16 mg/24 h).

Eine Indikation für diesen kaum noch praktizierten Test ist nur noch beim Nebennierenrinden-Karzinom gegeben.

20.5. Renin-Angiotensin-Aldosteron-System (RAAS)

Einführung

Die Sekretion des in den juxtaglomerulären Zellen der Niere gebildeten *Renins* wird durch Hypovolämie, Hypotonie und niedriges Serum-Natrium stimuliert. Renin setzt im Blut aus Angiotensinogen das inaktive *Angiotensin I* frei, das durch eine Peptidase (Angiotensin I-converting enzyme, ACE ☞ Kap. 7.2.6.) in das vasopressorisch hochaktive *Angiotensin II* (Drosselung der glomerulären Blutzufuhr) überführt wird (Abb. 20.3). Die von Angiotensin II stimulierte *Aldosteron*sekretion in der NNR führt über eine positive Natriumbilanz und den damit verbundenen Anstieg des Blutvolumens zur Abnahme der Renin-Sekretion (Feedback-Mechanismus, Abb. 20.3).

Erkrankungen des RAAS

- **primärer Hyperaldosteronismus** mit *niedrigem Renin*, Hypertonie, Hypokaliämie
  - Nebennierenrindenadenome (*Conn-Syndrom*)
  - Nebennierenrindenhyperplasie
  - Dexamethason-empfindlicher Hyperaldosteronismus
- **sekundärer Hyperaldosteronismus**, *erhöhtes Renin*, mit und ohne Hypertonie
  - Bartter-Syndrom, Resistenz der Gefäße gegen Angiotensin II
  - Nierenarterienstenose
    Captopriltest: nach 1 Stunde sind Aldosteron und Renin auf das 3fache erhöht
  - Leberzirrhose mit Aszites, Herzinsuffizienz, Gravidität, nephrotisches Syndrom
- **primärer Hypoaldosteronismus**
  - Biosynthese-Defekte (AGS), 18-Hydroxylase-Mangel, erhöhtes Renin
  - Addisonsche Krankheit
- **sekundärer Hypoaldosteronismus,** Hyporeninämie, Nierenläsionen (diabetische oder Analgetika-Nephropathie)

20.5.1. Aldosteron

Einmalige basale Bestimmungen von Aldosteron und Renin im Plasma oder von Aldosteronmetaboliten (Aldosteron-18-glukuronid, Tetrahydroaldosteron-glukuronid) im Sammelurin haben nur begrenzte Aussagekraft. Weitergehende *differentialdiagnostische Beurteilungen* erlauben

- *Funktionstests*:
  - Untersuchung in Ruhe und nach zweistündiger Orthostase (besonders bei Hyperplasie der Zona glomerulosa)

- Gabe eines Saluretikums (Furosemid)
- Akuter NaCl-Belastungsversuch

• *seitengetrennte Blutentnahmen aus den Nebennierenvenen*

Präanalytik

Diuretika, Antihypertensiva, Abführmittel, Kortikoide, Antidepressiva, Valiumpräparate und Lakritze sollen mindestens 8 Tage, Spironolaktone 4 Wochen vor dem Test abgesetzt werden. Blutentnahmen zwischen 7.00 und 10.00 Uhr nach vorausgegangener Bettruhe. Bei Frauen ist die Diagnostik in der ersten Zyklushälfte durchzuführen. Notwendig ist die gleichzeitige Bestimmung des Elektrolytstatus (Na, K) im Serum und im Sammelurin (evtl. auch Einhaltung einer elektrolytbilanzierten Diät mit 100 mmol/d Natrium und 70 mmol/d Kalium).

Nach Abnahme des Basalwertes wird nach 2stündiger Orthostase oder 30 Minuten nach intravenöser Gabe von 40 mg Furosemid nochmals Blut entnommen. Gleichzeitige Bestimmung der Plasma-*Renin*-Aktivität ist empfehlenswert.

Bestimmungsmethode

• Radioimmunoassay

Referenzbereiche

• unter *Ruhebedingungen*: 55-277 pmol/l
  (20-100 ng/l)
• nach *Stimulation*: Anstieg auf das 2-4fache

20.5.2. Renin

(EC. 3.4.23.15)

Präanalytik

Einhaltung der bei Aldosteron beschriebenen Bedingungen. Zur Entnahme mit 0,6 ml 3 %iger EDTA-Lösung pro 10 ml Blut müssen die Probengefäße vorgekühlt sein. Nach Zentrifugation in einer Kühlzentrifuge werden 10 µg 8-Hydroxychinolin und 10 µg Dimercaprol zugesetzt und das Plasma sofort tiefgefroren.

Bestimmungsmethoden

• Die proteolytische Renin-*Aktivität* wird durch RIA-Messung der pro Stunde gebildeten Angiotensin I-Menge ermittelt
• Die *Konzentration* des Renins wird mittels IRMA oder RIA bestimmt

Referenzbereiche

• *basal*: 0,2-2,0 µg Angiotensin I/l pro Stunde
  9-29 ng/l
• unter *stimulierten Bedingungen*:
  2-4facher Anstieg der Aktivität (26-62 ng/l)

Da die Methoden bisher nicht standardisiert sind, ist Rücksprache mit dem Labor notwendig.

Bewertung (Aldosteron und Renin)

Renin und Aldosteron zeigen auch bei Gesunden große biologische Streuungen, so daß wiederholte Untersuchungen und eine sorgfältige Vorbereitung des Patienten notwendig sind. Na-arme und K-reiche Diäten stimulieren, Na-reiche und K-arme Diäten hemmen die Renin- und Aldosteronsekretion (Abb. 20.3). Die Na-Ausscheidung im 24-Stunden-Sammelurin soll zwischen 100 und 250 mmol liegen, niedrigere Werte weisen auf eine Stimulation, höhere auf eine Suppression hin. Bei fertilen Frauen ist die Aldosteron- und Renin-Sekretion prämenstruell und während der Gravidität deutlich erhöht.

Da bei bilateralen Hyperplasien und Tumoren der NNR neben Aldosteron auch andere Mineralokortikoide (18-Hydroxykortikosteron, Desoxykortikosteron) verstärkt sezerniert werden, wird für diese Gruppen des primären Hyperaldosteronismus auch die Bezeichnung **Mineralokortikoidexzeß-Syndrom** verwendet. Die klinische Situation, die die Untersuchung des RAAS veranlaßt, ist zumeist die einer **Hypertonie** (oft resistent gegen die üblichen Antihypertensiva) mit Hypokaliämie und relativer Hyperkaliurie.

Beim *NNR-Adenom* (Conn-Syndrom) steigen unter Orthostase die Aldosteronwerte nicht an oder fallen leicht ab, während bei *NNR-Hyperplasie* ein deutlicher Anstieg erfolgt (wichtige Entscheidung für oder gegen eine Operation!).

Wenn in Spezialkliniken eine erweiterte Diagnostik der Hypertonie (zusätzlich Aldosteronmetaboliten im Urin,

Desoxykortikosteron im Serum) wiederholt durchgeführt wird, lassen sich aus diesem Patientenkollektiv immer wieder Fälle mit einem Conn-Syndrom herausdifferenzieren.

In die Regulation des Extrazellularvolumens, des Elektrolytstoffwechsels und des Blutdruckes sind noch einbezogen

- Adiuretin-Durst-Mechanismus
- **atriales natriuretisches Peptid** (Natriurese, Hypotonie, Hemmung der Renin- und Aldosteron-Sekretion)

20.6. Gonadenfunktion

20.6.1. Hypothalamisch-hypophysärer Regelkreis der Gonadenfunktion

Einführung

Die hypophysäre Sekretion von FSH und LH wird von dem Gonadotropin releasing hormone (GnRH = LHRH) stimuliert. Die Freisetzung von GnRH, wie auch nachfolgend die Sekretion von LH und FSH erfolgen von der Pubertät an **pulsatil** und stehen unter dem Einfluß von Neurotransmittern

- stimulierend: Noradrenalin
- hemmend: Dopamin, CRH, Vasopressin, Oxytocin, β-Endorphin (Streß, Depressionen, Mangelernährung)

Die Pulsintervalle betragen 60-90 Minuten in der Follikelphase und 3-4 Stunden in der Lutealphase. Bei Ausbleiben der pulsatilen Sekretion von GnRH sistiert die FSH- und LH-Sekretion.

20.6.1.1. Gonadotropine

Follikel-stimulierendes Hormon (FSH), Luteinisierendes Hormon (LH)

Die Gonadotropine stimulieren die endokrine und funktionelle Aktivität der Gonaden.

FSH bewirkt die **Reifung der Follikel** und steigert präovulatorisch die **Synthese von Estradiol** (E2).

Durch den *positiven Feedback* der hohen präovulatorischen E2-Konzentration wird der mittzyklische Gipfel der **LH-Sekretion** ausgelöst, der zur Ruptur des Follikels führt und schließlich die Bildung des **Gelbkörpers** und die Umschaltung auf die **Progesteronsynthese** einleitet (Abb. 20.4).

Beim Mann stimuliert LH die **Testosteronsynthese** in den Leydig-Zellen, FSH ist für die **Spermatogenese** in den Sertoli-Zellen wichtig.

Die Sexualhormone E2 und Progesteron bewirken in der frühen Follikelphase und in der postovulatorischen Phase einen *negativen Feedback* in Hypophyse und Hypothalamus. Ebenso bewirkt die Konzentration der Testeshormone (Testosteron, Dihydrotestosteron) eine Rückkopplung auf den Ebenen Hypothalamus und Hypophyse, außerdem vermindert *Inhibin* (aus Sertoli-Zellen) die FSH-Sekretion.

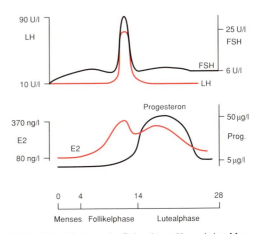

Abb. 20.4: Hormonelle Sekretion während des Menstruationszyklus.

Störungen der Gonadenfunktion:

- Eine *primäre* Störung der Gonaden (Hypogonadismus) oder das Erlöschen der Gonadenfunktion (Menopause) führen zu vermehrter Ausschüttung der Gonadotropine (*hypergonadotroper Hypogonadismus*)
- Mangel an Gonadotropinen infolge von Störungen im Bereich der Hypophyse (*sekundär*) oder des Hypothalamus (*tertiär*) bewirkt einen *hypogonadotropen Hypogonadismus*

Präanalytik

Keine besonderen Vorkehrungen notwendig, aber Medikamenteneinnahme und Zyklusphase beachten! Analytische Störungen sind bei sehr hohen HCG-Konzentrationen (Schwangerschaft, trophoblastische Tumoren) möglich. Gleichzeitige Bestimmung von E2 bzw. Testosteron ist wichtig.

Wegen der pulsatilen Sekretion sind schwach pathologische Einzelwerte schwer zu interpretieren.

Zur Ermittlung basaler Konzentrationen wird die Verwendung gepoolter Proben aus 3 Blutentnahmen in 15minütigem Abstand empfohlen.

Zur Differentialdiagnose zwischen hypothalamischer und hypophysärer Insuffizienz wird der *GnRH-Test* eingesetzt (Blutentnahmen vor Injektion von 200 µg GnRH und weitere nach 20 und 30 Minuten).

Bestimmungsmethoden

- Immunoassays

Referenzbereiche

		LH(U/l)	FSH(U/l)
Frauen	Follikelphase	2-15	3-12
	mittzyklischer Gipfel	22-105	9-26
	Lutealphase	0,6-19	2-8
	Postmenopause	18-64	20-150
Männer		0,5-10	1-12

Nach Stimulation mit GnRH steigen die Gonadotropinkonzentrationen auf das 2-3fache an.

Bewertung

Ständige **Erhöhungen** von FSH und LH sprechen für eine **primäre Gonadeninsuffizienz**.

Bei *Frauen*:

- Gonadendysgenesien (Ullrich-Turner-Syndrom), polyzystische Ovarien
- Klimakterium (praecox) und Menopause
- Zustand nach Zytostatika-Therapie oder Bestrahlung

Erniedrigte FSH- und LH-Spiegel sprechen für **sekundäre** oder **tertiäre Gonadeninsuffizienz**.

- Anorexia nervosa
- Kallmann-Syndrom (kombiniert mit Riechstörung)
- Panhypopituitarismus, Sheehan-Syndrom
- Tumoren (Adenom, Kraniopharyngeom)
- Hyperprolaktinämie
- Pubertas tarda
- Ovulationshemmer

Der **GnRH-Test** erlaubt eine Differenzierung zwischen Hypothalamus- und Hypophysen-Schädigung. Die Suche nach Tumoren erfolgt mit bildgebender Diagnostik.

Normale FSH- und leicht erhöhte LH-Konzentrationen (FSH/LH-Quotient < 1), ein hyperstimulierbares LH im GnRH-Test und erhöhte Androgen-Spiegel weisen auf eine hyperandrogenämische Ovarialinsuffizienz (Syndrom der polyzystischen Ovarien).

20.6.2. Endokrine Ovarfunktion

Einführung

Unter Einfluß der Gonadotropine wachsen die Follikel zu Tertiärfollikeln heran. Einer dieser Follikel dominiert, während alle anderen atretisch werden. In den äußeren Thekazellen wird unter LH-Einfluß Androstendion und Testosteron gebildet. Unter FSH-Einfluß folgt schließlich in den Granulosazellen die Aromatisierung zu Estradiol und Estron (Abb. 20.2).

Präovulatorisch steigt E2 auf mindestens 250-500 ng/l (0,9-1,8 pmol/l) an und löst durch die vorübergehende positive Rückkopplung den Gonadotropinpeak aus. Etwa 30 Stunden danach kommt es zum Follikelsprung und zur Umbildung des Restfollikels zum Gelbkörper, der überwiegend Progesteron produziert (Abb. 20.4).

Bei Ausbleiben einer Gravidität fallen die hohen Progesteronwerte (> 32 nmol/l, > 10 µg/l) wieder auf die Basalwerte (< 3,2 nmol/l, < 1 µg/l) ab.

Gegen Ende der fertilen Phase kommt es häufiger zu anovulatorischen Zyklen und schließlich zur letzten Regelblutung (Menopause) und zum Absinken der E2-Konzentration (< 37 pmol/l, < 10 ng/l).

20.6.2.1. Estradiol (E2)

Estradiol wird im deutschen Schrifttum auch als Östradiol (17β-Östradiol) bezeichnet. Estradiol bewirkt die Proliferation des Endometriums, verbessert die Vaskularisation des Vaginalepithels, stimuliert die Proliferation der Drüsenschläuche der Mammae und verhindert die Entwicklung einer Osteoporose.

Indikationen

- Fertilitätsdiagnostik (Ovarialfunktion)
- Verlaufskontrolle bei medikamentöser Ovulationsauslösung, kombiniert mit der LH-Bestimmung
- Tumordiagnostik (Granulosazelltumor)

Präanalytik

Keine besonderen Vorkehrungen. Zyklusphase und Medikamenteneinnahme beachten.

Bestimmungsmethoden

- Immunoassays

Referenzbereiche

- *Frauen:*
  - präpuberal: 22-140 pmol/l (6-38 ng/l)
  - Follikelphase: 30-650 pmol/l (8-177 ng/l)
  - Ovulationsphase: 360-2200 pmol/l (100-600 ng/l)
  - Lutealphase: 110-900 pmol/l (30-245 ng/l)
  - Postmenopause: < 55 pmol/l (< 15 ng/l)
- *Männer*: 35-150 pmol/l (10-40 ng/l)

Bewertung

Nach Ausschluß einer Gravidität bzw. Hyperprolaktinämie werden zur Abklärung einer **Amenorrhoe** nacheinander folgende **Tests** eingesetzt:

- *Gestagen-Test*
  Kommt es zu einer Abbruchblutung, so liegt eine ausreichende basale Estrogenproduktion vor
- *Estrogen-Gestagen-Test* (2-Phasen-Ovulationshemmer über ca 20 Tage)
  Bei Ausbleiben einer Abbruchblutung fehlt ein reaktionsfähiges Endometrium
- *Clomifen-Test*
  Tägliche Einnahme von 100 mg Clomifen vom 5. bis 9. Tag nach einer Gestagen-induzierten Blutung. E2-Anstieg und Follikelwachstum sprechen für eine relativ leichte Störung der hypothalamisch-hypophysären Achse und für ausreichende Stimulation der Ovarien

Niedrige E2-Konzentrationen bei

- *Ovarialinsuffizienz* (E2 < 30 pmol/l, 8 ng/l)
- *anovulatorischem Zyklus*
  E2 ist in der Follikelphase so niedrig, daß der dominante Follikel atretisch wird (Estrogenentzugsblutung)
- *Corpus luteum-Insuffizienz*
  Präovulatorische E2-Konzentration ist gering erniedrigt, die Maxima von E2 und Progesteron in der Lutealphase fehlen

Erhöhte E2-Konzentrationen bei

- Verlaufskontrollen der Sterilitätsbehandlung nach Stimulation mit Clomifen bzw. HCG. Vermeidung des Überstimulationssyndroms (E2 > 7350 pmol/l, > 2000 ng/l)
- seltenen Estrogen-produzierenden Tumoren (Granulosazell-, Thekazelltumoren, Stein-Leventhal-Syndrom)

20.6.2.2. Progesteron

Nach dem präovulatorischen LH-Peak steigt die Progesteronkonzentration an, das Maximum wird 8 Tage nach der Ovulation erreicht. Diese physiologischen Veränderungen lassen sich auch durch Messung der basalen Körpertemperatur verfolgen (evtl. Verzicht auf Progesteronbestimmung).

Progesteron dient bei Eintritt einer Schwangerschaft der Erhaltung des dezidual umgewandelten Endometriums. Nach der 8. Schwangerschaftswoche übernimmt die Plazenta die Synthese des Progesterons.

Indikationen

- Nachweis einer Ovulation (Progesteronbestimmung am 8. und 21. Zyklustag)
- Beurteilung der Corpus luteum-Funktion (wegen der pulsatilen Sekretion werden in der Lutealphase im Abstand von 3-4 Tagen 3 Blutentnahmen durchgeführt)
- Diagnose von Luteinzysten
- Selten zur Einschätzung einer gefährdeten Schwangerschaft

Präanalytik

- keine besonderen Vorbereitungen

Bestimmungsmethoden

- Immunoassays

Referenzbereiche

- *Frauen:*
  - Follikelphase: 0,9-4,5 nmol/l (0,3-1,4 µg/l)
  - Lutealphase: 4-67 nmol/l (1,3-21 µg/l)
  - Lutealpeak: 13-120 nmol/l (4-38 µg/l)
  - Postmenopause: < 2,9 nmol/l (< 0,9 µg/l)
  - Schwangerschaft:
    1. Trimenon: 29-120 nmol/l (9-38 µg/l)
    2. Trimenon: 60-420 nmol/l (19-132 µg/l)
    3. Trimenon: 170-775 nmol/l (53-244 µg/l)
- *Männer:*   < 3 nmol/l (< 0,9 mg/l)

Bewertung

Eine Ovulation ist wahrscheinlich, wenn die Progesteronkonzentration in der Lutealphase einen deutlichen (4-6fach) Anstieg gegenüber der Follikelphase aufweist. Erhöhte Progesteronwerte findet man bei Thekazelltumoren, Luteinzysten, Blasenmole und Chorionepitheliom (Abklärung durch HCG-Bestimmung).

20.6.3. Endokrine Hodenfunktion

Einführung

Die Testosteronsynthese in den Leydig-Zellen der Testes wird durch **LH** stimuliert. **FSH** reguliert Wachstum und Funktion der Tubuli, besonders der Sertoli-Zellen des Hodens (Spermatogenese). Im Blut sind 98 % des Testosterons an das Sexualhormon-bindende Globulin und lockerer an Albumin gebunden. Das freie Testosteron kann im Speichel bestimmt werden, besonders zur Therapieüberwachung geeignet.

In den Erfolgsorganen Prostata, Samenblase und Haut wird Testosteron intrazellulär zu 5α-Dihydrotestosteron reduziert. Testosteron ist verantwortlich für die Ausbildung der sekundären Geschlechtsmerkmale, für Libido und Potenz.

Die übrigen in den Hoden synthetisierten Androgene sind biologisch inaktiv, Androstendion wird in der Peripherie zu Estrogenen aromatisiert.

20.6.3.1. Testosteron

Zur **Diagnostik** von **Hypogonadismus** und **Infertilität** des *Mannes* wird neben der Bestimmung von Testosteron noch die von LH, FSH und Prolaktin sowie die Untersuchung des Ejakulats benötigt. Bei nicht eindeutigen Veränderungen werden der GnRH-Test und der HCG-Test eingesetzt.

Bei der *Frau* wird Testosteron im Ovar und in der NNR gebildet, die adrenale Androgenproduktion kann am DHEA-(S) abgeschätzt werden. Weiterhin muß bei erhöhtem Testosteron an ein AGS gedacht werden (erhöhtes 17-Hydroxyprogesteron).

Präanalytik

Blutentnahme morgens (20 % höhere Werte als abends). Schwere Erkrankungen, Streß, Drogen und Medikamente (Dexamethason, Anabolika, Estrogene, Diazepam) führen zu einem Abfall der Testosteronkonzentration. Bei Frauen empfiehlt sich wegen der pulsatilen Sekretion die 3malige Abnahme im 20 Minuten Abstand (am 3.-7. Zyklustag), ebenso bei Männern mit grenzwertigen Ergebnissen (die Bestimmung kann in den 3 Einzelproben oder im Poolplasma durchgeführt werden).

Bestimmungsmethoden

- Immunoassay
- Gaschromatographie

HCG-Test

Nach Abnahme einer Ausgangsprobe werden 5000 IE HCG i.m. injiziert und nach 48 Stunden erneut Blut entnommen. Anstieg von Testosteron auf das 2-3fache (bei älteren Männern nur um 50 %).

Referenzbereiche

- *Männer:*
  - Serum: 7,0-29,5 nmol/l (2,0-8,5 µg/l)
  - Speichel: 0,2-0,5 nmol/l (0,06-0,145 µg/l)
- *Kastrat, Junge:*   < 4 nmol/l (< 1,2 µg/l)
- *Frauen:*
  - ohne Kontrazeptiva: < 3,0 nmol/l (< 0,85 µg/l)
  - mit Kontrazeptiva: < 0,35 nmol/l (< 0,1 µg/l)

20.6. Gonadenfunktion

Bewertung

Der HCG-Test dient der Unterscheidung zwischen *Anorchie* (kein Testosteron-Anstieg) und *Kryptorchismus* (vorhandener, aber oft eingeschränkter Anstieg). Bei *primärem Hypogonadismus* steigt die mittlere LH-Konzentration und deren Pulsfrequenz (> 20 Pulse/24 Stunden). Hohe LH- und Testosteron-Konzentrationen weisen auf einen (seltenen) *Androgen-Rezeptor-Defekt* hin.

Niedrige LH- und Testosteronkonzentrationen deuten auf (häufige) *hypothalamisch-hypophysäre Störungen* (Differentialdiagnose mit GnRH-Test).

Die *FSH-Konzentration* im Serum hat keine Beziehung zur Testosteron-Konzentration, sondern erlaubt die Beurteilung der Spermatogenese und erspart bei hohen FSH-Werten eine Hodenbiopsie.

- *hohe FSH-Werte*
  Germinalzellaplasie, Klinefelter-Syndrom
- *normale FSH-Werte*
  Verschlußazoospermie (der Nebenhoden-Marker α-Glukosidase ist im Ejakulat erniedrigt) oder eingeschränkte Spermienkonzentration (häufigste Konstellation mit unklarer Pathogenese)

20.6.4. Plazentare Hormone

20.6.4.1. Humanes Choriongonadotropin (HCG)

HCG wird vom Synzytiotrophoblasten ab dem 8.-12. Tag nach der Konzeption gebildet. Die interindividuelle Variation der HCG-Serumkonzentration ist so groß, daß die Verfolgung der Kinetik (Verdopplung innerhalb 2-4 Tagen bis zur 7. SSW) bessere Anhaltspunkte als die Absolutwerte von Einzelproben gibt. Die biologische Halbwertszeit beträgt 24-36 Stunden. Etwa 14 Tage nach der Geburt oder nach erfolgreicher operativer Entfernung einer Blasenmole muß die HCG-Konzentration unter die Nachweisgrenze abfallen.

Indikationen

- Diagnose der *Frühschwangerschaft*
- Beurteilung von *Risikoschwangerschaften* (Extrauteringravidität, Abortus incipiens)
- Verlaufskontrolle von *Trophoblasttumoren* (Blasenmole, Chorionepitheliom)
- Pränatale Ermittlung der Risiken von Chromosomenanomalien

Verlaufskontrolle von HCG-produzierenden Ovarial- und Hodentumoren (Tumormarker, ☞ Kap. 23.).

Präanalytik

Zur Früherkennung einer Schwangerschaft sollte Morgenurin eingesetzt werden, da dessen HCG-Konzentration höher als im Tagesurin ist. Quantitative Bestimmungen werden derzeit nur noch im Serum durchgeführt.

Bestimmungsmethoden

Das Zweikettenpeptid HCG hat eine α-Kette, die mit der von FSH, LH und TSH identisch ist. Die Spezifität von HCG ist also auf die β-Kette beschränkt, weshalb zur Vermeidung von Kreuzreaktionen mindestens ein Antikörper gegen den HCG-typischen Teil der β-Kette zur Bestimmung von HCG eingesetzt wird.

- *Urin*:
  - Agglutinationstests auf der Grundlage von Erythrozyten oder Latexpartikeln, die mit 2 Epitop-spezifischen Antikörpern beschichtet sind (Nachweis). Durch Herstellung einer Verdünnungsreihe kann die Größenordnung der HCG-Konzentration abgeschätzt werden
  - ELISA-Tests auf Membranfiltern, Empfindlichkeit 20-50 IU/l
- *Serum*:
  - Immunoassays (RIA, IRMA, ELISA)

In Abhängigkeit von der Epitopspezifität der Antikörper und dem Aufbau der Tests können folgende Moleküleinheiten erfaßt werden:

- HCG (ohne HCG-β-Kette)
- HCG-β (ohne Gesamt-HCG)
- HCG plus HCG-β (sog. β-HCG-Test)

Referenzbereiche (Serum)

- *Männer* und *nichtschwangere Frauen*: < 5 IU/l
- *Frauen, postmenopausal*: < 10 IU/l
- *Schwangere*:
  - 1. SSW   10-30 IU/l
  - 2. SSW   200-500 IU/l
  - 3. SSW   1000-3000 IU/l
  - 4. SSW   5000-10000 IU/l
  - 2.-3. Monat   10000-100000 IU/l

- 2. Trimester   5000-50000 IU/l
- 3. Trimester   2000-15000 IU/l

Bewertung

Die HCG-Bestimmung im Serum erlaubt die Feststellung einer **Schwangerschaft** etwa 10-11 Tage nach der Konzeption, im Harn wird der Befund einige Tage später positiv.

Das Gestationsalter kann bei semilogarithmischer Auftragung mehrerer Meßergebnisse gegen die Abnahmetage (linear) im Vergleich zu einer Normalkurve ermittelt werden.

Abweichungen der **Konzentration-Zeit-Kurve** geben Hinweise auf:

- Mehrlingsschwangerschaften (↑)
- Extrauteringravidität (↓)
  (In der Peritonealflüssigkeit ist die HCG-Konzentration wesentlich höher als im Serum)
- Blasenmole und Chorionepitheliom (↑↑)
  - komplette Blasenmole meist als verzögerter Abort im 2. Trimenon mit überhöhter HCG- und niedriger AFP-Konzentration
  - partielle Blasenmole (ohne Embryo) als Spontanabort im 1. Trimenon

20.6.4.2. Humanes Plazenta-Laktogen (HPL)

Der Plasmaspiegel des HPL steigt im Laufe der Schwangerschaft kontinuierlich an und erreicht etwa in der 32. SSW ein Plateau. Infolge der kurzen Halbwertszeit von 10-30 Minuten fällt die Konzentration nach der Geburt steil ab. HPL ist ein empfindlicher Indikator für Plazentainsuffizienz (besonders im 2. Trimenon) und fetales Risiko.

Bewertung

Niedrige HPL-Konzentrationen nach der 12. SSW sprechen bei Abortgeschehen für eine schlechte Prognose. In der Spätschwangerschaft korreliert der HPL-Wert mit dem Gewicht der Plazenta und des Feten. Niedrige HPL-Werte werden bei fetaler Retardierung, besonders bei mütterlicher Hypertonie, festgestellt. Diabetische Gravide haben sehr hohe HPL-Werte (große Plazenta!).

Aufgrund der guten Möglichkeiten der bildgebenden Diagnostik hat die HPL-Bestimmung an Bedeutung eingebüßt.

20.6.4.3. Estriol (E3), Gesamt-Estrogene

Die Plazenta synthetisiert E3 (80-90 %), Estron und E2 aus Vorläufern (16-Hydroxy-DHEAS), die von der mütterlichen und fetalen (90 %) NNR gebildet werden. Das plazentar gebildete E3 wird über die Nieren des Feten in das Fruchtwasser abgegeben, gelangt diaplazentar in den mütterlichen Kreislauf, wird in der Leber konjugiert und im Urin ausgeschieden.

Indikationen

- Überwachung der Plazentafunktion
- Erkennung einer Notsituation des Feten

Präanalytik

Beachtung bzw. Untersuchung der zirkadianen Rhythmik, deren Aufhebung, wie bei Kortisol, ein schlechtes Zeichen ist. Erniedrigung von E3 durch Kortikosteroide und Antibiotika, Erhöhung durch Diuretika und durch β-Mimetika. Die Bestimmung der Gesamt-Estrogene im Sammelurin erfaßt die Gesamtmenge unabhängig von Tagesschwankungen.

Bestimmungsmethoden

- Gesamt-Estrogene im Urin werden an Ionenaustauschern gereinigt und mit Hydroxychinon-Schwefelsäure in einen Farbstoff umgewandelt.
- Gesamt-Estriol im Serum mittels Immunoassays

Referenzbereiche

SSW	Serum	Urin
	Estriol (µg/l)	Gesamt-Estrogene (mg/24 Stunden)
30.	21-94	5-16
35.	39-225	10-28
40.	53-405	15-40

Bewertung

Nur die *Verlaufskontrolle* (täglich oder zweimal wöchentlich) ab der 28. SSW hat klinische Bedeutung (intraindividuelle Variation von Tag zu Tag beträgt bis zu 30 %). Niedrige Werte mit normalem Anstieg sprechen für kontinuierliches Wachstum des Feten, während bei vermindertem oder fehlendem E3-Anstieg in den letzten 4 Wochen der Schwangerschaft eine Retardierung sicher ist (Alarmsignal bei E3 < 4 µg/l).

Fetoplazentare Funktionseinschränkungen sind zu erwarten bei:

- Diabetes mellitus
- Gestose
- Hypoxie, Nikotinabusus
- Hypertonus
- transplazentarer Infektion
- Mehrlingsschwangerschaft

Die Bestimmung von E3 bzw. der Gesamt-Estrogene hat seit Einführung der aussagekräftigen bildgebenden Diagnostik an Bedeutung eingebüßt.

20.7. Katecholamine und biogene Amine

Einführung

Unter Katecholaminen versteht man die biogenen Amine:

- *Adrenalin*
- *Noradrenalin*
- *Dopamin*

Sie werden in Gehirn, Nebennierenmark, extraadrenalen chromaffinen Geweben und in sympathischen Nervenendigungen aus Tyrosin gebildet (Abb. 20.5). Ihre Bestimmung und die ihrer Abbauprodukte im Urin ist für die Diagnostik von Tumoren des sympathoadrenalen Systems von Bedeutung. Dopamin wird zu *Homovanillinsäure*, dagegen Noradrenalin und Adrenalin über die Metanephrine zu *Vanillinmandelsäure* (VMS) abgebaut (Abb. 20.5). Nur 1-3 % des sezernierten Adrenalins und Noradrenalins werden im Urin ausgeschieden.

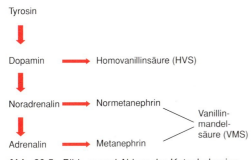

Abb. 20.5: Bildung und Abbau der Katecholamine.

Indikationen

- Phäochromozytom (Prävalenz in der Gesamtpopulation 0,005 %, bei Hypertonikern 0,5 %)
- Arterielle Hypertonie
- Funktionelle Abklärung von suprarenalen und retroperitonealen Raumforderungen
- Neuroblastom, Ganglioneurom (Kleinkinder)
- Kontrolle Angehöriger von Familien mit multiplen endokrinen Neoplasien (MEN Typ IIa)

In der **Diagnostik** werden folgende **Stufen** empfohlen:

- Vanillinmandelsäure im Urin
- Bestätigung oder Ausschluß durch getrennte Bestimmung der Adrenalin- und Noradrenalinausscheidung
- Clonidin-Test
- bei Neuroblastom: Homovanillinsäure, Vanillinmandelsäure und Dopamin

Präanalytik

Phenothiazine, Theophyllin und Monoaminoxidase-Hemmer führen zu vermehrter, Clonidin zu verminderter Freisetzung der Katecholamine. Verschiedene Antibiotika und α-Methyl-Dopa stören die fluorimetrischen Methoden. Deshalb sollten Medikamente (außer α- und β-Blockern und Thiaziden) etwa 8 Tage vor der Probengewinnung abgesetzt und 2 Tage auf Kaffee, Tee, Bananen, Vanille und Schokolade verzichtet werden.

Blutentnahme in gekühlte EDTA-Röhrchen am nüchternen liegenden Patienten, dem 20-30 Minuten vorher eine Verweilkanüle gelegt wurde. Bei Orthostase steigen die Konzentrationen um 50-100 % an. Plasma bis zur Bestimmung tieffrieren.

Wegen der zirkadianen Rhythmik sollte bei Urinuntersuchungen immer 24 Stunden über 5 ml konzentrierter Salzsäure in dunkler Flasche und bei niedrigen Temperaturen gesammelt werden. Falls eine sofortige Aufarbeitung nicht möglich ist, muß eine Urinprobe eingefroren werden.

20.7.1. Vanillinmandelsäure, Metanephrin, Normetanephrin, Homovanillinsäure

Bestimmungsmethoden

Extraktion aus Urin. Quantifizierung durch Fluorimetrie nach HPLC-Auftrennung oder durch Photometrie des Oxidationsproduktes Vanillin. Der Variationskoeffizient von Tag zu Tag beträgt 5-7 %.

Referenzbereiche

- *Vanillinmandelsäure:* 17-33 µmol/d
  (3,3-6,5 mg/24 h)
- *Gesamtmetanephrine:* < 5,5 µmol/d
  (< 800 µg/24 h)

20.7.2. Adrenalin, Noradrenalin

Bestimmungsmethoden

- *Urin*:

Abtrennung aus dem Urin mit einem Kationenaustauscher, Auftrennung durch HPLC und Erfassung mit einem amperometrischen oder fluorimetrischen Detektor. Diese neuen Methoden haben die früher angewendete Oxidation zu Trihydroxyindolderivaten und deren Fluorimetrie verdrängt.

- *Plasma*:

Adsorption der Katecholamine an Aluminiumoxid und Desorption mit Bor- und Essigsäure. Bestimmung über HPLC mit elektrochemischer Detektion.

Referenzbereiche

	Urin		Plasma	
	nmol/d	µg/24 h	pmol/l	ng/l
Adrenalin	22- 110	4- 20	165-468	30-85
Noradrenalin	136-620	23-105	1082-1623	185-275
Dopamin	1240-2930	190-450	196-553	30-85

- **Clonidin-Test**

Clonidin ist ein α_2-adrenerger Agonist, der die Freisetzung von Katecholaminen unterdrückt. Fehlende Suppression von erhöhten Plasmakatecholaminwerten unter 350 ng/l spricht für ein Phäochromozytom.

Nach 12stündiger Bettruhe und Fasten wird eine Dauerkanüle gelegt und nach 30 Minuten die Basalprobe entnommen. Orale Gabe von 300 µg Clonidin, in den folgenden 3 Stunden halbstündliche Blutentnahmen zur Bestimmung von Adrenalin und Noradrenalin.

Bewertung

Phäochromozytome treten vorwiegend bei Erwachsenen auf und gehen zu 85-90 % vom Nebennierenmark aus (10 % sind extrarenal). Die Patienten haben einen konstanten oder anfallsweisen Bluthochdruck, sowie die Trias Tachykardie, Kopfschmerzen und Schweißausbrüche.

Familiäre Phäochromozytome sind mit **multiplen endokrinen Neoplasien (MEN)** assoziiert:

- Sipple-Syndrom (MEN IIa) mit medullärem Schilddrüsenkarzinom und Hyperparathyreoidismus
- MEN IIb mit Ganglioneuromen

Die *Diagnostik* bei Verdacht auf Phäochromozytom sollte mit der VMS-Bestimmung (Sensitivität 69-97 %) beginnen. Bei nur mäßig erhöhten Werten sind zu empfehlen

- Wiederholung (besonders in einer Hochdruckkrise)
- Bestimmung der Katecholamine im Urin und/oder Plasma
- Clonidin-Test

Getrennte Bestimmungen von Adrenalin und Noradrenalin geben Hinweise auf die Lokalisation des Tumors.

Das **Neuroblastom** ist der dritthäufigste Tumor im Kindesalter besonders in den ersten 2 Jahren. Im Urin werden vorrangig Dopa, Dopamin, Homovanillinsäure und Vanillinmandelsäure ausgeschieden. Wegen der guten Prognose bei frühzeitiger Entdeckung wurden Screeninguntersuchungen empfohlen. Allerdings sind die bisherigen Verfahren in Sensitivität (92 %) und Spezifität noch nicht befriedigend.

Unterfunktionszustände des Katecholaminstoffwechsels sind sehr seltene Erkrankungen (familiäre Dysautonomie, Lesch-Nyhan-Syndrom).

20.7.3. Serotonin, 5-Hydroxyindolessigsäure

Serotonin (5-Hydroxytryptamin) wird in ZNS, Milz, Lunge, Thrombozyten und in den enterochromaffinen Zellen des Darmtraktes gefunden. Der oxidative Abbau führt hauptsächlich zur 5-Hydroxyindolessigsäure (HIES), die mit dem Urin ausgeschieden wird.

Bei malignen Tumoren der enterochromaffinen Zellen (Karzinoid) werden bis zu 60 % des Tryptophans in Serotonin umgewandelt (dadurch Verminderung der Eiweiß- und Nikotinsäuresynthese). Die Ausscheidung von HIES kann bis auf 0,5g/24h ansteigen.

Indikationen

Verdacht auf *Karzinoid* bei Flushreaktionen, Blutdruckkrisen, Bauchkoliken und Diarrhoen, inkompletten Ileuszuständen und peptischen Ulcera.

Präanalytik

Serotoninhaltige Nahrungsmittel müssen 2 Tage vor der Urinsammlung abgesetzt werden (Bananen, Walnüsse, Tomaten, Ananas, Stachelbeeren). Für die 24-Stunden-Urinsammlung werden 10 ml 25 %ige Salzsäure vorgelegt.

Bestimmungsmethoden (HIES)

- Photometrie, HPLC, Fluoreszenzpolarisationsimmunoassay

Referenzbereich

- HIES: 10–47 µmol/d (2–9 mg/24h)

Bewertung

Die möglichst frühzeitige Diagnosesicherung ist für die Prognose des Tumorträgers entscheidend. Eine HIES-Ausscheidung über 150 µmol/d (29 mg/24 h) spricht mit hoher Wahrscheinlichkeit für ein Karzinoid. Grenzwertige Ergebnisse sollten durch *Serotoninbestimmungen* in Serum oder Sammelurin abgeklärt werden.

20.8. Parathormon, D-Hormone und Calcitonin

Einführung

Der Blutkalziumspiegel wird durch die antagonistische Wirkung von Parathormon (PTH, $Ca^{2+}\uparrow$) und Calcitonin ($Ca^{2+}\downarrow$) reguliert. Regelgröße ist das ionisierte Kalzium. PTH hemmt die Phosphatreabsorption in der Niere. Durch die resultierende niedrige Serum-Phosphatkonzentration wird die 1-Hydroxylierung von 25-Hydroxy-Vitamin D_3 in der Niere stimuliert und damit eine Aktivierung zum D-Hormon herbeigeführt.

20.8.1. Parathormon (Parathyrin)

Die Epithelkörperchen synthetisieren über Vorstufen das aus 84 Aminosäuren (AS) bestehende intakte PTH, das im Serum nur eine Halbwertszeit von 5 Minuten hat und etwa 25 % des gesamten immunreaktiven PTH ausmacht. Daneben findet man im Serum längerlebige PTH-Fragmente:

- C-terminal, AS 35–84, biologisch inaktiv
- Mittelmolekül, AS 44–68, biologisch inaktiv
- N-terminal, AS 1–34, biologisch aktiv

Nach Entwicklung von hochspezifischen Tests für das intakte PTH werden die früheren Assays für die Fragmente weniger genutzt.

PTH fördert die renale Reabsorption von Kalzium und hemmt die von Phosphat. Durch Aktivierung der Osteoklasten mobilisiert PTH Kalzium aus dem Knochensystem.

PTH stimuliert in der Nierenrinde die *Adenylatcyclase* (Bildung von cAMP), so daß durch *Messung von cAMP im Urin* (im Vergleich zur Plasmakonzentration) auf die PTH-Wirkung geschlossen werden kann.

Indikationen

- Hyperkalziämie-Syndrom
- Bestätigung bzw. Ausschluß eines Hyperparathyreoidismus bei Nephrolithiasis, Knochenschmerzen oder -frakturen und peptischen Ulcera, extraossären Verkalkungen, sowie bei Funktionsstörungen wie Adynamie und Reflexabschwächungen

- Hypoparathyreoidismus, Tetanie, Reflexübererregbarkeit
- Kontrolle nach Schilddrüsenoperationen
- Familien mit multiplen endokrinen Neoplasien

Präanalytik

Das morgens abgenommene Blut wird in einer Kühlzentrifuge zentrifugiert und möglichst rasch (< 2 Stunden) bearbeitet oder sofort eingefroren.

Bestimmungsmethoden

- Immunoassays (vorzugsweise RIA oder Immunoluminometrie)

Referenzbereich

- 1,5-6,5 pmol/l (15-65 ng/l)

Da die Werte vom verwendeten Test abhängen, muß das Labor konsultiert werden.

Bewertung

Der **primäre Hyperparathyreoidismus** ist auf ein Adenom, seltener auf eine Hyperplasie der Nebenschilddrüse zurückzuführen (Kalzium > 2,55 mmol/l; Phosphat < 1,13 mmol/l)

Der **sekundäre Hyperparathyreoidismus** kommt durch Überregulation zustande: *Kalziummangel*, Nierenfunktionseinschränkung (vermindertes 1,25-Dihydroxy-cholecalciferol!), Malabsorption.

Durch Kalziuminfusion (0,1 mg/kg KG in 2,5 Minuten) wird innerhalb 7 Minuten das PTH in den unteren Referenzbereich supprimiert.

Der **organisch bedingte Hypoparathyreoidismus** ist auf (Neben-)Schilddrüsenoperationen oder auf autoimmunogene Zerstörung zurückzuführen (PTH < 0,7 pmol/l).

Nichtparathyreogene Hyperkalziämien (am häufigsten bei Tumoren, Vitamin D-Überdosierung) erniedrigen gegenregulatorisch die PTH-Konzentration. Bei 2/3 der Hyperkalziämie-Patienten mit Tumoren sind *PTH-ähnliche Peptide* (PTHrP) erhöht

Bei **Pseudohypoparathyreoidismus** liegt eine Endorganresistenz gegen PTH vor. Im Parathormontest wird entweder die Ausscheidung von *cAMP und Phosphat* im Urin nicht erhöht (Typ I) oder es reagiert *nur* die Adenylatcyclase (Typ II) mit einer *cAMP-Erhöhung*.

20.8.2. 25-Hydroxy-Vitamin D_3 (25-(OH)D_3, Calcidiol)

Die D-Vitamine (Calciferole) entstehen durch UV-Strahlung aus Provitaminen (Spaltung des B-Ringes im Sterangerüst). In der Haut gebildetes oder mit der Nahrung aufgenommenes Vitamin D wird im Plasma an Transcalciferin gebunden und in der *Leber* in Position 25 hydroxyliert.

Indikationen

- Bei Verdacht auf Vitamin D-Mangel bei ***Rachitis*** bzw. ***Osteomalazie***:
  - Serum-Ca ↓, Serum-Phosphat ↑, Urin-Ca ↓, alkalische Phosphatase ↑
  - röntgenologische Zeichen
- Kontrolle bei chonischer Therapie mit Antiepileptika
- Verdacht auf Vitamin-D-Überdosierung

Präanalytik

- Blut morgens nüchtern abnehmen, Serum sofort tieffrieren

Bestimmungsmethoden

- kompetitive Proteinbindungsanalyse
- HPLC

Referenzbereiche

- *Sommer:* 50-300 nmol/l (20-120 µg/l)
- *Winter:* 25-150 nmol/l (10-60 µg/l)

Bewertung

Erniedrigung bei

- Malabsorption, mangelnder Zufuhr oder verminderter Bildung von Vitamin D
- Verlust bei nephrotischem Syndrom und bei Peritonealdialyse
- erhöhtem Verbrauch durch Einnahme von Antikonvulsiva
- schwerem Leberparenchymschaden
- primärem Hyperparathyreoidismus

20.8.3. 1,25-Dihydroxy-Vitamin D_3 (1,25-$(OH)_2D_3$, Calcitriol)

Das in der Leber gebildete 25-$(OH)D_3$ wird in der *Niere* zum 1,25-$(OH)_2D_3$ hydroxyliert und erfüllt die Aufgaben eines klassischen *Hormons*, das über spezifische Rezeptoren in den Zellen des Dünndarms, der Knochen und der Niere auf die Kalziumhomöostase einwirkt.

Indikationen

- Hyperkalziämie durch Granulomatosen, die eine extrarenale 1α-Hydroxylase besitzen
- Kontrolle bei chronischer Niereninsuffizienz
- Therapiekontrolle von Vitamin D-Präparaten (AT 10 wird nicht erfaßt)
- Hyperkalziurie unklarer Genese
- Vitamin D-abhängige Rachitis

Präanalytik

Blutentnahme morgens nüchtern oder vor der Dialyse. Schneller Postversand von Serum oder EDTA-Plasma möglich.

Bestimmungsmethode

- Doppelantikörper-Radioimmunoassay

Referenzbereich

- 75-225 pmol/l (30-90 ng/l)
- bei über Sechzigjährigen werden um 15-30 % niedrigere Spiegel gefunden

Bewertung

In der Wachstumsphase und in der Schwangerschaft werden erhöhte Werte gemessen. Eine Hypophosphatämie (z.B. bei Hyperparathyreoidismus, Therapie mit Aluminiumhydroxid) stimuliert die 1α-Hydroxylase. Bei *Vitamin-D-abhängiger Rachitis* (Typ I) versagt die Stimulierung durch niedrige Phosphat-Konzentrationen. Rachitis Typ II-Patienten haben keine Rezeptoren für 1,25-$(OH)_2D_3$.

Als Folge des D-Hormon-Mangels wird die Kalzium- und Phosphatbilanz negativ, der Serumkalziumspiegel wird durch den sekundären Hyperparathyreoidismus meistens im Referenzbereich gehalten. Die Entmineralisierung des Skeletts und die unvollständige Mineralisation des Osteoids führen zur Knochenerweichung (Rachitis, nach der Pubertät als Osteomalazie bezeichnet).

Eine chronische Überdosierung von Vitamin D führt zu Mobilisierung des Skelettkalziums, vermehrter Ausscheidung von Kalzium und Phosphat und zur Ablagerung von Kalzium in den Nieren und Blutgefäßen. Deshalb ist eine sorgfältige Therapiekontrolle notwendig.

20.8.4. Calcitonin (CT)

Calcitonin wird von den C-Zellen der Schilddrüse synthetisiert, seine physiologische Bedeutung ist umstritten. Es wird deshalb in der Routinediagnostik von Störungen des Kalziumstoffwechsels noch nicht verwendet.

Calcitonin ist ein **Tumormarker** für das medulläre Schilddrüsenkarzinom (☞ Kap. 23.1.14.).

Bestimmungsmethode

- Immunoassay

Referenzbereich

(abhängig vom verwendeten Assay)

- < 10 pmol/l (< 100 ng/l)

Bewertung

Chronische Hyperkalziämie erhöht die basale Calcitoninkonzentration.

20.9. Pankreashormone

20.9.1. Insulin

Insulin wird in den β-Zellen der Langerhansschen Inseln des Pankreas über die Vorstufe Proinsulin synthetisiert. Das einkettige Proinsulin wird in der β-Zelle an 2 Stellen aufgespalten, so daß *äquimolare* Mengen von *Insulin* (bestehend aus 2 durch Disulfidbrücken verknüpfte Peptidketten A und B) und *C-Peptid* (connecting peptide) entstehen und simultan sezerniert werden. Während Insulin zu 50 % bei der Leberpassage abgefangen wird, erreicht C-Peptid fast unverändert den großen Kreislauf, so daß die (höhere) C-Peptidkonzentration der bessere Indikator für die endogene Insulinsekretion ist. Neben Insulin und C-Peptid erscheinen noch 3-4 % Proinsulin im Kreislauf.

Die Insulinsekretion der ß-Zellen beginnt bei einer Glukosekonzentration von 3 mmol/l (54 mg/dl) und nimmt bis etwa 15 mmol/l (270 mg/dl) Glukose stetig zu (Grundlage der Glukosebelastungstests!).

Zusätzlich wird die *Insulinsekretion stimuliert* durch:
- Aminosäuren, besonders Arginin, Leuzin
- Fettsäuren, Ketonkörper
- β-Rezeptoragonisten
- Enterohormone, besonders GIP (gastric inhibitory peptide)
- Sulfonylharnstoffe (orale Antidiabetika)

Hemmung der Insulinsekretion durch:
- Adrenalin, Noradrenalin
- Glukagon, Somatostatin
- Insulin (Rückkopplung)

Die Insulinbestimmung hat kaum praktische Bedeutung für Diagnostik oder Verlaufskontrolle des Diabetes mellitus. Bei Vorliegen von Insulinantikörpern (nach Injektion von exogenem Insulin) wird der direkte Insulinimmunoassay gestört (in diesen Fällen verwendet man die C-Peptid-Bestimmung).

Indikationen

Bestätigung und Differenzierung der *Hypoglykämie-Syndrome* (☞ Kap. 8.2.1.)
- Glukose-Insulin-Ratio
- bei Funktionstesten gemeinsame Bestimmung von *Blutglukose*, *Insulin* und *C-Peptid*

Präanalytik

Hämolyse führt aufgrund freigesetzter Erythrozytenproteasen zu erniedrigten Insulinwerten. Bei Verzögerung der Bestimmung muß Serum schnell eingefroren werden.

Bestimmungsmethoden

- Immunoassays

Die verwendeten Antikörper haben unterschiedliche Spezifität. Proinsulin und die partiell gespaltenen Proinsuline werden von den älteren polyklonalen Antikörpern miterfaßt.

Referenzbereiche

- *basal:* 5-24 mU/l
  (0,21-1,0 µg/l; 36-172 pmol/l)

Bewertung

Bei **Insulinomen** (Inselzelladenomen) sind die basalen Insulinwerte erhöht (bis 200 mU/l), noch stärkere Erhöhungen deuten auf eine **Hypoglycaemia factitia**, die an dem sehr niedrigen oder fehlenden C-Peptid zu erkennen ist.

- Bei postabsorptiven Hypoglykämien und nach Magen-Darm-Operationen findet man im oGTT frühe exzessive Insulinkonzentrationen (> 300 mU/l) und eine frühe Hypoglykämie
- Hypoglykämien im Frühstadium des Diabetes mellitus sind im oGTT gelegentlich durch verzögerte Insulinausschüttung und späte Hypoglykämie ausgezeichnet
- Patienten mit idiopathischer Hypoglykämie haben im oGTT eine relativ frühe Hypoglykämie bei normaler Insulinantwort

20.9.2. C-Peptid

Indikationen

- Diagnostik des Insulinoms
- Nachweis der Hypoglycaemia factitia
- Prüfung der endogenen Insulinsekretion bei insulinbehandelten Diabetikern (zum Beispiel zur Beurteilung der Ansprechbarkeit des Stoffwechsels auf Sulfonylharnstoffe)

Präanalytik

Drei Tage vor dem Test sollten Salizylate, Antihypertensiva und Antikoagulantien abgesetzt werden. Serum kann nur tiefgefroren gelagert und transportiert werden.

Bestimmungsmethoden

- Immunoassays (vorwiegend RIA). Kreuzreaktivität zu Proinsulin bis 20 %

Referenzbereich

- *basal:* 1,3-3,6 µg/l (0,37-1,2 nmol/l)

Bewertung

Überhöhte Werte finden sich bei Adipositas und Insulinomen. Bei Hypoglycaemia factitia wird die C-Peptid-Sekretion supprimiert. Für die Insulinomdiagnostik sind *Funktionstests* erforderlich.

Hungerversuch

Der Patient erhält unter stationären Bedingungen bis zu 72 Stunden keine Nahrung. In Abständen von 3-6 Stunden und sofort bei hypoglykämischen Symptomen wird Blut für die simultane Bestimmung von Glukose, Insulin und/oder C-Peptid entnommen.

Bei Normalpersonen fallen die Insulinwerte kontinuierlich ab (am Ende < 7 mU/l, Blutglukose > 2,2 mmol/l; > 40 mg/dl).

Bei Vorliegen eines Insulinoms sinkt die Blutglukose unter 2,2 mmol/l bei Insulinkonzentrationen oberhalb oder innerhalb des Referenzbereiches. Der Insulin/Glukose-Quotient (mU/l pro mg/dl) liegt bei Insulinomen über 0,30, dagegen bei Normalpersonen und Patienten mit extrapankreatischen Hypoglykämien unter 0,30.

Tolbutamid-Test

Dem nüchternen Patienten wird morgens eine Verweilkanüle gelegt und 1 g Tolbutamid injiziert (Kinder 25 mg/kg). Blutentnahmen vor sowie 5, 10, 20, 30, 40, 60, 90 und 120 Minuten nach Injektion. Ständige Überwachung des Patienten wegen Hypoglykämiegefahr! Bei Gesunden liegt nach 30 Minuten die Blutglukose bei 75 % des Ausgangswertes, Insulin erreicht nach 5 Minuten den Maximalwert und fällt innerhalb 1 Stunde wieder auf den Ausgangswert. Bei Diabetikern wird der Tiefstwert der Blutglukose erst nach 60 Minuten erreicht. Der Test hat für die Diabetesdiagnostik *keine Bedeutung* mehr.

Bei Insulinom-Patienten liegt die Blutglukose nach 3 Stunden noch über 30 % unter dem Basalwert. Die Insulinkonzentrationen steigen nach 5 bis 10 Minuten auf > 200 mU/l und fallen erst nach 30-60 Minuten langsam ab (Inselzellkarzinome reagieren noch langsamer). C-Peptid zeigt ein dem Insulin ähnliches Verhalten.

20.9.3. Anti-Insulin-Antikörper

Erhöhter täglicher Insulinbedarf in der Diabetestherapie kann durch Insulin-bindende Antikörper bedingt sein. Durch zunehmenden Einsatz von Human-Insulin geht die Häufigkeit dieser Komplikation der Insulinbehandlung zurück. Diese durch Insulin-Behandlung entstandenen Antikörper sind zu unterscheiden von Insulin-Autoantikörpern bei Typ 1-Diabetikern (☞ Kap. 22.9.6.).

Bestimmungsmethode

Patientenserum wird in mehreren Ansätzen mit einer konstanten Menge radioaktiven Insulins und ansteigenden Konzentrationen nicht-markierten Insulins inkubiert. Freies und Antikörper-gebundenes Insulin werden mittels Aktivkohle oder durch Elektrophorese getrennt.

Referenzbereich

Antikörper-Bindung unter 10 % ist bei 90 % der mit Fremdinsulin behandelten Diabetiker zu finden.

Bewertung

Resistenz gegen exogenes Insulin durch zirkulierende Antikörper ist selten. Häufigere Ursachen einer Resistenz sind Adipositas, Hyperlipoproteinämie, Infektionen und Überinsulinierung.

20.9.4. Glukagon

Glukagon wird in den α-Zellen des endokrinen Pankreas gebildet und ist ein Gegenspieler des Insulins. Beim Insulinmangel-Diabetes entfällt die Hemmwirkung des Insulins auf die α-Zellen, so daß der Anstieg der Glukagon/Insulin-Ratio zur Verschlechterung der diabetischen Stoffwechsellage beitragen kann.

Die Glukagonbestimmung hat im Routinelabor keine Bedeutung. In Speziallaboratorien wird damit nach den sehr seltenen **Glukagonomen** gefahndet, die durch ein nekrolytisches Erythem, eine Hyperglykämie und/oder eine normochrome Anämie auffallen.

20.10. Gastrointestinale Hormone

Von den zahlreichen gastrointestinalen Hormonen (☞ Pathobiochemie und Kap. 23.1.15.) werden nur wenige zur Erkennung von *Überfunktionszuständen* eingesetzt. Es handelt sich entweder um Hyperplasien oder meistens um endokrin aktive Tumoren (multiple endokrine Neoplasien, MEN), so daß sich die *Indikation* zur Bestimmung im Sinne eines T*umormarkers* ergibt (☞ auch Insulinom, Glukagonom).

Tumor	Hormon	Syndrome Symptome
Gastrinom	Gastrin (basal, Sekretintest	Zollinger-Ellison-Syndrom, peptische Ulcera, Diarrhoen
VIPom	Vasoaktives intestinales Peptid (> 200 ng/l)	Verner-Morrison-Syndrom, wäßrige Diarrhoen, Hypokaliämie, Hypochlorhydrie, Anazidität, Hyperglykämie
PPom	Pankreatisches Polypeptid (> 600 ng/l)	meistens symptomlos, wenn nicht mit anderen APUDomen kombiniert
Somatostatinom	Somatostatin	Malabsorption; durch Unterdrückung der Sekretion anderer Hormone: Diabetes, Steatorrhoe, Diarrhoen

21. Nervensystem und Sinnesorgane

Laboratoriumsuntersuchungen des Liquor cerebrospinalis (Liquordiagnostik)

Grundsätzliche Anmerkungen:

- In diesem Abschnitt werden die *Zytodiagnostik, klinisch-chemische* und *humoral-immunologische* Untersuchungsmethoden abgehandelt. Der Stoffumfang ist mindestens auf den Gegenstandskatalog für die studentische Ausbildung im "Nervenheilkundlichen Stoffgebiet, Abschnitt Liquorsyndrome" zugeschnitten. Mikrobiologische Untersuchungsmethoden im Liquor auf Erreger sind in den dortigen Lehrbüchern nachzulesen. Allerdings führen Liquorlaboratorien bzw. betreffende Stationen neurologischer und pädiatrischer Kliniken bisweilen orientierende bakteriologische Schnelltests durch

- Für den Einsatz der Liquordiagnostik sind generell der *klinische Befund* und die daraus abgeleitete *diagnostische Fragestellung* des Neurologen (Klinikers) entscheidend

- Liquordiagnostik beurteilt den Funktionszustand der *Blut-Liquor-Schranke* und ihrer Schädigung, sowie das Ausmaß *intrazerebraler Immunprozesse* und die Induktion zellulärer Reaktionen *(Pleozytosen)*.
Ecksäulen der Liquordiagnostik bilden daher die *Zytologie* und Liquor/Serum-Quotienten für bestimmte *Proteine*

- Die Mehrzahl der diagnostisch bewerteten höhermolekularen Analyte (Proteine etc.) weist im Liquor eine um zwei bis vier Größenordnungen *niedrigere* Konzentration als im Blut auf (Folge der Blut-Liquor-Schrankenfunktion). Damit sind auf entsprechende Serumanalytik zugeschnittene Methoden und Analysenautomaten für die Liquoranalytik nur *bedingt* bzw. mit erheblichen *Modifikationen* einsetzbar

- Die aufgrund der sehr niedrigen Konzentrationen von Liquorproteinen entwickelten Bestimmungsverfahren sind heute bereits Standardmethoden mit kontrollierten Ringversuchen. Auf immunologischer Testbasis arbeitend, erfassen sie Einzelproteine in so niedrigen Konzentrationen, daß Nativliquor verwendet werden kann

21.1. Indikationen zur Liquoruntersuchung

Diagnostik und/oder Verlaufs-/Therapiekontrolle von

- 1. viral und bakteriell verursachten Entzündungen und Entmarkungen (Demyelinisierungen) des Nervensystems (Meningitis, Enzephalitis, Meningoenzephalitis, Hirnabszeß, Enzephalopathien)
- 2. entzündlichen Entmarkungskrankheiten ohne Erregernachweis (Autoimmunerkrankungen, wie Multiple Sklerose)
- 3. Blutungen in die Liquorräume
- 4. Blut-Liquor-Schrankenstörungen, Liquorzirkulationsstörungen
- 5. traumatischen, toxisch-metabolischen und hypoxischen und hypoxisch-ischämischen Schädigungen des zentralen und peripheren Nervensystems
- 6. Infiltrationen aus liquornahen Tumoren

Bewertung:
- Für die Indikationen 1.-4. ist Liquordiagnostik unerläßlich
- für die Indikationen 5. ist sie ergänzende Methode
- für Indikation 6. ist sie diagnostisch den bildgebenden Verfahren deutlich nachgeordnet, zur Kontrolle postoperativer Folgeprozesse jedoch unerläßlich (z.B. Blutungen)

21.2. Gewinnung, Verwahrung und Transport des Liquors

■ Gewinnung

- Routinemäßige Gewinnung durch *Lumbalpunktion* (zwischen 3./4. oder 4./5. Lendenwirbel), selten durch *Subokzipitalpunktion* (Cisterna cerebello-medullaris) oder *Ventrikelpunktion* (bei liegendem Ventrikelkatheter). Bei Säuglin-

gen können die Seitenventrikel von der großen Fontanelle aus punktiert werden
- Die Liquorentnahme muß *steril* in getrennten Portionen für zytologische, klinisch-chemische und für mikrobiologische Untersuchungen erfolgen. Die Gefäße müssen dicht und transportsicher verschlossen werden. Die Mengen sind aus dem jeweiligen Untersuchungsprogramm ersichtlich
- Für alle Liquor-Serum-Quotientenbestimmungen (☞ Kap. 21.3.4.2. bis 21.3.4.5.) muß parallel eine venöse Blutprobe entnommen und das *Serum* gewonnen werden
- *Kontraindikationen* für Lumbal- und Subokzipitalpunktionen sind Hirndrucksteigerungen. Bei Subokzipitalpunktionen besteht überdies das Risiko einer Gefäß- oder Medulla-oblongata-Verletzung, so daß eine strenge Indikation vorausgesetzt werden muß

■ **Verwahrung und Transport**

- Zur Aufbewahrung sollten keine Polycarbonat- oder Glasröhrchen verwendet werden, da Verluste durch Adsorption eintreten können (IgG, Zellen)
- Für eine sichere *Zytodiagnostik* darf Liquor nicht länger als 2 Stunden bei 10-15 °C aufbewahrt werden (entgegen früheren Aussagen sind Kühlschranklagerungen für Liquorzellen ungünstig).
- Für die *Proteinanalytik* müssen Liquores mit mehr als 20 Zellen/µl zentrifugiert werden (☞ Kap. 21.3.4.). Die zellfreien Überstände können für Proteinanalysen (außer Enzyme) bis zu 24 Stunden bei Kühlschranktemperatur und bis zu einer Woche bei -20 °C nahezu verlustfrei aufbewahrt werden

Bei Transport sind die Lagertemperaturen den geforderten Parametern anzupassen.

21.3. Untersuchungsprogramm

Das Untersuchungsprogramm besteht aus einem Basisprogramm und einem erweiterten Untersuchungsprogramm. Das Basisprogramm beginnt für alle Liquores mit einem *Sofortprogramm:*

- qualitative Beurteilung (Aussehen)
- Zellzahlbestimmung (Leukozyten)
- *Differentialzellbild*
- *Gesamtproteingehalt*
- *Laktat* und *Glukose* (wenn diagnostisch angezeigt)

Ergeben sich hieraus pathologische Befunde, ist das Basisprogramm mit der Untersuchung der

- Liquor-Serum-Quotienten von *Albumin* (Ausmaß einer Störung der Blut-Liquor-Schranke) und IgG (intrazerebrale IgG-Synthese) fortzusetzen

Im erweiterten Untersuchungsprogramm folgen diagnostisch indizierte und aus den Ergebnissen des Basisprogramms ableitbare Detailuntersuchungen:

- Liquor-Serum-Quotienten von *IgA und IgM* (gesamte intrathekale IgA- und IgM Synthese) und von *erregerspezifischen* (monospezifischen) *Antikörpern* (Antikörper-Index-Werte)
- oligoklonale IgG-Fraktionen (sensitiver Nachweis einer humoralen Immunreaktion des ZNS)
- Erregernachweise über die *Polymerase-Kettenreaktion (PCR)*; aktivierte B-Lymphozyten (immunzytochemischer Nachweis von intrazytoplasmatischen Immunglobulinen in transformierten Zellformen des lymphatischen Systems, wie aktivierte Lymphozyten und Plasmazellen)

21.3.1. Qualitative Beurteilung

Die qualitative Beurteilung des Liquors betrifft das Aussehen, ist nicht liquorverbrauchend und bedeutet eine wichtige Voruntersuchung.

Normaler Liquor

- farblos, wasserklar

Pathologisch veränderter Liquor

- farblos trüb: Leukozytenvermehrung (erkennbar ab etwa 100 Zellen/µl, ☞ Zellzahl)
- gelblich trüb: Meist starke Leukozyten- und Gesamtproteinvermehrung (ab etwa 1000 Zellen/µl und 2000 mg/l Gesamtprotein); ebenso kann geringe Blutbeimengung ohne erkennbare Rotfärbung möglich sein (artefiziell oder Mikroblutung)
- erkennbar blutig gefärbt: Blutung in Liquorraum (während gesamter Punktionsdauer gleichmäßig blutiger Abfluß) oder artefizielle Blutbeimen-

gung durch Gefäßverletzung bei Punktion (nur erste Portion ist blutig, woraus Abtrennung von Folgeportionen notwendig)
- gelbe Färbung ohne Trübung (Xanthochromie): Nach Hämoglobinabbau bei zurückliegenden Blutungen, bei sehr hohen Gesamtproteingehalten ("Stopp-Liquores"), serumähnliches Aussehen und hohe Viskosität), bei Bilirubinanteilen oder durch Zersetzungsprodukte von Erregern
- Gerinnselbildung: Fibrinogenübertritt durch Einblutung oder bei bestimmten bakteriellen Entzündungen (z.B. Tuberkulöse Meningitis)

Kritische Anmerkung: Qualitative Tests mit Liquorverbrauch, wie Trübungs- und Kolloidteste, sollten im modernen Liquorlabor nicht mehr durchgeführt werden, da der nur in begrenzten Mengen (und nicht beliebig wiederholt) verfügbare Liquor sinnvoller für diagnostisch relevante quantitative Bestimmungen gebraucht wird. Die Analysenzeiten sind bei Letzteren nicht mehr limitierend, wenn der Liquor am Punktionsort verarbeitet werden kann.

21.3.2. Zellzählung von Leukozyten

Prinzip

Im essigsauren Milieu (0,5-3% Endkonzentration an Essigsäure) werden die Leukozyten in Form und Struktur fixiert, die Erythrozyten hämolysiert. Die Zählung erfolgt in der *Fuchs-Rosenthal-Kammer*.

Durchführung

20 %ige (oder 30 %ige) Essigsäure wird in einer Blutmischpipette für Leukozyten bis zur Marke 1 und dann Liquor bis zur Marke 11 aufgezogen. Nach gründlicher Durchmischung (mindestens 60 Sek.) werden die ersten drei Tropfen verworfen und anschließend die Fuchs-Rosenthal-Kammer beschickt. Der gesamte Netzbereich (16 große mit je 16 kleinen Quadraten) wird ausgezählt. Vergrößerung 140-200fach.

Bei Liquores mit Leukozytengehalten > 1500 Zellen/µl ist das umgekehrte Mischungsverhältnis zweckmäßig: Liquor wird bis zur Marke 1 und dann lediglich 3%ige Essigsäure bis zur Marke 11 aufgezogen. Das Zählergebnis ist dann mit 11 zu multiplizieren.

Einfluß- und Störfaktoren

- Für Ungeübte sollte bei blutigen Liquores vor der Zählung die vollständige Hämolyse der Erythrozyten abgewartet werden
- Bei Gesamtproteingehalten >5000 mg/l kann es durch das essigsaure Milieu zu Eiweißausfällen kommen, die die Zählgenauigkeit der Zellen vermindern. In solchen Fällen kann der Liquor auch ohne Essigsäurezusatz direkt gezählt werden
- Fehlerhafte Zellzahlen können erhalten werden, wenn der Liquor vor dem Aufsaugen in die Pipette nicht noch einmal gründlich geschwenkt und damit durchmischt wurde (nicht schütteln). Unvollständige Mischung von Liquor und Essigsäure in der Pipette und eine unvollständig gefüllte Zählkammer stellen ebenfalls Fehlerquellen dar

Angaben der Leukozytenzahl

Früher wurde die gezählte Anzahl n aufgrund des Kammervolumens von annähernd 3 µl als n/3 pro µl angegeben. Heute erfolgt überwiegend die auf- bzw. abgerundete Angabe der glatten Zahl aus diesem Quotienten. Beispiel: Im gesamten Zählbereich wurden 13 Leukozyten gezählt. Daraus errechnen sich also 13/3 gleich abgerundet 4 Zellen/µl.

Außerdem wird bisweilen die Zellzahl auf 1 l bezogen und damit in Megapartikel (Mpt) pro l ausgedrückt.

Referenzbereiche (Lumballiquores)

- *Neugeborene und Kinder bis 3. Lebensmonat:*
    0-15 Zellen/µl bzw.
    0-46/3 Zellen/µl bzw.
    0-15 Mpt/l
- *Kinder ab 3. Monat und Erwachsene:*
    0-4(5) Zellen/µl bzw.
    0-13/3 (16/3)Zellen/µl bzw.
    0-4(5) Mpt/l

Bewertung

Grundsätzlich gilt: Aus pathologischen Zellzahlen können differentialdiagnostische Aussagen *nur im Zusammenhang mit dem Differentialzellbild* gemacht werden. Rahmenangaben ☞ bei Differentialzellbildern.

Alle Zellzahlen, die die o.g. Referenzbereiche überschreiten, sind generell als pathologisch zu werten. *Aber*, auch bei normaler Zellzahl ist ein pathologisches Differentialzellbild möglich, wenn Zellpopulationen gefunden werden, die nicht in ein normales Liquordifferentialzellbild gehören (z.B. Granulozyten, Erythrozyten, ☞ Kap. 21.3.3.).

Das Vorkommen von *Erythrozyten im Liquor ist immer pathologisch* und resultiert aus

- artefiziellen Blutbeimengungen durch punktionsbedingte Gefäßverletzungen mit Einblutungsfolge (Differenzierung ☞ bei Differentialzellbild)
- Subarachnoidal- und Meningealblutungen, Blutungen aus liquorraumnahen Hirngewebe, Hirn- und Rückenmarkstumoren, sowie Begleitblutungen bei ausgeprägten Entzündungen. Eine Zählung der Erythrozyten hat im Allgemeinen untergeordnete Bedeutung, kann aber mit *nativen* Liquorproben in der Fuchs-Rosenthal-Kammer durchgeführt werden

21.3.3. Zelldifferenzierung

Prinzip

Die Zellen werden entweder mittels einer *Zytozentrifuge*, oder nach dem Prinzip der spontanen Sedimentation in speziellen *Sedimentationskammern* (z.B. nach Sayk) direkt auf Objektträgern sedimentiert.

Die Färbung der Präparate für die Routinediagnostik erfolgt nach *Pappenheim*. Die erhaltenen Zellpopulationen (außer Erythrozyten) werden prozentual ausdifferenziert.

Im erweiterten Untersuchungsprogramm auf *aktivierte B-Lymphozyten* werden intrazytoplasmatisch angereicherte Immunglobuline über mit Alkalischer Phosphatase konjugierte F(ab)'₂-Fragmente von IgG-Antikörpern der Ziege gegen humanes IgG oder IgM nachgewiesen.

Durchführung (Zytozentrifuge)

Die Einsatzmenge an nativem Liquor richtet sich nach der vorher ermittelten Zellzahl. Auf dem Sedimentationsareal des Objektträgers sollten mindestens 100 Zellen zur Differenzierung vorhanden sein. Bei Zellzahlen unter 20/μl sollte daher in einer Vorzentrifugation im Plastik-Zentrifugenröhrchen eine Anreicherung erfolgen (in Glas-Zentrifugenröhrchen geht eine große Anzahl an Liquorzellen durch Wandadsorption verloren).

Ein erforderliches Aliquot an nativem oder zellangereichertem Liquor wird in die vorbereitete Zentrifugenkammer pipettiert, in der ein Stabilisationsmedium vorgelegt wurde (verdünntes, gepuffertes Kälberserum mit Antibiotikazusatz). In der Regel wird 10 Minuten bei 100 x g zentrifugiert (Umdrehungszahl entsprechend Rotorradius des Zentrifugentyps berechnen).

Nach der Zentrifugation werden die Präparate luftgetrocknet.

Färbung (Routinepräparate)

(modifiziert nach Pappenheim):

- zunächst May-Grünwald-Lösung 2 Minuten, dann mit Aqua dest. abspülen, dann
- verdünnte Giemsa-Lösung etwa 10 Minuten aufgeben, danach lufttrocknen lassen, eindecken

Die immunzytochemischen Techniken zum Nachweis der aktivierten B-Lymphozyten auf gleichermaßen mit der Zytozentrifuge gewonnenen lufttrockenen Präparaten sind in der Spezialliteratur nachzulesen.

Beurteilung (Routinepräparate)

Untenstehender Erfassungsbogen zeigt eine Zusammenstellung normal und pathologisch vorkommender Zellpopulationen. Die quantitative Angabe erfolgt in %.

Monozyten	%
Aktivierte Monozyten	%
Lymphozyten	%
Aktivierte Lymphozyten*)	%
Plasmazellen	%
Neutrophile Granulozyten	%
Eosinophile Granulozyten	%
Erythrophagen	%
Hämosiderophagen	%
Leukophagen	%
Lipophagen	%
Tumorverdächtige Zellen	%
Tumorzellen	%
Deckepithel	%
Sonstige Zellformen	%
Blutbeimengungen (artefiziell, pathologisch, unklarer Genese)	%
Bakterien	%

Abb. 21.1: Differentialzellbild. *) = alle transformierten Zellformen, z.B. dunkelplasmatische Lymphoidzellen.

■ **Normales Differentialzellbild**

Es enthält bei einer Gesamtzellzahl bis 4(5) Zellen/µl nur Lymphozyten und Monozyten. Bei Verwendung der Zytozentrifugation beträgt das normale Verhältnis Lymphozyten/Monozyten etwa 70-90/30-10.
Gelegentlich können im normalen Zellbild Retikulumzellen, Plattenepithelien, Ependym- und Plexuszellen gefunden werden (in Abb. 21.1. unter Deckepithel zusammengefaßt).

■ **Pathologische Differentialzellbilder (Pleozytosen im Liquorraum)**

Grundsätzlich: Pathologische Bilder liegen in der Regel immer vor, wenn bei *erhöhter* Gesamtzellzahl sowohl die o.g. normale Relation Lymphozyten/Monozyten verschoben ist, als auch darüber hinaus gleichzeitig eine oder mehrere der in der obigen Erfassungstabelle verzeichneten "liquorfremden" Zellpopulationen vorkommen. Aber: Auch im Falle einer normalen Gesamtzellzahl kann bereits ein pathologisches Zellbild vorliegen, wenn "liquorfremde" Zellpopulationen einzeln oder in geringer Zahl vorkommen (z.B. ein oder wenige Hämosiderophagen bei mehrere Wochen zurückliegender Blutung; wenige neutrophile Leukozyten ohne Erythrozyten bei Enzephalitiserkrankungen oder bestimmten chemotaktischen Reizeinflüssen; einzelne Tumor-und Leukosezellen).

> Eine normale Gesamtzellzahl entpflichtet den Liquordiagnostiker nicht von der Anfertigung eines Differentialzellbildes (ggf. Differentialblutbild vergleichsweise heranziehen).

Allgemein gilt, daß Liquorzellbilder in Abhängigkeit von Ausbruch, Intensität und Verlauf einer Erkrankung eine hohe *Variabilität* aufweisen, so daß mittlere prozentuale Rahmenangaben für die einzelnen Zellpopulationen nur bedingt möglich sind. Im Rahmen dieses labordiagnostisch orientierten Ausbildungsinhalts sollen beispielhaft nur prinzipielle Erörterungen von Liquorzellbildern bei großen Erkrankungsgruppen erfolgen:

- Bei *erregerbedingten* (bakteriell, viral) *entzündlichen* Erkrankungen lassen sich eine neutrophile Initialphase (neutrophile Granulozyten dominieren), mononukleäre Sekundärphase (Lymphozyten, aktivierte Lymphozyten, plasmozytäre Zellen, Monozyten, aktivierte Monozyten), und humorale Tertiärphase abgrenzen.

- Bei rasch sich entwickelnden *bakteriellen* Meningitiden ist innerhalb weniger Stunden ein Zellbild mit über *90 % neutrophilen Leukozyten* (bei Gesamtzellzahlen über 1000-20000/µl) nachweisbar. Nach entsprechender antibiotischer Behandlung klingen sowohl die Gesamtzellzahl, als auch die prozentualen Anteile der neutrophilen Leukozyten bereits nach wenigen Tagen stark ab und die mononukleäre Sekundärphase dominiert

- Bei *virusbedingten* Meningitiden (Gesamtzellzahlen selten 500 Leukozyten/µl überschreitend) steht ebenfalls eine kurzzeitige neutrophile Reaktion am Beginn. Sie ist aber bei weitem nicht so ausgeprägt wie bei bakteriellen Meningitiden und wird zum Punktionszeitpunkt oft schon von der hier viel intensiveren *mononukleären* Phase überlagert. Daher werden im Zellbild bei Erstpunktion die Relationen Lymphozyten/neutrophile Leukozyten meist größer als 1/1 und neben Monozyten bereits mehrere aktivierte Lymphozyten und plasmozytäre Zellen gefunden

- *Aktivierte B-Lymphozyten* sind empfindliche Parameter für die Diagnose von viralen und bakteriellen Meningitiden (pathologischer Grenzwert: 0,1% der Gesamtlymphozytenzahl). Einzelheiten ☞ Spezialliteratur

- Unter den *Autoimmunerkrankungen* des Nervensystems kommt der Diagnostik der *Multiplen Sklerose* eine herausragende Bedeutung zu. Im Differentialzellbild dieser Erkrankung werden bei Gesamtzellzahlen bis etwa 30 Leukozyten/µl überwiegend Lymphozyten (70 %), plasmozytäre Zellen (2-30 %) und aktivierte Lymphozyten (bis ca 4 %), daneben natürlich Monozyten gefunden

- *Blutbeimengungen* im Liquor erfahren ihre Abgrenzung *pathologischer von artefiziellen* (durch Punktion bedingte Gefäßverletzung) über das Zellbild durch das Auftreten von *Erythrophagen* und *Hämosiderophagen*, die bei mindestens 10 Stunden zurückliegender und damit pathologisch bedingter Einblutung nachweisbar sind Bei frischeren Einblutungen fehlen diese phagozytierenden Zellen, so daß die Beurteilung aus dem Zytogramm schwieriger wird. Meist aber treten hier bereits aktivierte Monozyten auf. Schließlich ergibt auch die qualitative Beurteilung des abtropfenden Liquors während der Punktion einen Hinweis (☞ Kap. 21.3.1.)

- Bei *liquornahen Tumoren* ist eine Abschilferung von *Tumorzellen* möglich, die dann im Zellbild nachweisbar sind

- Bei *Leukosen* wird das Zellbild des Liquors über den dominanten Zelltyp (myeloische, lymphatische, monozytäre Leukose) und den Ausreifungsgrad der Zellen (unreifzellige oder reifzellige Leukose) differentialdiagnostisch und therapiekontrollierend sehr erfolgreich herangezogen. Die Bewertung sollte parallel zum Differentialblutbild erfolgen

21.3.4. Proteine

Indikationen

- Störungen der *Blut-Liquor-Schrankenfunktion* (für Makromoleküle) und
- *lokale Immunreaktionen* (intrathekale Bildung von Immunglobulinen)

Präanalytik

☞ Kap. 21.2. Alle hier beschriebenen Verfahren gestatten den Einsatz von nativem Liquor, der nicht aufkonzentriert, sondern in bestimmten Fällen sogar verdünnt werden muß (☞ Kap. 21.3.4.2.).

Als Gesamtmenge an Liquor werden für die Proteinanalytik etwa 1,5 ml benötigt, wenn alle aufgeführten Parameter im gleichen Labor bestimmt werden.

21.3.4.1. Gesamtprotein (Nephelometrie)

Der Gesamtproteingehalt des Liquors stellt den Leitwert für das gesamte nachfolgende Untersuchungsprogramm der Einzelproteine dar.

Prinzip

Nephelometrischer Nachweis der Gesamtproteinfällung beispielsweise mittels Trichloressigsäure-Lösung (2,4 mol/l) im Reaktionszeitmaximum. Messung der Streulichtintensität.

Durchführung

In Küvetten mit Rührer entsprechender Nephelometer wird das erforderliche Mindestvolumen der 2,4 m Trichloressigsäure-Lösung vorgelegt (z.B. 550 µl) und die Eigenstreuung gemessen (= Leerwert). Die Eichstandards werden in 1/12 des Endvolumens zupipettiert (z.B. 50 µl zu 550 µl). Die im Reaktionszeitmaximum gemessenen Streulichteinheiten in Abhängigkeit von den Standardkonzentrationen bilden die Eichkurve (z.B. 150, 300, 600, 1000 mg Protein/l entsprechend).

Die zu untersuchenden Liquorproben und die Kontrollwertprobe werden in gleichen Volumina (z.B. 50 µl) wie die Standards zugesetzt und im Reaktionszeitmaximum gemessen. Liegen ihre Streulichteinheiten abzüglich der Leerwerte außerhalb der Eichkurve, muß im geeigneten Verhältnis verdünnt werden.

Die Liquorproteinkonzentration wird in üblicher Weise aus der Eichkurve ermittelt.

Referenzbereiche

- **Lumbaler Liquor**
  - *Erwachsene:* 150-350 (400) mg/l
  - *Kinder 1-14 Jahre:* 50-450 mg/l
  - *Säuglinge bis 1 Jahr:* 100-500 mg/l
  - *Neugeborene:* 200-1000 mg/l
  - *Frühgeborene:* 500-3000 mg/l

Für zisternalen Liquor (Subokzipitalpunktion) liegen die Referenzbereiche etwa um den Faktor 0,75-0,85 und für ventrikulären Liquor (Ventrikelpunktion) etwa um den Faktor 0,55-0,65 niedriger.

Bewertung

Der isolierte Gesamtproteinbefund stellt nur eine Orientierungsgröße dar. Grundsätzlich erfordert jeder erhöhte, aber auch jeder bereits an der oberen Normalgrenze liegende Gesamtproteinwert die quantitative Untersuchung eines Proteinprofils aus mindestens Albumin, IgG, IgA und IgM sowohl im Liquor, als auch im parallel entnommenen Serum (☞ Kap. 21.3.4.2.-3.4.5.). Diese Proteindaten, in Kombination mit der Gesamtzellzahl (Kap. 21.3.2.) und dem Differentialzellbild (Kap. 21.3.3.), liefern einen integrierten Liquorbefund zur Differential- und/oder Funktionsdiagnostik einer neurologischen Erkrankung. Grob orientierend sei an dieser Stelle nur vermerkt, daß maximale Gesamtproteinkonzentrationen von sogar mehr als 20000 mg/l bei schwersten Schrankenfunktions- und/oder Zirkulationsstörungen gemessen werden (Polyradikulitis Guillain-Barré, Kompressionssyndrome, verschiedentlich bakterielle Meningitis, Subarachnoidalblutungen).

Methodenkritische Anmerkungen:
Von den zahlreichen Methoden zur Gesamtproteinbestimmung zeigt das hier beschriebene nephelometrische Verfahren die geringste Störanfälligkeit bei ausreichender Empfindlichkeit. Vor allem kolorimetrische Verfahren sind störanfälliger, wenn nicht eine Vorfällung der Proteine erfolgt (Biuret, Lowry etc.). Turbidimetrische Messungen der Gesamtproteinfällungen sind geringer empfindlich.

21.3.4.2. Albumin

Albumin als Parameter der Blut-Liquor-Schrankenfunktion: Der *Quotient* der Konzentrationen des Albumins in Liquor und Serum (Q Alb) gilt als Parameter zur Charakteristik der Blut-Liquor-Schrankenfunktion, d.h. des Ausmaßes der Passagebehinderung für Albumin beim Übertritt aus dem Blut in die Liquorräume.

Dieses Ausmaß ist prinzipiell durch die Dichtheit bzw. Porosität der interzellulären Verschlußleisten (Zonulae occludentes oder tight junctions) der subarachnoidalen Gefäßendothelien und der Epithelschicht des Plexus chorioideus für Proteine (auch Glyko- und Lipoproteine) determiniert. Die Porosität der tight junctions beruht auf einer dynamischen Porenstruktur mit Poren unterschiedlicher Größe und Häufigkeit. Dadurch ergibt sich eine Passage der Proteine in Abhängigkeit von ihrer hydrodynamischen Molekülgröße nach dem *Ultrafiltrationsprinzip*: Die Konzentration eines Proteins im Liquor nimmt exponentiell mit der Zunahme seiner Molekülgröße ab. Der Liquor/Serum-Quotient eines Proteins ist daher im physiologischen steady state zwar weitgehend konstant, differiert aber zwischen den Proteinen wiederum dahingehend, daß er mit steigender Molekülgröße abnimmt. Unter physiologischen Bedingungen könnte damit der Liquor/Serum-Quotient jedes Proteins als Schrankenfunktionsparameter genutzt werden. Daß das Albumin jedoch verwendet wird, resultiert aus seiner ausschließlich extrazerebralen Synthese (Leber): Alles im Liquor erscheinende Albumin muß also generell aus dem Serum stammen. Veränderte QAlb zeigen damit immer eine pathologische Veränderung der Blut-Liquor-Schranke an.

 Prinzip

Generelles Prinzip der Albuminanalytik in Liquor und Serum ist die immunchemisch-nephelometrische Methode, bei der der in Suspension stabilisierte Antigen-Antikörperkomplex nephelometrisch gemessen und über eine mitgeführte Kalibrationskurve berechnet wird.

 Durchführung

Kalibrationskurve: Geeignete Standardsera werden mit physiologischer Kochsalzlösung auf einen der Reaktionskinetik relevanten, dem Antikörper-Titer entsprechenden, Konzentrationsbereich an Albumin verdünnt (z.B. 10-150 mg/l).

Da der *Albuminanteil* am Gesamtprotein etwa 50 % ausmacht, müssen die *Liquores* aufgrund des vorher bestimmten Gesamtproteins so verdünnt werden, daß ihre Albumingehalte in der Kalibrationskurve liegen. Beträgt der Gesamtproteingehalt eines pathologischen Liquors beispielsweise 2000 mg/l, sind darin etwa 1000-1200 mg/l an Albumin zu erwarten. Dieser Liquor ist also mindestens 1:10 zu verdünnen, um in obiger Eichkurve zu liegen. Da der Gesamtproteingehalt und damit der Albuminanteil im Serum geringer schwanken als im Liquor, kann man für *Sera* von den bekannten Grenzen der Albumingehalte zwischen 35 und 55 g/l ausgehen. Mit einer Serumverdünnung von 1:500 liegt man daher mit hoher Wahrscheinlichkeit in der Kalibrationskurve. Experimentelle Einzelheiten sind jeweils den entsprechenden Geräteanleitungen zu entnehmen.

 Referenzbereiche

Konzentrationsbereiche (für liquordiagnostische Fragestellungen von untergeordneter Bedeutung):

- *Erwachsene:*
  - Lumballiquor: 50-250 mg/l
  - Serum: 35-52 g/l

Für Kinder können 50-70 % der Gesamtproteinwerte der jeweiligen Altersgruppen aus Kap. 21.3.4.1. angenommen werden.

Albumin-Quotienten QAlb x 10^{-3} (für liquordiagnostische Fragestellungen von ausschlaggebender Bedeutung):

- *Kinder Lumballiquor*
  - Neugegeborene: 8-28 x 10^{-3}
  - 1 Monat: 5-15 x 10^{-3}
  - 2 Monate: 3-10 x 10^{-3}
  - 3 Monate: 2-5 x 10^{-3}
  - 4 Monate bis 6 Jahre: 1,5-3,5 x 10^{-3}
  - bis 15 Jahre: 2-5,5 x 10^{-3}
- *Erwachsene Lumballiquor*
  - bis 40 Jahre: 6,5 x 10^{-3}
  - bis 60 Jahre: 8 x 10^{-3}
  - älter: 8-9 x 10^{-3}

Einem Grenzwert Lumballiquor von QAlb = 8 x 10^{-3} entsprechen Grenzwerte im

- *zisternalen Liquor* von etwa 5,4 x 10^{-3} (Faktor 0,65-0,75)
- *Ventrikelliquor* von etwa 3,5 x 10^{-3} (Faktor 0,40-0,50)

Bewertung

Grundsätzlich sind alle Albuminquotienten oberhalb des Referenzbereiches der jeweiligen Altersgruppe als **Schrankenfunktionsstörungen** entsprechenden Ausmaßes zu bewerten. Bei den meisten neurologischen Krankheitsbildern können die Quotienten im Verlauf der Erkrankung stark variieren und Werte über 20 x 10^{-3} annehmen.

Im akuten Geschehen werden Werte >20 x 10^{-3} fast immer gefunden bei

- eitriger und tuberkulöser Meningitis
- akuter Neuroborreliose (M. Bannwarth)
- Meningealkarzinose.

Variable Quotienten bis 20 x 10^{-3} können auftreten bei

- Polyradikulitis Guillain-Barré (Werte bis 50 x 10^{-3} möglich)
- Blutungen (lokale totale Schrankenaufhebung)
- opportunistischer Toxoplasmose, Zytomegalie-Virus-Infektion
- Varicella Zoster- und Herpes simplex-Enzephalitis.

Quotienten bis 20 x 10^{-3} sind möglich bei

- akuter viraler Meningitis
- Varicella Zoster-Meningitis
- chronischer Meningoenzephalitis
- diabetischer Polyneuropathie

- Hirninfarkten
- in den Liquorraum infiltrierenden Tumoren
- Neurosyphilis.

Quotienten bis 10 x 10^{-3} können gefunden werden bei

- Multipler Sklerose
- Amyotropher Lateralsklerose
- Morbus Alzheimer
- Reizzuständen bei Bandscheibenschäden
- Arzneimittelintoxikationen
- langzeitigen hochdosierten Arzneimittelbehandlungen

Merke: Die angegebenen Werte stellen lediglich Orientierungsgrößen für die Krankheitsgruppen dar. Bei der letztgenannten Gruppe ist es sogar möglich, daß keine pathologischen Quotienten gefunden werden.

21.3.4.3. IgG, IgA, IgM

Unter Normalbedingungen sind im ZNS vergleichsweise zum Blut die Antikörpersynthese und die Zahl immunkompetenter Zellen sehr niedrig. Da zudem beide Kompartimente durch die für Antikörper und Effektoren der Immunregulation wirksame Blut-Hirn-Schranke weitgehend getrennt sind, können im Liquorraum gemessene Antikörperkonzentrationen nahezu ausschließlich über die Blut-Liquor-Schranke gelangt sein.

Nach *systemischen Infektionen* kann es jedoch zu einer humoralen Immunantwort des ZNS, also zu einer lokalen *Immunglobulinsynthese* kommen. Diese reflektiert sich in einem Konzentrationsanstieg der Immunglobuline im Liquorkompartiment (intrathekal).

Die Liquordiagnostik kennt heute Verfahren, sowohl die lokal im ZNS synthetisierten, als auch die über die Blut-Liquor-Schranke ultrafiltrierten Immunglobulinanteile simultan aus den experimentell im Liquor bestimmten Gesamtspiegeln über *Liquor-Serum-Quotienten* zu ermitteln. Zur Bestimmung der Spiegel bedient sie sich dabei immunologischer Techniken.

Prinzip

Die Richtigkeit der in 21.3.4.2. dargestellten Theorie zum Wirkmechanismus der Blut-Liquor-Schranke für Proteine unterschiedlicher Molekülgröße hat sich durch vielfache Meßreihen auch für die Immunglobuline G, A und M in der Praxis bestätigt: Wenn Liquores keinerlei Zeichen einer Entzündung aufweisen, also keine lokale Synthese von Immunglobulinen im ZNS vorliegt und nur eine schrankenabhängige Ultrafiltration aus dem Serum stattfindet, ergeben sich bei doppelt logarithmischer Auftragung der experimentell bestimmten Liquor/Serum-Quotienten QIgG, QIgA oder QIgM gegen die korrespondierenden Albumin-Quotienten QAlb *Immunglobulin-spezifische Hyperbelfunktionen*. Bei statistischer Auswertung werden die Meßpunktwolken von entsprechenden Grenzhyperbeln eingeschlossen.

Nachfolgende Abbildung zeigt ein solches *Quotienten-Diagramm* am Beispiel des IgG: Die stark ausgezogene Hyperbel stellt die obere Grenzlinie dar, die ausschließlich den schrankenabhängigen Anteil markiert. Alle in Ordinatenrichtung darüberliegende Quotienten von den auf dieser oberen Grenzhyperbel liegenden Quotienten abgezogen, ergeben den Anteil des lokal im ZNS synthetisierten IgG.

Entsprechend der jeweils altersabhängigen normalen Albuminquotienten (☞ Kap. 21.3.4.2.) resultieren also insgesamt 4 Areale, die neben der Abbildung charakterisiert sind.

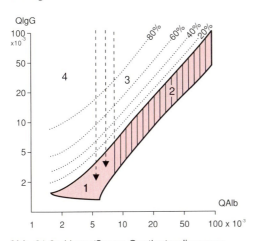

Abb. 21.2: Liquor/Serum-Quotientendiagramm.
Areal 1: Referenzareal in Abhängigkeit von QAlb (Altersbereiche durch Pfeillinien gekennzeichnet, ☞ Kap. 21.3.4.2.); *Areal 2:* Bereich mit ausschließlich Schrankenfunktionsstörung; *Areal 3:* Bereich mit Schrankenfunktionsstörung und lokaler IgG-Synthese im ZNS; *Areal 4:* Lokale IgG-Synthese im ZNS *ohne* Schrankenfunktionsstörung.

Derartige Quotienten-Diagramme bilden heute den landesweit verbreiteten Standard für die graphische Auswertung von Immunglobulinbefunden im Liquor.

Die zugrundeliegenden Berechnungsformeln für IgG, IgA und IgM nach *Reiber und Felgenhauer* sind in Kap. 21.4. aufgeführt.

Mittels dieser Formeln und Immunglobulin-spezifischen Konstanten werden die aus dem Diagramm ersichtlichen prozentualen parallelen Hyperbeln zur oberen Grenzhyperbel berechnet und in die Quotienten-Diagramme eingetragen. Damit ist die graphische Auswertung der lokalen Immunglobulin-Bildung erleichtert (☞ Abb. 21.2 am Beispiel IgG).

 Durchführung

- Bestimmung von **IgG**
  Die Bestimmung erfolgt wie beim Albumin immunochemisch-nephelometrisch. Die Kalibrationskurve wird entsprechend dem liquorrelevanten IgG-Bereich mit verdünnten Standardsera erstellt.
  Die Probensera und das Kontrollserum sind entsprechend der Kalibrationskurve mit physiologischer Kochsalzlösung zu verdünnen. Gleiches gilt für die Liquorproben, wobei bezüglich des Gesamtproteingehaltes und der daraus minimal (nur schrankenbedingt) und maximal zu erwartenden IgG-Konzentrationen (zusätzlich lokale Synthese) zu verdünnen ist. Beträgt der Gesamtproteingehalt des Liquors beispielsweise 2000 mg/l, kann der IgG-Anteil im Bereich von 200 bis etwa 700 mg/l erwartet werden.

- Bestimmung von **IgA** und **IgM**
  Wegen der geringen Konzentrationen beider Immunglobuline im Liquor (☞ Referenzbereiche) müssen Verfahren angewandt werden, die eine Empfindlichkeitsgrenze von 0,2-0,5 mg/l garantieren.
  Methode der Wahl ist die ELISA-Technik, die Meßbereiche weit unterhalb dieser Empfindlichkeitsgrenzen erfaßt (etwa ab 0,025 mg/l). Die ELISA-Tests werden mit Anti-IgM- und Anti-IgA-Kaninchenimmunglobulinen im ersten, mit Anti-IgM- und Anti-IgA-Peroxidase-konjugierten Kaninchenglobulinen im zweiten Kopplungsschritt, sowie mit o-Phenylendiamin als enzymatischem Substrat durchgeführt (Peroxi-

dase-gekoppelter ELISA-Test).
Entsprechende Mikrotiterplatten, Wasserbad, Schüttler, sowie ein programmierbares Diluter-, Washer- und Reader-System bilden die technische Ausrüstung. Detaillierte Arbeitsvorschriften sind den jeweiligen Geräteanleitungen zu entnehmen.

Referenzbereiche

Als *Konzentrationsangaben:*

- *Erwachsene*

	Liquor	Serum
IgG	bis 30 mg/l	7,0-16,0 g/l
IgA	1,2-5,6 mg/l	0,7-4,0 g/l
IgM	bis 1 mg/l	0,4-2,3 g/l

- *Kinder*
  - *Serum*
    Neugeborene weisen etwa 60 % IgG, 15 % IgM und 1 % IgA der jeweiligen mütterlichen Serumwerte auf. IgG sinkt zunächst bis zum 6. Lebensmonat auf etwa 40 % ab, um bis zum 10.-12. Lebensjahr auf Erwachsenenwerte anzusteigen. IgM hat nach dem 1. Lebensjahr bereits etwa Erwachsenenwerte erreicht, IgA benötigt hierzu bis zum 10.-12. Lebensjahr
  - *Liquor*
    Vergleichende Daten liegen nur für IgG vor. Dabei wurde eine prinzipiell ähnliche Altersentwicklung wie im Serum festgestellt

Als *Quotienten*:

Angaben als obere Grenzen (lim) von QIgG, QIgA und QIgM im Bereich normaler Albuminquotienten QAlb von 3,5 bis 8 (alle Werte sind mit 10^{-3} zu multiplizieren):

Q Alb	Q IgG$_{lim}$	Q IgA$_{lim}$	Q IgM$_{lim}$
3,5	2,4	1,8	0,8
5,0	3,3	2,3	1,1
6,5	4,3	2,9	1,5
8,0	5,3	3,5	2,0

Die Berechnung dieser oberen Referenzwertgrenzen der Quotienten erfolgt mit den im Anhang verzeichneten Basisformeln. Die Werte tragen gleichzeitig der Altersabhängigkeit ab etwa dem 5. Lebensjahr Rechnung.

Die Anwendbarkeit der Basisformeln für jüngere Lebensalter ist noch nicht geprüft (fehlende gesicherte Konzentrationsangaben).

Die oberen Referenzwertgrenzen der Immunglobulin-Quotienten für *zisternalen* und *ventrikulären* Liquor können über die entsprechend veränderten Albuminquotienten (☞ dortige Referenzwerte) mit den gleichen Basisformeln berechnet werden (Ausnahme bei ventrikulären Einblutungen).

Bewertung pathologischer Ig-Quotienten

Grundsätzlich sind alle oberhalb der Grenzhyperbeln liegenden Immunglobulin-Quotienten pathologisch und entsprechen einer lokalen Synthese im ZNS (Areale 3 und 4 in Abb. 21.2).

Hingegen sind **erhöhte Quotienten** nicht im Sinne einer lokalen Synthese als pathologisch zu werten, wenn sie nur entsprechend einer Schrankenfunktionsstörung erhöht sind (Areal 2).

Das Auftreten einer lokalen Immunglobulinsynthese im Verlauf einer entzündlichen ZNS-Erkrankung liegt in der *humoralen Tertiärphase*, die der neutrophilen Initialphase und der mononukleären Sekundärphase zeitlich folgt und jahrelang anhalten kann. Als typisches Beispiel einer *isolierten lokalen IgG-Synthese* ohne nennenswerte Schrankenfunktionsstörung soll hier die *Multiple Sklerose* angeführt werden (Areal 4 im Quotientendiagramm). Bei *chronischer Meningoenzephalitis* kommt zur überwiegend *isolierten* lokalen IgG-Synthese noch eine deutliche Schrankenstörung hinzu (Areal 3).

Als Beispiele einer *kombinierten lokalen IgG- und IgA-Synthese* mit deutlicher Schrankenstörung können die *eitrige* und die *tuberkulöse Meningitis* gelten (Areale 3). Eine isolierte lokale IgA-Synthese kann auf einen *Hirnabszeß* hinweisen. Lokale *IgM-Synthesen* treten meist *gekoppelt* mit lokalen *IgG-Synthesen* und *Schrankenfunktionsstörungen* auf (Neurosyphilis, akute Neuroborreliose). Detailliertere Angaben müssen in neurologischen Lehrbüchern nachgelesen werden.

21.3.4.4. Oligoklonale IgG-Banden

Oligoklonale IgG-Fraktionen repräsentieren von verschiedenen Plasmazellklonen gebildete IgG-Moleküle als humorale Immunantwort im ZNS (☞ immunologische Lehrbücher).

Oligoklonale IgG-Fraktionen des Liquors, die nicht auch gleichzeitig im Serum vorkommen, entstammen einer lokalen Synthese im ZNS. Sie treten unspezifisch bei akuten und chronischen Entzündungen des ZNS auf und werden mittels *isoelektrischer Fokussierung* als oligoklonale Banden im pH-Bereich 5,5-9,5 nachgewiesen (Färbetechniken Coomassie-Brillant-Blau, Silberfärbung oder Antigen-spezifisch). Dieses Verfahren ist zwischenzeitlich so empfindlich gestaltet worden, daß sogar Nativliquor eingesetzt werden kann ("Phast System" mit Nachweissicherheit bei Auftrag von nur 0,1-0,2 µg Gesamt-IgG).

Das Verfahren ist zum Nachweis einer lokalen IgG-Synthese deutlich empfindlicher als die im vorangegangenen Abschnitt beschriebene Technik mit Berechnung aus dem Quotienten-Diagramm. Daher ist der Nachweis oligoklonaler Banden vor allem dann zu führen, wenn die aus dem Quotienten-Diagramm errechnete lokale Synthese im oder leicht unter dem Grenzbereich liegt. Ist letztere jedoch deutlich ablesbar, sind immer auch oligoklonale Banden zu finden (besonders eindeutig, wenn der gemessene QIgG > QAlb ist).

Repräsentatives Beispiel für einen Methodenvergleich zwischen Quotientendiagramm und isoelektrischer Fokussierung ist die **Multiple Sklerose:** Mit der isoelektrischen Fokussierung werden bei nahezu allen Fällen oligoklonale Banden nachgewiesen, nach dem Quotienten-Schema wird nur bei etwa 75 % eine lokale IgG-Synthese ermittelt.

21.3.4.5. Erregerspezifische Antikörper

Im Unterschied zur bisherigen Antikörperanalytik (Abschnitt 21.3.4.3.) lassen sich auch *spezifische, lokal von neurotropen Erregern* (Erreger, die Hirnzellen infizieren können) *produzierte Antikörper* im Liquor bestimmen. Diese erregerspezifischen Antikörper geben einen direkten Hinweis auf die Krankheitsursache und ihre Bestimmung stellt damit eine spezifischere diagnostische Methode dar.

Prinzip

In *ELISA-Tests* werden die zu untersuchenden Liquores und Sera auf Mikrotiter-Platten gebracht, die mit dem Antigen des zu untersuchenden Erregerantikörpers beschichtet sind. Entsprechende Standards sowie positive und negative Kontrollen werden mitgeführt. Der zweite Kopplungsschritt und die Visualisierung erfolgen mit Peroxidase-konjugierten IgG-Klassen-Antikörpern und o-Phenylendiamin als enzymatischem Substrat.

Die technische Ausrüstung ist mit derjenigen der IgA- und IgM-Bestimmung in Kap. 21.3.4.3. identisch.

Die Auswertung der Analysenergebnisse erfolgt über *erregerspezifische Liquor-Serum-Quotienten*, die damit Titerbestimmungen ersetzen.

Zur Erfassung einer *lokalen Bildung* von spezifischen Antikörpern des entsprechenden Erregers werden dessen analytisch ermittelter Liquor/Serum-Quotient auf den ebenfalls analytisch bestimmten Gesamt-IgG-Quotienten bezogen, wenn Letzterer auf *keine* lokale Synthese hinweist. Liegt eine solche jedoch vor, muß auf den Q IgG der oberen Grenzhyperbel bezogen werden.

Diese Bezugswerte werden als *Antikörper-Indizes (AI)* bezeichnet.

Durch ihren Berechnungsmodus sind sie sowohl von der Schrankenfunktion als auch von der lokalen Gesamt-IgG-Synthese im ZNS unabhängig. Nähere Berechnungsgrundlagen ☞ Spezialliteratur.

Referenzbereich

Der Referenzbereich des AI-Wertes wird einheitlich mit

AI = 0,1-1,3

angegeben.

Bewertung

Eine lokale erregerspezifische Antikörperbildung im ZNS liegt vor bei

AI > 1,5

Der Nachweis einer lokalen erregerspezifischen Antikörperbildung im ZNS hat für zwei Gruppen zerebral-entzündlicher Krankheitsbilder einen hohen diagnostischen Wert:

- Gruppen mit *akuten* Infektionen durch erregerspezifische Antigene mit entsprechender *monospezifischer* Immunreaktion (z.B. Infektionen durch HIV-, Herpes simplex-, Varizella Zoster-, Masern-Viren)
- Gruppe *chronischer* Erkrankungen (ohne akute oder chronische Infektionen) mit sekundärer polyspezifischer Antikörpersynthese (z.B. erhöhte AI für Masern-, Röteln- und Varizella Zoster-Virusantikörper bei Multipler Sklerose)

Detailliertere Angaben und kritische Wertungen müssen in der fachspezifischen Literatur nachgelesen werden.

21.3.5. Glukose und Laktat

Aufgrund empfindlicherer und spezifischerer Testparameter ist die diagnostische Bedeutung der Glukose- und Laktat-Bestimmung im Liquor stark zurückgegangen (parallele Blutbestimmungen zur Bewertung sind unerläßlich).

Da jedoch beide Analyte im Liquor in ähnlichen Konzentrationen wie im Blut vorliegen, können sie auf gleiche Weise sehr schnell und in Automaten bestimmt werden. Daher werden sie gelegentlich noch als Orientierungsparameter mitbestimmt.

Normalbereiche (Lumballiquor)

- *Laktat:* bis 2,2 mmol/l (Blut 2,8-4 mmol/l)
- *Glukose:* 2,2-5,2 mmol/l (ca 65 % des Blutgehaltes)

Pathologische Werte

- *Laktaterhöhung* bei Meningitis (besonders bakterieller); Einblutungen in den Liquorraum; gelegentlich bei infiltrierenden Tumoren
- *Glukoseerniedrigung* bei bakterieller Meningitis mit erheblichen Pleozytosen (bei tuberkulöser Meningitis auch ohne stärkere Pleozytose ausgeprägt), Karzinose der Meningen

21.3.6. Polymerase-Kettenreaktion (Polymerase chain reaction, PCR)

Die PCR ist ein Verfahren der in vitro-Vervielfältigung von DNA-Abschnitten oder auch RNA-Abschnitten nach reverser Transkription in cDNA. Sie erlaubt damit den Nachweis erregerspezifischer Nukleinsäuresequenzen und wird daher zunehmend für einen direkten Erregernachweis auch im Liquor erprobt und eingesetzt (☞ auch Kap. 5.1.2.).

Die Anwendung der Methode auf Erregernachweise im Liquor gelang bisher bei Herpes simplex-Enzephalitis, Zytomegalie-Virus-Infektion, Epstein-Barr-Virus-Infektion, Varizella-Zoster-Virus-Infektion, HIV-Erregern, Tuberkulose, Toxoplasmose, Neuroborreliose, progressiver multifokaler Leukoenzephalopathie. Einzelheiten sind der Fachliteratur zu entnehmen.

21.3.7. Ausgewählte Spezialuntersuchungen mit klinischer Relevanz

An dieser Stelle erfolgt nur eine Aufzählung ohne Anspruch auf Vollständigkeit. Eine Erweiterung oder Verringerung in Abhängigkeit vom Erkenntnisstand ist jederzeit möglich:

Analyt	Erkrankungsgruppe
Immunzytochemische Differenzierung von Liquorzellen (Lympozyten-Subpopulationen, maligne Zellen)	Entzündliche und maligne Prozesse, Autoimmunerkrankungen
Anti-Neuronale-Antikörper (Anti-Hu; Anti-Yo)	Paraneoplasmen
Karzinoembryonales Antigen (CEA)	zerebrale Metastasen
Phosphoglukoseisomerase	Tumormarker
β_2-Mikroglobulin	leukämische Infiltrate
β-trace-Protein (Prostaglandin-D-Synthetase); β_2-Transferrin	Liquornachweis in Nasensekreten (Liquorrhoe)
Ferritin	geringe Blutungen, länger zurückliegende Blutungen
Tuberkulostearinsäure	Neurotuberkulose

21.4. Berechnungsformeln nach Reiber und Felgenhauer für die lokale Immunglobulin-Synthese im ZNS

- Obere Grenzhyperbel Q IgX_{lim} für schrankenabhängigen Anteil an IgX (obere Grenze der Areale 1 und 2)

  $Q\ IgX_{lim} = a/b \sqrt{(Q\ Alb)^2 + b^2} - c$

  wobei a, b, c = Immunglobulin-spezifische Konstanten (s.u.) und IgX = IgG, IgA oder IgM bedeuten

- Berechnung der lokalen Antikörpersynthese IgX_{lok} aus dem analytisch bestimmten Gesamtquotienten $Q\ IgX_{exp}$:

  IgX_{lok} (in %) =
  $(Q\ IgX_{exp} - Q\ IgX_{lim}) \cdot IgX_{Ser} / IgX_{Li} \cdot 100$

  wobei
  IgX_{Ser} = analyt. bestimmte Serumkonzentration
  IgX_{Li} = analyt. bestimmte Liquorkonzentration
  $Q\ IgX_{exp} = IgX_{Li} / IgX_{Ser} \cdot 10^{-3}$

- Werte für die Immunglobulin-spezifischen Konstanten

Ig X	a/b	b^2	c
IgG	0,80	$15 \cdot 10^{-6}$	$1,8 \cdot 10^{-3}$
IgA	0,72	$80 \cdot 10^{-6}$	$5,1 \cdot 10^{-3}$
IgM	0,65	$150 \cdot 10^{-6}$	$7,5 \cdot 10^{-3}$

22. Entzündung

Zelluläre und humorale Mechanismen interagieren in einem komplizierten Netzwerk, um die Ausbreitung von Gewebeschädigungen, Infektionserregern oder von immunologischen Reaktionen einzudämmen. Zunächst werden proinflammatorische Aktivitäten an *Gewebszellen, Entzündungszellen* (polymorphkernige Granulozyten, PMN, Monozyten, Makrophagen, Lymphozyten) und *Thrombozyten* unter Beteiligung des *Komplementsystems* induziert. Nach der Bildung lokaler Entzündungsmediatoren (*Prostaglandine, Leukotriene*) kommt es durch Freisetzung von Zytokinen, wie *Tumornekrosefaktor-a, Interleukine-1* und *-6*, zu **systemischen Reaktionen**:

- Auslösung von Fieber
- verstärkte Bildung, Ausschüttung und Aktivierung von Blutzellen, besonders PMN
- Synthese von *Akute-Phase-Proteinen*
- Aktivierung von *Immunzellen*
- Aktivierung von Gerinnung und Fibrinolyse
- Stimulierung der hypophysär-adrenalen Achse, des Angiotensins II und des atrialen natriuretischen Peptids

In der klinischen Praxis werden zur **Diagnostik** neben den bewährten Meßgrößen *CRP, Elastase* und *Blutkörperchensenkungsgeschwindigkeit* auch die *Komplementfaktoren*, die *Immunglobuline* und die *Autoantikörper* eingesetzt.

Akute-Phase-Proteine sind Plasmaproteine, deren Konzentration nach Stimulation der Hepatozyten durch Interleukin-6 (IL-6) um mindestens 25 % zunimmt. Entsprechend ihrer Reaktionszeit und der Höhe des Anstiegs werden sie in 3 Gruppen eingeteilt:

- Reaktionszeit 6-10 h, *Anstieg bis 1000fach*
  - C-reaktives Protein (CRP)
  - Serumamyloid A-Protein (SAA)
- Reaktionszeit 24-48 h, *Anstieg 2-3fach*
  - saures α_1-Glykoprotein
  - Haptoglobin
  - Fibrinogen, Gerinnungsfaktor VIII
- Reaktionszeit 48-72 h, *Anstieg weniger als 2fach*
  - Komplementfaktoren
  - Coeruloplasmin (Erhöhung der Kupferkonzentration im Serum)

Die Aktivität akut entzündlicher Erkrankungen wird durch den Konzentrationsanstieg der Akute-Phase-Proteine widergespiegelt, während bei chronischen Entzündungen der Anstieg häufig schwächer ausfällt als dem Schweregrad entspricht. Auch maligne Erkrankungen verursachen eine Akute-Phase-Reaktion, die gelegentlich der erste Hinweis auf einen Tumor ist.

Während der Akute-Phase-Reaktion wird die Synthese von *Albumin, Transferrin* und *Präalbumin* in der Leber gehemmt. Wegen des Konzentrationsabfalls im Serum werden sie als **Anti-Akute-Phase-Proteine** zusammengefaßt.

Die Kombination einer Hyposiderinämie mit erniedrigtem Transferrin und normalem oder erhöhtem Ferritin spricht für eine *infekt-* oder *tumorbedingte Anämie*.

Bestimmungen der **Zytokine (IL-1, IL-6, Tumornekrosefaktor)** und des **löslichen IL-2-Rezeptors** haben bisher nur begrenzten Eingang in die Praxis gefunden. Obwohl bei zahlreichen entzündlichen und immunologischen Prozessen Konzentrationsveränderungen der Zytokine nachgewiesen wurden, muß durch weitere Studien geklärt werden, ob gegenüber den bisher etablierten Entzündungsmarkern wie CRP und Elastase, neue Aussagen in Diagnostik und Betreuung der betroffenen Patienten erzielt werden können. Die IL-6-Konzentration korreliert am besten mit dem Schweregrad und der Prognose der Erkrankung. Ein weiterer Vorteil könnte die extrem schnelle Dynamik der Zytokine sein (Maximalwerte nach 3-4 Stunden, Halbwertszeit 10 Minuten).

22.1. Blutkörperchensenkungsgeschwindigkeit (BSG)

Die Oberflächenladung und Aggregationsneigung der Erythrozyten wird durch Dysproteinämien, wie bei Akute-Phase-Reaktionen oder Hyperimmunglobulinämien, so verändert, daß die Sedimentati-

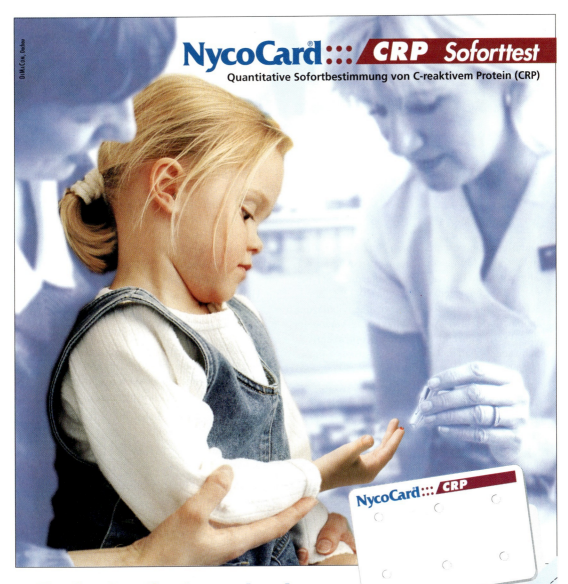

onsgeschwindigkeit ansteigt. Die BSG wird durch erhöhte Zellzahl (Polyglobulie) oder Veränderungen der Struktur (Sichelzellen) verlangsamt, dagegen bei Anämien beschleunigt.

Indikationen

- Suchtest bei Verdacht auf entzündliche Reaktionen
- Verlaufsbeurteilung bei chronischen Infekten, bei rheumatischen, malignen und Autoimmunerkrankungen

Pränanalytik

Die Blutabnahme wurde durch Nutzung vorgefertigter Zitrat-Monovetten normiert. Spätestens 2 Stunden nach Blutentnahme sollte die BSG bei einer Umgebungstemperatur von 20-22 °C angesetzt werden. Antiphlogistika, wie Phenylbutazon, Indomethacin und Azetylsalizylsäure verzögern die BSG, während sie durch Kontrazeptiva, Schwangerschaft und in der prämenstruellen Phase beschleunigt wird.

Bestimmungsmethode

Zitratblut (4 + 1) wird in einem senkrecht stehenden Röhrchen mit Millimetergraduierung ohne Erschütterungen bei etwa 20 °C belassen. Nach 1 Stunde wird die Sedimentation in mm abgelesen.

Referenzbereiche

	unter 50 Jahre	über 50 Jahre
Frauen	< 20 mm/h	< 30 mm/h
Männer	< 15 mm/h	< 20 mm/h

Bewertung

Verglichen mit CRP reagiert die BSG träge. Erst nach 24-48 Stunden kommt es zu einer deutlichen Erhöhung, die Halbwertszeit des BSG-Abfalls ist mit 4-6 Tagen noch länger. Eine normale BSG schließt nichtentzündliche Organerkrankungen oder Malignome nicht aus. Etwa 5 % aller BSG-Erhöhungen werden nicht geklärt, wobei es bei 70 % zu spontaner Normalisierung kommen kann.

Hervorzuheben ist die hohe Sensitivität der BSG für Anstiege der Immunglobuline und Immunkomplexe, so daß *chronisch-entzündliche* Erkrankungen, wie Lupus erythematodes, Arteriitis temporalis und Polymyalgia rheumatica im Verlauf gut beurteilt werden können. Die BSG ist bei monoklonalen Gammopathien, Sepsis und nephrotischem Syndrom sehr stark beschleunigt.

22.2. C-reaktives Protein (CRP)

CRP gehört zur Familie der Pentraxine, deren Name sich von ihrer pentameren Struktur ableitet. Die Funktionen des CRP sind mit denen der Immunglobuline, besonders des IgM, vergleichbar. Nach Stimulation durch IL-6 nimmt die Konzentration in den Hepatozyten um das 17fache und die Sekretionsrate um das 100fache zu. Die Dopplungszeit des CRP-Anstiegs beträgt 5-7 Stunden, die Halbwertszeit des Abfalls 2-4 Stunden.

Indikationen

- Suchtest zur Erkennung *systemischer Entzündungen* mit Ausnahme bestimmter Autoimmunerkrankungen wie systemischem Lupus erythematodes und Colitis ulcerosa
- Erkennung von zusätzlichen Infektionen bei Autoimmunerkrankungen
- Differenzierung von bakteriellen und viralen Infektionen
- Beurteilung des Erfolges einer Antibiotika- oder Antiphlogistikatherapie
- Erkennung intrauteriner Infektionen bei vorzeitigem Blasensprung und Ausschluß der Neugeborenensepsis
- Früherkennung postoperativer und posttraumatischer Komplikationen; normalerweise beginnt am 3. postoperativen Tag der Abfall des CRP

Bestimmungsmethoden

- Der Latex-Agglutinationstest ist semiquantitativ und hat im wichtigen Bereich von 10-40 mg/l nur eine geringe Präzision
- Ein immunologischer Schnelltest mit speziell präparierten Testkarten und Auswertung mit einem Reflektometer liefert präzise Ergebnisse (geeignet für Einzelbestimmungen und kleine Serien)
- Immunturbidimetrie oder Immunnephelometrie

Referenzbereiche

- *Erwachsene:* bis 6 mg/l
- *Säuglinge, Kinder:* bis 10 mg/l

Bewertung

Normale CRP-Werte schließen systemische akutentzündliche Erkrankungen weitgehend aus. Werte unter 10 mg/l sind ohne Krankheitswert, Werte über 50 mg/l deuten auf eine hohe und/oder ausgedehnte Entzündungsaktivität (Pneumonie, Verbrennungen, metastasierende Tumoren, Morbus Crohn). CRP-Konzentrationen unter 20 mg/l deuten auf eine virale, Werte über 100 mg/l auf eine bakterielle Meningitis.

Persistierende hohe CRP-Konzentrationen bei Infektionen, Herzinfarkt, akuter Pankreatitis oder malignen Tumoren sind prognostisch ungünstig.

Gegenüber BSG, Leukozytenzählung und Temperaturmessung hat *CRP Vorteile* bei:

- Sepsis oder lokalen entzündlichen Prozessen
- Patienten mit Leukopenie
- Früh- und Neugeborenen mit schwierig zu beurteilenden Blutbildveränderungen
- Abklärung unspezifischer Erhöhungen der Körpertemperatur oder der Leukozytenzahl

22.3. PMN-Elastase

In Kombination mit Phagozytose und Degranulation der PMN (polymorphkernige neutrophile Granulozyten) wird die Serinproteinase Elastase (EC 3.4.21.37) in das Gewebe abgegeben und dort sehr rasch durch den α_1-*Proteinaseinhibitor* (α_1-Antitrypsin) inaktiviert. Im Plasma kann deshalb nicht die freie Elastase, sondern nur die Konzentration dieses Komplexes gemessen werden.

Indikationen

- Prognostischer Marker für Komplikationen bei Polytrauma, großen Operationen und Sepsis
- Erkennung von Infektionen der Amnionhäute
- Diagnose und Differentialdiagnose bakterieller bzw. viraler Infektionen bei Neugeborenen
- Prognoseindikator für den Verlauf einer Pankreatitis
- Differentialdiagnose bei Untersuchung von eiweißreichen Pleuraergüssen
- Diagnose entzündlicher Erkrankungen (Prostatitis, Epididymitis, Urethritis) der männlichen Adnexe bei Untersuchung des Spermas
- Differentialdiagnose von Gelenkerkrankungen durch Untersuchung der Synovialflüssigkeit

Präanalytik

Entnahme von EDTA- oder Zitratblut und Gewinnung des Plasmas innerhalb von 2 Stunden.

Bestimmungsmethode

Homogener Immunoassay: mit Peroxidase konjugierte Anti-Elastase-Antikörperfragmente bilden mit Elastase Aggregate, die mit H_2O_2 und einem Chromogen einen Farbstoff bilden.

Referenzbereiche

- *Plasma:*
  - Erwachsene: 12-32 µg/l
  - Säuglinge 2. Tag: < 75 µg/l
  - 10.-28. Tag: < 50 µg/l
- *Sperma:* < 250 µg/l

Bewertung

Die Konzentrationen des Elastase-Inhibitor-Komplexes gehen in vielen Fällen nicht mit den Leukozytenzahlen parallel, sind aber Ausdruck für die Stimulierung der Phagozytoseaktivität und den Turnover von Granulozyten im Gewebe. Wegen der kurzen Halbwertszeit von 60 Minuten sind bei unkomplizierten Verläufen nur am 2. oder 3. postoperativen Tag noch erhöhte Werte nachzuweisen. Anhaltende Erhöhungen nach Operationen oder Traumata deuten auf bakterielle Infektionen oder auf drohende Lungenkomplikationen bis zum akuten Atemnotsyndrom. Bei Entzündungsprozessen, die länger als 3 Wochen andauern, versagt die Elastase als Maßstab der Schwere des Krankheitsprozesses.

Gut geeignet ist die Elastasebestimmung für die Unterscheidung von bakteriellen und viralen Infektionen bei Neugeborenen und für die Prognoseeinschätzung bei akuter Pankreatitis.

Die PMN-Elastase darf nicht mit der Pankreas-Elastase verwechselt werden (☞ Kap. 14.3.1.3.)!

22.4. Procalcitonin (PCT)

Procalcitonin als Vorläufermolekül des Calcitonins kommt im Blutplasma nur in geringen Konzentrationen (< 0,1 µg/l) vor. Bei bakteriellen, parasitären oder mykotischen Erkrankungen kommt es wahrscheinlich unter dem Einfluß von Tumornekrosefaktor-α und IL-6 innerhalb von 2 Stunden zu einem Konzentrationsanstieg (> 0,5 µg/l), der nach 6-8 Stunden ein langdauerndes Plateau erreicht. Die Calcitonin-Konzentrationen zeigen keine Veränderungen.

Indikationen

- Entzündungen durch Bakterien, Parasiten oder Pilze
- Differenzierung zwischen bakteriellen und viralen Entzündungen
- Prognostische Einschätzung und therapeutische Überwachung bei Sepsis, Schock und Multiorganversagen
- Fieber unbekannten Ursprungs
- Überwachung immunsupprimierter oder neutropenischer Patienten
- Transplantatabstoßung

Bestimmungsmethoden

- Immunoassays (IRMA, Lumineszenzimmunoassay)

Referenzbereich

- Serum: < 0,1 µg/l

Bewertung

PCT ist nicht oder nur gering (< 1,5 µg/l) erhöht bei viralen und lokalen bakteriellen Infektionen sowie chronischen Entzündungen. Starke Erhöhungen (bis 1000 µg/l) findet man bei systemischen bakteriellen und parasitären Infektionen, besonders bei septischen Verläufen. Der Therapieerfolg (Antibiotika, Herdsanierung) läßt sich gut beurteilen.

PCT ist für die Differentialdiagnose bei Atemnotsyndrom, Transplantatabstoßung, akuter Pankreatitis und Meningitis (bakteriell/nichtbakteriell) geeignet.

22.5. Komplement-System

Das Komplement-System besteht aus Plasmaproteinen (C1-C9) in inaktiver Form, die über den klassischen oder alternativen Weg aktiviert werden (☞ Pathobiochemie)

- *klassischer Weg*
  Antigen-Antikörper-Komplexe greifen am C1 an. Sowohl C3 als auch C4 sind nach der Aktivierung erniedrigt
- *alternativer Weg*
  Antikörper-unabhängig greifen Endotoxine, Proteinasen oder Properdin direkt am C3 an, so daß nur die C3-Konzentration erniedrigt ist

Regulierend greifen Inhibitoren ein, wie der C1-Esterase-Inhibitor (C1-INH).

Das aktivierte Komplement-System beteiligt sich an der Abwehr infektiöser Erreger und an der Überwindung von Autoimmunerkrankungen:

- Zerstörung der Erreger durch Opsonierung und Zytolyse
- Erhöhung der Gefäßpermeabilität und Chemotaxis
- Chemotaxis von Entzündungszellen und deren vermehrte Phagozytoseaktivität
- Bildung der Anaphylatoxine C3a, C4a und C5a
- Stimulierung der Prostaglandin- und Leukotrien-Synthese, Freisetzung von Histamin
- Hemmung der Immunkomplex-Präzipitation

Indikationen

- Suche bei Verdacht sowie Verlaufsbeurteilung und Aktivitätseinschätzung bei Immunkomplexkrankheiten
  - systemischer Lupus erythematodes
  - generalisierte Vaskulitis
  - Glomerulonephritiden
  - Kryoglobulinämie
  - immunhämolytische Anämien
- Verdacht auf hereditären Komplementdefekt bei
  - C1-Esterase-Inhibitormangel
  - rezidivierenden Infektionen

Präanalytik

Die Komplementproteine sind im Serum infolge von Aktivierungsvorgängen nicht stabil. So werden C3 und C4 innerhalb einiger Tage über aktive

Diagnose von schweren Infektionen und Sepsis mit PCT (Procalcitonin)

FÜR DIE LEBENSRETTENDE ENTSCHEIDUNG

B·R·A·H·M·S PCT-Q
Der Schnelltest

- Ergebnis nach 30 Minuten
- Geräteunabhängig

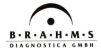

B·R·A·H·M·S Diagnostica GmbH
Neuendorfstraße 25 · D-16761 Hennigsdorf bei Berlin
Tel.: +49-3302-883-0 · Fax: +49-3302-883-100
E-Mail: brahms@brahms.de
Internet: www.brahms.de · www.procalcitonin.com

Zwischenstufen zu den stabilen, aber inaktiven Spaltprodukten C3c bzw. C4c abgebaut. Da für die immunologische Bestimmung spezifische Antikörper gegen diese stabilen Abbauprodukte verwendet werden, liegen die Referenzbereiche in gealterten Seren höher. EDTA und Heparin interferieren mit dem Abbau von C3 und C4, so daß parallel gewonnenes Serum und Plasma unterschiedliche Konzentrationen haben können.

22.5.1. Globaltest (CH$_{50}$)

Mit Antikörpern beladene Schaferythrozyten werden mit konstanten Mengen Serum in zunehmender Verdünnung inkubiert. Infolge der Aktivierung des klassischen Weges werden die Erythrozyten lysiert und der Hämolysegrad photometrisch ermittelt.

Der Globaltest ist ein *Screening-Test* zur Diagnostik von Hypokomplementämien. Ergänzend dazu sollten C3, C4 und der Quotient C4c/C4 bestimmt werden.

22.5.2. Einzeltests

22.5.2.1. Funktionelle Tests

Durchführung eines Globaltests mittels Mangelplasmen (ähnlich wie bei der Bestimmung von Einzelgerinnungsfaktoren).

22.5.2.2. Bestimmung der Proteinkonzentration

Einsatz der radialen Immundiffusion, Immunturbidimetrie oder -nephelometrie. Häufig werden C3 bzw. C3c (Indikator des C3-Umsatzes), C4, C1-INH und Faktor B bestimmt.

22.5.2.3. Komplementrezeptoren

Die Rezeptoren auf Blutzellen werden mit der Flowzytometrie oder der indirekten Immunfluoreszenz untersucht.

Referenzbereiche

(methodenabhängig)

- CH$_{50}$: 19,5-60 U/ml
- C3/C3c *frisches Serum*: 0,5-0,9 g/l
  gealtertes Serum: 0,9-1,8 g/l
- C4: 0,1-0,4 g/l
- C1-INH: 0,15-0,35 g/l

Bewertung

Komplementproteine gehören zu den *Akute-Phase-Proteinen*, so daß sie bei systemischen Infektionskrankheiten und chronischen Entzündungszuständen erhöht sind. Obwohl sie bei der Diagnostik dieser Zustände keine Vorteile bringen, muß die zu erwartende Erhöhung bei Kombination mit Krankheiten, die eine Erniedrigung bewirken, berücksichtigt werden.

Patienten mit einem *hereditären* oder *erworbenen Mangel* an:

- C3, C4, C2
- Proteinen des Zytolysekomplexes (C5-C9)
- der alternativen C3-Konvertase-Bildung

haben eine erhöhte *Infektanfälligkeit*.

Da Immunkomplexe wegen der Komplementinsuffizienz nicht entsorgt werden, kann es zu *Autoimmunerkrankungen* kommen.

Häufiger sind *Hypokomplementämien* auf der Basis von verstärkter *Aktivierung* und beschleunigtem *Verbrauch* der Komplementproteine:

- *Immunkomplexerkrankungen*
  Systemischer Lupus erythematodes, membranoproliferative oder postinfektiöse Glomerulonephritis, Vaskulitiden, Kryoglobulinämie, multiples Myelom
- *nichtimmunologische*, meist *multisystemische Erkrankungen*
  Hämolytisch-urämisches Syndrom, Sepsis, akute Pankreatitis, Verbrennungen

Ein *Mangel* an *C1-INH-Aktivität* (< 25 % der Norm) ist mit dauernder Komplementaktivierung (CH$_{50}$, C2 und C4 ebenfalls vermindert) und *rezidivierenden Angioödemen* verbunden. Die episodischen Schwellungen betreffen Gesicht, Gliedmaßen, Luftwege und gastrointestinale Organe (Krämpfe, Diarrhoen). Der häufigere hereditäre Synthese- oder Funktionsdefekt manifestiert sich im Kindes- oder Jugendalter, dagegen erworbene Defekte (Erkrankungen des B-Zellsystems, Autoantikörper) erst im Erwachsenenalter.

22.6. Immunglobuline

Die Immunglobuline werden ausführlich im Kap. 6.2.4.13. beschrieben.

Die **Serum-Protein-Elektrophorese** ist als Suchtest für Entzündungen und zur Verlaufsbeurteilung akuter und chronischer Entzündungsprozesse nur bedingt geeignet (sensitiver sind CRP und die quantitative Immunglobulin-Bestimmung). ☞ auch Kap. 6.2.3.

22.7. Kryoglobuline

Kryoglobuline sind in der Kälte präzipitierende oder gelierende Komplexe aus monoklonalen oder polyklonalen bzw. mono-polyklonalen Immunglobulinen. Auch *Fibrinogen*, *Fibronektin* oder β-*Lipoproteine* können Kryoproteineigenschaften haben.

Ursachen für die Entstehung von Kryoproteinen sind:

- myelo- oder lymphoproliferative Systemerkrankungen wie multiples Myelom und Morbus Waldenström
- Autoimmunerkrankungen, virale Hepatitis und infektiöse Mononukleose

Bei 1/3 der Patienten ist keine Ursache erkennbar (sog. idiopathische Form).

Klinische Beschwerden treten bei Kälteexposition besonders im Bereich der Akren auf und können anderen Symptomen der Grundkrankheit um Jahre vorausgehen.

Bestimmungsmethoden

Bei Verdacht auf Kryoglobuline muß das Blut in ein auf 37 °C vorgewärmtes Gefäß abgenommen und bei 37 °C zentrifugiert werden. Die Serumaliquote werden bei 37 °C, 20 °C und 4 °C bis zu 72 Stunden aufbewahrt. Nach 2maligem Waschen der Präzipitate mit eiskalter isotoner Kochsalzlösung wird das präzipitierte Protein quantitativ bestimmt oder in Elektrophoresepuffer aufgenommen und durch die Immunelektrophorese klassifiziert.

Referenzbereich

- Kryoglobuline: < 80 mg/l

Bewertung

Zufällig festgestellte Kryoglobulinämien erfordern die Suche nach den zugrundeliegenden Ursachen.

Wichtig sind die durch unerkannte Kryoglobuline hervorgerufenen **Störungen** in der **Labordiagnostik**:

- erschwerte Serumgewinnung
- Verstopfung von Probenehmernadeln der Analysengeräte
- Verfälschung von Gerinnungsparametern, Hämatokrit und Hb-Konzentration
- Hämolyse
- Fehler bei Blutgruppenbestimmung und Proteinanalytik, wie das Nichterkennen von M-Gradienten in der Elektrophorese

22.8. Zirkulierende Immunkomplexe

Immunkomplexe aus Antigenen und korrespondierenden Antikörpern entstehen primär im Gewebe oder im Blutkreislauf und werden sekundär in Organen und Gefäßwänden abgelagert. Bei chronisch-entzündlichen bzw. immunologischen Erkrankungen, wie AIDS, kommt ihnen eine pathogenetische Bedeutung zu, während sie bei Infektionen nur passager bzw. bei Neoplasien als Epiphänomen auftreten. Deshalb ist es notwendig, erhöhte Konzentrationen durch erneute Testung nach 5-7 Tagen zu bestätigen oder auszuschließen.

Indikationen

- Vaskulitiden
- Kollagenkrankheiten
- Nephritis, besonders membranoproliferative Glomerulonephritis, IgA-Nephropathie
- Myositis
- Allergische Thrombopenien und Anämien

Präanalytik

Das Serum muß schnell gewonnen und sofort verarbeitet oder bei -70°C (einmal!) eingefroren werden. Störungen ergeben sich durch Kryoglobuline, Kälteagglutinine, Rheumafaktoren und monoklonale Immunglobuline.

Bestimmungsmethoden

Nach Empfehlungen der WHO sollen stets zwei Testsysteme mit unterschiedlichen Prinzipien eingesetzt werden.

- Komplement-Bindungstest mit radioaktiv markiertem C1q
- ELISA, beispielsweise über Bindung von C3
- Nephelometrie nach vorhergehender Polyethylenglykolfällung

Referenzbereiche

Laboreigene Referenzbereiche erfragen, da die Standardisierung noch nicht abgeschlossen ist.

- Konzentration: < 10 mg/l bzw. < 20 mg/l
- Bindung an C1q: < 13 % bzw. < 8 %

Bewertung

Immunkomplexe finden sich in geringen Konzentrationen auch bei Gesunden, so daß ein einzelner erhöhter Wert, besonders bei fehlender klinischer Symptomatik, keine Relevanz hat bzw. bestätigt werden muß. Der klinische Nutzen der zirkulierenden Immunkomplexe liegt also in der *Verlaufskontrolle* und *Therapieüberwachung*. Persistierende Erhöhungen der Immunkomplexe sind Prädiktoren für chronische systemische Erkrankungen wie Kollagenosen, Glomerulonephritis, virale und bakterielle Infektionen (AIDS, Endokarditis) und Tumorerkrankungen.

In den Immunkomplexen kann das Antigen so weit abgeschirmt werden, daß es durch Tests mit (monoklonalen) spezifischen Antikörpern nicht erfaßt wird.

22.9. Autoantikörper

Autoimmunität ist die Reaktivität des Immunsystems gegen körpereigene Strukturen (Autoantigene). In vielen Fällen (z.B. Typ I-Diabetes) beginnt der Prozeß mit der Aktivierung von T-Lymphozyten, deren Nachweis und Quantifizierung aber bisher nur mit aufwendigen Bio-Assays möglich ist. Deshalb werden in der *klinischen Praxis* bisher nur die Autoantikörper als Indikatoren von Autoimmunkrankheiten untersucht.

Auch bei Gesunden, besonders in höherem Alter, findet man häufig Autoantikörper in niedrigen Konzentrationen (Titer), so daß die Ergebnisse nur unter Berücksichtigung des klinischen Bildes, des Alters und des Verlaufs eine diagnostische Aussage erlauben. Die diagnostische Spezifität für spezielle Autoimmunerkrankungen kann durch gezielte Kombinationen von Antikörpern erhöht werden.

Da die Autoimmunerkrankungen noch Gegenstand zahlreicher Forschungs- und Evaluierungsstudien sind, sollen nur bereits sicher in die Praxis eingeführte Autoantikörper beispielhaft besprochen werden.

Bestimmungsmethoden

- Indirekte Immunfluoreszenz als Screening
- Hämagglutinationstests
- Präzipitationstechniken wie Raketen-Immunelektrophorese, Immunnephelometrie
- Immunoassays (EIA, ELISA, RIA)
- Immunoblots und Dot-blots

22.9.1. Antinukleäre Antikörper (ANA) - Antinukleäre Antikörper gegen definierte Zellkernbestandteile

ANA sind die Gesamtheit aller Autoantikörper gegen nukleäre Antigene im Zellkern; sie sind deshalb organunspezifisch. Nach Isolierung oder Synthese definierter Antigene wurden eine Vielzahl von spezifischen Autoantikörpern gefunden, deren klinischer Nutzen teilweise noch umstritten ist. Die Nomenklatur bezieht sich auf Patientennamen (z.B. *Sm*, *La*), auf die Krankheitsbilder (*SS-A* beim Sjögren-Syndrom A) oder auf die chemische Natur des Antigens (*dsDNA* = Doppelstrang-DNA, *ssDNA* = Einzelstrang-DNA).

Indikationen

- systemischer Lupus erythematodes (charakterisiert durch Autoantikörper gegen dsDNA)
- Medikamenten-induzierter Lupus erythematodes (Autoantikörper gegen ssDNA)
- Differentialdiagnose der Kollagenosen
  - Sklerodermie
  - Sjögren-Syndrom
  - Polymyositis
  - Felty-Syndrom
  - Sharp-Syndrom

Bewertung

Die Autoantikörper werden in Abhängigkeit vom Aktivitätsgrad und der Krankheitsdauer bei den verschiedenen Krankheitsbildern in unterschiedlicher Häufigkeit gefunden. Ein Ausschluß von Krankheiten ist nicht möglich.

22.9.2. Anti-Phospholipid-Antikörper, Anti-Cardiolipin-Antikörper, Lupus-Antikoagulans

Bei Lupus erythematodes-Patienten wurde häufig eine *Verlängerung der partiellen Thromboplastinzeit* und ein *falsch-positiver Lues-Test* (Cardiolipin-Mikroflockungstest) gefunden. Diese Reaktionen werden durch IgG- oder IgM-Autoantikörper hervorgerufen, die gegen Phospholipide bzw. Cardiolipine gerichtet sind.

Indikationen

- systemischer Lupus erythematodes (bis 70 %)
- habituelle Aborte (bis 15 %), Präeklampsie
- Thrombophilie
- Thrombozytopenien, besonders die idiopathische thrombozytopenische Purpura
- Infektionen wie AIDS und Lues

Bewertung

Das sog. *Antiphospholipid-Syndrom* ist durch venöse und arterielle *Thromboembolien*, rezidivierende *Aborte* sowie hämolytische und neurologische Komplikationen gekennzeichnet.

Die Zusammenhänge sind außer beim Lupus erythematodes in vielen Fällen noch nicht eindeutig, so haben Patienten mit einem Lupus-Antikoagulans nicht immer Anti-Cardiolipin-Antikörper und vice versa.

22.9.3. Antimitochondriale Antikörper (AMA)

AMA können isoliert oder zusammen mit anderen Autoantikörpern vorkommen. Aufgrund der Reaktionsmuster werden 9 AMA-Typen unterschieden, deren gezielter Einsatz zwar zu höherer Spezifität, aber niedrigerer Sensitivität führt.

Die *primär biliäre Zirrhose* hat zu 95 % hohe AMA-Titer, oft kombiniert mit ANA, aber nur 10 % der AMA-positiven Patienten haben eine primär biliäre Zirrhose. Niedrige AMA-Titer werden bei der *chronischen aggressiven Hepatitis* und beim *Pseudo-Lupus-erythematodes-Syndrom* gefunden.

22.9.4. Autoantikörper gegen Azetylcholin-Rezeptoren

Diese Autoantikörper sind direkt pathogen durch Verminderung der Rezeptordichte bzw. erhöhtem Umsatz der Rezeptoren. Bei akuter *Myasthenia gravis* werden Rezeptorantikörper bei 85-95 %, in Remissionsphasen jedoch nur bei 30-35 % der Patienten gefunden. Die Spezifität ist sehr gut. Daneben haben 50-60 % der Myasthenie-Patienten noch **Autoantikörper** gegen verschiedene Antigene aus **quergestreifter Muskulatur.** Wenn diese Titer bei Myasthenie hoch sind, muß nach einer *Thymushyperplasie* oder einem *Thymom* gesucht werden.

22.9.5. Autoantikörper gegen Parietalzellen des Magens und gegen den Intrinsic-Faktor

Die *Parietalzellantikörper* richten sich gegen die ATPase bzw. gegen die Gastrinrezeptoren der Parietalzellen. Die Autoantikörper gegen den *Intrinsic-Faktor* reagieren mit Vitamin B_{12}-Bindungsstellen und blockieren die Vitamin B_{12}-Resorption im unteren Ileum.

Neuentdeckte Patienten mit perniziöser Anämie haben zu 90 % gegen Parietalzellen und zu 40 % gegen Intrinsic-Faktor gerichtete Autoantikörper. Patienten mit atrophischer Gastritis ohne Anämiezeichen, aber mit Intrinsic-Faktor-Antikörpern entwickeln später meist eine perniziöse Anämie.

22.9.6. Autoantikörper gegen Hormon-produzierende Zellen bzw. gegen Hormone

Autoimmunerkrankungen ergreifen häufig mehrere endokrine Systeme. Sie werden als Polyendokrinopathien bzw. polyglanduläre Autoimmunsyndrome bezeichnet und in 2 Typen eingeteilt.

Im folgenden sind die wichtigsten Autoantikörper aufgeführt:

- Nebenschilddrüsen-Antikörper → Hypoparathyreoidismus
- Nebennierenrinden-Antikörper → Morbus Addison (70-80 %), Polyendokrinopathie Typ I und Typ II
- Schilddrüsen-Antikörper (☞ Kap. 20.3.6.)

- Insulinrezeptoren-Antikörper → Extreme Insulinresistenz mit Diabetes mellitus
- Zytoplasmatische Inselzell-Antikörper (ICA) und Antikörper gegen β-Zell-Glutamat-Dekarboxylase (GAD) → beteiligt an oder Indikator für die Zerstörung der β-Zellen bei Typ I-Diabetes und bei Risikopersonen (☞ Kap. 8.1.1.)
- Anti-Insulin-Autoantikörper bei Typ I-Diabetes

22.9.7. Rheumafaktoren (RF)

Die im Labor bestimmten RF sind IgM-Autoantikörper, die gegen Epitope des Fc-Teils von veränderten IgG-Molekülen gerichtet sind und mit IgG-beladenen Schaferythrozyten oder Latexpartikeln zu Immunkomplexen agglutinieren. Es gibt keinen kausalen Zusammenhang der RF in bezug auf Erkrankungen des rheumatischen Formenkreises.

Indikationen

- Unterstützung der klinischen Diagnose und
- Verlaufsbeurteilung des rheumatischen Formenkreises und der Kollagenosen

Bestimmungsmethoden

- *Waaler-Rose-Test*
  Die mit tierischem IgG beladenen Hammelerythrozyten agglutinieren mit den RF im Serum
- Der *Latex-Fixationstest* verwendet mit humanem IgG beladene Latex-Partikel.
  Der Test ist unspezifischer, aber sensitiver als der Waaler-Rose-Test. Zur Erstuntersuchung werden beide Tests als semiquantitative Tropfentests eingesetzt
- ELISA oder Immunnephelometrie zur Quantifizierung

Referenzbereich

- *Latex-Fixationstest*
  - *Serum:*< 20 IU/ml

Bewertung

Da RF auch bei verschiedenen nichtrheumatischen Erkrankungen und auch bei klinisch Gesunden (besonders älter als 60 Jahre) vorkommen, dürfen RF *nur unter Berücksichtigung der klinischen Befunde* beurteilt werden. Patienten mit *rheumatoider Arthritis* oder *Sjögren-Syndrom* haben zu 70–85 % RF, während nur etwa 30 % der *Kollagenosen* RF-positiv sind. Zur Differentialdiagnostik beider Krankheitsgruppen können die ANA (häufig bei Kollagenosen, selten bei rheumatoider Arthritis) beitragen.

Seronegative rheumatoide Arthritiden sollen eine günstigere Prognose als RF-positive Arthritiden haben.

Zur Aktivitätseinschätzung der rheumatoiden Arthritis haben sich auch CRP und BSG bewährt. In der Differentialdiagnostik rheumatoider Erkrankungen sind weiterhin wichtig: Antinukleäre Autoantikörper, Immunkomplexe, Komplementfaktoren, HLA-Typisierung (HLA-B27 bei M. Bechterew und M. Reiter), Harnsäure, Beurteilung der Synovialflüssigkeit.

22.10. Antikörper gegen Streptokokken-Exotoxine

Bestimmungen von Antikörpern gegen Streptokokken-Exotoxine wie

- Anti-Streptolysin O-Reaktion (ASL)
- Anti-Streptokokken-Desoxyribonuklease B-Reaktion
- Anti-Streptokokken-Hyaluronidase-Reaktion

werden zum Nachweis einer

- *akuten Streptokokkeninfektion* (Tonsillitis, Erysipel, Scharlach, Hautinfektionen)
- vorausgegangenen Streptokokkeninfektion bei
  - *rheumatischem Fieber* oder *Endokarditis*
  - Chorea minor
  - akuter Glomerulonephritis

eingesetzt.

Am häufigsten wird der **Antistreptolysin-Titer** (AST, Grenzwert < 200 IE/ml) im Rahmen der Rheumadiagnostik bestimmt. Bei unklaren Gelenkbeschwerden ohne weitere akute Symptome ist die ASL-Bestimmung jedoch überflüssig!

Die Erfassung von Streptokokkenerkrankungen und deren Folgekrankheiten gelingt am besten mit Bestimmungen gegen mehrere Streptokokkenantigene oder mit einem Mischantikörpertest (Streptomyzin-Test).

22.11. Erythrozytäre Autoantikörper

Die Autoantikörper gegen membraneigene Antigene verursachen eine intravasale Hämolyse und das Krankheitsbild der **autoimmunhämolytischen Anämie** (Hämoglobin im Plasma ↑, Retikulozytenzahl ↑, Haptoglobin ↓↓, HBDH ↑, BSG ↑↑). Der Nachweis der Autoantikörper erfolgt mit dem direkten und/oder indirekten Coombstest. Oft müssen die gebundenen Autoantikörper von den Erythrozyten abgesprengt werden. Aufgrund der Temperaturempfindlichkeit werden 3 Gruppen unterschieden:

- Wärmeautoantikörper (85 % der Fälle)
  Temperaturoptimum 37 °C; Antikörper gehören in 95 % der Fälle zur Klasse IgG
- Kälteautoantikörper bzw. -agglutinine
  Gehören der Klasse IgM an, binden Komplement und haben agglutinierende und hämolysierende Eigenschaften
- Bithermische Donath-Landsteiner-Antikörper
  Gehören der Klasse IgG an, binden Komplement und haben agglutinierende und hämolysierende Eigenschaften. Die resultierende paroxysmale Kältehämoglobinurie tritt selten bei Kleinkindern mit Varizellen-, Masern-, Mumps-, Zytomegalie- und Epstein-Barr-Virus-Infektionen auf

Abzugrenzen von den autoimmunhämolytischen Anämien sind die medikamenteninduzierten immunhämolytischen Anämien, die nur in Speziallaboratorien serologisch abgeklärt werden können.

23. Malignes Wachstum - Tumormarker

Die Transformation einer normalen in eine maligne Zelle beruht auf einer **Regulationsstörung der Genexpression** und/oder der Umwandlung von Proto-Onkogenen in **Onkogene**. Die maligne Veränderung der Proto-Onkogene kann beispielsweise durch Bestrahlung, Karzinogene, Radikale oder Einbau von Retroviren ausgelöst werden und zu Mutationen, Amplifikationen und Translokationen führen. Besonders wichtig für die maligne Zelltransformation ist die Inaktivierung von **Suppressorgenen** (z.B. p53-Gen) und die Störung der Apoptose.

In den nächsten Jahren wird die Analyse der Onkogene und Suppressorgene sowie der von ihnen kodierten Proteine die Diagnostik und Verlaufskontrolle in der Onkologie bereichern und die Anwendung der derzeitigen Serum-Tumormarker einschränken bzw. ergänzen.

23.1. Serum-Tumormarker

Humorale Tumormarker werden nach ihrer Entstehung in 3 Gruppen eingeteilt:

■ **Vom Tumor produzierte Marker**

- Tumorassoziierte Antigene: CA 19-9, CA 15-3, CA 72-4, CYFRA 21-1, TPA
  - onkofetale und onkoplazentare Antigene: α-Fetoprotein, HCG, CEA
- Hormone: Gastrin, Insulin, Calcitonin, ACTH
- Enzyme: NSE, PAP, PSA, Kathepsin D, Urokinase
- Serumproteine: Monoklonale Immunglobuline, Bence-Jones-Proteine, Thyreoglobulin

■ **Vom Tumor induzierte Marker**

- (Akute-Phase-)Proteine: Haptoglobin, CRP, Ferritin, β_2-Mikroglobulin
- Immunantwort: Neopterin
- Enzyme: Alkalische Phosphatase, GGT, LDH

■ **Vom Tumor unabhängige Marker**

- konstitutionelle Faktoren: Hormone

Die innerhalb der Tumorzelle produzierten Marker können immunhistologisch oder immunszintigraphisch nachgewiesen werden.

Tumormarker sind im allgemeinen *nicht tumor-* oder *organspezifisch* (Ausnahmen: β-HCG beim Hodenkarzinom, Thyreoglobulin beim Schilddrüsenkarzinom und Bence-Jones-Protein beim Plasmozytom) und sind auch im Serum von Gesunden in niedriger Konzentration vorhanden.

Die **Erhöhung der Tumormarkerkonzentration** ist abhängig von:

- Tumormasse (Tumorstadium, besonders Metastasierung), Differenzierungsgrad und Durchblutung des Tumors
- Expression und Freisetzung des Tumormarkers (plötzliche Anstiege bei Tumornekrose)
- Katabolismus und Elimination (falsch erhöhte Werte bei Nieren- oder Leberinsuffizienz, Cholestase)

Unspezifische Erhöhungen, die meist transitorisch oder relativ konstant sind, werden auch bei nichtmalignen Erkrankungen (besonders gastrointestinal, hepatisch) gefunden. Wegen der Variabilität aller Einflußfaktoren ist die Streubreite der Tumormarkerspiegel sehr groß und bedarf sorgfältiger Interpretation. Die Entscheidungsgrenzen (cut-off level) sollten für eine Spezifität von 95 % (d.h. 5 % falsch-positive Werte) ermittelt werden, sind aber oft noch schlecht evaluiert oder Test-bezogen definiert.

Kleine Tumoren produzieren oft nur geringe Mengen der Tumormarker, so daß ein Anstieg der Serumkonzentration ausbleibt. Die *Sensitivität* der Tumormarker liegt in den Frühstadien meistens weit unter 50 %. Die *Spezifität* ist ebenfalls unbefriedigend, da auch nichttumoröse Erkrankungen zum Überschreiten der Grenzwerte führen können. Obwohl diese Erhöhungen im allgemeinen geringfügig sind, können sie sich mit den ebenfalls niedrigen Werten eines frühen Tumors überschneiden.

Ein **allgemeines Screening** ist **nicht gerechtfertigt** (als mögliche Ausnahme wird ein PSA-Screening diskutiert). Empfehlenswert sind aber Tests bei Risikogruppen, wie Leberzirrhosepatienten mit Verdacht auf primäres Leberzellkarzinom

Für die **Prognose**einschätzung sind nur wenige Tumormarker geeignet (CEA beim kolorektalen

Karzinom, β₂-Mikroglobulin beim multiplen Myelom)

Die Wahrscheinlichkeit, daß ein Tumor oder ein Rezidiv vorliegt, steigt mit der *Höhe des Markerspiegels* und der *Steilheit des Anstiegs* (Dopplungszeit). Exponentielle Anstiege deuten auf eine Metastasierung

Haupteinsatzgebiete für Tumormarker sind **Therapie**- und **Verlaufskontrolle** nach Operation und/oder Bestrahlung, Chemo- oder Hormontherapie unter sorgfältiger (graphischer) Auswertung der Konzentrationsverläufe und nicht nur Erfassung von Einzelwerten. Es ist möglich, mit Hilfe von Tumormarkern ein Rezidiv *frühzeitiger* (sog. *lead time*) als mit bildgebenden Verfahren zu erkennen

Tumormarkerbestimmungen haben allerdings nur dann einen Sinn, wenn *noch therapeutische Möglichkeiten* vorhanden sind

Für die **Bestimmung der Tumormarker** wurde eine Vielzahl unterschiedlicher Immunoassays (RIA, EIA, ELISA usw.) mit polyklonalen oder monoklonalen Antikörpern entwickelt. Die durch monoklonale Antikörper definierten Tumormarker (z.B. CA 19-9) enthalten die Nummern der verwendeten Antikörper. Mit den Tests verschiedener Hersteller werden oft unterschiedliche Werte gemessen, so daß bei Wechsel der Tests während einer Verlaufskontrolle Progressionen oder Remissionen vorgetäuscht werden können!

Für die **Auswahl der klinisch relevanten Tumormarker** gibt es nach Prioritäten geordnete Empfehlungen (Tab. 23.1). Für die Verlaufskontrolle sollte allein der Tumormarker verwendet werden, der bei der Erstbestimmung die beste Information geliefert hat. Es ist aber zu berücksichtigen, daß unter der Behandlung der Differenzierungsgrad des Tumors und die Expressionsfähigkeit der Tumormarker sich ändern können bzw. daß bei Kombinationstumoren (z.B. Keimzelltumoren) einerseits einzelne Zelltypen überleben oder andererseits Marker-negative Zellen vorhanden sind.

Organ	1. Wahl	2. Wahl	3. Wahl
Magen	CA 72-4	CEA	CA 19-9
Kolon, Rektum	CEA	CA 19-9	
Pankreas	CA 19-9	CEA	(CA 50, CA 195)
Gallengänge	CA 19-9	CEA	
Ösophagus, Kehlkopf	SCC	CEA	
Mamma	CA 15-3 (CEA)	CEA	(MCA, BCM)
Ovar	CA 125	CA 72-4	CEA
Zervix	SCC	CEA	
Keimzellen	AFP/HCG	NSE	
Chorion	HCG		
Prostata	PSA	(PAP)	
Blase	CYFRA	(TPA)	
Leber *primär* *sekundär*	AFP CEA	CA 19-9	
Lunge *kleinzellig* *nicht-kleinzellig*	NSE CYFRA	CYFRA CEA	SCC
Schilddrüse	TG		
C-Zellen	hCT	CEA	

Tab. 23.1: Empfehlung zum effektiven Einsatz von Tumormarkern. Abkürzungen ☞ Text. CYFRA = CYFRA 21-1.

Die **Häufigkeit der Tumormarkerbestimmungen** richtet sich nach der Tumorart, der eingesetzten Therapie, der Kinetik des Tumormarkers (Halbwertszeit) und dem klinischen Verlauf:

- unbedingt *vor* der ersten Therapie bzw. *vor* jedem Therapiewechsel
- *nach* Therapiebeginn
  - am 2.-14. Tag (entsprechend der bekannten bzw. zur Feststellung der individuellen Halbwertszeit)
  - im 1. Halbjahr monatlich
  - während der ersten 2 Jahre vierteljährlich
  - dann Ausdehnung auf halbjährliche Abstände
  - bei Verdacht auf Rezidivierung oder Metastasierung kurzfristigere Kontrollen
  - Kontrolle jedes signifikanten Konzentrationsanstieges nach spätestens 2-4 Wochen
- bei *erneutem Staging*

23.1.1. Carcinoembryonales Antigen (CEA)

CEA ist ein Zelloberflächenantigen der embryonalen Epithelzellen von Gastrointestinaltrakt, Leber und Pankreas und wird auch postnatal in geringen Mengen exprimiert. Bei Zellschädigung bzw. noch stärker bei neoplastischer Transformation nimmt die CEA-Produktion zu. Durch den Einsatz monoklonaler Antikörper, die CEA-spezifische Epitope erkennen, lassen sich Kreuzreaktionen und damit falsch-positive Resultate durch kreuzreagierende Antigene der CEA-Genfamilie weitgehend ausschalten.

Indikationen

- Ergänzende Diagnostik bei vermuteten *Kolon-* und *Rektumkarzinomen* und in zweiter Linie bei *Mamma-* und *Pankreaskarzinomen*
- Suche von Lebermetastasen ausgehend von Kolon-, Pankreas-, Bronchial- oder Mammakarzinomen
- Therapiekontrolle und Rezidiverkennung der oben genannten Tumoren
- Prüfung von Pleuraergüssen, Aszites und Liquor cerebrospinalis auf Malignität, simultan mit der zytologischen Untersuchung

Präanalytik

Zirkadiane Schwankungen mit einem höheren Wert am Nachmittag sind zu beachten. Raucher haben höhere CEA-Werte als Nichtraucher.

Bestimmungsmethoden

Immunoassays mit monoklonalen Antikörpern, meistens nach dem Sandwich-Prinzip. In der Verlaufskontrolle sollte ein Wechsel des Testsystems vermieden werden.

Referenzbereiche

- *Serum:*   < 5 µg/l (Nichtraucher)
           < 10 µg/l (Raucher)
- *Aszites:* < 40 µg/l

Bewertung

Mäßige Erhöhungen der CEA-Konzentrationen findet man bei Lebererkrankungen (Hepatitis, Zirrhose), Niereninsuffizienz und Entzündungen im Gastrointestinaltrakt. Die diagnostische Sensitivität des CEA ist vom Tumorstadium abhängig. Bei kolorektalen Karzinomen im Stadium Dukes A finden sich etwa 15 %, im Stadium D bis 80 % und bei Lebermetastasen bis 95 % erhöhte CEA-Werte.

Nach einer kurativen Tumorresektion soll nach 6 Wochen der CEA-Spiegel in den Referenzbereich abgefallen sein. Ein langsamer, aber kontinuierlicher Wiederanstieg des CEA (Dopplungszeit etwa 350 Tage) weist auf ein Lokalrezidiv hin und rechtfertigt eine Second-look-Operation. Dagegen spricht ein schneller exponentieller Anstieg für eine Fernmetastasierung (Dopplungszeiten zwischen 50 und 100 Tagen), bei der eine Second-look-Operation im allgemeinen überflüssig ist.

23.1.2. Cancer (Carbohydrate) Antigen 15-3 (CA 15-3)

CA 15-3 ist durch die Reaktion mit 2 spezifischen monoklonalen Antikörpern definiert und gehört zu den *muzinartigen* Exkretionsprodukten normaler Schleimhautzellen.

Indikation

Tumormarker 1.Wahl für die Verlaufskontrolle und Rezidivfrüherkennung bei Patientinnen mit *Mammakarzinomen* (Zweitmarker CEA).

Bestimmungsmethoden

- Immunoassays mit 2 monoklonalen Antikörpern

Referenzbereiche

- *Serum:*
  - < 22 U/ml (< 22 kU/l), Spezifität von 95 %
  - < 30 U/ml, Spezifität von 98 %

Bewertung

Mäßige Erhöhungen (bis 50 U/ml) der CA 15-3-Werte findet man zu 10-25 % auch bei nichttumorösen Erkrankungen (Leberzirrhose, Hepatitis, Nephropathie, Mastopathie). Die Häufigkeit und das Ausmaß erhöhter CA 15-3-Serumwerte sind vom Stadium und der Art der Metastasierung des Mammakarzinoms abhängig und korrelieren mit der Prognose.

Der Nutzen des CA 15-3 für die Rezidiverkennung des Mammakarzinoms ist größer als der des CEA. Auch bei anderen epithelialen Tumoren (besonders Bronchial- und Ovarialkarzinom) ist CA 15-3 bei Versagen anderer Tumormarker gelegentlich zur Verlaufskontrolle geeignet.

Dem CA 15-3 verwandte Glykoproteine (Muzine) werden als **MCA** (mucin-like carcinoma-associated antigen), **BCM** (breast cancer mucin) und **CA 549** beschrieben. Sie sind ebenfalls zur Verlaufskontrolle und Rezidivfrüherkennung beim Mammakarzinom geeignet, eine Kombination mit CA 15-3 bringt keinen Informationsgewinn.

23.1.3. Carbohydrate Antigen 19-9 (CA 19-9)

CA 19-9, CA 50 und CA 195 leiten sich vom *Lewis-Blutgruppen-System* ab. Wird an Stelle von Fukose ein Molekül Azetylneuraminsäure an das Vorläufermolekül gebunden, so entsteht zunächst CA 50, durch weitere Anbindung von Fukose CA 19-9. Nichtmaligne epitheliale Zellen verknüpfen diese Oligosaccharid-Epitope mit Lipiden oder Proteinen, Tumorzellen dagegen vorwiegend mit sekretorischen Proteinen. Personen mit dem Blutgruppenmerkmal *Le 0* (4-7 % der Bevölkerung) können auch im Tumorgewebe *kein Ca 19-9* synthetisieren. Im *Sputum, Seminalplasma* und *Pankreassekret* werden etwa 1000fach höhere CA 19-9-Konzentrationen als im Serum gefunden.

Indikationen

- CA19-9 ist ein Tumormarker 1. Wahl für das duktuläre *Pankreas-* und das *Gallengangskarzinom*
- Bei Versagen des CEA kann CA 19-9 für die Kontrolle des *kolorektalen Karzinoms* geprüft werden

Präanalytik

Abflußbehinderungen im Gallengangsystem (Cholestase, Cholezystitis, Pankreatolithiasis) haben enorme Steigerungen der Serum-CA 19-9-Konzentrationen zur Folge, so daß erst nach Beseitigung dieser Begleiterkrankungen die Bestimmung von CA 19-9 als Tumormarker sinnvoll ist. Durch eine endoskopisch-retrograde Cholangio-Pankreatikographie kommt es zu keinem relevanten Anstieg von CA 19-9.

Bestimmungsmethoden

- Immunoassays

Referenzbereich

- *Serum:* < 37 U/ml (Spezifität von 99 %)

Bewertung

CA 19-9 kann bei stark erhöhten Werten (> 120U/ml) die Diagnose eines Pankreaskarzinoms unterstützen, aber nicht sichern. Die Sensitivität wird mit 80-90 % angegeben. Bei CA 19-9-Konzentrationen über 1000 U/ml sind meist die Lymphknoten befallen, über 10 000 U/ml liegen wahrscheinlich Fernmetastasen vor (Prognoseeinschätzung!).

Die ähnlichen Tumormarker CA 50 und CA 195 bieten keine Vorteile gegenüber CA 19-9.

23.1.4. Cancer (Carbohydrate) Antigen 125 (CA 125)

CA 125 ist ein Glykoprotein, das auf epithelialen Zellen von Ovar, Tube, Endometrium und auch in Mesothelzellen nachgewiesen wurde. Hohe Konzentrationen sind in Amnionflüssigkeit und in malignen und nichtmalignen Ergüssen enthalten.

Indikationen

- Verlaufs- und Rezidivkontrolle bei *serösen* (weniger bei muzinösen) und *entdifferenzierten Ovarialkarzinomen*
- Marker 2. Wahl für Pankreaskarzinom und Mesotheliom

Präanalytik

Blutentnahmen sollten nicht während der Menstruation erfolgen. Erhöhte Werte in der Schwangerschaft.

Bestimmungsmethoden

- Immunoassays mit monoklonalen Antikörpern

Referenzbereich

- *Serum*: < 35 U/ml (Spezifität von 95 %)
  Zur Differenzierung benigner Erkrankungen von malignen Tumoren ist ein cut-off von 65 U/ml besser geeignet

Bewertung

Erhöhte CA 125-Werte werden auch bei zahlreichen nichttumorösen Erkrankungen (bei Leberzirrhose bis 80 %, Peritonitis, Pankreatitis, Endometriose) sowie bei schwangeren und stillenden Frauen gefunden. Veränderungen der CA 125-Konzentrationen gehen der Progression bzw. Regression seröser Ovarialkarzinome parallel (Sensitivität bis 80 %). Nach vollständiger Tumorresektion normalisieren sich die CA 125-Werte innerhalb von 2-3 Wochen.

Durch CA 125-Anstiege werden Rezidive oft 3-4 Monate früher als durch klinische Symptome angezeigt, wodurch sich eine Second-look-Operation erübrigt und sofort eine Second-line-Therapie angeschlossen werden kann. Die Zuordnung erhöhter CA 125-Werte zu einem Ovarialkarzinom kann durch parallele Erhöhungen von CA 72-4 bzw. CA 15-3 wahrscheinlicher gemacht werden.

23.1.5. Cancer Antigen 72-4 (CA 72-4)

CA 72-4 ist ein muzinähnliches **t**umor**a**ssoziiertes **G**lykoprotein (TAG 72), das sich auf Adenokarzinomzellen des gesamten Gastrointestinaltraktes sowie von Mamma, Lunge und Ovarien findet.

Indikationen

- Therapie- und Verlaufskontrolle beim *Magenkarzinom* (Zweitmarker CA 19-9 oder CEA)
- Zweitmarker beim *muzinösen Ovarialkarzinom*

Bestimmungsmethode

- Immunoassays mit 2 monoklonalen Antikörpern

Referenzbereich

Starke Abhängigkeit vom verwendeten Test.

- *Serum:* < 6,7 U/ml
  (95 % Spezifität bei Verwendung eines ELISA)

Bewertung

Falsch erhöhte CA 72-4-Werte werden bei Leberzirrhose (bis 25 %) und entzündlichen Darmerkrankungen (10 %) registriert. Hervorgehoben wird die gute Spezifität (> 95 %) zum Ausschluß eines Magenkarzinoms bei besserer diagnostischer Sensitivität als der von CEA und CA 19-9.

23.1.6. CYFRA 21-1

CYFRA 21-1 ist das lösliche Zytokeratinfragment 19, das in Plattenepithel-, Adeno- und großzelligen Karzinomen der Lunge, aber auch im normalen einschichtigen Epithel enthalten ist.

Indikationen

- *Nichtkleinzellige Lungenkarzinome*
- *Blasenkarzinome*

Bestimmungsmethoden

- Immunoassays mit 2 monoklonalen Antikörpern

Referenzbereich

- *Serum:* < 3,3 µg/l (Spezifität 95 %)

Bewertung

CYFRA 21-1 ist geeignet für die Verlaufs- und Therapiekontrolle von nichtkleinzelligen Lungenkarzinomen und scheint dabei den Markern SCC und CEA überlegen zu sein. Auch für das muskelinvasive Blasenkarzinom wird CYFRA 21-1 als geeigneter Marker beschrieben.

Die Tumormarker **TPA** (tissue polypeptide antigen) und **TPS** (tissue polypeptide-specific antigen) leiten sich ebenfalls von Zytokeratinfragmenten ab, sind jedoch unspezifischer als CYFRA 21-1. Der oft empfohlene Einsatz von TPA und TPS als Proliferationsmarker ist fragwürdig.

23.1.7. Squamous cell carcinoma antigen (SCC)

Das Antigen wurde aus einem Plattenepithelkarzinom der Zervix extrahiert.

Indikationen

- Therapie- und Verlaufskontrolle bei *Plattenepithelkarzinomen* von
  - *Zervix*
  - *Lunge*
  - *Ösophagus*
  - *Kopf- und Nackenbereich*

Präanalytik

Wegen des Vorkommens von SCC in Schweiß, Speichel und anderen Körperflüssigkeiten muß jede Kontamination ausgeschlossen werden.

Bestimmungsmethoden

- Immunoassays

Referenzbereich

- stark vom verwendeten Test abhängig, der cut-off liegt zwischen 2 und 3 µg/l

Bewertung

Bei nichtmalignen Erkrankungen wurden SCC-Erhöhungen bis 10 µg/l besonders bei Niereninsuffizienz (80 %), Leberzirrhose, HNO- (etwa 20 %) und *Hauterkrankungen* wie Ekzem und Psoriasis (80 %) gefunden.

Gute diagnostische Sensitivitäten und Korrelationen zum klinischen Verlauf wurden für Plattenepithelkarzinome von Zervix, Lunge, Ösophagus und des Kopf-Nacken-Bereiches beschrieben. Nach totaler Tumorentfernung sinken die SCC-Werte innerhalb von 3-5 Tagen in den Referenzbereich, ein längeres Persistieren oberhalb des Grenzwertes spricht für einen Residualtumor, ein Anstieg für ein Rezidiv.

23.1.8. α_1-Fetoprotein (AFP)

AFP wird in großen Mengen in der embryonalen Leber und im Dottersack gebildet und gelangt diaplazentar in das Fruchtwasser und in den mütterlichen Kreislauf: **pränatale Diagnostik von Neuralrohrdefekten und Chromosomenanomalien**.

In normalen Geweben und im Serum von Erwachsenen sind nur Spuren von AFP nachweisbar. Dagegen kommt es zur verstärkten AFP-Expression in Keimzelltumoren (außer Seminom, Dysgerminom und differenziertem Teratom), primären Leberzellkarzinomen und bei chronischer Hepatitis.

Indikationen

- Verdacht auf *primäres Leberzellkarzinom* (Kontrolle von Zirrhosepatienten)
- Verdacht auf *Keimzelltumoren* (Hoden, Ovarien). Kontrollen bei Maldescensus testis und bei Risiko eines kontralateralen Zweittumors
- Verlaufs- und Therapiekontrolle der oben genannten Karzinome

Präanalytik

Bei jüngeren Frauen muß eine Schwangerschaft ausgeschlossen werden. Bei Säuglingen werden erst ab dem 10. Lebensmonat Werte unter 15 µg/l erreicht. Kurzversand der Proben durch die Post ist möglich.

Bestimmungsmethoden

- Immunoassays (RIA, IRMA, EIA, FIA) mit poly- oder monoklonalen Antikörpern

Referenzbereich

- *Serum*:
  - Erwachsene: < 5,1 µg/l (< 4,2 U/ml)

Bewertung

Mäßige (< 500 µg/l) und im Verlauf relativ konstante AFP-Erhöhungen sprechen eher für nichtmaligne Lebererkrankungen (Hepatitis, Leberzirrhose). Bei der Erstdiagnose eines **primären Leberzellkarzinoms** haben bereits 95 % der Betroffenen erhöhte AFP-Werte, davon liegen 2/3 der Werte über 1000 µg/l. Lebermetastasen anderer Karzinome haben selten und dann nur gering erhöhte AFP-Werte, aber meistens stark erhöhte CEA-Konzentrationen, so daß durch Kombination von *AFP* und *CEA* zur *Differentialdiagnostik* beigetragen werden kann.

Große Bedeutung hat die Bestimmung von *AFP gemeinsam mit HCG* für die Diagnostik und Verlaufskontrolle von **Keimzelltumoren**. Da *Mischformen* dieser Tumoren häufig vorkommen, sollte die gleichzeitige Bestimmung von AFP und HCG auch im Verlauf beibehalten werden. Trotz Normalisierung der Werte können allerdings noch solche Karzinomzellen vorhanden sein, die beide Tumormarker nicht exprimieren. Bei sorgfältiger Beachtung der Kinetik eines AFP-Anstiegs werden Rezidive oder Metastasen 1 bis 6 Monate früher als durch andere Untersuchungen angezeigt, wodurch frühzeitiger eine erneute Therapie oder Therapieumstellung ermöglicht wird.

23.1.9. Humanes Choriongonadotropin (HCG)

HCG ist ein plazentares Hormon (☞ Kap. 20.6.4.1.). Außerhalb der Schwangerschaft werden intaktes HCG und in wechselnden Anteilen auch freie α- und β-Ketten von Tumoren des Trophoblasten (Blasenmole, Chorionkarzinom) sowie von Keimzelltumoren mit trophoblastischen Gewebeanteilen gebildet.

Indikationen als Tumormarker

- Verdacht auf *Keimzelltumoren* und deren Verlaufskontrolle
- Kontrolle von Patienten mit erhöhtem Risiko (☞ auch AFP)
- Diagnostik, Verlaufs- und Therapiekontrolle bei *Blasenmole* und *Chorionkarzinom*

Bewertung

Für den Einsatz von HCG als Tumormarker müssen Testsysteme (sog. "**β-HCG-Tests**") eingesetzt werden, die *intaktes HCG und die β-Kette* erfassen. Nach Ausschluß einer Schwangerschaft sprechen erhöhte β-HCG-Werte mit großer Sicherheit für einen malignen Tumor. Relativ selten können auch nicht-trophoblastische Tumoren (Pankreas-, Inselzell-, Magenkarzinome) oder benigne Blasenmolen die Ursache von erhöhten Werten sein.

Normale β-HCG- und/oder AFP-Werte schließen ein *Hodenkarzinom* nicht aus, die diagnostische Sensitivität bei gemeinsamer Bestimmung von HCG und AFP liegt bei 85 %. Ein Wiederanstieg von β-HCG beweist ein Rezidiv und zwingt zu erneuter Behandlung. Es gibt bei Keimzelltumoren (Mischtyp) auch Rezidive ohne erneuten β-HCG-Anstieg. Nach Orchidektomie oder unter Chemotherapie muß wegen der kurzen Halbwertszeit des HCG von 12-36 Stunden zunächst wöchentlich kontrolliert werden.

Fallen während einer Gravidität die β-HCG-Werte im mütterlichen Serum nach dem 1. Trimenon nicht ab oder steigen sie weiter an, so muß nach einem plazentaren *Trophoblasttumor* gesucht werden. Engmaschige Verlaufskontrollen nach Kürettage sind Voraussetzung für das weitere therapeutische Vorgehen. Hohe β-HCG-Werte gehen beim Chorionepitheliom mit einer schlechten Prognose einher, beim Chorionkarzinom korreliert die Tumormasse mit der Höhe der Serumwerte.

23.1.10. Neuronen-spezifische Enolase (NSE)

Die Neuronen-spezifische Enolase (EC 4.2.1.11) besteht aus 2 Gamma-Untereinheiten und wird deshalb auch als Gamma-Gamma-Enolase bezeichnet. Sie kommt in Nervenzellen und neuroendokrinen Zellen (gastroenteropankreatische APUD-Zellen), aber auch in Erythrozyten und Thrombozyten vor.

Indikationen

- Kleinzelliges Bronchialkarzinom
- Neuroblastom
- Seminom, metastasiert
- APUDom (Insulinom, Karzinoid)

Präanalytik

Hämolytische Seren ergeben falsch erhöhte Werte durch Freisetzung von NSE aus Erythrozyten und Thrombozyten. In Heparinplasma sind die NSE-Werte niedriger als in Serum.

Bestimmungsmethoden

- Immunoassays (RIA, EIA)

Referenzbereiche

In Abhängigkeit vom verwendeten Test.
- *Serum*: < 12,5 µg/l
  Zum besseren Ausschluß von benignen Erkrankungen wird meist die Entscheidungsgrenze auf 25 µg/l heraufgesetzt
- *Liquor*: < 20 µg/l

Bewertung

Mäßig erhöhte NSE-Konzentrationen werden bei Patienten mit gutartigen Lungen- und zerebralen Erkrankungen (Erhöhungen auch im Liquor) gefunden.

Für das kleinzellige Bronchialkarzinom, besonders bei der Rezidiverkennung, und für das Neuroblastom hat NSE die höchste Sensitivität gegenüber anderen Tumormarkern und ist ein guter Indikator des Therapieerfolges. Bei Patienten mit metastasierendem Seminom wurde über deutliche

NSE-Erhöhungen berichtet, die mit dem klinischen Verlauf korrelierten.

Erhöhte NSE-Konzentrationen werden auch bei *hypoxischen Hirnschäden*, *Hirninfarkt* und *Hirnödem* mit Zelluntergängen beobachtet. Werte über 100 µg/l deuten auf einen letalen Ausgang bzw. neurologische Residualeffekte.

23.1.11. Prostata-spezifisches Antigen (PSA)

PSA ist eine Serinprotease, die in den Ausführungsgängen der Prostata synthetisiert und mit dem Seminalplasma sezerniert wird. Das zirkulierende Serum-PSA ist zu 80-90 % mit α_1-Antichymotrypsin komplexiert. PSA ist nicht tumorspezifisch.

Indikationen

- Diagnostik des Prostatakarzinoms bei klinischem Verdacht. Die Durchführung eines Screenings bei älteren Männern wird diskutiert
- Verlaufs- und Therapiekontrolle des Prostatakarzinoms

Präanalytik

Die normale digitale rektale Untersuchung soll zu keiner signifikanten Erhöhung der PSA-Serumkonzentration führen, wohl aber eine Prostatamassage oder Zystoskopie. Generell sollten die Blutentnahmen immer vor Maßnahmen im Urogenitalbereich durchgeführt werden.

Bestimmungsmethoden

Immunoassays mit mono- oder polyklonalen Antikörpern. Für die Therapiekontrolle muß die analytische Nachweisgrenze des Tests bei 0,1 µg/l liegen. Assays zur Bestimmung des *freien PSA* im Serum werden angeboten.

Referenzbereiche

- Serum: < 4 µg/l (meist genutzter Grenzwert)

Die Referenzbereiche von Männern ohne Prostataerkrankungen sind altersabhängig.

41-50 Jahre:	< 2,0 µg/l
51-60 Jahre:	< 3,0 µg/l
61-70 Jahre:	< 4,0 µg/l
über 70 Jahre:	< 4,5 µg/l

Bewertung

Bei benigner *Prostatahyperplasie* (BPH) und Prostatitis sind die PSA-Konzentrationen oft erhöht, meist zwischen 4 und 10 µg/l. Zur besseren Differenzierung von BPH und Prostatakarzinom wird entweder der Grenzwert auf 10 µg/l erhöht, oder die Ratio aus PSA und Prostatavolumen (die sog. PSA-Dichte) errechnet, oder der Anteil des *freien PSA* am *Gesamt-PSA* bestimmt. Bei Karzinomen ist der relative Anteil des freien PSA kleiner als bei BPH.

Die Stadien des Prostatakarzinoms korrelieren schlecht mit den PSA-Werten. Nach totaler Prostatektomie muß das Serum-PSA unter 0,4 µg/l abfallen, ansonsten ist ein Rezidiv zu erwarten. Nach Strahlentherapie werden erst nach Monaten PSA-Werte im Referenzbereich erreicht. Die Nützlichkeit einer Anti-Androgen-Therapie kann erst Monate später durch die PSA-Bestimmung eingeschätzt werden.

23.1.12. Prostata-spezifische saure Phosphatase (PAP)

(☞ Kap. 17.8.1.)

23.1.13. Thyreoglobulin (TG)

(☞ Kap. 20.3.7.)

Thyreoglobulin darf nach totaler Entfernung eines Schilddrüsenkarzinoms nicht mehr nachweisbar sein. Die diagnostische Sensitivität wird durch TSH-Stimulation erhöht und umgekehrt unter suppressiver Schilddrüsenhormontherapie herabgesetzt. Thyreoglobulinwerte unter Suppressionstherapie zwischen 5 und 10 µg/l sind auf jeden Fall verdächtig und sollten mit einem Ganzkörperszintigramm und einer Thyreoglobulinbestimmung unter TSH-Stimulationsbedingungen abgeklärt werden.

23.1.14. Calcitonin (CT)

(☞ Kap. 20.8.4.)

Calcitonin wird von den C-Zellen der Schilddrüse sezerniert. Medulläre Schilddrüsenkarzinome treten entweder sporadisch auf oder gehören zu den autosomal dominant vererbten multiplen endokrinen Neoplasien, MEN Typ II.

Indikationen

- Nicht speichernde Schilddrüsenkarzinome mit unklarer oder verdächtiger Histologie
- Familienscreening von Patienten mit C-Zellkarzinomen und Phäochromozytomen
- Postoperative Verlaufskontrolle

Bewertung

Erhöhungen von Calcitonin über 300 ng/l sprechen für ein C-Zellkarzinom. Auch bei anderen Karzinomen wie kleinzelligen Lungenkarzinomen und endokrinen Pankreastumoren wird über Erhöhungen von CT berichtet. Die diagnostische Sensitivität wird durch einen *Pentagastrintest* (0,5 mg/kg) erhöht.

23.1.15. Tumormarker des Gastrointestinaltrakts

(☞ Kap. 20.10.)

■ **Vasoaktives intestinales Polypeptid (VIP)**

Verner-Morrison-Syndrom, VIPom

■ **Pankreatisches Polypeptid (PP)**

PPom ist der häufigste endokrine Tumor des Pankreas, meistens klinisch asymptomatisch

■ **Gastrin**

☞ Kap. 14.1.2.

Zollinger-Ellison-Syndrom, Gastrinom im Duodenum oder Pankreaskopf

■ **Insulin** (☞ **Kap. 20.9.1.**)

Insulinom

23.1.16. Tumoraktivitätsmarker

Tumor M2-PK

Tumorzellen sind in der Lage, vom Enzym Pyruvatkinase eine für sie charakteristische Isoform zu exprimieren. Dieses sog. Tumor M2-PK-Isoenzym kann im EDTA-Plasma bestimmt werden.

Indikationen

Das Entstehen von Tumor M2-PK spiegelt den veränderten Stoffwechselzustand von Tumorzellen wider. Tumor M2-PK ist daher als Marker für verschiedene Tumorarten einsetzbar (z.B. gastrointestinale Tumore, Bronchialkarzinom, Nierenzellkarzinom).

- Therapiekontrolle
- Früherkennung einer Metastasierung bzw. eines Rezidives
- Verlaufskontrolle

Präanalytik

- Probenmaterial ausschließlich EDTA-Plasma
- Blutprobe muß unbedingt am Tag der Entnahme zentrifugiert werden

Bestimmungsmethode

Enzymimmunoassay mit 2 monoklonalen Antikörpern, die spezifisch Tumor M2-PK erkennen. Extinktionsmessung, Auswertung mittels Standardkurve.

Referenzbereich

≤ 15 U TumorM2-PK/ml EDTA-Plasma

Bewertung

Tumor M2-PK-Isoenzym erlaubt die Erkennung eines geänderten Stoffwechselzustandes bei verschiedenen Tumoren (z.B. Nierenzellkarzinom, Bronchialkarzinom, gastrointestinale Tumore) und stellt einen zuverlässigen Tumormarker für das Nierenzellkarzinom dar.

23.1.17. Monoklonale Immunglobuline, Bence-Jones-Proteine

☞ Kap. 6.2.4.14.

Multiples Myelom, Morbus Waldenström.

Als Kenngröße zur Prognoseeinschätzung dient β_2-**Mikroglobulin**, unter Voraussetzung einer normalen Nierenfunktion.

23.2. Steroidhormonrezeptoren

Intrazelluläre Steroidhormonrezeptoren sind Voraussetzung für eine Hormon-induzierte Wirkung in den Erfolgsorganen. Der Nachweis von **Estrogenrezeptoren (ER)** und **Progesteronrezeptoren (PR)** in Tumorgeweben (Mamma, Genitalapparat) weist auf die Hormonempfindlichkeit der Tumoren hin und ist für die Therapieplanung wichtig.

Indikationen

- Therapieplanung
- Prognoseeinschätzung des primär metastasierenden Mammakarzinoms

Präanalytik

Das Gewebestück muß frei von Nekrosen sein und muß wegen der Instabilität der Rezeptoren sofort in flüssigem Stickstoff eingefroren werden.

Bestimmungsmethoden

Die Bestimmungen können biochemisch oder immunhistochemisch erfolgen:

- Für die biochemischen Tests wird zunächst eine Zytosolfraktion des Tumorgewebes hergestellt. Der Gehalt der Rezeptoren wird bestimmt mit einem
    - Radioligandenassay (Sättigungsanalyse)
    - Enzymimmunoassay mit monoklonalen Antikörpern gegen die Rezeptoren
- Die immunhistochemischen Tests verwenden ebenfalls monoklonale Antikörper gegen die Rezeptoren und Peroxidase-markierte Zweitantikörper

Referenzbereich

Die quantitative Angabe erfolgt in fmol/mg Protein, der Grenzwert wurde mit 10 fmol/mg festgesetzt. Im Befund wird *Rezeptor-negativ* oder *-positiv* angegeben.

Bewertung

Für die Interpretation sind sowohl die ER- als auch die PR-Werte heranzuziehen, da für die PR-Synthese ein intaktes ER-System Voraussetzung ist. Die **Ansprechrate auf eine endokrine Therapie** beträgt

- 77 % für den Status $ER_+ PR_+$
- 46 % für $ER_- PR_+$
- 27 % für $ER_+ PR_-$
- 11 % für $ER_- PR_-$

Die *rezidivfreie Zeit* und *Überlebenszeit* sind bei positivem Rezeptorstatus eindeutig länger als bei negativem. Mit zunehmendem Alter nimmt die Zahl der Patientinnen mit ER-positiven Ergebnissen zu. In etwa 80 % der Fälle kann im Metastasengewebe der gleiche Rezeptorstatus wie im Primärtumor erhoben werden.

24. Bestimmung von Pharmakakonzentrationen im Blut und klinisch-toxikologische Analytik

Die klinische Toxikologie befaßt sich im Unterschied zur klinischen Chemie mit dem Nachweis körperfremder Substanzen in biologischem Material sowie mit der Wirkung dieser Substanzen auf den menschlichen Organismus. Die klinische Toxikologie ist nicht streng abgegrenzt, sondern überlappt sich z.B. mit der Pharmakologie (Drug monitoring) und der Arbeitsmedizin, die sich in erster Linie mit chronischen Gifteinwirkungen am Arbeitsplatz beschäftigt. Auch im Rahmen der Behandlung akuter Notfälle spielen klinisch toxikologische Untersuchungen (Nachweis bzw. Ausschluß von Intoxikationen) eine wesentliche Rolle.

24.1. Indikationen für eine Analyse körperfremder Substanzen

24.1.1. Drug monitoring

Eine **Kontrolle der Arzneistoffkonzentration** im Plasma (Serum) ist angezeigt bei:

- Ausbleiben des gewünschten Effekts (compliance)
- Regulierung der Dosis durch Messung der Plasmakonzentration zur Erzielung eines optimalen Therapieeffekts
- Gefahr der Überdosierung (geringe therapeutische Breite, z.B. bei Glykosiden) bzw. zur Bestätigung toxischer Nebenwirkungen
- Langzeittherapie
- Einführung neuer Arzneistoffe in die klinische Praxis und ihrem Vergleich mit etablierten Wirkstoffen
- Anwendung bei lebensbedrohlichen Erkrankungen (Schädel-Hirn-Trauma)
- starken individuellen Unterschieden in der Pharmakokinetik (Bioverfügbarkeit, Verteilung, Metabolismus und Ausscheidung)

Drug monitoring bringt keinen Nutzen, wenn der biologische Effekt einfacher zu registrieren ist (z.B. Glukose bei Antidiabetika, Blutdruck bei Antihypertensiva, Gerinnungstests bei Antikoagulantien).

Wirkstoff	Bestimmungsmethode (Kap. 24.3.)
Antiepileptika Carbamazepin Clonazepam Ethosuximid Phenobarbital Phenytoin Primidon Valproinsäure	**IC, HPLC, GC, GC-MS**
Lithium	**Flammenphotometrie**
Herzglykoside	**IC**
Antiarrhythmika Amiodaron Chinidin Disopyramid Lidocain Propafenon	**HPLC, IC, GC, GC-MS, DC** Fluoreszenzspektrometrie
Theophyllin	**IC**
Methotrexat	**IC**
Aminoglykoside Amikacin Gentamicin Tobramycin	**IC**
Vancomycin	**IC**
Cyclosporin	**IC**
Antidepressiva, Neuroleptika	**GC, GC-MS, HPLC, (IC)**[*]
Benzodiazepine, Barbiturate Diazepam Midazolam Thiopental	**HPLC, GC, GC-MS, (IC)**[*] Ultraviolett-Spektrometrie

[*] Auf Grund der unterschiedlichen Kreuzreaktivitäten der einzelnen Substanzen dieser Stoffgruppen sowie ihrer Metaboliten sind immunchemische Methoden nur bedingt geeignet (☞ Kap. 24.3.3.).
IC = Immunchemie
GC = Gaschromatographie
DC = Dünnschichtchromatographie
HPLC = Hochleistungs-Flüssigkeitschromatographie
MS = Massenspektrometrie

Tab. 24.1: Empfohlene Substanzen, für die ein Drug monitoring angezeigt ist, und Bestimmungsmethoden.

24.1.2. Klinisch-toxikologische Untersuchungen

Erst klinisches Bild **und** toxikologisch-chemische Analyse ergeben die endgültige Diagnose einer **Vergiftung** und ermöglichen eine optimale Behandlung, wobei natürlich unspezifische - insbesondere lebenserhaltende - therapeutische Maßnahmen unabhängig vom Vorliegen eines Analysenresultats durchzuführen sind. Besonders wichtig ist die toxikologisch-chemische Analyse auch für die Ausschlußdiagnose bei Krankheiten mit einer vergiftungsähnlichen Symptomatik (z.B. Enzephalitis, unklares Koma). Neben der Diagnose ermöglicht eine toxikologisch-chemische Analyse (aus der Intensität des Nachweises bzw. der quantitativen Bestimmung) auch eine Einschätzung des Schweregrades einer Vergiftung und des Erfolges entsprechender Detoxikationsmaßnahmen (z.B. forcierte Diurese, Hämodialyse oder Hämoperfusion).

Im Fall von **Alkohol-, Drogen- und Pharmakamißbrauch** (Drug abuse) sind toxikologische Analysen zur Kontrolle der Abstinenz bei einer Entziehungsbehandlung wichtig, wobei ein Ausweichen auf andere Wirkstoffgruppen (z.B. Einnahme illegaler Drogen während einer Methadon-Therapie) zu beachten ist.

Auch für die Beurteilung einer Beeinträchtigung der Handlungsfähigkeit durch körperfremde Substanzen kann eine Analyse notwendig oder zumindest hilfreich sein.

Als **Ursache** akuter und auch chronischer Vergiftungen können prinzipiell unzählig viele chemische Substanzen auftreten. Arzneistoffe spielen aber auch hier eine dominierende Rolle. Besonders breit ist das Substanzspektrum bei akzidentiellen Vergiftungen (Ingestionen) im Kindesalter.

Tab. 24.2 zeigt toxikologisch relevante Stoffe bzw. Stoffgruppen einschließlich der wichtigsten Nachweis- bzw. Bestimmungsverfahren. In den Tabellen 24.1 und 24.2 sind bei kursiv gekennzeichneten Obergruppen allgemein anwendbare (meist chromatographische) Methoden, bei Untergruppen oder Einzelstoffen nur spezielle bzw. für diese Substanzen besonders geeignete Verfahren angegeben.

Wirkstoffe	Nachweis- und Bestimmungsverfahren (Kap. 24.3.)
Psychopharmaka	**GC, GC-MS, DC, HPLC**
Antidepressiva	IC, DC (Detektion mit FPN-Reagenz)
Benzodiazepine	IC, DC (Detektion mit Bratton-Marshall-Rg.)
Phenothiazine	Chinhydron-Reagenz, DC (Detektion mit FPN-Rg.)
Herz-Kreislauf-wirksame Substanzen	**HPLC, DC, GC-MS, GC**
Antiarrhythmika	HPLC, DC, IC
β-Rezeptorenblocker	HPLC, DC
Herzglykoside	IC
Sedativa, Hypnotika	**GC, GC-MS, HPLC, DC**
barbituratfreie, z.B. Diphenhydramin, Zopiclon, Zolpidem	Fluorometrie
Barbiturate	IC, UV-Spektrometrie
Analgetika	**DC, HPLC, GC, GC-MS**
Paracetamol	IC
Salicylate	IC, Fluorometrie
Sonstige Pharmaka	
Ethanol	**GC-Head-space-Analyse** **ADH-Verfahren:** $C_2H_5OH + 2\,NAD^+ \xrightarrow{ADH} CH_3COOH + 2\,NADH$ Die Absorption von NADH bei 340 nm wird gemessen
Lösungsmittel Alkohole (Methanol) Aromaten (Benzol, Toluol)	**GC-Head-space-Analyse**
Halogenkohlenwasserstoffe	Fujiwara-Reaktion (Pyridin+Kaliumhydroxid)

Die wichtigsten Wirkstoffe, bei denen ein Drug monitoring angezeigt ist, sind in Tab. 24.1 aufgeführt.

24.1.3. Gerichtete und ungerichtete toxikologisch-chemische Analyse

Während beim Drug monitoring, der Ethanolbestimmung oder dem Drogenscreening die Art der nachzuweisenden und zu bestimmenden Substanz bekannt ist (gerichtete toxikologische Analyse), ist dies bei Vergiftungen ohne gerichteten Verdacht und - etwas eingeschränkt - bei der Abstinenzkontrolle nicht der Fall. Der Nachweis von zunächst unbekannten körperfremden Substanzen bei derartigen "general unknown" - Fällen ist ein weiterer grundlegender Unterschied zwischen toxikologisch- und klinisch-chemischen Analysen.

Diese chemisch-analytische Suche nach einem unbekannten Gift in biologischem oder anderem Probenmaterial wird als "Systematische toxikologische Analyse" oder ungerichtete toxikologische Analyse bezeichnet. Sie erfolgt in der Weise, daß Analysenverfahren bei Bedingungen durchgeführt werden, durch die möglichst viele körperfremde Substanzen erfaßt werden. Jedes bei einer derartigen Analyse auftretende Analysensignal (Spektrum, Retentionszeit eines Substanzpeaks o.ä., ☞ Kap. 24.3.) sollte durch Vergleich mit entsprechenden Datenbanken identifiziert werden.

24.2. Untersuchungsmaterial

24.2.1. Art des Untersuchungsmaterials

■ **Blut (Serum, Plasma)**

Serum bzw. Plasma oder Blut sind für Drug monitoring und klinische Toxikologie das wichtigste Untersuchungsmaterial, da nur der Nachweis und die quantitative Bestimmung im Blut eine Einschätzung des Schweregrades einer Vergiftung oder Beeinträchtigung bzw. die Beurteilung der Wirksamkeit einer Pharmakotherapie erlauben. Anzahl und Konzentration der Metaboliten sind noch nicht so hoch wie im Urin, allerdings ist die Gesamt-Wirkstoffkonzentration oft geringer.

■ **Magenspülflüssigkeit, Erbrochenes**

Die Untersuchungen von Magenspülflüssigkeit, Mageninhalt oder Erbrochenem hat den Vorteil, daß hier die körperfremden Substanzen noch nicht metabolisiert sind und oft in sehr hoher Konzentra-

Pflanzenschutzmittel	GC, GC-MS
Carbamate	Cholinesterase
chlorierte Kohlenwasserstoffe	GC (EAD)
Paraquat	Natriumdithionit-Reagenz
Phosphorsäureester	Cholinesterase, DC
Kohlenmonoxid	**UV-VIS (538 nm, 568 nm)**
Met-Hämoglobinbildner Nitroverbindungen, Oxydationsmittel, Sulfonamide u.a.	**UV-VIS (630 nm)**
Drogen Amphetamine (und Designerdrogen) Cannabinoide, Cocain, Opiate	**IC, GC-MS, HPLC, DC** (Derivatisierung bei GC-MS, um leichter flüchtige und weniger polare Derivate zu erhalten, z.B. Silylierung, Azetylierung)
Schwermetalle Blei, Arsen, Thallium, Quecksilber u.a.	**AAS** Blei: δ-Aminolävulinsäure-Ausscheidung im Urin
Pilzgifte	**Radioimmunassay, HPLC-MS**
Cyanidverbindungen Cyanid (auch Bromid, Fluorid)	**UV-VIS (Farbreaktionen)** ionensensitive Elektroden
Gase	**Prüfröhrchen und Gasspürgeräte**
Sonstige: z.B. pflanzliche und tierische Gifte, Chemikalien (z.B. Säuren und Laugen)	**GC-MS, HPLC-MS** Morphologie

IC- Immunchemie, GC- Gaschromatographie, DC- Dünnschichtchromatographie, HPLC- Hochleistungs-Flüssigkeitschromatographie, MS - Massenspektrometrie, AAS- Atom-Absorptionsspektrometrie UV-VIS - Spektrometrie im ultravioletten und sichtbaren Spektralbereich, EAD - Elektronen-Anlagerungs-Detektor, ADH - Alkoholdehydrogenase, FPN-Reagenz: Eisen(III)-chlorid/Perchlorsäure/Salpetersäure.
Bratton-Marshall-Rg.: Natriumnitrit/Salzsäure/ N-(1-naphthyl)-ethylendiamin,
Chinhydron-Rg.: Chinhydron/Phosphorsäure

Tab. 24.2: Toxikologisch relevante Substanzen.

tion vorliegen. Ein Rückschluß auf den Schweregrad einer Vergiftung ist allerdings kaum möglich

■ **Urin**

Die höhere Gesamtkonzentration vieler Wirkstoffe im Urin (insbesondere nach hydrolytischer Spaltung der Konjugate) im Vergleich zu Blut, eine oft geringere Störung der Nachweise durch die biologische Matrix und die nicht-invasive Gewinnung sind Gründe dafür, daß Urin nach wie vor für eine toxikologisch-chemische - insbesondere ungerichtete (Kap. 24.1.3.) - Analyse erforderlich oder zumindest wünschenswert ist

Von großer Bedeutung sind auch **am Ereignisort gefundene Giftreste** (Tablettenpackungen, Trinkgefäße und andere Behältnisse mit Restinhalt, verschmutzte Kleidung u.ä.), ggf. steht auch Atemluft zur Verfügung. Bei Verdacht auf bestimmte Wirkstoffe (Betäubungsmittel wie Opiate, Cocain, Cannabinoide sowie Arsen oder Thallium) ist auch eine Haarprobe zu sichern. Bei Leichenuntersuchungen können Mageninhalt, Organteile (Leber, Niere, Hirn, Lunge, Muskel) sowie andere Körperflüssigkeiten (Liquor, Glaskörper- und Gallenflüssigkeit) in die Analysen einbezogen werden.

24.2.2. Entnahme und Asservierung des Untersuchungsmaterials

24.2.2.1. Drug monitoring

Für die Therapiekontrolle sind möglichst 10 ml Nativblut zu entnehmen, die Bestimmungen werden vorrangig im Serum oder Plasma durchgeführt.

Der **Zeitpunkt der Blutentnahme** ist abhängig von der klinischen Fragestellung und der Pharmakokinetik (Halbwertszeit):

- bei Dauertherapie Messung der maximalen oder minimalen Konzentration im steady state, der nach etwa vier Halbwertszeiten erreicht wird
- bei Dauertherapie von Pharmaka mit geringer therapeutischer Breite und kurzen Halbwertszeiten (Theophyllin, Gentamicin) Messung von minimaler und maximaler Serumkonzentration
- bei intravenöser Verabreichung muß bis zur Blutentnahme die initiale Verteilungsphase abgewartet werden (1-2 h, bei Herzglykosiden 6-8 h)

24.2.2.2. Klinisch-toxikologische Analytik

Bei der Asservierung ist zu beachten, daß bei Vergiftungen das Material möglichst **vor** Beginn einer therapeutischen Verabreichung von Medikamenten zu entnehmen ist. Eine eventuelle Medikation sowie aus der Anamnese bekannte Wirkstoffe sind unbedingt anzugeben, ebenso wie die Art eventuell verwendeter Katheter-Gleitmittel.

Bei der Abnahme muß jegliche Kontamination vermieden und die Identität der Probe (Beschriftung: Patientenname, Asservatart, Abnahmezeitpunkt, Identitätskennzeichen) eindeutig gesichert werden. Dies gilt natürlich in gleicher Weise für das Drug monitoring. Bewußte Kontaminationen durch den Patienten (z.B. zur Verschleierung eines Drogenmißbrauchs) sind zu verhindern. Die Asservate sind in einem verschlossenen Kühlschrank aufzubewahren und schnellstmöglich zu versenden.

Die Auswahl der anzufordernden Untersuchungen soll durch den behandelnden Arzt unter Berücksichtigung der Anamnese, der klinischen Leitsymptome und des Vergiftungstyps (vorläufige Diagnose) möglichst nach Rücksprache mit dem Toxikologen erfolgen.

Es sind möglichst 10 ml Nativblut und 10 ml EDTA-Blut zu entnehmen. Von Urin, Magenspülflüssigkeit (1. Anteil) und Erbrochenem sind - wenn vorhanden - 30 ml oder mehr (Spülflüssigkeit) einzubehalten.

Bei der Blutentnahme für die Ethanol-Bestimmung muß ein alkoholfreies Desinfektionsmittel verwendet und die Probe für den Transport unbedingt luftdicht (gilt auch für Lösungsmittel) verschlossen werden.

Giftreste sind - wenn möglich - in den Originalbehältnissen zu belassen.

Ein eventuell entnommener Haarbüschel (etwa bleistiftdick) ist gegen Verrutschen der Haare gegeneinander zu fixieren sowie Haarwurzel und Spitze zu kennzeichnen.

24.3. Nachweis- und Bestimmungsmethoden

24.3.1. Allgemeines

Eine scharfe Trennung zwischen Nachweis- und Bestimmungsmethoden ist in der toxikologisch-chemischen Analytik nicht möglich und auch nicht wünschenswert.

Viele Methoden gestatten durch das Auftreten bzw. die Lage des Analysensignals (z.B. einer Färbung, der Wellenlänge einer Spektralbande, der Retentionszeit eines Substanzpeaks bei der Gaschromatographie (GC) und der Hochleistungs-Flüssigkeitschromatographie (HPLC) oder der Laufhöhe (Rf-Wert) einer Substanz bei der Dünnschichtchromatographie (DC)) einen qualitativen Nachweis **und** durch die Intensität dieses Analysensignals (Höhe der Spektralbande, Fläche des chromatographischen Peaks) eine quantitative Bestimmung.

Bei einigen Verfahren steht der qualitative Aspekt im Vordergrund (z.B. Vorproben, Dünnschichtchromatographie), andere Methoden (z.B. die HPLC) sind besonders gut für quantitative Bestimmungen geeignet.

Nur bei wenigen Analysenverfahren können Nachweis und Bestimmung direkt im biologischen Material durchgeführt werden, u.a. Vorproben, immunchemische Reaktionen, einige spektrometrische Verfahren (CO-Hb, Met-Hb, Fluoreszenztest auf Salizylate), die head-space-GC (Kap. 24.1.4.) sowie einige HPLC-Methoden. Für die meisten Verfahren muß das biologische Material aufgearbeitet werden, um die in vielfachem Überschuß vorliegenden Matrixbestandteile weitgehend abzutrennen und die interessierenden körperfremden Substanzen zu konzentrieren. Die Isolierung aus dem biologischen Material erfolgt durch:

- Flüssig-Flüssig-Extraktion (FFE) oder
- Festphasen-Extraktion (SPE)

Bei der FFE wird das wäßrige biologische Material mit einem nicht mit Wasser mischbaren Lösungsmittel extrahiert und die bessere Löslichkeit der organischen Wirkstoffe (im Vergleich zu den Matrixbestandteilen) in der organischen Phase ausgenutzt. Im Fall der SPE erfolgt die Abtrennung der Wirkstoffe durch Adsorption an der Oberfläche geeigneter Adsorbentien, von der sie nach Abtrennung der Matrix (und Waschen) durch hochpolare Lösungsmittel (meist Methanol) wieder eluiert werden können.

> Zur Erkennung von Funktionsstörungen und Organschäden und zum Ausschluß **endogener** Intoxikationen muß für akute **exogene** Vergiftungen ein Labor-Basisprogramm rund um die Uhr zur Verfügung stehen: großes Blutbild, Partielle Thromboplastinzeit, Quick-Test, Thrombinzeit, Serumelektrolyte, Glukose, Harnstoff, Kreatinin, Säure-Basen-Haushalt, Laktat, Enzyme (γ-Glutamyltranspeptidase, Cholinesterase).

24.3.2. Vorproben und Schnelltests

Vorproben bzw. Schnelltests erlauben einen sehr raschen Nachweis bestimmter Giftgruppen, um lebenswichtige therapeutische Maßnahmen bei akuten Vergiftungen ergreifen bzw. die Anwesenheit der entsprechenden Substanzen ausschließen zu können.

Schnellteste (Beispiele)

- Ethanolbestimmung nach dem Alkoholdehydrogenase-Verfahren (ADH-Verfahren, Tab. 24.2)
- pH-Messung des Mageninhalts mit Teststreifen (alkalische Reaktion bei Cyaniden (auch Bittermandel-Geruch!))
- Test mit FPN-Reagenz (Eisen-III-Chlorid ($FeCl_3$), Perchlorsäure ($HClO_4$), Salpetersäure (HNO_3)) auf Phenothiazine (und tricyclische Antidepressiva)
- Fujiwara-Reaktion (Pyridin + Kaliumhydroxid (KOH): Nachweis von chlorierten Kohlenwasserstoffen
- Gasanalyse mittels Prüfröhrchen und Gasspürgeräte
- Tetrabromphenolphthalein-Reaktion: Nachweis von basischen Wirkstoffen
- Prüfung auf Paraquat mit Natriumdithionit

24.3.3. Immunchemische Verfahren

Zu den wichtigsten immunchemischen Verfahren, die auf Grund ihrer Einfachheit und Schnelligkeit auch zu den Vorproben gerechnet werden könnten, gehören:

- Fluoreszenz-Polarisations-Immunoassay (FPIA)
- Enzyme-Multiplied-Immunoassay-Technique (EMIT)
- Radioimmunoassay (RIA)
- Kinetic Interaction of Microparticles in Solution (KIMS)
- Cloned Enzyme Donor Immunoassay (CEDIA)

Verschiedene Immunoassays reagieren relativ spezifisch mit einem Wirkstoff, z.B. die für das Drug monitoring eingesetzten Assays oder die Tests auf den Cocain-Metaboliten Benzoylecgonin und auf Paracetamol. Andere gestatten den Nachweis ganzer Wirkstoffgruppen, z.B. Opiate, Benzodiazepine und tricyclische Antidepressiva. Zeigt ein derartiger Assay für verschiedene Substanzen einer Wirkstoffgruppe unterschiedliche "Kreuzreaktivitäten", so sind quantitative Aussagen erst nach einer qualitativen Identifizierung durch ein anderes Analysenverfahren möglich.

24.3.4. Spektrometrische Verfahren

Folgende **absorptions**spektrometrische Verfahren werden am häufigsten in der toxikologisch-chemischen Analytik eingesetzt:

- Atomabsorptionsspektrometrie (AAS)
- Infrarot-Spektrometrie (IR)
- Spektrometrie im sichtbaren und ultravioletten Bereich (UV-VIS)
- Fluoreszenzspektrometrie

Die AAS hat die Emissionsspektrometrie zum Nachweis von Metallen weitgehend verdrängt.

Die klassische IR-Spektrometrie ist relativ unempfindlich, weist aber die höchste Spezifität auf (es gibt keine zwei organischen Verbindungen mit absolut identischen IR-Spektren).

Am bedeutendsten für die toxikologisch-chemische Analytik ist die empfindlichere, aber weitaus weniger spezifische UV-VIS-Spektrometrie, die pH-Abhängigkeit der Spektren kann zur Substanzidentifizierung mit herangezogen werden. Oft wird eine dünnschichtchromatographische Vorreinigung angewandt. Mittels der Remissionsspektrometrie ist ein UV-VIS-Spektrum auch direkt auf der Dünnschichtplatte zu messen.

Die Fluorimetrie besitzt die weitaus höchste Nachweisempfindlichkeit der Spektralmethoden, leider weisen nur wenige toxikologisch relevante Substanzen (z.B. Chinin, Chinidin, Salizylsäure) eine ausreichende native Fluoreszenz auf.

Größte Bedeutung besitzen UV-VIS- und Fluoreszenzspektrometrie heute als Detektionsverfahren für die HPLC (Kap. 24.3.5.).

24.3.5. Chromatographische Verfahren

Chromatographische Verfahren sind Verfahren der Stofftrennung, deren hohe Trennleistung auf der häufigen Ausbildung von Phasengleichgewichten zwischen einer mobilen (flüssig oder gasförmig) und einer stationären (fest bzw. flüssig) Phase entlang einer großen gemeinsamen Oberfläche beruht. Ihrer hohen Trennleistung und dem Einsatz verschiedenster - z.T. hochempfindlicher und hochspezifischer - Detektoren verdanken die folgenden chromatographischen Verfahren ihre überragende Stellung in der toxikologisch-chemischen Analytik:

- **Dünnschichtchromatographie (DC)**

Prinzip: Adsorptionsgleichgewicht an der Oberfläche einer dünnen (Kieselgel-) Schicht.

Detektion: UV-Absorption (einschließlich Remissionsspektren), Farbreaktionen auf der DC-Platte

- **Gaschromatographie (GC)**

Prinzip: Verteilungsgleichgewicht zwischen gasförmiger und flüssiger Phase

Detektion: Flammen-Ionisations-Detektor (FID), NFID (= stickstoffempfindlicher FID [sehr viele relevante Verbindungen enthalten Stickstoff]) und Elektronen-Anlagerungs-Detektor (EAD) für elektronegative (halogenhaltige) Verbindungen. Durch Kopplung der Gaschromatographie mit einem Massenspektrometer (GC-MS) ist ein hochspezifischer Nachweis der Wirkstoffe durch ihr sehr charakteristisches Massenspektrum möglich. Dampfraum- (head-space) Analyse für leichtflüchtige Substanzen

- **Hochleistungs-Flüssigkeitschromatographie (HPLC)**

Prinzip: Verteilungsgleichgewicht zwischen fester und flüssiger Phase.

Detektion: UV- und Fluoreszenz-Detektor, Dioden-Array-Detektor (Registrierung von UV-Spektren der Substanzpeaks), elektrochemischer Detektor. Die Kopplung HPLC-MS ist eine der neuesten Entwicklungen.

24.4. Interpretation der Analysenresultate: der toxikologisch-chemische Befund

Das analytische Meßergebnis - das qualitative und vor allem das quantitative - muß unter analytischen und medizinischen Gesichtspunkten beurteilt werden.

Zu den analytischen Gesichtspunkten zählt die realistische Einschätzung der Fehler- und Nachweisgrenzen, die Berücksichtigung eventueller Störmöglichkeiten durch Überlagerung der Analysensignale verschiedener Wirkstoffe (Peaküberlappungen, Kreuzreaktivitäten u.ä.). Wichtig ist es, zu beachten und dem Arzt mitzuteilen, ob durch das Meßverfahren Metabolite des Wirkstoffs - insbesondere pharmakologisch aktive - miterfaßt werden. Dies ist z.B. die Ursache für die erheblichen Differenzen zwischen immunchemisch und chromatographisch ermittelten Serumspiegeln tricyclischer Antidepressiva.

Zu der Beurteilung aus vorwiegend medizinischer Sicht gehört der Vergleich der gemessenen Werte mit Literaturwerten und die Einschätzung der Relation zum klinischen Bild. Für einige Stoffe existieren ziemlich eindeutige Zusammenhänge zwischen Konzentration und klinischem Bild, obwohl auch hier individuelle Unterschiede zu beachten sind:

■ CO-Hb

- 15-30 %: leichte Symptome (Kopfschmerzen, Schwindelgefühl)
- 30-50 %: schwere Symptome (u.a. Muskelschwäche, Koordinationsstörungen)
- ab 40-50 %: Bewußtlosigkeit, Atemlähmung
- ab ca. 60 %: letal

■ Met-Hb

- 15-40 %: Kopfschmerzen, Benommenheit, Zyanose
- 40-60 %: Überkeit, Schwindel, Atemnot
- ab ca. 60 %: letal

■ Ethanol

- 0-0,5 ‰: minimale Wirkung, meist keine Symptome
- 0,5-1,0 ‰: leichte Trunkenheit ("Schwips")
- 1,5-2,5 ‰: mittlere Trunkenheit (Rausch)
- 2,5-3,5 ‰: schwere Trunkenheit
- > 3,5 ‰: schwerste Trunkenheit (Vergiftung)
- > 1,1 ‰: absolute Fahruntüchtigkeit !!

■ Blei

- < 70 µg/l: Referenzbereich
- 70-150 µg/l: tolerierbar
- 150-200 µg/l: erheblich erhöht
- > 250 µg/l: gefährlich

Für viele Arzneistoffe sind Tabellen vorhanden, in denen die Konzentrationsbereiche für verschiedene Wirkungen (meist therapeutisch, toxisch und komatös/letal) angegeben sind.

Tab. 24.3 zeigt die weiten Grenzen der Spiegelbereiche und die Überlappungen zwischen verschiedenen Wirkungsbereichen am Beispiel von 10 Arzneistoffen.

Entsprechende Daten für seltenere, aber toxikologisch relevante Stoffe sind oft nur in Einzelkasuistiken vorhanden. Dies zeigt, wie wichtig für die klinische Toxikologie neben möglichst umfassenden Bibliotheken analytischer Daten eine ausführliche Dokumentation entsprechender Falldaten ist, da aus ethischen Gründen experimentelle Daten in der Humantoxikologie per se nicht zu erhalten sind.

Bei der Beurteilung von Analysenresultaten mit Hilfe derartiger Tabellen und Literaturdaten sind die individuellen Besonderheiten des Falls zu berücksichtigen, u.a.:

- Liegt eine chronische oder einmalige Einnahme (oder beides: chronischer Gebrauch und akute Überdosierung) vor? Für einige Wirkstoffe (z.B. Diazepam/Nordiazepam, Bromid (aus bromhaltigen Schlafmitteln), Phenothiazine) kann die Konzentration nach chronischer Einnahme deutlich höher als bei akuter Überdosierung sein
- Handelt es sich um einen einzelnen oder mehrere Wirkstoffe?
  (Mögliche Arzneimittelinteraktionen beim Drug monitoring, bzw. Kombinationsvergiftungen, insbesondere mit Alkohol)

- individuelle Unterschiede in Metabolismus, Enzymhemmung oder -induktion
- Entwicklung einer Toleranz
- Einfluß pathologischer (Leber- und Nierenerkrankungen, Infekte) und physiologischer (Lebensalter) Veränderungen
- Verabreichungsform und Bioverfügbarkeit
- Abweichung von den Blutentnahmebedingungen beim Drug monitoring bzw. Zeitdifferenz zwischen Intoxikation und Materialentnahme

Durch mehrfache Blutentnahme und Konzentrationsbestimmung ist der Erfolg einer Detoxikationsbehandlung zu beurteilen. Mittels pharmakokinetischer Berechnungen kann aus derartigen Werten auch eine Abschätzung der aufgenommenen Menge bei einer Vergiftung vorgenommen werden.

Wirkstoff	$c_{therap.}$ µg/ml	$c_{toxisch}$ µg/ml	$c_{komatös/letal}$ µg/ml
Amitriptylin	0,02-0,20	0,4-1,1	0,5-10
Carbamazepin	2-12	5-20	> 40
Diazepam	0,1-2	1-20	> 20
Diphenhydramin	0,02-0,50	0,2-5	> 8
Methaqualon	0,5-4	2-10	> 5
Metoprolol	0,02-0,3	0,6-10	> 5
Paracetamol	2-30	30-300	> 200
Propranolol	0,02-0,3	0,5-3	> 4
Trimipramin	0,02-0,3	0,5-1	0,5-15
Verapamil	0,02-0,7	ca. 1	> 2,5

Tab. 24.3: Arzneistoffspiegel in verschiedenen Wirkungsbereichen.

Anhang

Abkürzungsverzeichnis

AAS	Atom-Absorptionsspektrometrie
ACChRA	Azetylcholin-Rezeptor-Antigen
ACCHE	Azetylcholin-Azetylhydrolase
ACE	Angiotensin-Converting-Enzym
ACTH	Adrenokortikotropes Hormon
ADH	Alkohol-Dehydrogenase
ADP	Adenosindiphosphat
AFP	α_1-Fetoprotein
Ag	Antigen
AGE	Advanced glycation end products
AGS	Adrenogenitales Syndrom
AI	Liquor/Serum-Quotient für erreger-spez. Antikörper (Antikörper-Index)
AL	Anionenlücke
ALAT, ALT	Alanin-Aminotransferase
δ-ALS	δ-Aminolävulinsäure
AMA	Antimitochondriale Antikörper
AMP	Adenosinmonophosphat
ANA	Antinukleäre Antikörper
ANP	Atriales natriuretisches Peptid
AP	Alkalische Phosphatase
Apo	Apolipoprotein
APUD	Amine precursor uptake and decarboxylation (-Zelle)
AS	Aminosäure
ASAT, AST	Aspartat-Aminotransferase
ASL	Antistreptolysin
AT III	Antithrombin III
ATP	Adenosintriphosphat
BA	Basenabweichung, base excess (BE)
BAO	Basic acid output
BCM	Breast cancer mucin
BPH	Benigne Prostatahyperplasie
BSG	Blutkörperchensenkungsgeschwindigkeit
C	Komplementfaktor
c	Konzentration
C_1-INH	C_1-Esterase-Inhibitor
CA	Carbohydrate (Cancer) Antigen
CD_n	Cluster designation (Differenzierungsantigen-Cluster)
CEA	Karzinoembryonales Antigen
CEDIA	Cloned enzyme donor immunoassay
CF	Zystische Fibrose
CHE	Cholinesterase
CK	Kreatinin-Kinase
CO-Hb	Kohlenmonoxid-Hämoglobin
C-Peptid	Connecting peptide
CRH	Corticotropin releasing hormone
CRP	C-Reaktives Protein
CT	Kalzitonin
cTnI	Kardiales Troponin I
cTnT	Kardiales Troponin T
CYFRA	Zytokeratinfragment
D	Dalton
DAVP	1-Desamino-8-D-Arginin-Vasopressin
DC, TLC	Dünnschichtchromatographie
DHEA(-S)	Dehydroepiandrosteron(-Sulfat)
DIC	Disseminierte intravasale Gerinnung
dl	Deziliter
DNA	Desoxyribonukleinsäure
dsDNA	Doppelstrang-DNA
e	Elektron
E2	Estradiol, Östradiol
EAD	Elektronenanlagerungsdetektor
EC	Enzyme commission (-System)
EDTA	Ethylendiamintetraessigsäure
EIA	Enzymimmunoassay

EKG	Elektrokardiogramm	γ-GT	Gamma-Glutamyltransferase
ELISA	Enzyme linked immunosorbent assay	HAV	Hepatitis A-Virus
EMIT	Enzyme multiplied immunotechnique	HBcAg	Hepatitis B-core-Antigen
ER	Estrogenrezeptor	α-HBDH	α-Hydroxybutyrat-Dehydrogenase
ERA	Enzymrezeptorassay	HBeAg	Hepatitis B-envelope-Antigen
ERCP	Endoskopische retrograde Cholangio-Pankreatographie	HBsAg	Hepatitis B-surface-Antigen
		HBV	Hepatitis B-Virus
Ery	Erythrozyten	Hb	Hämoglobin
F	(Gerinnungs-)Faktor	HCD	Heavy chain disease
FA	Fluoreszenzassay	HCG	Humanes Choriongonadotropin
FES	Flammenemissionsspektrometrie	HCV	Hepatitis C-Virus
FFE	Flüssig-Flüssig-Extraktion	HDL	High density lipoprotein
FID	Flammen-Ionisationsdetektor	HEV	Hepatitis E-Virus
FPIA	Fluorescence polarization immunoassay	HHL	Hypophysenhinterlappen
		HIES	5-Hydroxyindolessigsäure
FPN	Eisen-III-Chlorid (FeCl$_3$)-Perchlorsäure/Salpetersäure (HNO$_3$)	Hk	Hämatokrit
		HMV	Herzminutenvolumen
FSH	Follikelstimulierendes Hormon	HMWK	High molecular weight kininogen
FSP	Fibrinspaltprodukte	Hp	Haptoglobin
FT3	Freies T3 (Trijodthyronin)	HPL	Humanes Plazenta-Laktogen
FT4	Freies T4 (Tetrajodthyronin, Tyroxin)	HPLC	Hochleistungs-Flüssigkeitschromatographie (High performance liquid chromatography)
Gpt	Gigapartikel		
GAD	Glutamat-Dekarboxylase		
GC	Gaschromatographie	HPTLC	Hochleistungs-Dünnschichtchromatographie
GFR	Glomeruläre Filtrationsrate		
GH	Wachstumshormon, growth hormone, Somatotropin	Hpx	Hämopexin
		IC	Immunchemie
GHb	Glykiertes Hämoglobin	ICA	Inselzellantikörper
GHRH	Growth hormone releasing hormone, Somatoliberin	ICDH	Isozitrat-Dehydrogenase
		ICG	Indocyaningrün
GLDH	Glutamat-Dehydrogenase	IDDM	Insulin-dependent diabetes mellitus, Typ I-Diabetes
GnRH	Gonadotropin releasing hormone, Gonadoliberin		
		IDL	Intermediate density lipoprotein
GOD	Glukoseoxidase	IE	Internationale (Enzym)Einheit
GOT	Glutamat-Oxalazetat-Transaminase (☞ ASAT)	IEMA	Immunenzymatischer Assay
		IFMA	Immunfluorimetrischer Assay
G-6-P-DH	Glukose-6-Phosphat-Dehydrogenase	Ig	Immunglobulin
GPT	Glutamat-Pyruvat-Transaminase (☞ ALAT)	IGF	Insulin-like growth factor

IGT	Impaired glucose tolerance	MCHC	Mittlere Hämoglobinkonzentration der Erythrozyten
IIF	Indirekter Immunfloureszenz-Test		
ILMA	Immunoluminometrischer Assay	MCV	Mittleres Zellvolumen der Erythrozyten
IL	Interleukin		
INR	International normalized ratio	MEN	Multiple endokrine Neoplasie
IR	Infrarot	Met-Hb	Methämoglobin
IRMA	Immunradiometrischer Assay	Mpt	Megapartikel
ISE	Ionenselektive Elektrode	MS	Massenspektrometrie
ISI	International sensitivity index	NAC	N-Azetylzystein
IU	International Unit	NAD(P)	Nikotinamid-adenin-dinukleotid-Phosphat
kat	Katal		
KG	Körpergewicht	NAD(P)H	Nikotinamid-adenin-dinukleotid-Phosphat reduziert
KIMS	Kinetic interaction of microparticles in solution		
		NBT-PABA	N-Benzoyl-L-tyrosyl-p-amino-benzoesäure
K_m	Michaelis-Konstante		
LA	Lumineszenzassay	NFD	Stickstoffempfindlicher Flammen-Ionisationsdetektor
LAP	Leuzin-Arylamidase		
LCR	Ligase chain reaction, Ligase-Kettenreaktion	NIDDM	Non-insulin-dependent diabetes mellitus, Typ II-Diabetes
LDH	Laktat-Dehydrogenase	NNR	Nebennierenrinde
LDL	Low density lipoprotein	NSE	Neuronenspezifische Enolase
Le	Lewis-Blutgruppe	oGTT	Oraler Glukosetoleranztest
LEBK	Latente (freie) Eisenbindungskapazität	PAI	Plasminogenaktivator-Inhibitoren
		PAO	Peak acid output
LH	Luteotropes Hormon	PAP	Prostata-Isoenzym der sauren Phosphatase
LIA	Lumineszenzimmunoassay		
Lp	Lipoprotein	PBG	Porphobilinogen
LTT	Laktosetoleranz-Test	pCO_2	Kohlendioxid-Partialdruck
LVP	Lysin-Vasopressin	PCR	Polymerase chain reaction, Polymerase-Kettenreaktion
M	Molekulargewicht		
MAK	Mikrosomale Antikörper	PCT	Procalcitonin
α_2-M	α_2-Makroglobulin	PCV	Packed cell volume (Hämatokrit)
MAO	Maximal acid output	PIVKA	Protein induced during vitamin K absence
β_2-M	β_2-Mikroglobulin		
MCA	Mucin-like carcinoma associated antigen	PK	Pyruvat-Kinase
		PMN	Polymorphkernige Granulozyten
		pO_2	Sauerstoff-Partialdruck
MCH	Mittlerer Hämoglobingehalt des Einzelerythrozyten	PP	Pankreatisches Polypeptid
		PR	Prothrombin ratio

PSA	Prostata-spezifisches Antigen	TBG	Thyroxin-bindendes Globulin
pT	Prothrombinzeit (Quick-Test)	Tf	Transferrin
PTH	Parathormon	TG	Thyreoglobulin
PTT	Partielle Thromboplastinzeit	TnC	Troponin C
Q (Alb, IgA, IgG, IgM)	Liquor/Serumquotienten	t-PA	Tissue type plasminogen activator
		TPA	Tissue polypeptide antigen
		TPS	Tissue polypeptide-specific antigen
RA	Radioassay	Tpt	Terapartikel
RAAS	Renin-Angiotensin-Aldosteron-System	TPZ	Thromboplastinzeit (Quick-Test)
		TRAK	TSH-Rezeptor-Antikörper
RDW	Red cell distribution width Erythrozytenverteilungsbreite	TRH	Thyreotropin releasing hormone
		TSH	Thyreoidea stimulating hormone
RES	Retikuloendotheliales System	TZ	Thrombinzeit
Rf	Retentionsfaktor	U	Unit, Urin
RF	Rheumafaktor	UDP	Uridindiphosphat
RFLP	Restriktionsfragmentlängen-Polymorphismus	UV-VIS	Ultraviolett (visible)
RIA	Radioimmunoassay	VIP	Vasoaktives intestinales Peptid
RILIBÄK	Richtllinien der Bundesärztekammer zur Qualitätssicherung in medizinischen Laboratorien	VK	Variationskoeffizient
		VLDL	Very low density lipoprotein
		VMS	Vanillinmandelsäure
RNA	Ribonukleinsäure	vWF	Von-Willebrand-Faktor
ROC	Receiver operating characteristic		
RRA	Radiorezeptorassay		
SDS-PAGE	Sodiumdodeylsulfat-Polyacryl-amidgel-Gradienten-Elektrophorese		
SI	Système Internationale d'Unités		
SP	Saure Phosphatase		
SIADH	Syndrome of inappropriate ADH-secretion, Schwartz-Bartter-Syndrom		
sO_2	Sauerstoffsättigung		
SPE	Festphasenextraktion (Solid phase extraction)		
TAT	Thrombin-Antithrombin III-Komplex		
TEBK	Totale Eisenbindungskapazität, Transferrin-Eisenbindungskapazität		
T3	Trijodthyronin		
T4	Tetrajodthyronin, Thyroxin		
TAK	Thyreoglobulin-Antikörper		

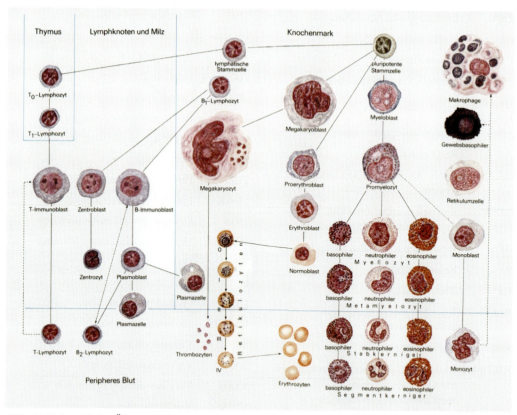

Abb. 1: Schematische Übersicht über die verschiedenen Blutzellen und ihre Vorläufer sowie ihre zytogenetischen Beziehungen. Aus: Praktische Hämatologie, Diagnose, Therapie, Methodik von Herbert Begemann und Michael Begemann, 9. überarbeitete Auflage (1989), Georg Thieme Verlag Stuttgart. Dem Verlag danken wir für die Abdruckgenehmigung.

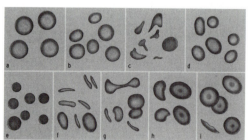

Abb. 2: Normale und pathologische Formen der Erythrozyten. a) normale Erythrozyten; b) Anisozytose; c) Poikilozytose d) Anulozyten bei Eisenmangelanämie e) Mikrosphärozytose bei Eisenmangelanämie; f) Elliptozytose g) Sichelzellen h) Megalozyten bei perniziöser Anämie; i) Schießschiebenzellen (Target-Zellen). Aus: ☞ Abb. 1.

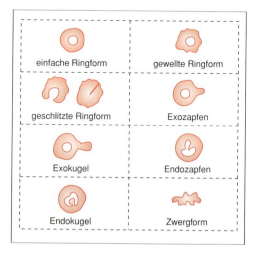

Abb. 3: Dysmorphe Erythrozyten, destruierte Zellformen (glomeruläre Hämaturie). Thiel, G., D. Bielmann, W. Wegmann, F.P. Brunner: Schweiz. med. Wschr. 116, 790-797, 1986.

Anhang

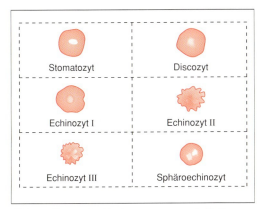

Abb. 4: Eumorphe Erythrozyten, normale Zellformen (nicht glomeruläre Hämaturie). Herrn Prof. Dr. R. Fünfstück, Innere Klinik IV, FSU Jena, danken wir für diese Abbildung.

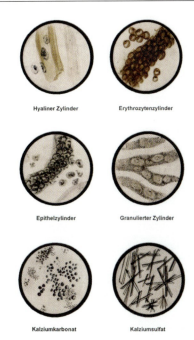

Abb. 5b: Urinsediment: Kristalle und Zylinder.

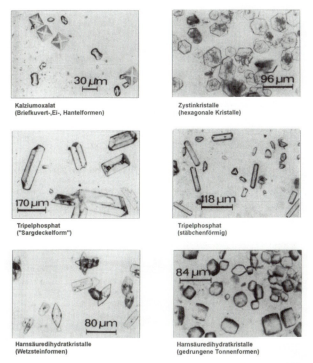

Abb. 5a: Urinsediment (aus: Das kristalline Harnsediment von W. Berg, E. Szabo-Földvari, Friedrich-Schiller-Universität Jena, 1982).

INDEX

A

Absorptionsphotometrie 33
Absorptionsspektrometrie 33, 285
ACE 77
ACTH 216, 224
ACTH-Stimulationstest 226
Adenylatcyclase 239
ADH 107, 219, 281
ADH-Sekretion, inappropriate 219
Adipositas 88
Adiuretin 107, 219
Adrenalin 237, 238
adrenogenitales Syndrom 226, 228
Advanced glycation end products (AGE) 89
AFP 275
Ahornsirup-Krankheit 59
Akromegalie 87, 217, 218
Akute-Phase-Proteine 258
Akute-Phase-Reaktion 100
Alanin-Aminotransferase 71, 73, 176
ALAT 71, 73, 176
Albumin 62, 251
Albumin-Quotient 251
Aldolase 80
Aldosteron 229
Alkalische Phosphatase 74, 210
    Gesamtphosphatase 210
    knochenspezifische 210
Alkalose
    metabolische 117
    respiratorische 117
Alkaptonurie 58
Alkoholismus 81, 104, 177, 178
δ-Aminolävulinsäure (δ-ALS) 130, 282
Aminosäuren 57
Ammoniak 181
Amperometrie 38
α-Amylase 76, 77, 167, 168
Amyotrophe Lateralsklerose 252
ANA 214, 266
Analyt 19
Anämie 119
    autoimmunhämolytische 269
    Empfehlung WHO 124
    hämolytische 126, 127
Androstendion 228
Angiotensin-I-Converting-Enzym 77
Anionenlücke 110, 111
Anisozyten 139
Anorchie 235
Anti-Cardiolipin-Antikörper 267
Anti-Insulin-Antikörper 243
Anti-Phospholipid-Antikörper 267
Antikörper, antinukleäre 214, 266
Antikörper, erregerspezifisch 255
Antikörper, mikrosomale 223
Antikörper, mitochondriale 267
Antikörper-Indizes 255
α$_2$-Antiplasmin 144
Antistreptolysin-Titer 268
Antithrombin III (AT III) 143, 155
α$_1$-Antitrypsin 65, 144

Anulozyten 139
AP 74, 210
Apolipoproteine 97, 101
Arterienblut 21, 112
Arzneistoffspiegel 287
    klinisches Bild 287
ASAT 74, 186
Aspartat-Aminotransferase 71, 74, 186
Atherosklerose 88, 97
    Risikofaktoren 97, 101
Atomabsorptionsspektrometrie 36, 285
atriales natriuretisches Peptid 231
Autoantikörper 266
    Azetylcholin-Rezeptoren 267
    bithermische Donath-Landsteiner-Antikörper 269
    Erythrozyten 269
    Hormon-produzierende Zellen 267
    Intrinsic-Faktor 267
    Kälte- 269
    Parietalzellen des Magens 267
    quergestreifte Muskulatur 267
    Wärme- 269
Autoimmunerkrankungen 260, 264
autonomes Adenom 226
Azetessigsäure 118
Azeton 118
Azetylcholin-Azetylhydrolase 77
Azetylcholin Azylhydrolasen 78
Azidose
    metabolische 116
    respiratorische 117

B

BAO 160
Basenabweichung 113, 115
Basiseinheiten 44
Basopenie 137
Basophilie 137
Belegwesen 24
Bence-Jones-Protein 196, 270
Bilirubin 177
    konjugiertes 177
    Plasma 178
    Serum 177
    unkonjugiertes 177
    Urin 179
Bindegewebe 205
Biotin-Streptavidin 54
Biuret-Methode 60, 195
Blasenmole 236, 276
Blotting-Techniken 40, 53
    Dot-blot-Methode 53
    Northern-Blotting 53
    Southern-Blotting 53
Blut-Hirn-Schranke 252
Blut-Liquor-Schranke 245, 250, 251
Blut-Liquor-Schrankenstörung 245
Blutausstrich 134
Blutbild 136
Blutkörperchensenkungsgeschwindigkeit 258
Blutungszeit 144
Blutvolumen 107
Bromsulphthalein-Test 180

Unser Unternehmen:

Ihr Partner für Prozeßoptimierung im Labor

Verbindungen schaffen
Leistungen bündeln
Synergien stärken

- HÄMATOLOGIE
- KLINISCHE CHEMIE
- IMMUNCHEMIE
- DURCHFLUSSZYTOMETRIE
- IMMUNOLOGIE
- PROTEINCHEMIE
- ELEKTROPHORESE

BECKMAN COULTER

Systemlösungen aus einer Hand für mehr Effizienz im Labor.

Gerne senden wir Ihnen weiterführende Informationen zu.
Bitte rufen Sie uns an: Frau M. Beek, Tel.: 0 21 51/33 37 81

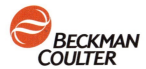

C

^{13}C-Atemtest 164, 181
C1-Esterase-Inhibitor, C1-INH 262
^{13}C-Harnstoff-Atemtest 162
^{13}C-Pankreasfunktions-Atemtest 171
C-Peptid 241, 242
C-reaktives Protein 258, 260
CA 15-3 272
CA 19-9 273
CA125 273
CA72-4 274
Calcidiol 240
Calcitonin 241, 277
Calcitriol 241
cAMP 239
Cancer Antigen 125 273
Cancer Antigen 15-3 272
Cancer Antigen 72-4 274
Carbohydrate Antigen 19-9 273
Carboxyhämoglobin 124
Carcinoembryonales Antigen 272
CEA 271
CHE 71, 77, 78, 176, 282
Chlorid 109
Cholesterin 99
    Gesamtcholesterin 100
Cholesterinester 97
Cholinesterase 71, 77, 176, 282
Chorionepitheliom 236
Chylomikronen 97
Chymotrypsin 78, 172
CK 71, 79, 185, 213
CK-MB 80, 186
Clark-Elektrode 38
Clearance-Verfahren 200
Clomifen-Test 233
CO-Hb 124, 286
Coeruloplasmin 63, 258
Corpus luteum-Insuffizienz 233
CRH-LVP-Test 225
Crigler-Najjar-Syndrom 178
CRP 258, 260
Cushing-Syndrom 87, 225
CYFRA 21-1 274

D

D-Xylose-Absorptionstest 164
De-Ritis-Quotient 176
Dehydratation 105
Dehydroepiandrosteron 227
Dehydroepiandrosteron-Sulfat 227
Dejodierung 220
Desoxypyridinolin 211
Dexamethason-Hemmtest 226
Diabetes insipidus 107, 219
Diabetes mellitus 87, 104
    Autoimmunerkrankung 87
    familiäre Disposition 87
    Gestationsdiabetes 87, 92
    Hyperlipoproteinämie 104
    Ketoazidose 118
    Typ I 87
    Typ II 87
Diabetestherapie
    Schwangerschaft 94
    Selbstkontrolle 94
    Stoffwechseleinstellung 91

Diagnose 18
Dichte 44
Differentialblutbild 136
Differentialzellbild 246, 247
1,25-Dihydroxy-VitaminD3 .... 205, 241
Disseminierte intravasale Gerinnung (DIC) 157
Dopamin 237
Dreigläserprobe 194
Drepanozyten 139
Druck 45
Drug abuse 281
Drug monitoring 280, 283
    Bestimmungsmethoden 280
    Substanzen 280
Dünnschichtchromatographie (HPTLC, DC) 132, 285
Duodenalsekret 24
Dyslipoproteinämie 88

E

Effizienz, diagnostische 51
Einflußgrößen 18, 25
Eisen 128
Eisenbindungskapazität 129
Elastin 205
Elliptozyten 139
endogene Depression 227
Endokarditis 268
endokrine Erkrankungen 215
Enteiweißung 32
Entzündung 258, 262
Enzymaktivität 45
Enzyme 70
    Diagnostik 71
    Meßmethoden 71
Eosinopenie 137
Eosinophilie 136
Erbkrankheiten 53
Erythrozyten 119
    Anomalien 139
    osmotische Resistenz 125
Erythrozyten-Indizes 120
    MCH 120
    MCHC 120
Erythrozyten-Verteilungsbreite 120, 121
Erythrozyteneinschlüsse 140
Estradiol 231, 232
Estriol 236
Estrogen-Gestagen-Test 233
Estrogene 236
Estrogenrezeptoren 278
Ethanol-Bestimmung 283
Euglobulin-Lyse-Zeit 154
Exkretionsrate, fraktionelle 109
Extinktion 34
Extinktionskoeffizient 34
Extraktion 284

F

Faezes 24
Fehlerarten
    grobe Fehler 45
    systematische Fehler 45
    zufällige Fehler 45
Ferritin 129
Fertilitätsdiagnostik 233
Fetales Blut 22
α1-Fetoprotein 181, 275

Stichwortregister

Fibrin ... 155
Fibrinogen ... 150, 258
    Spaltprodukte ... 154
Fibrinolyse ... 144, 153
    Inhibitoren ... 144
Flammenemissionsspektrometrie ... 36
Fluoreszeindilaurat-Test ... 171
Fluorometrie, Fluoreszenzspektrometrie ... 35, 281, 285
Follikel-stimulierendes Hormon ... 216, 231
Fragmentozyten ... 139
Freie-Wasser-Clearance ... 106
Frühschwangerschaft ... 235
Fruktosamin ... 88
Fruktosamintest ... 94
Fruktose ... 95
Fruktose-1,6-bisphosphat-Aldolase ... 80
Fruktose-1-Phosphat-Aldolase B ... 95
Fruktose-Intoleranz ... 95
FSH ... 216, 231
FT_3 ... 220
FT_4 ... 220
Fuchs-Rosenthal-Kammer ... 247, 248
Funktionsprüfungen ... 18

G

G-6-P-DH ... 90, 125
Galaktosämie ... 95
Galaktose ... 95
Galaktose-1-Phosphat-Uridyl-Transferase ... 95, 180, 181
Galaktosebelastungstest ... 180
Gallensäuren ... 97, 99
Gamma-Glutamyltransferase ... 71, 81
Gammopathie, monoklonale ... 68
Gastrin ... 160, 244
Gauß-Verteilung ... 31
Gelbkörper ... 231
Gen-Sonden ... 53
Genom ... 54
Gerinnung ... 143
    Inhibitoren ... 143
Gerinnungsfaktoren ... 142, 151
Gerinnungszeit ... 42
Gesamtprotein ... 60
Gestagen-Test ... 233
Gestationsdiabetes ... 92
Gewebshypoxie ... 118
GH ... 216
GH-Resistenz ... 218
Gicht ... 55
Gilbert-Syndrom ... 178
3-Gläser-Probe ... 22, 24
GLDH ... 82
Globalinsuffizienz ... 115
Globaltest ... 264
Glomerulonephritis ... 265
Glukagon ... 243
Glukose ... 89, 256
    Blut ... 89
    Liquor cerebrospinalis ... 93
    Nierenschwelle ... 92
    Selbstkontrolle ... 90
    Teststreifensysteme ... 90
    Toleranztest ... 91
    Urin ... 92
Glukose-6-Phosphat-Dehydrogenase ... 90, 125
Glukose-Dehydrogenase-Methode ... 90
Glukosetoleranz, gestörte ... 87

Glutamat-Dehydrogenase ... 71, 82
Glykierung ... 88
Glykogenosen ... 95
α1-Glykoprotein, saures ... 66, 258
Glykosaminoglykane ... 205
Glyzerin ... 98
GnRH-Test ... 232
Granulomatose ... 241
Granulozyten ... 135
    polymorphkernige ... 258
γ-GT ... 81, 82, 176
Guthrie-Test ... 57

H

H_2-Atemtest ... 166
Hämiglobin ... 124
Hämochromatose ... 87
Hämoglobin ... 122
    Synthese ... 128
Hämoglobin, glykiertes ... 89, 93
    HbA_{1a}, HbA_{1b}, HbA_{1c} ... 93
Hämoglobinurie ... 194, 269
Hämolyse ... 29, 269
Hämopexin ... 64
Hämostase ... 141
Haptoglobin ... 64, 258
Harnsäure ... 55
Harnsteine ... 202, 203
Harnstoff ... 198
^{13}C-Harnstoff-Atemtest ... 162
$^{15}N_2$-Harnstoff-Urin-Test ... 164
Hb ... 122
α-HBDH ... 84, 185
HCG ... 235, 271, 276
HCG-Test ... 234
HDL-Cholesterin ... 100
Henderson-Hasselbalchsche Gleichung ... 111
Heparin-Cofaktor II ... 144
Hepatitis ... 54, 182
Hepatitis A ... 183
    Anti-HAV ... 183
    Anti-HAV-IgM ... 183
Hepatitis B ... 183
    Anti-HBc-IgM ... 183
    Anti-HBe ... 183
    Anti-HBs ... 183
    HBe-Ag ... 183
    HBs-Ag ... 183
    HBV-DNA-Polymerase ... 183
Hepatitis C ... 54, 183
    Anti-HCV ... 183
    HCV-RNA ... 183
Hepatitis D ... 183
    Anti-HDV ... 183
    Anti-HDV-IgM ... 183
    HD-Ag ... 183
    HDV-RNA ... 183
Hepatitis E ... 183
    Anti-HEV-IgM ... 183
    HEV-RNA ... 183
Hepatoquick ... 149
Herpes simplex-Enzephalitis ... 252
Hexokinase-Methode ... 90
High molecular weight kininogen ... 142, 149
Hirnabszeß ... 254
Hirninfarkt ... 252
Hirnschäden ... 277

HIV 54
Hochleistungsflüssigkeitschromatographie
(HPLC) 58, 132, 285
Homocystinurie 59
Homovanillinsäure 237, 238
Hormone 215
    Expression von Genen 215
    gastrointestinale 243
    hypophysäre 216
    hypothalamische 216
    Signalmoleküle 215
    Tag-Nacht-Rhythmus 217
    Zellrezeptoren 215
HPLC 58, 132, 285
HPTLC 132
Humanes Choriongonadotropin 235, 276
Hungerversuch 243
HVL-Insuffizienz 216
25-Hydroxy-Vitamin D3 240
3-Hydroxybuttersäure 118
α-Hydroxybutyrat-Dehydrogenase 84, 185
5-Hydroxyindolessigsäure 239
21-Hydroxylase-Mangel 226
17α-Hydroxyprogesteron 228
Hydroxyprolin 205, 211
5-Hydroxytryptamin 239
Hyperaldosteronismus
    primärer 229
    sekundärer 229
Hyperbilirubinämie 178
Hyperchlorämie 110
Hypercholesterinämie
    familiäre monogene 100
    familiäre polygene 100
Hyperemesis gravidarum 118
Hyperfibrinogenämie 97
Hyperhomocysteinämie 97
Hyperhydratation 105
Hyperinsulinämie 88
Hyperkaliämie 109
    Pseudohyperkaliämie 108
Hyperkalziämie 240
Hyperkalziurie 207
Hyperlaktatämie 117
Hyperlipidämie 100
Hyperlipoproteinämie
    primäre 104
    sekundäre 104
Hypernatriämie 107
Hyperparathyreoidismus
    primärer 207, 211, 240
    sekundärer 240
Hyperprolaktinämie 218
Hyperthyreosis factitia 224
Hypertonie 88, 230
Hyperurikämie 56, 88
Hypoaldosteronismus 229
Hypochlorämie 109
Hypoglykämie 91, 95, 242
    bei Fruktose-Intoleranz 95
    Hypoglycaemia factitia 91, 242
    nach Nahrungskarenz 91, 243
    reaktive 91, 242
Hypogonadismus 216, 218
    hypergonadotroper 231
    hypogonadotroper 231

Hypokaliämie 109
Hypolipoproteinämie
    primäre 104
    sekundäre 104
Hyponatriämie 107
    Pseudohyponatriämie 107
Hypoparathyreoidismus 207, 240
Hypophysenhinterlappen-Hormone 219
Hypopituitarismus 216
hypothalamisch-hypophysäres System 216
Hypothyreose 104, 216, 222

I

IgA 67, 253
IgE 67
IgG 67, 253
IgM 67, 253
IL-2-Rezeptor 258
Immunglobuline 66, 180
Immunglobuline, intrathekale 250
Immunglobulinsynthese 252
Immunkomplexe 265
Impedanzmessung 42
Infektanfälligkeit 264
Infrarotspektroskopie 202, 285
Inhibin 231
INR 148
Inselzell-Antikörper 268
Insulin 87, 241
    Anti-Insulin-Antikörper 243
    Resistenz 88
    Rezeptoren 87
Insulin-Hypoglykämietest 217
Insulin-like growth factor 217
Insulinom 91, 242
Insulinrezeptoren-Antikörper 268
Interleukine 258
Intermediäre Lipoproteine (IDL) 97
internationales Einheitensystems 44
intrazerebrale IgG-Synthese 246
Inulin-Clearance 202
Inzidenz 51
Ionenaustauschchromatographie 57
ionenselektive Elektroden 37
isoelektrische Fokussierung 255
Isoenzyme 70, 76, 82

J

Jodmangel 219

K

Kaliumbilanz 108
Kälteautoantikörper 269
Kalzium 205
    Ausscheidung im Urin 207
    Gesamtkalzium 206
    ionisiertes 205
Kapillarblut 21, 89, 112
kardiale Troponine 188
Karzinom 100
Katecholamine 237
Kenngrößen, klinisch-chemische 19
Ketoamin 88
Ketoazidose 110, 118

Stichwortregister

Ketonkörper 118
    azetonämisches Erbrechen 118
    Hungerzustand 118
    Ketoazidose 118
Ketonurie 118
17-Ketosteroide 229
Knochengewebe 205
Knochenumsatz 211
Kollagen 205
Kollagenosen 266
kolloidosmotischer Druck 105
Kommunikation 18
Komplement-System, -Faktoren 258, 262
Komplementrezeptoren 264
Konkrementanalyse 202
Kontrollkarte 47
Konversionsrate von T_4 zu T_3 222
Konzentrationsversuch 106, 190
Koproporphyrin 132
Körperwasser, Verteilungsräume 105
Kortisol 225
Kreatin-Kinase 71, 79, 185, 213
Kreatinin 197
Kreatinin-Clearance 201
Kryoglobuline 265
Kryoskopie 39

L

Laktat 117, 256
    anaerobe Glykolyse 117
Laktat-Dehydrogenase 71, 82, 213
Laktatazidose 95, 110, 117
Laktose 95
Laktosetoleranz-Test 166
Lambert-Beersches Gesetz 33
LAP 84
LDH 71, 82, 213
LDL 97
    Rezeptoren 98
LDL-Cholesterin 101
Leberfunktion 176
Leberinsuffizienz 100
Leberzirrhose 178, 181
Leukozytenzahl 133
Leuzin-Arylamidase 84
Leuzinose 59
LH 216, 231
Ligase chain reaction 54
Likelihood-Quotienten 52
Linksverschiebung 136
Lipase 71, 86, 168
Lipoprotein-Lipase 98, 103
Lipoproteinämien 103
Lipoproteine 97
    Elektrophorese 98, 103
    Lipoprotein X 104
Liquor cerebrospinalis 245
Liquor-Serum-Quotient 246, 251, 255
Liquor-Serum-Quotientendiagramm 253
Liquordiagnostik 245
    aktivierte B-Lymphozyten 248, 249
    Antikörper-Index-Werte 246
    Blutbeimengungen 249
    Differentialzellbild 246
    Gesamtproteingehalt 246, 250
    oligoklonale IgG-Fraktionen 246
    Polymerase-Kettenreaktion 246
    Referenzbereiche 250
    Zytozentrifuge 248
Liquordifferentialzellbild 248, 249
    Gesamtzellzahl 249
    Lymphozyten 249
    Monozyten 249
Liquorpleozytose 249
Liquorproteine 245
Liquorzirkulationsstörung 245
Longitudinalbeurteilung 49
Lumbalpunktion 245
Lumineszenzspektrometrie 35
Lupus-Antikoagulans 267
Luteinisierendes Hormon 231
Lymphozyten 135
Lymphozytopenie 137
Lymphozytose 137

M

Magensaft 24
Magensekretionsanalyse 160
Magnesium 209
MAK 223
Makroangiopathie, diabetische 88
α_2-Makroglobulin 66, 144
Makrozyten 139
MAO 160
Maßeinheiten 43
Massenkonzentration 45
MCH 120
MCHC 120
MCV 120
Megalozyten 139
Mellituire 95
Meningealblutung 248
Meningitis 245, 251
Meningitis, bakterielle 249
Meningitis, eitrige 252, 254
Meningitis, tuberkulöse 254
Meningitis, virale 249, 252
Meningoenzephalitis, chronische 254
Meßabweichung, interne 47
Meßwertgrenze 20
Met-Hb 124, 286
metabolisches Syndrom 55, 92, 104
Metopiron-Test 227
Michaeliskonstante 73
Mikroalbuminurie 95, 196
Mikroangiopathie, diabetische 88
β_2-Mikroglobulin 65, 278
Mikrosphärozyten 139
Mikrozyten 139
Mineralokortikoide 108, 224
Mittelstrahlurin 22
Molalität 45
Molekülspektrometrie 33
monoklonale Gammopathie 68
Monozyten 135
Morbus Addison 226
Morbus Alzheimer 252
Morbus Basedow 224
Morbus Paget 210, 211
Morbus Waldenström 69, 265
Mukoviszidose 109, 173
Multiple Sklerose 249, 252, 254
multiples Myelom 265
Mutation 53

N

$^{15}N_2$-Harnstoff-Urin-Test 164
Natrium 107
NBT-PABA-Test 170
Nebennierenrinden-Antikörper 267
Nebenschilddrüsen-Antikörper 267
Nephelometrie 35, 250
Nephrolithiasis 55, 202
Nernstsche Gleichung 37
Nervensystem 245
Neuroborreliose 252, 254
Neuronen-spezifische Enolase 276
Neurosyphilis 254
Niere 189
Nierenversagen, akutes 107, 108
NNR 224
NNR-Adenom 225
NNR-Insuffizienz 216, 225
Noradrenalin 237, 238
Normalwerte 30
NSE 276

Myasthenia gravis

Myasthenia gravis 267
Myoglobin 186
Myokardinfarkt 185
Myosin 187

O

O_2-Sättigung 115
oGTT 91, 242
okkultes Blut 174
oligoklonale IgG-Banden 255
oligoklonale IgG-Fraktionen 246
Onkogene 270
optischer Test 71
Orosomukoid 66
Osmolalität 39, 105, 106
Osmometrie 39
Osmoregulation 107
osmotische Lücke 106
Osteocalcin 205, 210
Osteolyse 207
Osteomalazie 205, 207, 240
Osteoporose 205, 210, 212
Östradiol 232
Ovarialinsuffizienz 233

P

Packed cell volume 121
Pankreaserkrankungen 87
Pankreasfunktion
    exokrines Pankreas 167, 168, 170, 172
    Stuhluntersuchungen 172
Pankreatische Elastase 168, 172
Pankreatisches Polypeptid 244
Pankreatitis 103
Pankreolauryl-Test 171
Paraamino-Hippursäure-Clearance 202
Parathormon 212, 239
Parathormone-related Protein 207, 240
paroxysmale Kältehämoglobinurie 269
Partialinsuffizienz 115
Partielle Thromboplastinzeit 149
pCO_2 .... 113, 115
PCR 40, 53
    Multiplex-PCR 54
    Nested PCR 54

Reverse-Transkriptase-PCR 54
PCV 121
Pentose 95
pH-Wert 111, 113, 114
    Anionenlücke 113
Phäochromozytom 87, 273
Pharmakamißbrauch 281
Phenylketonurie 58
Phosphat 208
    Hyperphosphatämie 208
    Hypophosphatämie 208
    im Urin 209
Phosphat-Clearance 209
Phosphatrückresorption, tubuläre 209
Phospholipase A2 168
Phospholipide 97
Pitressintest 219
PIVKA 157
Plasma 22
Plasmaproteine 59
Plasminogen 153
Plasminogen-Aktivator-Inhibitor 144
Plausibilitätskontrolle 18, 49
Plazenta-Laktogen 236
Plazentafunktion 236
Pleozytose 245
PMN-Elastase 261
pO_2 113
Poikilozyten 139
Polymerase-Kettenreaktion 40, 53, 174
Polyradikulitis Guillain-Barré 251, 252
polyzystische Ovarien 232
Porphyrine 132
Porphyrinsynthese 130
Potentiometrie
    direkte Messungen 37
    indirekte Messungen 37
Präalbumin 63
prädiktive Werte 51
Prävalenz 51
Präzision 20
Primer 54
Procalcitonin 262
Progesteron 233
Progesteronrezeptoren 278
Progesteronsynthese 231
Prognose 18
Prokollagen-I-Extensionspeptide 205
Prolaktin 216, 218
Prostata-spezifisches Antigen 271, 277
Protein C 144, 156
Protein S 144, 157
$α_1$-Proteinaseinhibitor 65, 261
Proteinausscheidungsmuster 195
Proteinbindungsanalyse, kompetitive 39
Proteine, glykierte 93
Proteinelektrophorese 32
Proteinurie 195
Proteoglykane 205
Prothrombin Ratio 148
Prothrombinzeit 147
Protoporphyrin 132
PSA 271, 277
Pseudocholinesterasen 78
Pseudohypoparathyreoidismus 207, 240
Puffersysteme 111
Pyridinolin 205, 211

Pyridinolin-Crosslink 205, 211
Pyruvat-Kinase 86, 126

Q

Qualitätskontrolle
    externe 48
    Interne 46
    systematische Fehler 46
Qualitätssicherung 18
Quick-Test 147

R

Rachitis 205, 240
Rechtsverschiebung 136
Referenz-Grenzen 31
Referenz-Intervall 31
Referenz-Stichprobe 31
Referenz-Verteilung 31
Referenz-Werte 31
Referenzindividuum 30
Referenzintervalle 30
Referenzpopulation 30
Reflektometer 39
Reflektometrie 36, 90, 99, 101
Reflexionsphotometrie 36
Renin 230
Renin-Angiotensin-Aldosteron-System 229
Renin-Angiotensin-System 224
Restriktionsfragmentlängen-Polymorphismen 53
Retikulozyten 126
Retinolbindendes Protein 63
Rheumafaktoren 268
rheumatisches Fieber 268
Richtigkeit 20
Richtigkeitskontrolle 47
Ringversuche 46
Risikoschwangerschaft 235
Röntgenstrukturanalyse 202
Rumpel-Leede-Test 144

S

Salzverlustniere 107, 108
Sauerstoffdifferenz, arteriovenöse 113
Sauerstoffkonzentration, -gehalt 113
Sauerstoffpartialdruck 111
Sauerstoffsättigung 111, 113
Sauerstoffschuld 118
Saure Phosphatase 76, 204
Säure-Basen-Haushalt 105, 111
    Anionenlücke 111
    Kompensation 111
    Neugeborene 114
Säure-Basen-Störungen 116
    metabolische 116
    respiratorische 116
Schilddrüsen-Antikörper 267
Schilddrüsen-Autoantikörper 223
Schilddrüsenhormone 219
    Funktionsstörung 220
Schilddrüsenkarzinom 224
Schilling-Test 165
Schmidtscher Quotient 177
Schwangerschaft 236
Schwartz-Bartter-Syndrom 107, 219
Schweiß 24
Schweißtest 174
Sediment, Urin 190

Sediment, Zylinder 191
Sedimentationskammer 248
Sekretin-Pankreozymin-Test 168
Sensitivität, analytische 20
Sensitivität, diagnostische 50
Serotonin 239
Serum-Proteinelektrophorese 61, 265
Sinnesorgane 245
Skelettmuskel 213
Sodiumdodecylsulfat-Polyacrylamidgel-Gradienten-
Elektrophorese 196
Somatomedine 217
Somatostatin 244
Somatotropes Hormon, STH 216
SP 76, 204
Spermatogenese 234
spezifisches Gewicht 189
Spezifität, analytische 20
Spezifität, diagnostische 50
Squamous cell carcinoma antigen 274
Standard-Hydrogenkarbonat 113
Steroidhormonrezeptoren 278
Stoffmengenkonzentration 45
Störfaktoren 18, 25
Streptokokken-Exotoxine 268
Stuhlfettausscheidung 172
Subarachnoidalblutung 248, 251
Subokzipitalpunktion 245
Substanzen, toxikologisch relevante 282
Sulfosalizylsäure-Probe 195
Suppressorgene 270
Synovialpunktat 56
Szent-Györgyi-Quotient 205

T

T_3 220
    freies 222
    Gesamt- 222
    T3-Hyperthyreosen 222
T_4 220
    freies 221
    Gesamt- 221
TAK 223
Target-Zellen 139
TBG 223
Test
    Sensitivität 50
    Spezifität 50
    Validität 50
Testosteron 231, 234
Thrombelastographie 146
Thrombinzeit 150
Thrombophilie 158
Thromboplastinzeit 147
Thrombozytenadhäsion 147
Thrombozytenaggregation 146
Thrombozytenausbreitungstest 147
Thrombozytenfreisetzungsreaktion 147
Thrombozytenfunktion 144
Thrombozytenretention 147
Thrombozytenzahl 144
Thyreoglobulin 224, 277
Thyreoglobulin-Antikörper 223
Thyroxin 219
Thyroxinbindendes Globulin 223
Tissue type plasminogen activator 142, 154
Tolbutamid-Test 243

Toxikologie, klinische 280
    Arzneistoffspiegel 287
    Drug abuse 281
    Materialasservierung 283
    Untersuchungen 281
    Untersuchungsmaterial...282
    Vergiftungen 281
toxikologische Analyse...282
    chromatographische Verfahren 285
    immunchemische Verfahren 284
    Kreuzreaktivität...285
    Schnelltest 284
    spektrometrische Verfahren 285
Toxoplasmose 252
Transferrin..128
Transplantatabstoßung 262
Transport..24
Transportproteine..215
Transthyretin...63, 220
Transversalbeurteilung...50
Trennverfahren...32
TRH 220, 221
TRH-Test 220
Triglyzeride...97, 98
Trijodthyronin..219, 222
Troponin
    kardiales Troponin I..188
    kardiales Troponin T...188
Trypsin..79, 168
TSH...216, 220
TSH-Rezeptor-Antikörper..223
Tumorassoziierte Antigene...270
Tumormarker 243, 270
    Blasenmole 276
    Chorionkarzinom 276
    Gallengangskarzinom 273
    gastrointestinale 243
    Keimzelltumoren 275
    Kleinzelliges Bronchialkarzinom..........................276
    Kolonkarzinom 272
    Lebermetastasen 272
    Leberzellkarzinom 275
    Magenkarzinom 274
    Mammakarzinom 272
    Neuroblastom 276
    nichtkleinzelliges Bronchialkarzinom...................274
    Ovarialkarzinom 273
    Pankreaskarzinom 273
    Prognose 270
    Prostatakarzinom 277
    Rektumkarzinom 272
    Schilddrüsenkarzinome.......................................277
    Screening..270
    Therapie- und Verlaufskontrolle 271
Tumormasse..270
Tumornekrosefaktor-α...258
Turbidimetrie..35
Tyndall-Effekt...36

U

Ultrafiltrationsprinzip..251
Ultrazentrifugation..103
Unpräzision..20
Unrichtigkeit...20
Untersuchungsmaterial 21, 24, 283
Untersuchungsverfahren 19

Urin..22
    Dreigläserprobe..194
    Erythrozyten 193
    Konzentrationsversuch 190
    Leukozyten 193
    Osmolalität 190
    Proteine 195
    relative Dichte 189
    Sediment 190
Urobilinogen 179
Urolithiasis 202
Uroporphyrin 132
UV-Test...71

V

Validität 50
Vanillinmandelsäure 237, 238
Variationskoeffizient 47
Varicella Zoster-Meningitis..252
Vaskulitiden 265
Vasoaktives intestinales Peptid 244
Vasopressin 219
Vasopressintest 219
Venenblut 21
Ventrikelpunktion 245
Verfahren, kinetische 71
Vergiftungen 281
    klinisches Bild 286
Virushepatitiden 182
Vitamin B12-Resorptionstest 165
Vitamin D-Überdosierung...207
VLDL...97
Volumen..44
von-Willebrand-Faktor 141, 144, 152

W

Wachstumshormon 216
Wärmeautoantikörper 269
Wasserbilanz, interne 106
Wasserhaushalt 105

Z

Zählkammer 40
Zelldifferenzierung, immunologische.........................138
Zellzählung..40
Zirrhose, primär biliäre 267
Zollinger-Ellison-Syndrom 244
Zweipunktmethoden 72
Zwergwuchs...217
zystische Pankreasfibrose
    Albumin im Mekonium......................................173
    Polymerase-Kettenreaktion.................................174
    Schweißtest 109, 174
zytochemische Untersuchungen.................................138
Zytokine 258
Zytomegalie-Virus-Infektion 54, 252

Klinische Lehrbuchreihe
... Kompetenz und Didaktik!

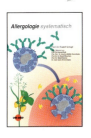
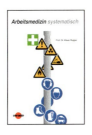
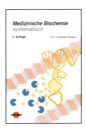
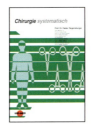
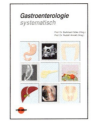
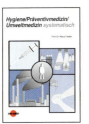
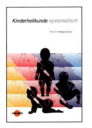
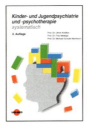
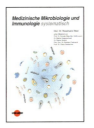
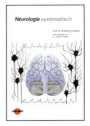
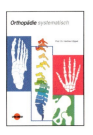
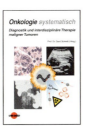
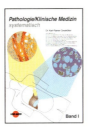
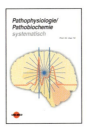
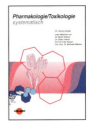
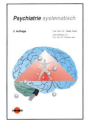
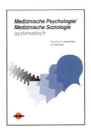
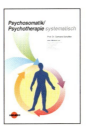
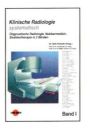
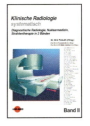
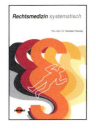
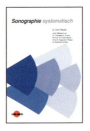
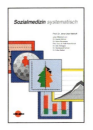
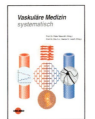
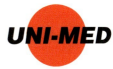

Die Wissenschaftsreihe bei UNI-MED

Diagnostik • Therapie • Forschung

...und ständig aktuelle Neuerscheinungen!

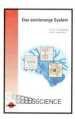 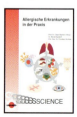 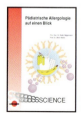 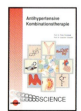

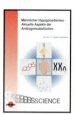 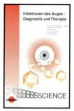 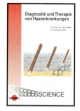 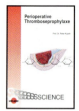

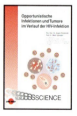 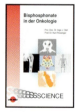 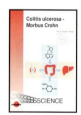 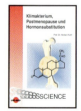

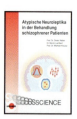 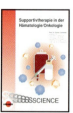 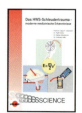 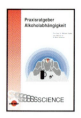

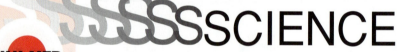

UNI-MED Verlag AG • Kurfürstenallee 130 • D-28211 Bremen
Telefon: 0421/2041-300 • Telefax: 0421/2041-444
email: buch@uni-med.de • Internet: http://www.uni-med.de